《伤寒论》以三阴三阳为纲，简要概括了伤寒后人体阳气与津液整体变化的六大类基本状态。人体气津运动之常为在内者外出，在外者内入，在上者下降、在下者上升。内为阴，外为阳，上为阳，下为阴。阴位之气津外出、升达过程失常为阴病；阳位之气津内守、和降状态失常为阳病。此《伤寒论》阴阳篇名之大略也。

赵永山

U0307887

伤寒论通释

——升降出入辨伤寒

赵永山 著

中国中医药出版社
·北京·

图书在版编目（CIP）数据

伤寒论通释：升降出入辨伤寒 / 赵永山著. —北京：
中国中医药出版社，2020.4（2024.7 重印）
ISBN 978－7－5132－5724－4

Ⅰ.①伤…　Ⅱ.①赵…　Ⅲ.①《伤寒论》— 研究
Ⅳ.① R222.29

中国版本图书馆 CIP 数据核字（2019）第 209070 号

中国中医药出版社出版
北京经济技术开发区科创十三街 31 号院二区 8 号楼
邮政编码　100176
传真　010-64405721
北京盛通印刷股份有限公司印刷
各地新华书店经销

开本 710×1000　1/16　印张 24.75　字数 413 千字
2020 年 4 月第 1 版　2024 年 7 月第 2 次印刷
书号　ISBN 978－7－5132－5724－4

定价　79.00 元
网址　www.cptcm.com

服务热线　010-64405510
购书热线　010-89535836
维权打假　010-64405753

微信服务号　zgzyycbs
微商城网址　https://kdt.im/LIdUGr
官方微博　http://e.weibo.com/cptcm
天猫旗舰店网址　https://zgzyycbs.tmall.com

如有印装质量问题请与本社出版部联系（010-64405510）

序　言

章太炎先生曾说:“余于方书，独信《伤寒论》”，“它书或有废兴，《伤寒论》者，无时焉可废者也。”作为医圣的张仲景及《伤寒杂病论》影响了中医学近两千年的发展史。太炎先生又言“中医欲求融会现代科学，必先求自我之卓然自立……何谓自立，病有西医不能治，而此能治之者。”可见临床实效为中医自立生存之道。《伤寒论》把外感热病错综复杂的证候及其演变规律加以总结，提出完整的六经辨证体系，奠定了辨证论治的基础，成为当之无愧的经典，“审证处方，非是莫赖”。由于《伤寒论》成书年代久远，文辞古奥，更兼错简散佚，对后学者造成很大的困难，晋代王叔和将伤寒部分重新撰编整理，至宋代成无已采用以经注论的方法阐明伤寒理论，名为《注解伤寒论》。以后又出现了三个重要的派别：以明代方有执、喻嘉言为主的错简重订派，强调要恢复仲景原书的旧貌；以张志聪、陈修园为代表的“尊王赞成”派，认为王叔和整理编次的《伤寒论》更接近仲景之旧，而成无已注论则阐发了仲景辨证论治的精髓；还有一派为辨证论治派，以柯韵伯、尤在泾为首，强调《伤寒论》辨证论治体系的临床实效，错简不影响证治的实践性。这三个派别的争论见仁见智，在客观上推动了伤寒学说的发展和完善。之所以产生不同的学术观点，其实是各家从不同的角度理解《伤寒论》的结果。研读《伤寒论》,一遍有一遍的认识，一遍有一遍的境界，理解认识也有深浅的不同。

现代人学习中医，或从时人学，或从古人学，或从造化学。无论如何学习，都不能脱离临床实践，而《伤寒论》为提高临床能力的秘籍。学习《伤寒论》,首先需要对《伤寒论》条文有一个正确的理解，而永山兄的这本《伤寒论通释》可以帮助我们更好地了解仲景的原意。综观《伤寒论》通释的著作，能见到的有几十种，不少作者都想从“新”来体现自己对《伤寒论》的理解，但我觉得能体现仲景原意的“旧”才是注释《伤寒论》的重点。对《伤寒论》的注释来说，出“新”容易，守“旧”很难，因为许多新意其实是作者的己意，而非仲景的本意。要做到意与古会、与古为徒，除了深厚的中医学知识以外，还必须要做到“心斋”——“虚而待物者也”。

十几年前我也写过类似的《伤寒论》注释，名为《伤寒易解》，作为带教学生学习《伤寒论》的读物，而且一度有过修改完善的想法。但是自从永山兄开始撰写《伤寒论通释》之后，我就随着他的撰写进度，把他已写完的部分陆续推荐给学生学习，而将我的《易解》束之高阁了。永山兄是真心斋者，因为从升降出入论伤寒的通释更容易使人理解仲景的原意。当你读过此书，一定知道我所言不虚，是为序。

林晓峰

于冰城求真堂

前　　言

《伤寒论》是学习中医的必读之书,《伤寒论》的注释之书极多,但至今《伤寒论》并没有成为中医的显学,有志于学习中医者,尤其是初学者还多认为《伤寒论》难懂难学，不得其门而入。出现这个现状有很多层面的因素，仅从入门书籍的角度而言，我认为主要有以下两个因素。

一是语言因素：今人读古书不得其意。

陈修园以气化解伤寒，黄元御以一气周流的气机运动解伤寒，郑钦安以阴阳盈缩解伤寒，这些医家的解读都有其完整的体系、清晰的思路，循其所解，都能够学有所得。但现代的学习者，尤其是初学者，对运气理论、气化学说、阴阳五行都还没有完整的理解，看这些医家的著述有很长时间在文字和概念上都理不清，如果不能坚持读通，就无法领会其著述所传达的整体思路，最后的结论就是看不懂，或看完了虽然知道作者说了很多内容，但还是不知道《伤寒论》在讲什么。

二是内容因素：注释、讲解的书本身就没讲明白。

这种情况古今皆有，古人的书姑且不论，当代教材在这一点上尤为突出。先看一个事实，就是中医学专业的学生都有《伤寒论》的课程，但绝大多数的学生学完教材后都不清楚《伤寒论》的内在逻辑是什么？所谓的“六经辨证”是什么？当然也就不知道在实践中要如何进行“六经辨证”。依于个人的学习经历和所见，我认为教材式的解读解构了《伤寒论》自身的逻辑，没有表达出原著内在的一贯思路，所以也就无法传递其辨证方法。

我是《伤寒论》专业硕士，当初为了考研究生和写毕业论文，将教材和当代权威讲解的资料都认真读过。总的印象是：看的时候都能看懂，也学到了一些知识，但看完后并不知道《伤寒论》在讲什么，只觉得是一些中基、中诊与方剂学知识的组合，完全看不出哪里有“经典”的意义。刚读研时，别人问我《伤寒论》讲什么，我还能说出很多内容，等硕士毕业后别人再问我《伤寒论》讲什么，我就感觉很尴尬，无法回答，因为心里并没有形成对《伤寒论》的理解，有的只是那些散在的条文知识和无法连贯的解释。并且，当时最突出的问题就是：从刚学中医时就听说《伤寒论》建立了“六经辨证”体系，但到了研究生毕业也不知道什么是“六经辨证”，要怎么辨？

因为有此困惑未解，且有教学、临床工作的督促，我多年来一直保持着研读《伤寒论》的习惯。工作以后，随着相关的学习、临证和对《黄帝内经》及传统文化的接触增多，对中医的理解也慢慢地发生了变化，有一段时间忽然发现读《伤寒论》不需要借助解释了，经常能够看出某一段原文表达得很直白，前后文讨论的内容很完整、很清晰，有时看某条原文感觉有点突兀或内容不清楚,后来再换个角度看还是清晰、连贯的。有了这样的理解后,才意识到学习《伤寒论》最大的问题在于理解其一贯的思路、内在的逻辑，这也就是全书所包含的辨证思路、思维方式。

那么，这个一贯的思路是什么呢？就是全书分篇的方式：三阴三阳。《伤寒论》中并没有“六经”的概念，所谓的“六经辨证”实际上是指原书的“三阴三阳辨证”。所以,不能理解《伤寒论》中的“三阴三阳”分篇思路,也就无法完整理解原书的辨证思想。我们都知道阴阳是“万物之纲纪”，也就是古人认识万事万物，都是以阴阳为纲领，从阴阳的角度、层面来看待、理解，阴阳是古人的“方法论”。“阴阳方法论”最核心的要点是“阴阳应象”，也就是说，从阴阳的角度来看待问题时，首先要明确你在看什么！也就是你观察的对象是什么？你在选取观察目标所呈现出来的哪种“象”？“取象”不同，则所见不同。例如同为经典，同为讲述四时阴阳，《周易》认为秋为少阴、冬为太阴；《黄帝内经》则认为秋为太阴、冬为少阴，这就是由于“取象”不同所致。《周易》取的是静态的气温之象，热为阳、冷为阴，秋冬天气转冷，故皆为阴；冬天更冷，故为太阴。《黄帝内经》讲述四时的重点在于天地间“阳生阴长、阳杀阴藏”的阳气动态出入过程，其阴阳的取象为地球与太阳的相对位置不同时地表太阳射入量的动态出入：太阳射入增多的过程为阳，太阳射入减少的过程为阴。秋冬时射入渐减，故皆属阴。秋季时气温从热到凉降幅大，射入减少的总量大，故为太阴；冬季时气温变化幅度小，射入减少的总量小，故为少阴。可见，"取象"是运用阴阳方法论的前提。所以《黄帝内经》有着众多关于取象的规定，如《素问・金匮真言论》:"夫言人之阴阳，则外为阳，内为阴。言人身之阴阳，则背为阳，腹为阴。言人身之脏腑中阴阳，则脏者为阴，腑者为阳。肝心脾肺肾五脏，皆为阴。胆胃大肠小肠膀胱三焦六腑，皆为阳。"有了相对固定的取象，才能够在观察与表述中逻辑清晰，思维一贯。但有关"阴阳应象"的运用原则在当代中医理论中鲜有提及，所以"现代中医"通常会把阴阳、五行等基本方法论的内容讲成"抽象"的哲学，因而经常会出现各种偷换概念、逻辑混乱的表述，或者直接认为阴阳五行不科学、"现代中医"已不需要阴阳五行理论。以这样的认知背景去解读经典古籍，必然会不得要领，众说纷纭。对于《伤寒论》中的"三阴三阳"也是如此。鉴于此，本书在前面特设"绪论"一篇，讲述《伤寒论》中"三阴三阳"的取象及其内涵。建议已经熟悉原文的读者对此篇内容多加留意，这里总结了贯穿全书的基本逻辑和辨证模式。有初学者读过该绪论的内容后感觉只是把一些基本的气象学知识套上了阴阳，反而讲得更复杂，并且看不出这和原文有什么关系，如果读完后是这种感觉，可以忽略此篇，认真阅读后面每篇前几条的讲解，也可以理解到该篇的一贯思路和全书的基本逻辑。

本书是我近几年讲授《伤寒论》课程的讲稿整理而成，内容为按宋本《伤寒论》的顺序逐条讲解原文，旨在阐明原书内在的一贯思路与基本逻辑。对于原书中辨识病证的条文解析较详，希望能有助于学者"思求经旨，以演其所知"，进而达到仲景"见病知源"之期；对于方药及应用则阐述甚简，这是因为作者当前的水平有限，对经方的用药还没有更加深入的理解。想继续深入学习方药应用者可在形成初步的整体辨证思路后，多看"方证对应"的经方医案（不必太在意医案后的分析或解释），这会有助于理解原文，并且有助于把原文落于实际，很快形成实践中运用经方的基本能力。

本书所讲的只是个人学习所得的粗浅思路，我在临床中几乎对所有病人的辨证诊断都是基于此思路而进行，无论最后开出的是否经方。临床中除了偶尔能认出典型的方证而开出原方或原方化裁而取得良好的疗效外，大多数未用原方或完全自己组方的病例也常能取得较好的疗效。思路一贯，逻辑自洽，且能落实于临床实践，让我相信自己的理解是可行的，所以不揣谫陋而付之梨枣，希望能对初学《伤寒论》的读者有所助益。久学之士，如果对于原文仍有不甚明了之处，本书的观点可能也会提供些许有益的启发。

书稿写作过程中，曾就撰写的思路、想法与黑龙江中医药大学林晓峰教授交流。林老师是我在学习中医与传统文化路上一直的良师益友，每次与他交流都颇有受益。书稿初成，又得蒙林老师应允作序，深深感谢！

本书写作的过程中，我校学生徐文聪、李娜、刘新给予了很多合理的建议和认真的校对，2016、2017 级全科班和 2017 级惠民班的很多学生也在短期内分工完成了两遍校稿，他们的帮助极大地加快了本书稿的完成，在此向他们表示衷心的感谢！

由于本人水平有限，学业不精，书中疏漏错误或不尽之处在所难免，欢迎读者朋友批评指正。

赵永山

2019 年 6 月 6 日于济南

目　录

绪　论

一、《伤寒论》讲什么

《伤寒论》是一部讲述外感病诊治的书。

人得了外感病，不会只停留在外感病状态而不再变化。比如说感冒，有的几天就好了，有的可能半年也好不了，而且还会相继出现许多问题。因为人是一个整体，牵一发而动全身，所以外感病也会引发杂病，这些与外感病相关的杂病在《伤寒论》中也有涉及。《伤寒论》就是这样以外感病为契机来讲述如何"观其脉证，知犯何逆，随证治之"，如何整体、动态地辨证施治的一本书。

外感病，就是人体感应到外界环境的变化而发生的疾病。

按《黄帝内经》(以下简称《内经》)的记载，人体是通过卫气和津液的配合来适应外界环境的变化的。外环境中发生了温度、湿度的变化，如果人体卫气和津液的调整功能正常，就不会发病；如果卫气和津液的调整功能差，就容易出现外感病，或者进而引发其他的系列病变。所以，《伤寒论》全书有一个明显的主体思想，就是关注人体的卫气和津液状态。因为卫气与津液都是由胃气所化生，所以还需要同时关注胃气的情况。后人总结《伤寒论》的宗旨为"扶阳气、存津液、保胃气"，这个总结能够很好地指导我们在整体上理解全书的辨证施治思想。

因为卫气与营气有着天然的联系，所以原文中的内容也会经常涉及营气，只有极少的、特别的情况下才涉及血分。卫气、营气，在《内经》中有着极为丰富的论述，是《内经》中天人合一的"人体生理观"的基本内容，我们有必要对其进行系统的学习。《内经》的成书时间与《伤寒论》相差不远，那个时代的人对人体的认识不会有着截然的不同，所以《伤寒论》中提到的营卫，完全按《内经》的论述来理解，是很通顺的。反而后世医家论营卫，多各逞己意，与《内经》不符。比如常见的观点认为营即是血，而《内经》中营虽然与血关系密切，但营仍是气。还有“营阴”之说，内涵更不明确，徒增许多“伤营”“伤卫”之争，不利于初学者学习。所以，在涉及营、卫的概念时，凡与《内经》含义不同者，可不必用之强解《伤寒论》原文。《内经》《神农本草经》等作为中医的元典，其成书年代早于《伤寒论》，可以作为我们学习、理解《伤寒论》的重要参考。

总之，学习《伤寒论》要先回到其原貌。首先要知道它是在讲外感病。为什么要强调这一点呢？因为不偏离原著的本义，才有可能领会原著的思想体系。《伤寒论》为仲景原著《伤寒杂病论》中的一部分，其主体内容为“三阴三阳”病脉证治诸篇，重点讨论外感病之辨治规则。在外感病的发展、诊治过程中有表现类同而需鉴别的病证，还有治疗后继发的各种病证，这些内容往往也会在主体脉证探讨之后加以论述，《伤寒论》的原文大致就是围绕这些内容展开的。

二、《伤寒论》中的三阴三阳

《伤寒论》的主体篇章以三阴三阳为纲。

现存中医经典中以三阴三阳为纲的内容主要有三种，分别为《内经》中的五运六气、经络系统和《伤寒论》的主体六篇。五运六气重在讨论天道，通过天地气交的时空变化因素来认识和推演气候、物候、疾病等诸多事物的变化规律。经络系统是人体与天地相应的物质功能基础，为天人合一视野下所见到的生命规律现象。如《灵枢·经别》所说：“十二经脉者，此五脏六腑所以应天道也。”《伤寒论》所讨论的则是人体感受天时之气的变化而发生的病理生理过程。由是可知，《伤寒论》所讨论的“三阴三阳病”，其内涵为人体在与天地相应的过程中失其常态时所发生的脏腑经络气化失常。

据《内经》之义，营气、卫气、津液、血（通常简称为气血津液）是人天相应的生命活动中参与脏腑、经络气化过程的基本物质与功能基础。卫气偏重于分布在人体的外层，与人体之津共同主司“温分肉，充皮肤”“温肌肉，充皮肤”之职，为人体与外界相适应的物质功能基础；营气偏重于分布在人体的内部，主化生、推动人体的液与血，重在濡养脏腑肢节等形质。故外感病的发生，主要影响卫气与津液系统的功能，在伴有其他致病因素时，才波及营血及形质。所以三阴三阳篇中讲述的内容，大多是卫气与津液失常所呈现出来的病变，只有少数情况下，才会出现热入血室、蓄血等波及营、血的病证。

三阴三阳具体而言就是“太阴”“少阴”“厥阴”与“太阳”“少阳”“阳明”。三阴三阳的内涵，在《素问·天元纪大论》中表述为“阴阳之气各有多少”。《天元纪大论》是讲述五运六气基本概念的专篇，在这一篇的语境中，“阴阳之气”的内涵用现代气象学的常识来说，就是以人类所居的地表为参照点，观察到的一年四季阳光射入量（阳）与地表散热量（阴）的相对关系。我们知道，地表在吸收阳光热量的同时，也在向大气中释放热量。当地表吸收的阳光热量多于地热释放时，也就是入多于出，以入为主时，称为“阳”；地表释放热量多于吸收，出多入少时称为“阴”。出入量相对少、差值小，称为“少”，出入量大或差值大，称为“太”。例如，地表吸入的阳热多于释放，入多于出的差值达到最大，则称为“太阳”。这显然是冬天时的状态。在中原地区可以明显地观察到，冬天的地下水是温热的，刚打出时会冒热气，说明其温度高于地表的空气。相反，地表气温最高的暑热时节地下水最凉，远低于地表的温度，故知此时地表的热量是出多入少。这个以出为主的散热量与吸热量差值最大的时段就称为“太阴”。出入热量相差较少的时段则称为“少阴”和“少阳”。地表热量从以出为主转为以入为主的时段，即由阴转阳，称为“阳明”；反过来，由阳转阴的时段，称为“厥阴”。（表1）

表1　六气阴阳归纳简表

阴阳应象	一年内地表发生的阳光射入量与地热向外散出量的动态过程	
阴阳定性	地表发生的阳热射入量多于散出，整体上以入为主，地热增加，为阳（入为阳）	地表发生的地热散出量多于射入，整体上以出为主，地热减少，为阴（出为阴）
阴阳定量	一年分为六个时段观察，出入量大为“太”	一年分为六个时段观察，出入量小为“少”
阴阳转换	从地热向外散出量最大（太阴）转为地表热量入多于出的时段为“由阴转阳”（阳明）	从地热入内收藏量最大（太阳）转为地表热量出大于入的时段为“由阳转阴”（厥阴）

在北半球春天与夏天阳光射入的多，地表散热也多，所以气温越来越高；秋天与冬天阳光射入渐少，地表散热也少，所以气温渐低。古人通过观察，总结出了太阳与地球相对位置不同时的二十四个地表热量出入变化明显的点，即二十四节气。

按《内经》的记载，从二十四节气的“大寒”起，地表开始进入以散热为主的状态，此时所散的是之前吸收入地所封藏的太阳辐射热量，这个时候太阳还远离北回归线，阳光射入最很少，地表的整体状态是出多于入，以出为主，故为阴。这是从隆冬时几乎没有散热的“有入无出”状态转为释放为主的阴阳转换时段，称为“厥阴”。这一状态维系四个节气，历经大寒、立春、雨水、惊蛰。

过了惊蛰之后地表散热开始明显增多，接下来的春分、清明、谷雨、立夏四个节气中，太阳的直射面积还不够大，整个北半球的地表仍以散热为主，这个阶段散热量还没有达到最大量，相对较少，称为“少阴”。

接下来的小满、芒种、夏至、小暑四个节气，太阳已经直射到了北回归线，北半球得到的阳光达到最高峰，地表吸收的热量开始超过了散热，这时热量吸收入地为主，入多于出，属阳，但入多于出的相对差值不是很大，也就是最终被藏入地表的热量并未达到最高水平，所以称作“少阳”。

再接着大暑、立秋、处暑、白露四个节气，太阳开始远离北半球，而地表前期吸收的大量热能开始释放到最高峰。夏末的大暑时节地表平均温度达到最高，也是一年中空气最为潮湿的时段，这是因为从大地内释放的热能把地表的水大量地蒸发到空气中。这个阶段阳光的射入和地热的散出量都非常大，地热的出入量达到最高水平，且出多于入，所以气温也达到最高水平，故称之为“太阴”。

接下来的秋分、寒露、霜降、立冬四个节气中，随着太阳的远去，地球表面的阳光照射量与反射量都明显减少，气温明显降低，空气不再潮湿，这说明地热由前面的高度释放（阴出）转入了明显的收敛（阳入）状态，这是个由阴转阳的时段，称之为“阳明”。

再接下来小雪、大雪、冬至、小寒四个节气，北半球开始进入最严寒的时期，地表热量继续深藏，几乎是有入无出的状态，地表下的收藏热量达到最大，称为“太阳”。《素问·天元纪大论》说：

> “厥阴之上，风气主之；少阴之上，热气主之；太阴之上，湿气主之；少阳之上，相火主之；阳明之上，燥气主之；太阳之上，寒气主之。”

大意是：厥阴时段，北半球的地表气候以风气为主，少阴时段以温热为主，太阴时段以湿为主，少阳时段以暑热为主，阳明时段以燥为主，太阳时段以寒为主。所以该篇说“寒暑燥湿风火，天之阴阳也，三阴三阳上奉之”，就是用三阴三阳来归纳太阳照射与地热外散的关系，以此解释我们在地表上观察到的寒暑燥湿风等自然现象。这里面阴阳的基本内涵就是“出入”——阴出阳入。因为人体得了外感病，就是受到了天地外环境中的阴阳出入变化影响，所以这个三阴三阳的模式，也可以用于指导认识人体患有外感病时的气机变化。

据此来理解《伤寒论》篇名中的三阴三阳，其动态的内涵就是气机运动变化的方向：阴出阳入。同时，因为认识的对象是立体的人体，所以三阴三阳还有其静态的内涵，即人体部位的阴阳化分，其内涵仍然与《内经》的基本规定相同：内阴外阳。综合静态与动态的阴阳规定，我们就可以对人体不同部位发生的不同性质、方向的气血津液运动变化进行三阴三阳的概括，这应该就是《伤寒论》主体六篇的命名原则。

三、三阴三阳辨证

（一）太 阳

对人体部位划分阴阳，内为阴，外为阳。那么，人体的最外层，就是最“阳”，所以叫“太阳”；太，是大的意思，大阳，就是指人体最外层这个“最大范围的阳”。那么，机体最外层的生理功能发生了异常，都可以统称为“太阳病”。

从气机运动的角度来看，人体最外层的卫气其正常功能是向内固守、固护肌表，也就是通过率领着津液来调控皮肤的开合，通过汗出的不同状态来适应外部环境，保持机体的恒温状态。所以，汗出的异常是太阳病的主要表现之一。正常状态时是汗出开合有度，异常状态下则是要么汗出过多，要么汗出不及。

“太阳之上，寒气主之”。在天而言，是寒冬之时，阳气被收引、封藏于地下，天地间显寒象。对应到人体，就是最外层的气机，其正常状态应该是向内、收引，保持人体的气机稳固。也就是《内经》中说的“阳者，卫外而为固”。所以在太阳病时，汗出过多是阳气外散而不能固守；汗出不及时是阳气郁遏于体表，努力向外抗争而不得出，仍然是阳气过度向外，偏离了正常的“阳入”状态。

例如，外界气温发生变化时，人体会启动“卫气—津液”系统进行自我调节以适应。这个过程中，气走到哪里就带着津液走到哪里。如果卫气带着津液趋向体表后固摄不及，就会出汗过多，这在整体上是一个发散的象，像是自然界中刮风所呈现出来的象，所以古人称这种以出汗为特征的表证为“太阳中风”。如果肌表感受到寒凉，寒主收引，体表的卫气被郁闭住了，皮肤不能正常开合，汗出不来，就叫“太阳伤寒”。还有一种情况是这个人平素体质偏阳热，或者近期吃阳热的东西过多，在感受外邪后，机体动员卫气与津液进行调节时，津液不足，出现了一定程度上的组织缺水，主要症状表现为口渴，发热明显，就叫“太阳温病”。这就是《伤寒论》中对太阳病的三种基本分类。这样，我们就可以从卫气与津液的变化为主，来理解太阳病篇的具体条文。

（二）阳　明

“阳明之上，燥气主之”。在天而言，是秋燥之时，阳气敛降于地下。对应到人体就是人体气机的和降。肺与胃是主司人体气机敛降最重要的脏腑，肺主一身之气，以肃降为主，肺气和降，则一身之气得降；胃主受纳水谷，胃气和降正常，则水谷得以下行。阳明病时，总的病机是气机下降不及。这种情况最常见的原因是体内的津液匮乏，不足以承载阳气敛降，也有可能是一身的阳气郁遏，化热亢上。还可能是水饮内阻，阳气不得下行；或寒凝冲脉，逆气上冲；或脾胃虚寒，水谷不化而不能食。总之，无论什么原因，只要引起了人体气机的外散过亢或以胃肠为主的内在气机不能和降，就可以统称为阳明病。

（三）少　阳

“少阳之上，相火主之”。在天而言，是盛夏之季，阳光射入量增加，热量内藏于地下。对应到人体，就是上焦的营卫之气能够顺利下行，维系一身的气机通畅。少阳为病，则气郁于上焦，多表现为口苦、咽干、目眩、胸胁苦满、心烦喜呕等少火不降之证。

（四）太　阴

“太阴之上，湿气主之”。在天而言，是暑热时节，地气外出，地表的水分被上蒸于外。此时天地间湿气最重、万物化生最为繁盛。对应于人体，就是摄入的水谷经脾胃的运化后化生精微、敷布奉养于周身。这一功能过程发生了病变，则为太阴病。例如当病人“脏有寒”而阳气运化水谷无力时，外伤于寒则会引发“腹满而吐，食不下，自利益甚，时腹自痛”等病证。太阴与阳明是人体摄入水谷后腐熟、运化这一整体过程的两个方面。

（五）少 阴

“少阴之上，热气主之”。在天而言，是春末夏初之时，地气上升，启动地表的水液、营养与万物的生机，使“天地俱生，万物以荣”。对应到人体，就是在精气神的综合调节下，保持人体的“神机系统”与“气立系统”的协调完整，使人体能正常地适应天地大环境。

“神机”与“气立”是《内经》中的概念。《素问·五常政大论》说：“根于中者，命曰神机，神去则机息；根于外者，命曰气立，气止则化绝。”大意是：在生命体的内部，能自主调控生命过程的机制，叫作“神机”，升降出入的气化过程是由神机启动的，“神”如果离开这个事物，其神机就会停息；生命体生存所依赖的天地外环境，是对生命体的气机运动具有决定性影响的外在因素，称之为“气立”，如果外在的生存环境对于生命体不再适宜，其气化也必然灭绝。

对于人体而言，由卫气和津液系统来调节、适应“气立”外环境的功能（也就是“太阳”的生理过程），是由肾藏精、精化气、心藏神等内在的“神机”系统来调控的，这个内在的“神机系统”的生理过程，就是少阴。所以，少阴和太阳是人体适应外环境这一整体过程的两个方面。

具体而言，就是太阳主司的与外环境相适应的功能，是由少阴提供物质、功能、信息等所有层面的支持与调节。如果少阴这个生理功能所需的阳气和阴液不足，伤于寒后不能正常支持人体完成应有的自愈反应，则为少阴病。阳气不足以外出行使本有的功能或阳气太虚、外出太过而不能固摄，则为少阴寒化证；阴液不足，阳气相对过盛而表现为邪热上扰，则为少阴热化证。

外感于寒，先中肌表，先由太阳的功能来防御调节，如果能在太阳的层面发起正邪交争，就是太阳病。例如，伤寒后阳气能奋起反抗而未能驱邪外出时，表现为头痛发热、身疼、腰痛、骨节疼痛、脉浮紧。脉能浮，是阳气能达表抗邪，这就是个典型的太阳伤寒麻黄汤证。如果外感于寒，太阳无力反抗，人体的表层直接进入被寒邪凝滞而无抵抗的状态，就是少阴病。例如，伤寒后表现为身体痛、手足寒、骨节痛、脉沉者。脉沉为不能奋起反抗，这就是个典型的少阴寒化附子汤证。这两个方证疼痛的部位相同，差别只在于阳气是否奋起抗邪。能抗邪而表现为有余之证，即是太阳病；不能抗邪而表现为不足之证，即是少阴病。可见，从伤寒的角度来看，太阳与少阴是人体适应天地外环境、维系天人相应这一系统功能的两个方面。

（六）厥 阴

“厥阴之上，风气主之”。在天地而言，就是冬末春初之时，地气始动。此时寒冬时节地下封藏的热量开始外出，草木的根系养分充足，植株开始发芽。对应于人体，就是中焦化生的营卫之气，开始由内向外运行的过程。如果体内的营卫之气从中焦上出于肺的过程失调，郁于中或继而陷于下，就是厥阴病。如前所述，如果内在的营卫之气，能够出行上焦，但在上焦郁滞而下行不畅，即是少阳病。可见，厥阴和少阳就是人体的三焦之气周流气化的总过程。膈以上的上焦，有肺主司一身之气，是全身气机运行的开始之处。在这个区域内的气化过程，除了最表层的太阳气化与最内在的脾胃运化，都属于少阳。在上焦的表里之间发生的气机不利，就是少阳病。相应地，在膈以下的表里之间的气化过程为厥阴，这里发生的气机不利，就是厥阴病。

中医经典中的“三阴三阳”，在不同语境下，内涵是不同的。此处总结的三阴三阳，只适用于从气机运动的角度来理解《伤寒论》，在学习《伤寒论》各篇的具体条文时，如遇到某些条文难以理解，可以把它放在这个结合了发病部位与气机运动方向的三阴三阳的总体思路中来理解，往往就能看出其内在的逻辑。建议大家对上述三阴三阳的内容多加思考，在头脑中形成立体的人体模型图，在学习中把每一条所述的脉证内容都结合到具体的人体部位与气机变化上，尽可能知道这个脉证时身体发生了什么，也就是“知犯何逆”。

在我理解，这样用三阴三阳的归纳来认识发病后人体的气血津液状态，就是《伤寒论》最基本的辨证模式，也就是所谓“六经辨证”的内涵。把握了最基本的阴阳状态，再结合具体脉证，就可以落实到具体的方药。这样有整体、有细节、“有的放矢”地运用经方，就是所谓的“方证对应”用法，在实践中能很好地展现出经方的疗效，是学习《伤寒论》需要掌握的方法。如果把“方证对应”理解为某方治某“证候群”，那只是没有整体观而一厢情愿把仲景书当作医嘱手册去“按图索骥”，一开始就背离了仲景“见病知源”的教导，最终也不会真正掌握经方的“方证对应”用法。

辨太阳病脉证并治篇上

原文（1~11）

一、太阳之为病，脉浮，头项强痛而恶寒。

这是“辨太阳病脉证并治”篇的第一条，在宋本《伤寒论》的主体六篇中，除了阳明篇，每一篇的第一条都是这个“某某之为病”的句式。“之为”句式是古代的一种强调句，在原句中加入“之为”二字不改变全句的含义，只是用来加强语气、明确所指。在这一句中，“太阳之为病”要表达的内容就是“太阳病”。但是，人得病一般都有一个从初步形成到明确形成、从不典型到典型的发展变化过程。这里用“之为”的句式，就是要突出强调这是一个明确形成的、典型的“太阳病”。这样看，这个句式中的“之”是指代前面的这个词，如太阳、阳明等，“为”就是成为。那么这一句的意思就是：一个典型的太阳病在明确形成的时候，它会表现为脉浮，头项强痛而恶寒。

“脉浮”，是外伤于寒后卫气更多地趋向肌表来适应外环境的变化，气往外走，所以这个脉是浮起来的。“头项强痛”，头为诸阳之会，项是颈后部，这是人体阳经循行的部位，也是阳气充足的位置。感受风寒之邪时，整个体表的阳气都受到郁遏。这种情况下，阳气越充足的部位，受到郁闭时那里的阳气反抗态势就越强，往往就会感觉更明显。头项是太阳经循行之处，其被寒邪收引，就会有紧、硬等不舒服的感觉。“而恶寒”，恶寒就是感觉怕冷。现在有“恶寒”“畏寒”两个不同含义的概念，恶寒是觉得冷，加厚衣被或靠近热源，仍感觉到冷，这是表证的特点；畏寒也是感觉冷，但给予足够的保暖措施就不觉冷，或平时不觉冷，稍遇降温就发现明显比别人怕冷，这是阳气不足的表现。需要注意的是，在《伤寒论》里没有“畏寒”这个词，《伤寒论》中讲的恶寒包括畏寒和恶寒，在此处，就是恶寒。把恶寒这个症状放在最后，且用一个“而”字来连接它，也是一种强调的方式。在《伤寒论》中，凡是“而”后面的字，都有特别强调的意义。如果是症状，要么是该条所述病情的“主证”，要么是该方证的辨证要点。所谓“主证”，是后人学习《伤寒论》时总结出来的一个习惯用语，指的是一组综合的脉证表现中，最能体现当前主要病机的一个或几个症状。这不是一个有精确内涵的术语，需要结合病人的整体情况具体分析。

二、太阳病，发热，汗出，恶风，脉缓者，名为中风。

以《内经》的人体观来看，太阳病就是肌表的卫气和津液的功能失常。上一条讲的是太阳病时卫气和津液过度趋向肌表的整体表现，在这个大的状态下，卫气和津液发生病变时还可以有多种不同的表现，也就是太阳病还可以分为不同的类型，本条讲的就是一种常见的太阳病类型。

“发热”，是阳气（包括卫气和营气）运行失常，不通畅，在某个区域郁滞、蓄积得相对过多的表现。人类是恒温动物，正常情况下体温一直维持在37℃左右，也就是说一直需要维持着阳气的这个温煦程度。如果阳气不足，温煦不及，就会畏寒肢冷，体温降低；如果阳气还够充足，但是在体表的层面上发生了严重的郁滞，人体就会发热。

“汗出恶风”，是体表的卫气固摄、温煦功能不足的表现。卫气的功能状态与营气是密不可分的，本证中的卫气不固是卫气与营气的关系失调所致，原文第53条具体讲述了这种关系失调的内涵。

“汗出”，在本条的语境下就是：得了太阳病时，身体是有汗的。相应地，我们就会想到，有的太阳病是无汗的。正常时人体的皮肤总是会有一定程度的排汗，有时会感到皮肤微润，有时感觉不明显。而在这种描述病症的条文中，说“汗出”，就是明显地能感知到体表有汗。相应地，说“无汗”或“不汗出”时，就是明确地强调体表无汗，比如有的感冒发烧，身体很烫，摸着就是干干的，一点汗润都没有。

营气和卫气是人体通过饮食水谷化生的两种气，以不同的方式循行于周身。营气主要分布在人体深处，在经脉中、在血液中，其主要功能是化生血液濡养周身。《素问·痹论》说它是“水谷之精气也，和调于五脏，洒陈于六腑，乃能入于脉也。故循脉上下，贯五脏，络六腑也”。卫气主要分布在人体的头部、四末和皮表，其主要功能是温煦、固护肌表。《灵枢·邪客》说：“卫气者，出其悍气之慓疾，而先行于四末、分肉、皮肤之间而不休者也。”大意是：卫气是水谷中慓疾的悍气所化生，它一生出来就先行于人体的手足、肌肉和皮肤之间而循环不已。可见，在人体最外层调节出汗的主要是卫气。

出汗过多和无汗都是卫气的功能失常所致。如果发病时以出汗为主，汗毛孔总是开张的状态，这时一遇风就会使汗液蒸发加速，更快地带走热量，患者就会感觉明显的发冷、怕风，也就是“恶风”。恶风，也包含了恶寒，因为怕风的时候其实感受到的是寒冷，并且有汗而恶风的病人即便到了没有风但温度降低的环境内也会有明显的冷感加重，所以说恶风时就包括了恶寒，恶风的病人同时也是恶寒的。那么恶风与恶寒有何区别呢？恶风的特点是一遇风就难受，不遇风时可能不难受，也可能有恶寒感。即无论无风时有没有不适，只要一遇到风，就会有明显的冷感或不舒感，就是恶风，也正是因为这个感觉让病人憎恶有风。恶寒是不管有没有风都有明显的冷感。比如产后体虚的患者，在温暖的室内并不难受，但一开门或者有人从她旁边一走，稍有一点空气流动她就感觉很凉、难受，这就是恶风。而有一类重感冒的病人，没有风吹，在暖室中裹着厚被还冷得打寒战，这就是恶寒。

“脉缓”，是指摸脉时感觉脉管壁是松弛、弛缓的。结合第一条的内容，此条的脉象应该是浮缓。《伤寒论》中讲的脉大多不是在说一个标准的“脉象”名称，而是作为一个描述性的语言，强调这个脉象的基本特征。所以这里的“脉缓”和《中医诊断学》中讲的28种脉象之中的“缓脉”内含是不一样的。后面的条文中还有很多描述脉的文字与28部脉相同但内涵有异，在学习中需要注意。

本条的脉“缓”与下一条的脉“紧”是相对而言的。正常情况下血管有其基本的弹性和柔和度，紧就是变得不柔和了，绷得很硬的感觉。就比如给自行车打气，感觉轮胎很紧了，这就是气打足了，里面憋得满满的了。与此相对，气没打足，按一按还有点松懈的感觉，那就相当于缓。这种发热、出汗，脉浮但没有绷紧之象的太阳病，“名为中风”，也就是说可以把这种病情叫作“太阳中风证”。

后世对这种太阳中风的解释一般就是说感受了风邪，伤寒则是感受寒邪。这种说法很容易被理解成外界有某种特定的、可以被称为“风邪”或“寒邪”的东西侵犯了人体，从而产生了不同的病情。事实上，在相同条件下的气温变化环境中，不同的人经历其中，有的人会出现太阳中风证，有的人会出现太阳伤寒证。这说明是人的体质差异决定了“中风”还是“伤寒”，而不是外界有某种固定的因素可称之为风邪或寒邪。中医学所谓的邪气都是相对于正气来说的，大体上讲，风邪就是引发了人体调整适应能力不足的致病因素，寒、热之邪就是超出了病人适应能力的外在环境中温度的变化，燥邪、湿邪则是相应的湿度变化。本条的病证是人体受到外在环境变化的刺激后，不能做出有效的适应调节以使自身维持常态，因而出现了如上的脉证。因为这些脉证表现整体上是一个疏散、开泄的象，与外环境中的风所呈现的状态、现象相似，所以称之为“中风”。

三、太阳病，或已发热，或未发热，必恶寒，体痛，呕逆，脉阴阳俱紧者，名为伤寒。

首先，前提是“太阳病”，就提示卫气和津液的功能已经失常了。这时不管是否发烧，都很容易出现恶寒的感觉。“必恶寒”，不是必定出现恶寒，而是很容易出现恶寒。《伤寒论》中讲的“必”，不是现代汉语中“必”的肯定、确定性的含义，而是指一种常见、多发的可能性。这个字在很多条文中都有用到，理解时需注意。

如果出现恶寒、浑身疼痛、呕逆，整个寸口脉都很紧，就可以称之为“伤寒”。也就是说这是另一种类型的太阳病，叫作“太阳伤寒证”。“呕逆”是以干呕为主的明显的胃气上逆状态，一般只是感觉气往上逆，无物吐出。虽有时也会有胃内容物吐出，但不会是以有物吐出为主，所以不能称之为“呕吐”；但因有时会呕吐，也不能叫作“干呕”，所以称之为“呕逆”，以表示这种综合的状态，原文中的“呕逆”都是这个意思。外感于寒时，人体外表处在一个被寒气收引的状态，卫气被压制、郁闭，机体就会自然地发动更多的卫气向外表移动以打开郁闭。整体气机倾向于外走的时候，中间的气就会被动地外趋。在这种整体的气机外出状态下，从中焦到上焦的区域内气机上升的程度被动增大，这必然会影响胃气的正常和降，所以会引发呕逆。人在感冒时没有胃口甚至恶心，就是这个原因。

感受到外界的寒气后，人体的卫气被郁，不能正常温煦肌表，故“恶寒”。周身的阳气郁闭不畅，故“体痛”。气机升散太过，和降不足，故“呕逆”。寸为阳，尺为阴，“脉阴阳俱紧”，就是整个脉都是浮起而绷紧的，这是阳气已充分地达表抗争但仍然未能散开寒凝的表现。这些综合的表现就是太阳伤寒证的典型脉证。

四、伤寒一日，太阳受之。脉若静者，为不传；颇欲吐，若躁烦，脉数急者，为传也。

伤寒，就是伤于寒。汉朝仲景生活的年代，处于我们中华地区历史上的寒冷周期。那个时候人们的居住、保暖条件远不如现在，对于广大民众而言，伤寒最基本的内涵就是伤于自然环境的寒凉之气。

“伤寒一日”，就是感受寒邪的当日。强调的是人体受到外寒侵袭的初期阶段。前面讲过，所谓感受寒邪，就是身体的调节能力不足以适应外在的低温环境。人体由肌表的“卫气—津液系统”来适应外环境中的气温变化，感邪初期，这个系统受到干扰，就叫“太阳受之”。“脉若静”，是说此人的脉象与平时的正常脉象相比，没有明显的变化。也就是，人体初感寒邪，比如经受了一个明显的降温，但脉象没发生变化，这就是“不传”。脉象不变，就说明整体的气机未乱，也就是虽有外因来犯，而人体的内因、正气未被扰乱，叫“不传”。而如果外因来袭，人体出现“颇欲吐”，即有点想吐、呕逆；“脉数急”即脉比以前跳得快，这就是机体的阳气被扰动了，气机开始变化。“若躁烦”也是气机不稳的表现。气机动而不畅，必然郁于某处。郁于肢体则想动，表现为“躁”；郁于内部则上冲，表现为“烦”。“颇欲吐，若躁烦，脉数急者”这些脉证的出现就叫“传”。显然，“不传”就是指没有发生身体状态整体的变化，“传”就是发生了整体的气机变化，也就是李克绍先生在《伤寒解惑论》中对于“传”的解释：发病的前驱期达到临床期。

五、伤寒二三日，阳明少阳证不见者，为不传也。

此条接上条继续讨论伤寒后可能出现的病变情况。

伤寒一日，太阳受之。可能传也可能不传。如果一日不传，也有可能后两天再发病，并且不一定会表现什么样。因为人的体质基础不同，比较常见的可能是感寒当天没有明显的反应，第二天忽然发为脉洪大、发高烧的阳明病；或者感寒后前两天都没有明显的反应，到了第三天开始出现口苦、咽干、恶心、呕吐、发热等少阳病。

如果伤寒二三天内，三阳的证都没出现，就说明此次的温度变化这个人适应过去了。尽管表面上有点不舒服，但他并没有达到"之为病"的程度而进入临床期，这就是"不传"。这就提示我们，受寒之后并不一定都会发病，机体的调整能力强，就不会发病。

六、太阳病，发热而渴，不恶寒者，为温病。若发汗已，身灼热者，名风温。风温为病，脉阴阳俱浮，自汗出，身重，多眠睡，鼻息必鼾，语言难出。若被下者，小便不利，直视失溲；若被火者，微发黄色，剧则如惊痫，时瘈疭，若火熏之，一逆尚引日，再逆促命期。

前提是"太阳病"，说明卫气和津液这个系统在适应外环境变化的时候已经失去常态。这个时候"发热而渴"，《伤寒论》中"而"后面的字都有强调的意义，这样的描述是强调病人有明显的口渴。一般状态下口渴就提示身体的水分不足，缺少津液。另一种情况是体内的水分不少，但不能有效利用，也会表现为口渴，这属于特殊情况。

"不恶寒"，提示卫气的温煦功能没有受到遏制，也就是说当下主要的问题不是受寒。此类太阳病中口渴是主证，提示病人的主要问题是津液不足，这种太阳病就叫"温病"。这个温病已经是津液不足了，所以不宜用发汗为主的方法。如果用了发汗法，汗出后发热更加严重，达到了"身灼热"的程度，这种病证就叫"风温"。风温只是对这种更伤津液导致病人身体更加失调的病情的一个概括名称，而不是说发汗后病人又感受了"风邪"。《伤寒论》中病情不稳定、表现变化多端的，就叫"风"，病情比较稳定的都不叫风。有一种说法是在《伤寒论》中的某一病中，轻证叫中风，重证叫伤寒，这种说法也有其道理，但不够全面。

"风温为病，脉阴阳俱浮"，津液亏少，不能承载阳气，阳气郁遏在外的时候脉就浮。卫气浮张，收不住了就会"自汗出"。"身重"，是病人主观感觉浑身沉重。“阳气者，精则养神，柔则养筋。”正常循行的时候身体轻快，感觉舒适。阳气无论多少，只要郁遏不畅，不能正常地养神养筋，主观感觉就是身体沉重，高热的时候本身就耗散能量，壮火食气，阳气一边被消耗一边郁遏着，病人就会觉得沉重无力。

“多眠睡，鼻息必鼾，语言难出”，这是对病人浅昏迷到中昏迷状态的临床描述。多眠睡，指的是意识不清；鼻息必鼾，是咳嗽反射减弱，呼吸道分泌物增多而不通畅的表现；语言难出，想说话说不出来，是昏迷时自主运动减弱的表现。总之，这是简要描述了风温时高热神昏的危重病情。

“若被下者，小便不利，直视失溲”，这是说，在这种高热昏迷的情况下，又被用了下法，就是让病人腹泻的方法，病人就会出现“小便不利，直视失溲”的表现。排尿不畅，尿不出来，但还总不停地尿——失溲，同时眼神发直。也就是尿失禁、瞳孔反射消失，这是昏迷加重的危象。

从全书的记载可知，东汉那时候汗、吐、下是常用的治法。所以，不会辨证，不能识别人体整体状态与发展态势的医生，在用了某一种治疗方法无效后，往往就简单地更换另一种方法施治，这种脱离了准确辨证前提的施治，经常是有危害的。在这一条中，病人已经津液大伤，邪热炽盛了。只用泻下的方法，即便能够清火，也会进一步加重津伤这个主要矛盾，所以引起了病情加重。

“若被火者，微发黄色，剧则如惊痫，时瘛疭，若火熏之”，这是讲如果医生看病人用了前面的汗、下等治法都无效，改用“火法”后可能出现的变化。火法就是用艾灸、温熨、烧针等方法，通畅人体的阳气，散除身体的寒凝、血瘀等滞涩状态，这也是汉朝时常用的治疗方法。“若被火者”，就是上述高热神昏的危重病人又被用了这一类的火法治疗，病人就会出现面色及周身的皮肤微发黄色，这是津血大伤，不能滋养肌肤的表现。也可能是身体开始发生了溶血性黄疸。“剧则如惊痫，时瘛疭”，惊痫是心身不安，身体抽搐的一种病情，也是神乱、气血逆乱的表现。瘛疭就是程度更重的抽搐、抽筋，是全身气血逆乱、筋脉严重失养的表现。这是高热导致的谵妄表现，是一种急性的危重状态。“若火熏之”，有两种说法，一种是说用火熏的方法，另一种说法是“像被火熏过的样子”，就是干枯晦暗，了无生机。这两种说法在此处于理都通，都可以说明，在高热津伤的危重症中，用火法是更加严重的错误。“一逆尚引日，再逆促命期”，逆，是指上述的错误治疗。对于这种危急重症，用了一种错误的方法治疗，病人还能勉强活一天，如果用了两种或两次以上的错误治疗，那就是在促进病人的死亡了。

附：谵　妄

谵妄又称为急性脑综合征。表现为意识障碍、行为无章、没有目的、注意力无法集中。通常起病急，病情波动明显。谵妄并不是一种疾病，而是由多种原因导致的临床综合征。

七、病有发热恶寒者，发于阳也。无热恶寒者，发于阴也。发于阳，七日愈。发于阴，六日愈。以阳数七，阴数六故也。

这是一条粗略的论述，这里的阴和阳可以先把它理解成三阴三阳。这个说法提示了《伤寒论》的理法与传统术数有着内在的联系。“阳数七，阴数六”我解释不了，从略。

八、太阳病，头痛至七日以上自愈者，以行其经尽故也。若欲作再经者，针足阳明，使经不传则愈。

这一条讲了太阳病有自愈的现象和规律，并提出了一种促进自愈的方法。

所谓“行其经尽故”，我们直接取用李克绍先生的结论：一个自愈周期就是一“经”。这里的“头痛”是用这个太阳病的常见症状来作代表，指代基本的病情。也就是说太阳病基本的症状表现到七天自己就好了，这是人体完成了一个自我调整的自愈过程。“若欲作再经者”，就是说病情还没有痊愈，也没有明显的加重或其他变化，人体还要继续发动正邪相争的自愈过程。这时可以“针足阳明”，促进人体完成自愈。在汉以前的文献中，有时会用某条经脉的名称来指代该经的原穴。所以这里的“针足阳明”，可能是指针刺足阳明经的原穴“冲阳穴”。阳明经是多气多血之经，针刺原穴，使全身气血运行健旺，就有利于身体的自愈。

九、太阳病，欲解时，从巳至未上。

巳至未，是指十二地支计时中的巳、午、未三个时辰，就是上午九点到下午三点。有一种观点认为，“从巳至未上”，这个“上”是在提示不包括未时，巳和午属火，这两个时辰是天时中阳气宣散最盛的时段。这种理解也很有道理。总之，这是在强调，在白天太阳最高的时段，人体的太阳病会受天时之影响而趋向自愈，所以把这个时段称为太阳病的“欲解时”。

《素问·生气通天论》说：“阳气者，一日而主外，平旦人气生，日中而阳气隆，日西而阳气已虚，气门乃闭。”这是人生活在天地中，受天地能量场的影响而呈现出来的天人相应规律。日中的时候阳气隆盛而更多地趋向体表，所以会自然地促进表证的自愈。对于这种情况，我们要知道，如果自愈所需的条件不具足时，虽然天时相助，趋向自愈，但并不能最终痊愈，这个过程却加剧了正邪相争的态势，病情反而有可能会表现得更加明显或严重，但这也是正气得助的表现。如果我们要能够辨识出身体所需的帮助而以相应的疗法相助，这时还是有利于病愈的。所以，太阳表证在欲解时服药，可能就会有事半功倍的效果。

十、风家，表解而不了了者，十二日愈。

风家，就是指这个人总容易得风证。用现在的话来讲就是免疫功能紊乱或过敏体质。这说明他平素营卫调节能力比较弱。表解是指表证已经解除了。“不了了”是仲景用的方言，意思是“还有点没好利索”。“十二日愈”，是说自愈的时间要长于一般的七日。这是说自我调节机能差的病人，病情解除了，还得多休养些时日才能真正痊愈，否则很容易复发。

十一、病人身大热，反欲得衣者，以热在皮肤，寒在骨髓也；身大寒，反不欲近衣者，寒在皮肤，热在骨髓也。

这一条是讲临床中需要注意病证的“现象与本质”问题。

字面的意思是：病人发烧很厉害，但是欲得覆衣盖被，这有可能只是表皮发热而体内有寒；病人感觉身体寒冷，但却不欲穿衣保暖，这可能只是表皮觉冷，而体内有热。这提示我们在临床上不能根据单一的表现或病人的主观感受而确定诊断。我们要做的诊断是“见病知源”，要四诊合参，详察病史，综合考虑，才能在整体上做出正确的辨证。与此相应，要做的治疗是解除“病源”，而不是只针对表现象现进行“对症处理”。

总 结

前 11 条对太阳病进行了概要的介绍。

先是说明典型的太阳病症见（第 1 条），接下来讲述那个时代最常见的太阳病类型（2、3 条），再讲述人体在伤于寒的诱因下的几种转归与辨识（4、5 条）。接下来讲述了太阳病的另一种类型：变化迅速、误治危险的太阳温病（6 条）。接下来讲述了太阳病向愈过程中的一些基本规律（7 ～ 10 条），最后提示了一下太阳病在诊断中要注意的问题（11 条）。这样，就把太阳病的发生发展过程、临床表现、自愈机制以及诊断要点的问题都做了基本提示。接下来，才开始讲述运用方药治疗的内容。

原文（12~30）

十二、太阳中风，阳浮而阴弱。阳浮者，热自发；阴弱者，汗自出。啬啬恶寒，淅淅恶风，翕翕发热，鼻鸣干呕者，桂枝汤主之。

这一条开始讲治疗。给出了治疗太阳中风证的一首基本方剂，全书第一方：桂枝汤。“阳浮而阴弱”，在康平本《伤寒论》中这一句是“脉阳浮而阴弱”。

康平本《伤寒论》是流传在日本的古传本。因康平三年(1060年)由侍医丹波雅忠抄录，故后人据其抄录时代而命名，称为康平本《伤寒论》。宋·嘉祐二年(1057年)政府设立校正医书局，于神宗熙宁年间(1068 ～ 1077年)由林亿、高保衡、孙兆等共同完成《素问》《灵枢》《难经》《伤寒论》《金匮要略》等唐以前医书校订刊印。可见，康平本与我们通用的宋本《伤寒论》同期。康平本《伤寒论》的排版格式与诸《伤寒论》版本不同，作为校勘本能解释许多疑问。例如通行的宋本《伤寒论》中有很多诸如“疑非仲景意”这样的明显不是仲景原文的内容，在康平本中都以注文的格式抄写。比较两书的内容，疑似康平本《伤寒论》与宋版《伤寒论》是同源的抄本，但日本人在传抄时保留了原本的格式。也有观点认为康平本是后人伪造，但此类问题终难有定论。我们先知道有此版本，以后深入学习时是一个重要的参考资料。在以后的讲解中还要经常提到它，都简称为“康平本”。

通观《伤寒论》全书，我们会发现，用阴阳来描述脉位，是常用的方法。而全书中没有明确的内容显示用阴阳来讲述病机。所以，认为“阳浮而阴弱”是描述脉象，可能会更符合原文的本意。

因为阴阳是“万物之纲纪”，万事万物都可以用阴阳的关系来归纳、理解。所以后世很多对此句的讲解，都认为阳浮而阴弱是在讲病机，这种理解也有一定的道理，但未必是条文原意。我们作为参考可以，没有必要认为原文就是某种说法的那个意思，尤其是不需要把某一种解释背下来当作“标准答案”。学习经典，必须要熟悉全文，所有的内容在理解上能融会贯通、理论自洽，在运用上能有效于临床，知常达变。这样，才有可能得到原著的内在逻辑。所以，学习经典无论有多好的注家，都是只可以作为参考，而不可以作为经典的替代。

回到原文，我们看《伤寒论》中主体六篇的篇名都叫“某某病脉证并治”，就是针对某病，从脉、证、治这几个方面进行论述。论述病机，并不是本书的主要内容。因为事实都呈现清楚了，机理是自在其中的。而本条作为第一个出现方药治疗的内容，理应符合全书、全篇的宗旨。从这个角度推理，这一条的内容也应该是交代清楚太阳中风证的脉、证和治法。这样看，如果“阳浮而阴弱”是讲脉象的，也符合这种基于原书逻辑的推理。

那么，什么是“脉阳浮而阴弱”呢？就是病人的寸脉浮象明显，而尺脉弱象明显，整个脉体摸起来有点从尺到寸微微上翘的感觉。这在临床上是能见到的，也有脉证如此而用桂枝汤原方一服而愈的实际案例。所以，我们可以先采信这种理解。

“阳浮者，热自发；阴弱者，汗自出”，这一句在康平本上是“旁注”，就是在原文的行间空白处添加的注解。看起来是在解释发热、汗出的机理。我们从《素问·阴阳应象大论》的篇名和内容可以知道，古人讲阴阳是要应象的，就是言阴阳时，必然阴阳要有所指。我们在此处直接把发热汗出的机理落实到卫气与津液的关系上就好理解了。卫气浮而散失，不能固摄，故汗出；全身整体的营卫还在继续往体表倾移，在肌表的层面上是郁积的，所以发热。

“啬啬恶寒，淅淅恶风”，啬啬和淅淅都是形容词，就是指哆哆嗦嗦地怕冷，尤其是对风很敏感，一有风吹就怕冷得厉害。

“翕翕发热”，翕，这个字就是“合羽”，在这里是形容病人的发热自己感觉像是用羽毛捂着的感觉那样。如果大家有过光着膀子穿羽绒服的经历，穿过一会儿那种微微发热的感觉就差不多是这个意思了。所以，翕翕发热是主观上感觉到低热，无论用体温计量出来是多少度，病人自己感觉不是高热、灼热。

“鼻鸣”就是指鼻子里有鸣响声。一般就是感冒后的鼻涕增多、鼻塞声重这一类的。有的人解释说这种鼻鸣是一种“鼻鸣如哨”或还要伴有某种特别的感觉什么的。这在整体病证符合的前提下，当然也可以属于本条所讲的“鼻鸣”，但不可以认为原文中的鼻鸣一定是指某一种特定的症状。因为这个症状在全文中没有主证的意义，如果只是一种不太常见的特殊症状，就不会被写在这条具有普遍指导意义的条文中。

“干呕”，和前面讲“呕逆”的机理是一样的，就是整体气机外散的态势很强时，中上焦的气机上升也加剧，所以和降不足。说“干呕”而不说“呕逆”，说明只有干呕，没有吐出物。

大家在学习这类有方有证的条文时，要注意一下原文中各症状的出现顺序。一般都是有代表意义的、特征性的、重要的症状写在前面，相对不重要或在临床中不是必然出现的症状，依次写在后面。用“而”字强调的则不在此例。比如此条中的干呕，在临床中有桂枝汤证的病人不一定有此症状，但见到此症时，可以更明确地提示整体上的气机外浮、胃气不降。它同时提示了这种情况下胃气不降这个内在的病机是由外感表证继发而来的，不是当前的主证。所以标明这个不一定出现的症状是有意义、有必要的。我们可能都经历过，感冒后不一定有干呕的症状，但一般都会没有胃口，不想吃饭，就是这个道理。

桂枝汤方

桂枝三两（去皮） 芍药三两 甘草二两（炙） 生姜三两（切） 大枣十二枚（擘）

右五味，㕮咀三味，以水七升，微火煮取三升，去滓，适寒温，服一升。服已须臾，啜热稀粥一升余，以助药力，温覆令一时许，遍身漐漐，微似有汗者益佳，不可令如水流漓，病必不除。若一服汗出病差，停后服，不必尽剂；若不汗，更服，依前法；又不汗，后服小促其间，半日许，令三服尽；若病重者，一日一夜服，周时观之。

服一剂尽，病证犹在者，更作服；若汗不出，乃服至二三剂。禁生冷、黏滑、肉面、五辛、酒酪、臭恶等物。

我们先看一下《神农本草经》（以下简称《本经》）中对这五味药的记载。理解《伤寒论》中的药物运用，要以《本经》《名医别录》这样与之同时代或之前的文献为主要参考。

“牡桂，味辛，温。主治上气咳逆、结气，喉痹吐吸，利关节，补中益气。”《本经》的这一段记载，前面写的是主治病症，后面的“补中益气”是对桂枝总体功效的总结。那么“补中益气”是什么意思？也就是说，对于人体而言，补中益气在人体中产生了什么样的影响？这是理解桂枝运用的关键。

先看一下桂枝是什么。这里讲桂枝去皮，有人考据仲景时代用的“桂”或“桂枝”就是肉桂。去皮，就是把肉桂外面的粗皮、角质层去掉。我们看唐代的《千金要方》中，用桂的地方都写作“桂心”，也支持这个观点。现在临床中用的桂枝是桂树的细枝，临床中遇到桂枝方证的病人时，用之也都有效，用这种药时不用去掉外面的薄皮。我在临床上如果想取用温通、发散的功效时就用桂枝；如果想用偏温补、偏浑厚一点的发散时，就用肉桂；开小建中汤都用肉桂，做水丸之类的也用肉桂。一般都能取得相应的疗效。

再来看，桂枝的“补中益气”功效是什么内涵。

《说文》：“补，完衣也。”

《说文》：“益，饶也。”按，从水，浮于皿，会意。字亦作溢。

补，就是把缺少的填上。益，是使容器盛满到溢出表面的程度。

据此义，可以理解为：补中益气，就是把内在的气补足，并引导、推动其达到满溢于外的程度。

“芍药，味苦平，主邪气腹痛，除血痹，破坚积，寒热疝瘕，止痛，利小便，益气。”

芍药在《本经》的功效描述也有“益气”。就是用芍药也有把气充盈到体表的作用。那么它和桂枝有什么区别呢？这就要完整地看这两味药的性味与主治了。

桂枝辛温，辛味则能散，桂皮也有甜味，即味甘。甘味药对人体都有补的作用。桂枝能补能散，以散为主，所以能温通经脉，治结气、利关节。芍药味苦，苦则能坚。坚，是把松散的状态转变为紧实的状态。苦味药能坚的功效特征，对于人体就是把气血从过于宣散的状态凝敛到应有的平和状态。这个功效整体上是使气血从亢奋、怒张，转化为平缓、柔和的过程。所以后世的医家很多认为芍药是酸味的，因为酸味的功用就是“敛”。芍药“味”的问题一直不好理解，争议很多。但其主治毫无争议，就是擅于治“邪气腹痛，除血痹，破坚积”，通过解除血分的痹阻、打破坚实和积聚，使气血通畅而止痛。最终取得“益气”的功效，就是把气血送到（遍溢）周身。

《本草崇原》说：“芍药能调血中之气……益气者，益血中之气也。益气则血亦行矣。”

《经证证药录》说：“芍药止痛，功在通血痹，行营气也。”

这样看，芍药是增强了人体营气的荣养功能，而改善了全身气血的循行与功能。

人体的卫气是“常与营并行”的，但整体上营气和卫气的分布有所不同。《灵枢·邪客》说：“卫气者，出其悍气之慓疾，而先行于四末、分肉、皮肤之间而不休者也。”说明卫气是优势分布于四末、皮肤等外层、远端部位。《灵枢·邪客》说：“营气者，泌其津液，注之于脉，化以为血，以荣四末，内注五脏六腑。”《素问·六节藏象论》说：“脾胃大肠小肠三焦膀胱者，仓廪之本，营之居也。”指出以脾胃为主的整个腹部，是人体的大仓库，是营气主要居处的地方。也就是说，营气在以十四经为主渠道的运行过程中，在腹部分布的比例是极大的，就像一个水利循环网络的中部有个大水库一样。这种分布可以优先为五脏六腑提供充足的营气，在腑脏的供应得以满足后，才充于经脉，推动血行，使经脉发挥“营阴阳、濡筋骨、利关节”的功能。

根据营气的分布特点，也可以理解芍药善治腹痛是因为“行营气”的功效。桂枝的“补中益气”，是均匀地推动营卫之气外行。但从《伤寒论》的原文来看，凡是需要快速补充阳气时，就要加大桂枝的比例，如桂枝甘草汤、桂枝加桂汤。人体中卫气是“行于脉外”，可不受经脉约束而迅疾行动的存在。而营气只能“行于脉中”，按部就班地循经而行。因此，需要快速动员阳气时而加大桂枝用量，就可以理解为是用桂枝快速动员卫气。卫气与营气之间有着密切的联动关系，如《灵枢·经脉》所说：“卫气已平，营气乃满，而经脉大盛。”卫气调顺了，营气和血脉也都会跟着调顺，最终让人体的气血恢复正态。

“干姜，味辛温。主治胸满咳逆上气，温中、止血；出汗，逐风湿痹，肠澼下利，生者尤良。

“大枣，味甘平。主治心腹邪气，安中养脾，助十二经，平胃气，通九窍，补少气少津液，身中不足，大惊，四肢重。和百药。

“甘草，味甘平。主治五脏六腑寒热邪气，坚筋骨，长肌肉，倍力，金创，尰，解毒。”

“出汗，逐风湿痹……生者尤良。”这是说生姜功擅发汗、祛逐腠理中的风湿痹阻；大枣“安中养脾，助十二经，平胃气，通九窍，补少气少津液，身中不足”；甘草“长肌肉，倍力”，是补足中气的要药。这三味药在经方中经常在一起用，几乎所有的治表、调理外周气血的方子，后面都跟着这三味药。它们组合在一起，综合的效果就是补足中焦气血，并能调和脾胃、使营卫化生有源。在这个基础上，其他的药才能充分调动气血，发挥其应有的功效。

再看桂枝汤，桂枝补气且益气，从里面补足一直补到表，偏重于动员卫气。芍药益气，动员营气，使内在的营气能与桂枝动员的卫气相匹配。二者相配，就能把身体的营卫之气调到相协调的状态下而均匀地散向体表，为体表提供更多的营卫之气，姜、枣、草在内部提供补充。这样，全方综合的效果就是在整体上增多了营卫之气，并增强了它们趋向肌表的调和作用。

前面已经知道，太阳中风证是因为身体的卫气浮而散失，不能固摄，故汗出；全身整体的营卫还在继续往体表倾移，在肌表的层面上是郁积的，所以发热。也就是卫气单方面的散失过多，不与营气形成协调的工作状态。如《伤寒论》53条所说：“病常自汗出者，此为荣气和。荣气和者，外不谐，以卫气不共荣气谐和故尔。”显然这个病理状态的要点是：营气没毛病，是卫气跑得太快，散失于外，而不能与营气协调工作。所以治疗的重点首先要补充卫气，同时还要使营气与之相配，使营卫以“谐和”的状态达到肌表。桂枝和芍药等量的配伍就具有这个效果，再加上姜、枣、草的补充，全方共同起到了补充营卫并增强其协调配合的关系。通过合理的服药方式，使新增的营卫之气在体表形成有效的工作模式，从而恢复体表的气化功能，使病情解除。这就是“方证相应”，用方药来把身体的失常状态调整到正常。

再看整体桂枝汤的药性。桂枝温，芍药平，生姜温，甘草、大枣平。这样的组合在整体上，全方是偏温的。所以，可以说桂枝汤是一个偏于温补的方，但其目的不是为了补，而是在补足的基础上外散。这样一个方子，在对证的病人喝下后，会有周身暖洋洋的舒服感。有的时候，可能病人只喝下一口，就感觉症状明显减轻。

例如，我的一位朋友，50岁左右，男性，自学中医。一日打电话说感冒了，是桂枝汤证，头疼。但家中没芍药，要我带去。我去之后发现六月天他穿着很厚的衣服，脑门湿漉漉的，身上也明显有汗，头疼恶风。确定是桂枝汤证。就给他配了原方煎煮，滤出药汁待温度适宜后送给他喝。他捧着药缸刚喝了一口，就放下手转头对我说：头不疼了。他觉得很神奇。其实这与针刺治疗时针入痛止的道理是一样的。就是气机通畅了，疼痛自然解除。我们知道，头为诸阳之会，外感时的头痛，就是因为阳气郁滞于头部不能下行。病人服药后，一口温热又有辛散药气的汤药喝进去，咽喉头项部位的经络被温通的药力打开，气走下来了，头就不痛了。我还治过一位新发的感冒病人，发热，呕恶，喝水吐水，吃饭吐饭。给其开柴胡桂枝汤加味，服汤药则不吐。服药后片刻就大呼饥饿，再喝粥也不吐了。这都是对证的药气打开了人体的气机阻滞，气机通畅则病症自消。

前面讲，桂枝汤要通过合理的服药方式，才能取得预期的效果。我们都知道，吃中药是有很多“讲究”的。在过去，医生、病人都很重视服中药的注意事项，现代社会的人，很多人都不了解中医药了，有时候去看中医，看完了怎么熬药、怎么吃药，也都不清楚。有时候医生也不是很注意（这往往是因为不懂），或者医生交代的服药注意事项病家并不在意，仍是“我行我素”。我就遇到过一些家长带小孩来看病，交代了忌口等注意事项家长也不遵行，结果吃了药也没有效果，后来注意执行服药的宜忌后，才取得较好的疗效。这样就能够知道，确实是服药过程中出现的问题，而不是开的方子无效。那么，这些“讲究”的内涵是什么呢？桂枝汤的方后注就在很大程度上回答了这个问题。

在汉朝的时候，留下文字是很不容易的，基本上都是在竹简上刻字，所以我们看整部《伤寒论》的文字都很简洁。但桂枝汤的方后注就用了一百五十多字，讲得非常详细。这本身就能提示我们服药的方式和注意事项是多么重要。下面我们结合原文来具体学习。

> 右五味，㕮咀三味。以水七升，微火煮取三升，去滓，适寒温，服一升。服已须臾，啜热稀粥一升余，以助药力。温覆令一时许，遍身漐漐，微似有汗者益佳，不可令如水流漓，病必不除。若一服汗出病差，停后服，不必尽剂；若不汗，更服，依前法；又不汗，后服小促其间，半日许，令三服尽；若病重者，一日一夜服，周时观之。
>
> 服一剂尽，病证犹在者，更作服；若汗不出，乃服至二三剂。禁生冷、黏滑、肉面、五辛、酒酪、臭恶等物。

“右五味，㕮咀三味”。古书是竖版，从右往左读。所以前面提到的五味药概称为右五味。“㕮咀”读音为“扶举”，本义是用牙咬碎，在这里的意思就是要把中药材碎成小块，这是中药入药的要求。同一种药，弄碎和不弄碎煎煮后的效果是不一样的。不同的性状，对药物的气味、内在成分的煎出率等诸多方面都会有不同的影响，所以一般情况下用药时必须要按要求炮制。裴永清先生在《伤寒论临床应用五十论》中提到过一则他的医案，是给病人开了芍药，病人服药后病症不减反而出现明显的腹痛。裴先生重审诊治后并无差错，就要来病人的药物。一看芍药是整根的，没有切片。嘱病家把芍药切片后入药，再煎服则无腹痛而如期收效。可见一味药之炮制差别即可影响甚巨。

“以水七升，微火煮取三升。”这首先给出了煎药时加水量与最后取出药汁的一般比例为7∶3。临床中有很多病人都会问：我这药加多少水？煮出多少？那么，这个比例是一个基本参考。但是，需要注意一个问题，就是原文的这个比例是用“微火”煮取的。微火怎么定义呢？我们知道，在汉朝的时候，人们基本上都是用小木枝、庄稼的秆等柴草来烧火，而现代人多用煤气、天然气，这样的火力比柴草强，煮水时蒸发量就大。所以，同样比例的水，用不同的火力煎煮的时间是不一样的。煎煮时间也对药效有明确的影响，所以，无论用什么火，对于微火的要求都是让药液能刚刚保持微微的沸腾为度。在这样的火力下，摸索加水与最后取药汁的比例和所用的时间。

还需要注意的一点是，原文中这个方药只煮一遍。那么，在开出这类的经方时，我们也只让病家煮一次，不必再煎。

“去滓，适寒温，服一升。”去滓，就是去除药渣，把药汁滤出来。这一点也很重要，有的病人，甚至我还遇到有学过中医的学生，煎药后不滤出药汁，就那样放着，等喝的时候再滤。我们从最基本的化学原理来看，煎药时是那些药物中所含的化学成分在水溶液中发生了很多吸热反应，及时滤出，就会把反应后的成分留在药汁中。如果不滤出，放置到自然冷却，那么肯定会随着温度的降低发生一些逆反应，使煎出的成分逆转，或被重吸收到药渣之中。所以，凡是煎煮的汤药，都需要关火后马上滤出。

“服已须臾，啜热稀粥一升余，以助药力。”须臾，就是一小会儿。具体是多久呢？

宋·洪迈《容斋三笔·瞬息须臾》：“瞬息、须臾、顷刻，皆不久之辞，与释氏‘一弹指间’‘一刹那顷’之义同，而释书分别甚备……又《毗昙论》云：‘一刹那者翻为一念，一怛刹那翻为一瞬，六十怛刹那为一息，一息为一罗婆，三十罗婆为一摩睺罗，翻为一须臾。’”

按《毗昙论》的记载，30个呼吸为一须臾，也就是两分钟左右。在临床中我们可以这样，让病人先把热粥和药都准备好了。喝完药，稍作休息，一两分钟之内，再把热粥喝下。我在读伤寒论专业硕士期间，有幸跟随黑龙江中医药大学伤寒论教研室前辈邹德琛老先生侍诊。发现他对感冒发烧的病人非常重视嘱其服热粥以助药力的方法。他会告诉病家，煮粥不方便的话，就喝一杯热糖水也行。从得到的反馈来看，疗效都很好。我理解，这里的“助药力”，一方面是用粥的热量，所以一定不可以喝冷粥，或者微温的、病人入口觉得有点凉的粥。另一方面是用粥的“谷气”，因为粥里面有煮烂的粮食，会用为营卫化生之源。从这个角度来看，煮小米粥是最好的，没有小米，用麦仁或白面煮极淡的清粥也可以。大米性润、五行属金，治外感病时不是很适合，但也可以用。而现代有糖水，糖也可以补充能量，用传统的红糖或现代的葡萄糖粉来冲水代替热粥都有很好的效果。

啜，就是饮、尝的意思。一般认为此处的啜粥应该是大口喝，可从。喝热粥的量是“一升余”，基本与药量相同。

“温覆令一时许，遍身漐漐，微似有汗者益佳，不可令如水流漓，病必不除。”

“温覆”，就是覆盖衣被等保暖。也就是我们通常说的“捂汗”。

“一时许”，是一个时辰左右，也就是2个小时左右。

“遍身”，是周遍全身。在临床中用汗法后要注意，病人的手心手背、腰腹、下肢都有出汗了，才达到遍身出汗的程度。“漐漐”，是描述遍身微汗的样子。

“微似有汗者益佳，不可令如水流漓，病必不除”，这是强调要微微出汗才好，不可以发到出来明显的大汗珠、像水流一样淌汗。出汗到这么大的程度，反而不利于发热病情的解除。在临床中经常能遇到小孩子发烧，家长给其服某种退烧的成药后，汗出明显，把衣服、枕巾都能湿透。这样一般当时都能退烧，但过后很快就会再烧上来。

“若一服汗出病差，停后服，不必尽剂”，这是讲在临床中，完全对证的太阳病，有可能吃一次药就退烧、病情解除。若是这样就停药，不用继续喝完后面的药。这在《伤寒论》中是一个基本原则，叫作“中病即止”。就是在调理整体气机时，尤其是用汗、吐、下等有力地动员整体气机的方法，只要达到了预期的效果，就停止服药。否则就可能把气机状态拉到新的失常，甚至会耗伤气血。

“若不汗，更服，依前法；又不汗，后服小促其间，半日许，令三服尽；若病重者，一日一夜服，周时观之。”

如果吃一次药后没有汗出病愈，就再吃一次，温覆啜粥等注意事项一如前述。吃完了还没有出汗退烧，就再接着吃，但服药的间隔时间要离得近一些。这种吃一两次药没有好的病人，服用治疗太阳表证的药时，一般的原则是半天之内分三次喝完这一副药。如果病情重，怕药力跟不上，就一天内再熬第二剂药，白天夜里连续服，昼夜地观察治疗。

这是讲病人因发热头痛等病情而不能正常睡眠的。如果发烧的病人不是很重，到了晚上自然困，也能睡得安稳，那就不必叫醒其服药，让其自然多睡段时间会更好。在原文中“一日一夜”并称，可知其所说的“一日”是指白昼，那么上面所说的“半日许”就是指白天的一半，也就是6个小时左右。据此，我们就可以知道，服用发汗解表类的方剂时，最好是在白天内，2个小时左右服药一次。这样的服药时间在临床中是很重要的，再结合前面“欲解时”的内容，就可以知道，这样的服药方式最有益于病人得天时之助而快速痊愈。

“服一剂尽，病证犹在者，更作服；若汗不出，乃服至二三剂。”

一剂药分三次服完，病情没有缓解或稍有缓解而未能痊愈，就继续服前方。只要病证未变且没有出现遍身微汗的表现，可以连续服二到三剂。

如果服了三剂还不好，要不要再继续服原方了呢？从原文的语句中，我们可以看出。一般情况下，单纯的表证最多二到三剂药就应该治愈了。如果三剂不愈，就要考虑辨证或用药的正确与否了。这也提示我们，在临床中给表证的病人开方时，一次最多也就开出三剂。结合前面讲的“小促其间”原则，这三剂药也不是一天一剂三天服完。而是可以2个小时左右一次连续服药。服完三剂仍未汗出病瘥，就要考虑重新辨证施治了。

“禁生冷、黏滑、肉面、五辛、酒酪、臭恶等物。”这是讲药后的忌口问题。

“生”是指生蔬菜、生水果等没有加热过的食物。“冷”是指低于口内温度，吃进来感觉凉的食物。这类的食物会额外地消耗人体的阳气，会干扰人体发动阳气去自愈表证的态势。

“黏滑”，就是指入口感觉黏和滑的食物，如黏米、猪蹄、皮冻之类。从食物成分上看是富含胶原纤维，较难消化。在表证时服用会妨碍中焦化生营卫，并牵制营卫趋向肌表的自愈趋向。

“肉面”，这里的“肉”是指所有的动物肉，包括鱼、海鲜等，“面”是指未经发酵的“死面”干粮，而不是泛指所有的面类食物。现代的发面食物、后文提到的“索饼（即面条）”以及用面所做的稀粥、清粥等易于消化的半流食、流食，是可以食用的。因为动物源食物和死面的硬食都难于消化，影响同上。

“五辛”，指各种辛味的食物。辛味的食物会引发人体的气机过度外散，干扰太阳表证时身体需要的营卫协调、使肌表微微出汗的功能状态。不同的书对五辛的具体所指论述有所不同，我们不必纠结到底是哪五种食材，只需知道禁忌它们的目的，嘱咐病人禁忌这些发散性的食物就可以了。以当前的家居食谱而言，在服用桂枝汤时，葱、蒜、韭、洋葱、香菜、辣椒、花椒、芥末、孜然等所有有辛散性质的食物都不要吃，无论生熟。生姜在方剂中有了，如果再在饮食中吃，就在一定程度上加重了体内辛散药物的比例，所以也不要吃。这也是服用所有解表方剂时需要注意遵守的。

“酒酪”，酒在古代都是粮食酿的，可以认为是粮食的精华；酪是用动物的乳汁做成的半凝固或半发酵食品。

卫气是人体吸收了水谷的精华，取其“悍气”而成。酒则是通过发酵的方法提取出来的水谷之“悍气”。所以饮酒后会强力地鼓动人体的卫气，使其运行、外散加速。如《灵枢·经脉》所言：“饮酒者，卫气先行皮肤，先充络脉，络脉先盛。故卫气已平，营气乃满，而经脉大盛。”

营气是人体吸收了水谷的“精气”而成。酪是通过炼制而保存了高蛋白的食物精华，能“润燥利肠，摩肿，生精血，补虚损（《本草纲目》）”。在仲景时代，酪应该是人们可以取用的化生营气的最佳食品代表了。食用乳酪，机体就会自然地动员气血去消化吸收它，从而制造更多的营气。对于“营气和”而卫气不与之相协调的营卫不和状态，额外地增加营气也会加重那种营卫不和的程度。

此处特别提出表证后禁食酒酪，能够突出地强调在营卫失调的病情中，不要食用能够特别影响营卫的食物。事实上，在所有的疾病状态下，人体的营卫之气都是失调的。所以这个饮食禁忌也是普遍适应的，所有的中医治疗方案都会很重视饮食禁忌，也是这个道理。

“臭恶”，是指腐败变质的食物。服之会败人胃气，甚至引起腹泻，这会导致营卫的化生不足，所以这类的食物都要禁忌。

从上面饮食禁忌的内容我们可以看出，忌口的主要原因不是怕所吃的食物对药物有什么影响，当然这方面也要考虑，这里所提示的是可以作为一般原则的饮食禁忌，其主要的考虑是食物对当前人体气血的影响。凡不利于人体气血恢复常态的饮食都要在治疗过程中明确禁止。而那些能够明显扰动人体气机、不利于气血生成与运化的食物，如各种肥甘厚味，作为日常生活中的养生保健，也是要注意禁忌的。在临床中很多人不了解忌口是为了保护身体，在医生交代了饮食禁忌后都会问，我不吃药期间是不是就不用忌口了。《素问·热论》说：“病热少愈，食肉则复，多食则遗，此其禁也。”就是讲发热类的疾病在刚刚好转的时候，如果吃肉类等难消化的食物或饮食过量，就会使病情反复或遗留个“尾巴”总也好不利索。这在临床中是非常多见的。有的小孩感冒后家里人总是给其多吃东西，结果往往是咳嗽缠绵一两个月或更久都好不了，还时常加重或反复发热。可见，饮食的宜忌是整体治疗过程中不可忽视的内容。

我们看，在惜字如金的《伤寒论》中，桂枝汤的方后注竟用了一百五十六个字来详细讲述药物的煎服方法、服药后的各种注意事项。这是因为所有这些因素都在整体上影响着人体，药物只是影响因素之一，没有整体上的各种注意事项的配合，只靠药物的摄入还未必能达到预期的治疗目的。其他因素如果在治疗的同时反而在干扰人体，那治疗的效果就更无法保证了。这也明确地提示我们，中医在治疗的时候，治的是整体的人，而不仅仅是在“治病”。

十三、太阳病，头痛，发热，汗出，恶风，桂枝汤主之。

这一条开始就明确指出是太阳病，这就告诉我们是体表的气化功能失常了。“头为诸阳之会”，头痛就表示头上的阳气不通畅；太阳病的发热，是肌表的气机郁滞、走不通畅。这个情况下的汗出，说明肌表的腠理开泄，卫气固摄不利，带着津液跑出去了。恶风是腠理开泄、卫气失其温煦固摄的典型表现。这种病证可用桂枝汤主治。

这一条的发热和第12条一样，一般热度不会太高。但有一般就有特殊，小孩子得了太阳中风证有的也会发高烧，可以在39℃以上。这个发热在总体上看是肌表的营卫之气不足以调整到正常的开合状态。再具体地看，是卫气过多的泄漏于外。由于人体的营气与卫气总是要保持着伴随并行的自然状态，所以在卫气外泄时会带着营气偏倾于体表，从而在体表形成郁滞。营卫的关系还是“卫气不共荣气谐和”。

等量的桂枝和芍药均匀地畅行营卫，姜枣草联合起来和脾胃化生营卫，作为桂芍的后援。全方服后使体内的营卫之气在质和量上都得到了提升。通过两个小时左右的温覆，让体表一直保持在营卫协调的状态，把之前的营卫不和状态彻底地修复了，则病情自然痊愈。

这一条就是前面太阳中风证的一个简要概括，总结了太阳中风证的常见主证。一般在临床上，只要见到这几个症状具足了，基本上就可以用桂枝汤主之，不管是普通感冒还是流感，也不管病毒变异还是没有变异。只要病人表现出头痛、发热、汗出、恶风，就给他开桂枝汤，这就是所谓的“方证对应”用法。这是运用经方的基本方法之一，运用准确，疗效极佳，是学习、运用经方的入门功夫，必须要足够的重视。掌握了这个方法，在临床中上手快，容易找到感觉。但不要简单地理解“方证对应”就是把原文背到烂熟，见到这样的病人原方开上就万事大吉了。随着后面的原文学习，我们就会发现，还有很多不是这个样子的病情，也要用桂枝汤主之。所以经方的运用必须要“见病知源”才行，而不是像某些人讲的那样，方证对应就是对“症候群”的辨识用药。那就把经方拉到经验医学的水平上去了，是对经方运用的极度僵化和缩减。

十四、太阳病，项背强几几，反汗出恶风者，桂枝加葛根汤主之。

“项”，就是后颈；“强”，读作“犟”，是紧硬不舒的意思。“几”，我们上学时的教材读音为“殊”，取的是《说文解字》中的解释与读音，其为象形字，象短羽之鸟伸颈欲飞而不能之貌。现在的教材中取钱超尘先生的考据，读作“紧”，同紧意。都符合此条原文之意。南阳及河南的很多地区在口语中都有“几几”这个发音，读音就是“[illegible]”，多用在一些主观感受之后。如觉得痛就叫“痛不几几”，感觉痒就说“痒不几几”，感觉胃中不舒服，不想吃饭，就说“闷闷几几”等。此处的“几几”也可能是这种用法。

“项背强几几”，就是后项连着上背部甚至连到整个后背都发紧、发僵、发硬，不舒服。太阳病而见此症，说明体表受到了寒邪的收引，太阳经被闭阻得很厉害。太阳经被闭阻得紧硬不舒，一般应该是没有汗的，而此处病人却有汗，所以说“反汗出”。恶风还是卫气失其温煦。这种情况就用桂枝加葛根汤主治。

桂枝加葛根汤方

葛根四两　麻黄三两（去节）　芍药二两　生姜三两（切）　甘草二两（炙）　大枣十二枚（擘）　桂枝二两

上七味，以水一斗，先煮麻黄、葛根，减二升，去上沫，内诸药，煮取三升，去滓，温服一升，覆取微似汗，不须啜粥，余如桂枝法将息及禁忌。

此处需要注意，桂枝加葛根汤的组成就是桂枝汤加葛根，没有麻黄。我们看原文中给出的方剂中有麻黄，林亿他们又在后面通过讨论来确定应该没有麻黄。那他们在编辑整理时为什么不直接把麻黄删掉呢？这就是整理古籍原典时应有的基本态度：如实传抄，不根据己意改动。这样后人才能见到原典内容。

这里面还有一个常识，就是在《伤寒杂病论》的原著中，刻在竹简上的方证条文方下面并没有方药组成。书中提到的方剂，统一放在全书的最后一章，就像现在的方剂索引一样，补在最后。到唐朝孙思邈时期，《伤寒论》还没有普遍地流传出来，“江南诸师秘仲景方而不传”，孙思邈就在其著作《千金翼方》中把他所收集到的仲景《伤寒杂病论》内容整理出来，想要公布于世，利益大众。他考虑到当时的书籍，无论是竹简还是帛书，都不利于翻阅，怕学习者看到前面的方名，仓促之间找不到后面的药物组成，在急需的时候会耽误病人。所以在誊写时就把后面的方药组成都搬到相应的条文后面。(《千金翼方》:“旧法方证，意义幽隐，乃令近智所迷。览之者造次难悟，中庸之士绝而不思，故使闾里之中岁致夭枉之痛，远想令人慨然无已。今以方证同条，比类相附，须有检讨，仓卒易知。……方虽是旧，弘之惟新。”）宋朝林亿等整理《伤寒论》时遵孙真人之法，也使用了方证同条的体例。其在整理《金匮要略方论》时还在序文中特别说明：“今又校成此书，仍以逐方次于证候之下，使仓卒之际，便于检用也。”这样，从宋朝之后，大家能见到的《伤寒杂病论》内容就基本都是方证同条的了。我们再回到这一条，此条后面附的方药和方后注，与后面的葛根汤方是相同的，所以怀疑在哪个传抄过程中出现了失误。根据全书的内在逻辑和历代的临床实践，我们能够确定，桂枝加葛根汤中没有麻黄。

先煮葛根，以水一斗，一斗就是十升，我们的教材后面有古今度量衡对照表，大家可以自己看一下。根据汉朝的文物考证，汉朝的一升大约是现在的220毫升。十升，先煮去两升，就是先煎，现在的道理是什么呢？没有很明确的定论。我个人的观点，这个葛根是粉葛根，古人开的药，一般都没写泡，直接熬。粉葛根先泡一会儿，再先煎一会儿，能煎得透一点儿。粉葛根里面淀粉特别多。煮一会儿之后，如果是饮片方块太大或者饮片太厚了，最外一层就会熬成黏浆糊一样，就成了半透明的淀粉饼，水就进不去了。所以这个药久煎会煮得透。

《神农本草经》:“葛根，味甘，平。主治消渴，身大热，呕吐，诸痹，起阴气，解诸毒。”

《本草经解》:“葛根气平，秉天秋平之金气，入手太阴肺经；味甘辛无毒，得地金土之味，入足阳明燥金胃。气味轻清，阳也。

其主消渴者，葛根辛甘，升腾胃气，气上则津液生也。”

可见，葛根能带动体内的津液升达上行，助卫气达表行津，解除阳经的紧强不舒。在桂枝汤证的基础上，伴有明显的项背紧硬不舒或疼痛，就用本方来主治。比如有人感冒了发烧头疼出汗，怕风怕冷，这个时候他很明显地强调说后脖子、后背难受、紧，或者是明显疼，就用桂枝加葛根汤主之。其病机是体表的营卫不和，卫气不固，温煦不足，同时太阳经被闭阻得尤其严重，肌腠失其温养。所以用桂枝汤补中益气，补充营卫，再加入葛根疏解太阳经的阻滞。

十五、太阳病，下之后，其气上冲者，可与桂枝汤，方用前法。若不上冲者，不得与之。

太阳病，是病位在表。患太阳病时人体的营卫之气会自然地往肌表倾移以解表。如果此时被误用了下法，下法的药物会动员人体的气往下走。这个情形就好像你执意往外走的时候，有人在后面往下面拽你，你会有什么反应？如果想继续往外走，肯定得使劲地往上挣。

“下之后，其气上冲”就是机体对误用下法导致的气机下陷的一种抗争反应。这说明机体还有能力继续去解表，所以整体的气机在受下法的牵掣后会反应性地往上、往外抗争，以达表驱邪。这种情况下就“可与桂枝汤，方用前法”，用桂枝汤益气达表，助其自愈。“若不上冲者，不得与之”就是说如果机体已经不能发动气机外趋解表了，我们就不要勉强逆身体而行。要进一步观察机体的反应，随其自愈的态势来提供帮助。

这里需要注意的是，“其气上冲”不是描述某一种具体的临床表现，而是对误下后气机反冲状态的总体概括，可以包括多种不同的临床表现。这一点从后面太阳病被下后仍用桂枝汤为主方的条文就可以看出。如果“其气上冲”是一种临床表现，那么这一条的意思就变成了：太阳病下之后，必须要见到某种叫作“其气上冲”的具体表现才可以用桂枝汤。而我们看全书中，下之后是否要应用桂枝汤，从来就不是根据某个特殊症状的有无，而只能是根据身体是否需要补充营卫且助其向外倾移。

那么我们怎么判断当下的机体是不是“其气上冲”呢？这当然还要“观其脉证”。我们看全书中桂枝汤证被下后仍然用桂枝类方的那些方证描述，自然就会总结出桂枝汤证被下后而能够“其气上冲”的基本脉证。这个讲到后面相关的条文时再提醒。

如果我们能把全书的条文烂熟于心，则相关的条文自然会在心里面跳出来，我们的大脑就有这种自然的功能。对全文达不到相应的熟悉程度，则这些条文就像是一盘散沙，各不相关。所以我们在初学时总会感觉这么简单的说一句，要么就感觉没有什么特别的含义，要么就感觉不知何义、看不懂。但我们想想，一个人在“勤求古训、博采众方”后总结整理的著作应该不会只是做些零散的读书笔记、临床记录吧？在他的内心应该会有个整体的思路吧？我们与作者已相隔千年，如果连他的文字还未能熟悉，怎么可能领会到他的思想呢？怎么可能看一条就懂一条呢？且不说领会仲景的思想，就是要把握全书内在的逻辑，也需要对全文有完整而细致的了解。只是零散地看些条文的解释、发挥，是无法领会到全书的整体思路、治疗体系的。结合历代中医大家的经历，我们可以肯定地说：想要学好《伤寒论》，必须要熟读熟记原文。

十六、太阳病三日，已发汗，若吐、若下、若温针，仍不解者，此为坏病，桂枝不中与之也。观其脉证，知犯何逆，随证治之。桂枝本为解肌，若其人脉浮紧，发热汗不出者，不可与之也。常须识此，勿令误也。

“三日”，是一个笼统的说法，我们可以理解为三天左右。一般情况下，太阳病在三天之内不会有特别大的变化。如果治疗合理，三天左右就应该治愈了。现在的情况是一个人得了太阳病，在三天左右的时间内，已经用过了发汗，或催吐，或泻下，或温针等那个年代常用的治疗方法，病人还是没有痊愈。这说明他发生了“坏病”，也就是病情发生了变化，不再是单纯的太阳病了。桂枝汤也就不对证、不能再用了。

这是承接前文，在讲桂枝汤的应用注意事项。

温针，就是针刺后用火灸等方法把针加热，用来通畅经脉，鼓舞气血。前面的条文已经显示，太阳病正常情况下应该用汗法，已用汗法而未愈，或用了其他的治法仍然不愈，而所有的治疗方法都会对人体的气血状态产生影响，所以，一开始是太阳病的气血状态，现在也变得复杂了，这就属于坏病。

“桂枝不中与之也”，“中”，读音为“zhóng”。这是河南、河北、山西一带的口头语，意思是“可以”“行”。在口语中，说一件事可以、很好，多连说“中、中……”，不可以，就说“不中”。病人发生了坏病，也就是当前的情况下，无论原来的太阳病证还在不在，内在的气血状态都不是最初单纯的太阳中风证了，所以就不可以只用桂枝汤来治疗了。

“观其脉证，知犯何逆，随证治之。”

脉是指脉象，证是指症状表现。观其脉证，就是通过适合的诊察方法收集脉证等临床证据。知犯何逆，“逆”是指身体的异常状态。根据脉象和症状表现，来分析、判断他发生了什么样的异常变化。这也就是《伤寒论·序》中所谓的“见病知源”。确定了病变的性质、部位后，随着病情的动态发展，给予针对性的治疗措施，使病人的整体状态由逆转顺，从失常恢复到正常，即是“随证治之”。

随，意思是跟随、随着，指示了一个动态的过程。我们通读《伤寒论》全书就会发现，书中有很明确的思路体系来说明人体得病后的动态发展规律、辨识要点、治疗原则与方法。所以这个“随”字用得很精当，告诉我们中医的诊治是动态地把握身体的当前状态与变化趋势，整体地调整使之在动态中恢复常态。这里讲“观其脉证”是强调对身体的把握，再结合《金匮要略》中“四季脾旺”“至而未至”等时间因素的强调，就会知道，动态诊治过程都是把时间的变化因素也考虑进来的。这就是所有的中医经典中一贯的“天人合一”思想。

“桂枝本为解肌”，肌就是肌肉，桂枝化生营卫而“补中”，同时又“益气”以达表。这个由内到外的温煦通畅过程，会把受寒受风引起的肌筋膜紧张、挛缩状态松解开，会帮助身体把营卫之气温和地布散到体表而增强体表气机的开合调节功能，这个过程就叫“解肌”。

桂枝汤的功效是从里面把肌肉的不舒畅解除掉，把营卫之气的不通畅舒展开，这是从内往外缓缓推动的。如果病人脉浮紧、发热、汗不出，这时肌肉层面的营卫之气没有亡失，只是最外层的皮肤被寒气闭阻了。这就是前面讲过的太阳伤寒证。这时需要快速把表皮的寒凝打开，气机宣畅就好了。这种情况下如果不把表先打开，还是用桂枝汤从内向外缓缓地输送营卫气，那体表的气机就会郁闭得更厉害。就好像一个地方已经交通堵塞了，我们没有把堵的地方疏通开，而是在后面继续让大家往那里走，那当然就堵得更厉害了。这在临床中会导致发热更甚，或热甚动血——出现孔窍出血，甚至高热痉厥——病人突然抽搐晕倒等严重的病变。

在前面集中讲述桂枝汤证的诊治问题后，又特别地提出这么一条。这明显是告诉我们：太阳病的不同类型，治疗也是截然不同的。在临床中一定要诊断清楚，治疗明确。不是桂枝汤证，桂枝汤就是“不可与之”！“识”，在这里读音为“志”，是记住的意思。临床中要常常记住这件事情，千万别用错了。所以我们以后上了临床，一个病人说我感冒了，发烧，头疼，你要马上问他出不出汗，不管发烧多少度，有汗还是没汗，差别是很大的。

十七、若酒客病不可与桂枝汤，得之则呕，以酒客不喜甘故也。

酒客就是平素总喝酒的人。我们知道酒是粮食酿的，会助人的卫气。喝酒后卫气就会更多地往外分布，则内在的气相对不足，这样中焦运化能力就会变弱。一般爱喝酒的人同时也会多吃一些膏粱厚味，时间久了就会因运化无力而内生湿浊、因气血外郁而腠理郁热，这就是酒客的基本状态。这种情况下，即便是得了太阳病，也不会呈现出单纯的中风证。即便是有汗出、恶风等太阳中风证，常规的桂枝汤也不完全合适了。桂枝汤喝起来是甘甜带辛的，整体的功效是偏温补而助气血外行。酒客的体质本身就运化无力而气血外散，再给他辛甘温的桂枝汤往外推动气血，气出太过，中气不能固守，加上甘味的壅滞之性，就会引发人体的呕吐反应。

“以酒客不喜甘故也”，甘味进入人体后，会使气机变缓，就是把整体的气机运行速度变缓和、变慢。酒客本来就中焦运化无力，再遇到甘味就更运不动了。那么这种人如果得了太阳中风证，需用桂枝汤要稍作加减，或用化湿热运中焦的方药稍加解表。

十八、喘家作，桂枝汤加厚朴杏子佳。

古书中并无标点，按我个人理解，逗号应标在“作”之后。“喘家”就是平素总爱喘的人。因为太阳上篇的内容是除了前十一条小概论，后面的内容都是围绕着桂枝汤证来讲述，所以此处的“作”，按上下文的语境看，就是发作了桂枝汤证。这时候用桂枝汤为基础方，但同时加入厚朴和杏仁会更佳。

为什么要这样呢？这又体现出了“随证治之”的动态整体观。

喘是以呼吸困难为主要表现的一种症状，患有此症的病人一般会因为吸气困难而表现为呼吸急促，甚至张口耸肩，鼻翼扇动。喘不是一个单独的疾病，而是一个症状，可见于多种疾病之中。现代医学的慢性喘息型支气管炎、肺炎、肺气肿、肺心病都可以出现。那么，喘家一般也就是常年患有这类疾病的病人。我们知道肺的正常功能是主肃降，长期患有喘证的病人其整体的气机状态就是肃降不足。

人体得了太阳中风证的时候，整体的气机是向外的态势增强。在这个状态下，对于处于上焦的肺部来说，向外的同时也是向上。所以，在太阳中风的状态下，肺的正常敛降功能是被减弱的。这种状态发生在喘家的身上，其肺气的敛降不足就会相对更加严重，这就很容易引发其素有的喘证。但身体在当下的太阳中风证中又需要桂枝汤来温通宣散气机，所以在用桂枝汤的同时，再加入助肺肃降的药物，使解表的同时肃降肺气，才可以在整体上恢复气机的常态。仲景给我们留下的用药是加入厚朴和杏仁。

厚朴，在《神农本草经》中的记载为："味苦，温。主治中风，伤寒，头痛，寒热，惊悸，气血痹，死肌，去三虫。"《名医别录》谓其："大温，无毒。主温中，益气，消痰，下气，治霍乱及腹痛胀满，胃中冷逆，胸中呕逆不止，泄痢，淋露，除惊，去留热，止烦满，厚肠胃。"从主治"气血痹"与"下气，治……腹痛胀满"的记载，可知厚朴能下降腹部的气机。《神农本草经》中记载杏仁能"主治咳逆上气雷鸣，喉痹，下气"，显然能下降肺部的气机。这两味药配在桂枝汤中，在桂枝汤整体宣散气机的同时下降肺与腹部的气，正好可以防治潜在的肺气不降之喘。厚朴和杏仁都是降气的要药，在很多治喘的方剂中都会用到。我们看，在这条里面，病人还没有喘，所以厚朴和杏仁并不是用来治喘，而是在治喘的原因——肺气不降。这正是传统中医的要点所在，治的是整体的人体状态，而不是某种病症。这也是仲景著书教我们要"见病知源"的目的所在。

十九、凡服桂枝汤吐者，其后必吐脓血也。

这里首先要注意一个文字的问题，就是有很多汉字的字义随着时代的不同而有所演变。我们对古汉语不是很熟悉的时候，就很容易把某个字直接理解成当代的常用义，而原文语境中并不是此义。这一条中的"必"就有这种情况。裴学海著《古书虚字集释》中讲："'必'，犹'则'也。文子符言篇：'凡事人者，非以宝币，必以卑辞'；新序义勇篇：'子与我，将舍子。子不与我，必杀子。'"《伤寒论》原文中很多的"必"字都是这种用法。所以，这里的"必吐脓血"意思是凡是服桂枝汤后出现呕吐反应的，就有可能会吐脓血。桂枝汤整体为温性，有加速血液流动的效果。如果病人喝了桂枝汤后引发呕吐，有一种可能是其中焦原本就郁积了过多的阳热之气。桂枝汤的补益与推动使得胃气难以运化，身体就会发动呕吐反应来解除这种压力。这种剧烈的过程很有可能会导致胃壁的血管破裂而出血。

二十、太阳病发汗，遂漏不止，其人恶风，小便难，四肢微急难以屈伸者，桂枝加附子汤主之。

太阳病发汗，本来是正确的治法。"遂漏不止"是说用了汗法之后，病人出汗太甚，持续不断。汗出过多的情况下，人体是津液与阳气同时受损的，但人体内的液体含量最大，水分的含有量有一个弹性度，不会因为短时的汗出而进入伤津状态。而大汗出时阳气的亡失是极快的，因为不是由机体自发调节而出的汗，出汗的同时都是在耗伤卫气。汗出时腠理开泄、卫气受损，故温煦不足而"恶风"。太阳的卫气不足，导致了膀胱气化不利，所以"小便难"，就是小便无力、不畅甚至有某种程度的排尿困难。"四肢微急"是指四肢的肌肉轻微挛急，病人感觉拘紧、重滞，活动欠灵活，所以说"难以屈伸"。这都是因为汗出太过，卫气亡失，不能正常统帅津液循行肌腠以温养四肢，因而肢体的肌筋膜紧张、挛缩，肌肉的活动也因之而欠灵活。

此条所述的主证是汗出不止。病机是卫气因大量散失而失其固摄温煦功能。这时身体的整体情况是需要桂枝汤来补中益气的，但卫气急骤地亡失，已经不能维系正常的营卫相和状态了。只用桂枝汤补益，很可能会在未能恢复其固摄能力前，又被泄漏出去。这种阳气衰惫、不能正常工作的状态下，必须要恢复阳气的工作能力，然后机体的自愈机能才会正常运作。所以需要在桂枝汤中加入一味振奋阳气、快速恢复阳气功能的特效药物——附子。

《神农本草经》：附子，味辛，温。主治风寒咳逆，邪气，温中，金创，破癥坚积聚，血瘕，寒湿，痿躄，拘挛，膝痛不能步行。

《神农本草经读》：附子味辛气温，火性迅发，无所不到，故为回阳救逆，第一品药。《本经》云"风寒咳逆邪气"，是寒邪之逆上于焦也；"寒湿痿躄拘挛，膝痛不能行步”，是邪气着于下焦筋骨也；“癥坚积聚血瘕”，是寒气凝结，血滞于中也，考《大观本草》，“咳逆邪气”句下，有“温中金疮”四字，以中寒得暖而温，血肉得暖而合也。大意上而心肺，下而肝肾，中而脾胃，以及血肉筋骨营卫，因寒湿而病者，无有不宜，即阳气不足、寒自内生、大汗大泻、大喘中风卒倒等症，亦必仗此大气大力之品，方可挽回，此《本经》言外意也。

在临床中遇到符合这一条方证的病人，其最突出的症状一定是汗出过多、恶风寒明显。这个主证又是发生在桂枝汤证的基础上的，也就是说，这个汗出不止的病人同时也具有桂枝汤证的病机与临床表现。我上学期间跟随邹德琛先生侍诊时，有一次有事未去，回来后听去侍诊的同伴说，今天来了一个师姐，因发热自己开方无效，前一天服某西药后汗出极多，今日发热未止，恶风寒极重，大热天裹厚衣帽去找邹老开方，还伴有突发的音哑等症，问我要用什么方。我当时的关注点是发热和音哑，想一想不知该如何开方，就说不知道。同伴很兴奋地说，难得遇到这么典型的病例，邹老开的桂枝加附子汤原方。我一听也感觉很典型，很惭愧当时没有想起来这条原文，所以印象深刻。后来同伴反馈说，那位师姐吃了一付药病情就明显好转了。还有一位老同学感冒后自服中成药通宣理肺丸，按说明吃了几次也没有见效，就自行加量，在一日内吃完了一盒。结果当天一夜未眠，不停地出汗。次日仍是发热头痛明显，勉强到单位，无法正常工作。用西药静点后症状没有缓解，就找我来开中药。见到他时，看他仍是汗出明显，恶寒极重，头发都是湿漉漉的，诊脉时一撸衣袖，露出的皮肤上汗毛马上全部竖起，皮肤也都是湿的。考虑到有明显的发汗过多病史，当前也是汗出、恶风、脉缓具足。遂给开桂枝加附子汤。当时因其头痛明显，考虑再三，心中不能确定原方是否能收全效，就加入了小量的蔓荆子和白芷。服药一剂，诸症消除。

二十一、太阳病下之后，脉促胸满者，桂枝去芍药汤主之。

这里又要注意到古今词义的不同了。本条的“脉促”，不是我们中诊教材中讲的“促脉”，不是间歇脉，而是脉跳在指下有急促上冲之势。这就是前面第15条所讲的“其气上冲”的一种表现。这种脉促意味着机体的阳气向外抗争，欲外出解表。所以仍用以桂枝为主的方剂助其完成自愈。但此时出现了胸满的症状，说明气机阻于胸中，外行不畅。我们看《内经》中记载的营卫之气都是“从太阴出”，就是都由肺通过肺系，从胸部膻中这个区域分布循行到周身。现在因为误下的干扰，使全身的气机外行受挫，郁陷于胸中部位。需用外散之药助其宣散，故用桂枝益气，配以姜枣草化生营卫，一路向外畅行营卫，即可助当下的气机状态完成其自愈之努力。

在桂枝汤中，芍药的作用是将内在的营气通畅开来，配合桂枝在补充营卫之气的同时使其均匀和缓地外行。现在需要快速散开胸中郁陷的气机，所以只用桂枝之辛散，不用芍药，免去其和缓之势。

二十二、若微寒者，桂枝去芍药加附子汤主之。

这是接上条原方，强调提出，在阳气不能畅达的时候，如果出现恶寒，需加附子振奋阳气，使阳气快速走出。在康平本中这两条并为一条，原文为“太阳病，下之后，脉促胸满者，桂枝去芍药汤主之。若微恶寒者，桂枝去芍药加附子汤主之。”

二十三、太阳病得之八九日，如疟状，发热恶寒，热多寒少，其人不呕，清便欲自可，一日二三度发。脉微缓者，为欲愈也；脉微而恶寒者，此阴阳俱虚，不可更发汗、更下、更吐也；面色反有热色者，未欲解也，以其不能得小汗出，身必痒，宜桂枝麻黄各半汤。

太阳病持续了八九日，病期比较长，说明正邪交争的双方势均力敌。这时出现了一阵发热、一阵怕冷的“如疟状”，但在自我感觉上热感大于寒感。“其人不呕，清便欲自可”就是这个病人不呕吐、大小便也正常。“清”通“圊”，就是上厕所的意思。这说明内在的气机运动没有出现问题，也就是提示我们，虽然表证已持续了八九天，但仍是单纯的表证。这种状态下如果病人表现为面色发红、虽发热而不出汗、身痒，就说明表层的气机被郁遏，尚“未欲解也”。这时候就适合用桂枝汤与麻黄汤合在一起来治疗。桂枝汤补中益气，助营卫外行，麻黄汤开宣肤表的郁闭，二方合用共同恢复体表的气机开合而愈病。

“脉微缓者，为欲愈也；脉微而恶寒者，此阴阳俱虚，不可更发汗更下更吐也。”这两句是补充说明“太阳病八九日不解”还可能出现的病情转归。一个单纯太阳表证持续八九天，说明正气没有强大到可以自愈，但是也没有弱到无力抵抗的程度，这也就是持续发热的原因。此时会有几种常见的结局：①脉变得缓和，就是病快好了。原文中的“脉微缓”，意思是脉象稍微变缓。缓是讲脉象，微是副词。②病人出现微脉，怕冷得厉害，说明阳气消耗太过。内外的营卫之气都不足了。这时候显然不可以继续用发汗、吐、下等强烈动员正气的疗法，因为这会更加损耗阳气，使病人变虚，病情深化。③病人出现了面色红，没有好转的迹象。此时因“不能得小汗出”导致了身痒，而不是身疼痛或沉重，说明体表气机郁闭的程度不重。较轻的郁闭身体都不能自愈，说明体内的正气也相对不足了。所以用桂枝汤补充营卫、麻黄汤开泄腠理。二者合用时都减小了用量，提示我们，用药的量要与病人的正气水平相吻合，因为药物最终是通过人体的正气而发挥作用。

二十四、太阳病初服桂枝汤反烦不解者，先刺风池、风府，却与桂枝汤则愈。

患有太阳中风证的病人，一开始给用桂枝汤，这是正确的治疗。但服药后其病未解反而出现了心烦，这时需要用针刺的方法帮助身体疏通郁滞的气机，然后再给桂枝汤就会正常取效了。一般情况下可以刺风池、风府穴。

首先，我们看这一条讲述的整体内容是服用桂枝汤后的一种反应及其处理方式。也就是说，病人吃了正确的方药后也不一定如期而愈，还有可能会产生某种新的反应。

这是什么道理呢?

我们知道，中药复方治病时，是在整体上调整人体的气血，而不是药物自己就能“靶向治疗”，直接去把某种“病邪”祛除。那么，药物进入体内后，就需要人体自身的调节功能能够应对药物带来的干预，从而使身体的气血与之相应而动，完成治疗过程。如果身体自己的调节功能出现了问题，就不能正常地应对药物带来的干预。总的来说，人体对药物的干预不能正常应对时，要么是反应不及，要么是反应太过。极端的例子是给死人什么药都没有反应，或有人用什么药都过敏。

从这个角度来看，这一条所讲的是服桂枝汤后病人的反应不及，机体不能够有效地运用桂枝汤所补充及动员的营卫之气，结果桂枝汤动员的营卫之气被郁滞在上部，从而引发心烦。针刺风池、风府等穴位可以疏通阳经的郁滞、增强人体的自愈机能，使桂枝汤所动员的气血不再郁遏。所以针刺后再服用桂枝汤，机体就能够正常运用它所动员的营卫之气而如期取效了。

二十五、服桂枝汤，大汗出脉洪大者，与桂枝汤，如前法。若形似疟，一日再发者，汗出必解，宜桂枝二麻黄一汤。

桂枝汤的“方后注”中已经告诉我们，服药后的理想反应是遍身微汗，可见服桂枝汤后大汗出、脉洪大，是不正常的。桂枝汤的功效是温和地补益并外行营卫之气。需用啜粥、温覆等方法“以助药力”才能发出汗来。而本条服桂枝汤后竟然出大汗，如果辨证正确，用药无误，则说明病人对药的反应太过，稍得温散之药，即外出不止。营卫外行之势甚猛，以至于大汗出，那么脉势自然也会来势甚大，壮若波涛，故显洪脉。“如水流漓者病必不除”，这种情况下病情是不会得愈的。如果病证如前，仍是桂枝汤证，那么就仍用桂枝汤主治。不过对于这种反应能力的病人，可以减少啜粥或把粥的温度适当降低，或减少温覆。总之，以取微汗为度。

如果服了桂枝汤后没有痊愈，而是出现了一阵冷一阵热的“如疟状”，且这种情况一天只发生两次。“再发”，就是发作两次的意思。这与前面的桂枝麻黄各半汤的情况类似，也是体表的阳气轻度郁闭的表现。如果寒气束表、卫气被郁得严重，会表现为持续的发热恶寒，而此条一天只发生两次寒热的交争，且热多寒少，故知表气郁闭得很轻。用轻轻的发汗法打开表郁即可，所以用桂麻合剂来助营卫、宣表郁，桂枝汤与麻黄汤的比例用二比一即可。

服桂枝汤后仍有轻度的表郁，可见这种情况也是服桂枝汤后的反应不及，所以这几种情况合在一起讨论，反复提示服桂枝汤后的各种可能。在康平本中，23、24、25条合为一条。

二十六、服桂枝汤大汗出后，大烦渴不解，脉洪大者，白虎加人参汤主之。

同样服用桂枝汤后大汗出、脉洪大，与上一条不同的是还出现了“大烦渴不解”，这就不是单纯的反应太过了，而是另一种情况——津液耗损。需以白虎汤治疗伤津之大热，加入人参补气生津。

这是紧接着上一条提出的鉴别诊断。同为服桂枝汤后大汗出、脉洪大，以烦渴症的有无来判断病情的性质差别。其重点不在于讲述白虎加参汤的证治，仍在于说明服桂枝汤后的可能反应。

二十七、太阳病，发热恶寒，热多寒少，脉微弱者，此无阳也，不可发汗，宜桂枝二越婢一汤。

“太阳病，发热恶寒”，这是明确地给出了前提：病属太阳表证，也就是体表的卫气和津液系统出现了功能失常。“热多寒少”说明寒邪不重、阳郁较轻。“脉微弱者，此无阳也，不可发汗”，这一句有争议。有人认为脉微弱且“无阳”，是病人阳气衰微了，当然不能发汗，因而认为桂枝麻黄合用的方剂不适合。但我们看此条的上下文，还是在围绕桂枝汤证为主来讨论，并没有讨论到阳气衰微的问题。并且，原文先标明了是太阳病，主要的症状还是发热恶寒，这都明确地显明此条不是阳气大衰之证。这就涉及对“脉微弱”的理解问题。如果把“微”看作副词，那么，这一条的脉象就是脉浮而应指稍显无力，这就提示在表的气机已经没有明显的被约束而努力抗争之势了。机体自己不再发动出汗的努力，我们当然就不应该再用发汗的方法了。所以说“不可发汗”。“此无阳也”在康平本中是后人嵌入的注文。《伤寒论》教我们“观其脉证，知犯何逆”，我们看这一条的脉证不是阳衰，那么“无阳”即使是原文，在这里也不是阳衰的意思。

原文第46条“太阳病，脉浮紧无汗发热身疼痛，八九日不解，表证仍在，此当发其汗。服药已微除，其人发烦，目瞑，剧者必衄，衄乃解。所以然者，阳气重故也。麻黄汤主之。”把阳气在肌表郁闭严重的情况叫作“阳气重”，依此例，则第27条的“无阳”也可以理解为肌表没有阳气被郁。前面讲过，表阳被郁得较轻时会出现“发热恶寒，热多寒少”，如果是没有阳气被郁，此条的“发热恶寒，热多寒少”又是怎么来的呢？我们可以先看看本条的主治方剂，通过方剂的组成、功效，来反推这一条的病机。这在《伤寒论》的学习方法中，叫“以方测证”。

“以方测证”是学习《伤寒论》经常要用到的方法，就是根据原文使用的方剂来推测它所主治的病机。因为仲景先师在编写此书时心中必然有着完整的想法，他是在把握整体的基础上只把病情要点提出来指示辨证的关键。并且当时使用竹简的书写条件不允许人们像现在一样把所有的细节一一地描述清楚，所以我们不要用后世论述疾病的医书或《中医内科学》之类的思路来理解《伤寒论》，认为一定要把临床细节交代清楚才能确定是什么病机、如何诊治。《伤寒论》中有这样的思路，但更多的是只把病情的关键之处提出来，通过简要的信息提示我们辨证与治疗的要领所在。

桂枝二越婢一汤方

桂枝（去皮） 芍药 甘草各十八铢 生姜一两三钱（切） 大枣四枚（掰） 麻黄十八铢（去节） 石膏二十四铢（碎，绵裹）

右七味，㕮咀。以五升水，煮麻黄一二沸，去上沫，内诸药，煮取二升，去滓，温服一升。本方当裁为越婢汤、桂枝汤，合饮一升，今合为一方，桂枝二越婢一。

桂枝汤的功效我们已经知道了，这里主要是理解为什么要用越婢汤。越婢汤出于《金匮要略》，原文如下：

风水恶风，一身悉肿，脉浮不渴，续自汗出，无大热，越婢汤主之。

越婢汤方

麻黄（六两） 石膏（半斤） 生姜（三两） 大枣（十五枚） 甘草（二两）

右五味，以水六升，先煮麻黄，去上沫，内诸药，煮取三升，分温三服。恶风者，加附子一枚，炮；风水加术四两。

风水，就是水气郁滞于体表的一种病症，全身都肿，脉浮。不停地出汗，但没有很高的发热，说明不是阳热亢盛蒸迫的汗出。此症的病机是阳气虽能外趋达表，但不能有效地气化表层的水气，因为体表的水液停滞太严重了，阳气被水郁而不能正常温煦、气化。毕竟水液还是需要阳气来运化，所以用六两麻黄大力地发越被水气压制的阳气，再用石膏潜镇一下被发越出来的阳气。大量的麻黄与石膏相配合，强有力地开合机表的气机，再配上姜枣草和脾胃化营卫作为后援，共同恢复体表的津液气化。可见，越婢汤是用来开合表气、发越水气的。

本条桂枝二越婢一汤桂枝用18铢，24铢为一两，这个用量是桂枝汤的1/4。麻黄用18铢，是越婢汤的1/8。合而用之，就是在用小量的桂枝汤增强营卫外行的基础上，再给予小量的越婢汤开合体表气机。据此，我们就可以推断，此条的病机是在营卫不足的基础上表气被郁，已经到了不能维系自身开合功能的程度了。那么，这种情况下，肌表的津液气化必然也无力维系。因为卫气与津液是维系体表开合的综合系统，二者相互影响，气化无力会引起水气停滞，水气停滞又会进一步郁阻气化，在病情的动态发展过程中，二者互为因果，恶性循环。那么本条的脉象已开始变弱，阳气郁遏之象已经不显，其实是已经无力运化津液以从汗解，体表出现了水气郁滞。也就是说，本证的病机是水气郁表、营卫滞涩。只要机表的气机郁滞不畅，就会出现一定程度的发热恶寒。但此时的阳气郁滞不是因为自身努力抗争而有余于表所致，所以其发热恶寒的程度是很轻的。因为水气郁表是当前阻滞气机的主要因素，所以要合用越婢汤来助表开合，运化水气。

二十八、服桂枝汤，或下之，仍头项强痛，翕翕发热，无汗，心下满微痛，小便不利者，桂枝去桂加茯苓白术汤主之。

病人服用桂枝汤，或被用了下法之后，“仍”有后面的这些症状，说明这些症状在治疗前已有，通过服桂枝汤或用下法均无疗效。“头项强痛，翕翕发热”像是桂枝汤证，但“无汗”，故非桂枝汤证。“心下满微痛”就是病人感觉胃脘满闷，还有点痛。看起来像是胃肠中有阻滞，但用下法无效，说明也不是胃肠的实证。“小便不利”可以明确提示是津液气化出现了问题。方后注中又特别强调“小便利则愈”，更是提示了本条的主要问题出在津液的气化失常。我们通过“以方测证”，也能够看出本条的主要病机是水饮内生。因为仲景在全书中，凡较大量的白术和茯苓一起使用的汤剂，都是主治水气的。本方不用外散的桂枝，而用通畅内部营气而能“益气利小便”的芍药、健脾化湿的白术、渗利水湿的茯苓，共同运化开内生的水气，再合用姜枣草化生营卫。服后得“小便利”则水气消散、营卫自通而愈。

综上可知，在体内的津液不能正常气化、水气内生的状态下，也会因为水阻阳气，而出现阳气郁遏、经络不畅的症状，如本条之“头项强痛，翕翕发热”。这时使阳气恢复通畅的方法不是直接温通阳气，而是先化除已经成为矛盾主要方面的水气，阻碍因素解除，则阳气自然通畅。后世的温病学家在治疗湿温郁遏阳气诸证时，提出“通阳不在温，而在利小便”的治疗原则，与本条之宗旨相同。

这种情况因其外证表现有类似桂枝汤证之处，在此处提出来还能提示我们注意鉴别。卫气与津液是同一气化过程的两个方面，这个过程出现异常时，要观其脉证，辨识出哪一方面为主，方可随证治之。在康平本中，本条与上一条合为一段，似乎也可以提示这两条是在讨论以津液为主的问题，一为水气在表，一为水气在里。原文如下："大阳病，发热恶寒，热多寒少，脉微弱者[此无阳也]，不可大发汗，宜桂枝二越婢一汤方。服桂枝汤，或下之，仍头项强痛，翕翕发热，无汗，心下满，微痛，小便不利者，桂枝去桂加茯苓白术汤主之。"

二十九、伤寒脉浮，自汗出，小便数，心烦，微恶寒，脚挛急，反与桂枝欲攻其表，此误也。得之便厥，咽中干，烦燥，吐逆者，作甘草干姜汤与之，以复其阳。若厥愈足温者，更作芍药甘草汤与之，其脚即伸。若胃气不和，谵语者，少与调胃承气汤。若重发汗，复加烧针者，四逆汤主之。

这里首先要注意开头的称谓。前面从第12条开始讲述方证，明确地以"太阳中风"开头。从13条至此，基本上都以"太阳病"开头，因为本篇的主旨就是讲太阳病。到了此条，忽然以"伤寒"开头，这肯定是有意义的。当前的教材，大多会在绪论中讨论一下"伤寒"的含义，一般的说法就是"伤寒"有狭义与广义之分。"狭义伤寒"就是太阳伤寒证，"广义伤寒"是统称一切外感病。这个结论可能是综合了历代医家的说法做的总结。如果学习"伤寒论"之前就先对"伤寒"的概念做这样一种界定，那么后面在学习原文时反而容易造成一些不必要的混乱。因为这两种定义都把"伤寒"当作了一种或一大类疾病。而原文中在谈到"伤寒"时，更多的仅仅是指"伤于寒"这样一个简单的事件，它可能作为一种诱因引发很多的病情及其动态发展，但这个说法本身并不代表一种或多种静态的病名。本条的"伤寒"就是这种最基本的含义。

病人伤于寒，身体的卫气马上就会向肌表倾移以御寒。阳气外浮，则脉浮，这是一个基本的生理反应过程。脉浮时又出现了自汗出，这很像是桂枝汤证，也是一种常见伤于寒后的反应模式。但"脉浮，自汗出，小便数"，这几个症状同时出现就显出问题了！正常状态下人体汗多尿就少，尿多汗就少。现在病人脉浮，阳气是浮张的状态。一边自汗出，一边又排尿次数增多，整体上是津液过度外出，这说明是阳气固守不及了。阳气浮张向上，就会"心烦"，阳气失司，温煦不及，则"微恶寒"。《说文》讲"脚，胫也。"挛急，是挛缩、紧急的状态。故"脚挛急"就是小腿抽筋，也就是腓肠肌痉挛。这里的脚不是指足部，但有可能足部也伴有抽筋。抽筋时这里的肌肉、血管都是痉挛的，肢体远端的肌肉失其濡养，这说明营气"循脉上下"的循行已不能有效达于此处。

这个时候“反”与桂枝，即反而给病人以桂枝为主的方剂。为什么说给病人桂枝类方是反的呢？因为病人当下的整体气机就是外散太过，而桂枝的功效是推动气机外散，散上加散，直接导致阳气更加不能固守，出多于入，阴阳气不能顺接，病人就会“得之便厥”。

厥，在《伤寒论》中有现成的定义。第337条说：“凡厥者，阴阳气不相顺接，便为厥。厥者，手足逆冷者是也。”意思是，厥证就是手足逆冷、手脚冰凉。所有的厥证，都是因为机体外出与内行的气机不能相顺接造成的。“得之便厥”，是服药后很快就手足凉了下来。如果是吃完药过了一段时间才凉，那就不叫“得之便厥”了。就像我们说某个人“倒头便睡”，这个说法就明确地强调了他入睡很快，如果躺下了好半天才睡着那就不叫“倒头便睡”。

在误用桂枝出现了“得之便厥”的反应同时，病人还出现了“咽中干，烦躁，吐逆”的表现。这是什么机理呢？很多的解释在这里就开始用“阴虚”“阳虚”来分别解释了。看起来挺有道理，但并不足以指导后面的用药。我们从营卫之气的整体态势来理解，就会一目了然。此时本已过度外倾的营卫之气被温性的桂枝推动得更加外散，郁犯于诸经汇集的咽喉部，则咽中干；郁犯于心胸部，不能顺行于诸经，则烦躁；外散太过，则气机敛降不及，胃失和降，故吐逆。这都是当前气机状态下必然的同步反应而已。

这种因为误治后临时出现的气机外散要怎样救治呢？首先就需要把当前外行太过的气机缓和下来，这就要用甘味药，因为甘味能缓。《素问·脏气法时论》中说：“辛散、酸收、甘缓、苦坚、咸软……气味合而服之，以补精益气。此五者，有辛、酸、甘、苦、咸，各有所利，或散、或收、或缓、或急、或坚、或软。四时五脏，病随五味所宜也。”这是讲述中药性味与功能的总论。所谓“辛散”“甘缓”之类的规定，是对人摄入食物、药物的味道影响人体气机运动的规律性总结。例如桂枝味辛，就能宣散人体的气机。甘味的东西能缓和气机，就是我们吃进了甘味的食物、药物后，整体的气机运动会变得缓慢下来。所以经方中凡是要把变动剧烈的气机缓和下来时，一定会用或者大量用甘草；凡是要动员气机使之运动增强时，都会用小量或不用甘草。

甘草干姜汤方

甘草四两（炙） 干姜二两（炮）

右二味，以水三升，煮取一升五合，去滓，分温再服。

本条在误用发散药后出现了一过性气机浮张，所以需要用较大量的甘草让气机缓和下来并守在中焦。再用半量的干姜来配合甘草，在守住中焦脾胃之气的同时振奋虚馁的中气，以保证营卫之气的化生。在这种严重的气机失调时，优先保护胃气的功能，体现了《伤寒论》的一个重要思想：保胃气。因为脾胃是“后天之本”，是化生营卫之所。“保胃气”的思想在经方中有着一贯的体现，例如经方最常见的“后缀”——姜枣草，就是和脾胃、生营卫的经典组合。

“若厥愈足温者，更作芍药甘草汤与之，其脚即伸；若胃气不和，谵语者，少与调胃承气汤；若重发汗，复加烧针者，四逆汤主之。”

这一段是讲述用甘草干姜汤救治此气机浮散、中阳不守证后可能出现的几种情况。如果服用甘草干姜汤后，厥愈，足温，说明浮散之势已除，阳气能够固守，内外之气能够相顺接，末梢循环恢复。这时如果之前的小腿抽筋症状仍在，说明营气的荣养还未达于下肢，远端的血管、筋肉还处于失养的挛缩状态。所以用“除血痹……益气”的芍药与“主治五脏六腑寒热邪气，坚筋骨，长肌肉”的甘草相配合，共同起到通血脉、养筋肉的功效，即可解除肢体的挛急。

芍药甘草汤方

芍药四两 甘草四两（炙）

右二味，以水三升，煮取一升五合，去滓，分温再服之。

如果服用甘草干姜汤后，病人的胃气太弱，运化不动这份甘缓为主的温性汤药，胃气就容易郁积化热，失其和降，而出现热气上蒸的谵语表现。谵语，就是说胡话，是意识障碍的一种表现。在《伤寒论》中，谵语是阳明病的特征表现，其最根本的病机是胃气不能和降。所以这时要用和降胃气的方剂。调胃承气汤，从其方名即可知其功效在于调和、顺承胃气。这还是在“保胃气”。

调胃承气汤方

大黄四两（去皮，清酒浸） 甘草二两（炙） 芒硝半斤

右三味，以水三升，煮取一升，去滓，内芒硝更上火微煮，令沸，少少温服。

《本经》谓："大黄：味苦寒。主下瘀血，血闭，寒热，破癥瘕积聚，留饮，宿食，荡涤肠胃，推陈致新，通利水道，调中化食，安和五脏。"

"芒硝：味苦寒。主……逐六腑积聚。"

这两味药都能清除肠胃蓄结，配合甘草，缓缓取效。再于服用时"少少温服"，轻轻地把胃中的郁热顺承下来，恢复中焦的气机。

如果服用甘草干姜汤后，病症仍在，又误用发汗的方法，或加用温针的方法鼓动阳气。那么，毫无疑问，病人会出现阳气外脱的危证，这时要赶紧用四逆汤回阳救逆。否则阳气亡失，随时都有生命危险。

四逆汤方

甘草二两（炙） 干姜一两半 附子一枚（生用，去皮，破八片）

右三味，以水三升，煮取一升二合，去滓，分温再服，强人可大附子一枚，干姜三两。

附子振奋元阳，可以快速恢复已经衰惫的生机。现代药理研究，附子具有显著的强心作用。我以前工作单位的一位老同事，曾经在"克山病研究所"工作多年（克山病是黑龙江省克山地区发现的一类以心脏损害为主要病理特征的地方病）。她跟我说，在她们单位，对于心衰的病人，用了常规的抗心衰药抢救无效的病危患者，就用中药附子，大多有很好的效果。当代的李可老中医也创立"破格救心汤"，以附子为主，抢救了很多当地医院都无法救治的危重病人。附子的这种急救回阳作用在中药中是不可替代的，所以我们要特别注意辨识原文中的四逆汤证及附子的用法。四逆汤中附子生用，取其药力之迅猛以急救回阳；配以干姜，振奋中气；再配以甘草，镇守中气。全方共用，重启颓败之阳气、恢复中气之运化，从而解除气脱之危证。

本条主要是讲桂枝汤的类似证，教我们注意鉴别。如果只知道对治症候群，而不能"见病知源""知犯何逆"，那么就很可能会出现文中所述的误治。

三十、问曰：证象阳旦，按法治之而增剧，厥逆，咽中干，两胫拘急而谵语。师曰：言夜半手足当温，两脚当伸，后如师言。何以知此？答曰：寸口脉浮而大，浮则为风，大则为虚，风则生微热，虚则两胫挛。病证象桂枝，因加附子参其间，增桂令汗出，附子温经，亡阳故也。厥逆咽中干，烦燥，阳明内结，谵语，烦乱，更饮甘草干姜汤。夜半阳气还，两足当热，胫尚微拘急，重与芍药甘草汤，尔乃胫伸，以承气汤微溏，则止其谵语，故知病可愈。

这个条文是师生问答的记录，看起来还是在讨论上一条的内容。“问曰：证象阳旦”，那个“阳旦证”，就是桂枝汤证。在传抄的敦煌本《辅行诀脏腑用药法要》中，桂枝汤就叫小阳旦汤。后面的过程大致如上条。“因加附子参其间，增桂令汗出，附子温经，亡阳故也”，这几句语义不顺，可能传抄有误。总的看来，即便是加入附子来温经，只要最终的结果是“令出汗”，就会加重气机的浮散，就会导致厥逆。这里的厥逆不是“阳明内结”导致的。所以原文中这一段的语义也是不顺的。在康平本中这一条是追加的内容，我们可以把它当作上一条的补充，这里就不细讲了。

总　结

太阳上篇30条，前面的11条是太阳病的概说。从第12条开始讲脉证并治。

首先讲典型的桂枝汤证（第12、13条）。然后围绕着桂枝汤讲兼见他证的桂枝汤证（第14）；经历了误治的桂枝汤证（第15、16）；不同体质的人患有桂枝汤证时的注意事项（第17、18、19）；病机发生变化了的桂枝汤证（第20、21、22）；兼有表气郁闭的桂枝汤证（第23、24、25、27）；因为气机被郁，服药后身体不能完成正常的向愈反应，所以要讨论反应不及、太过和坏病的鉴别（第24、25、26）；桂枝汤疑似证（第28、29、30）。

很明显，太阳上篇的证治是以太阳中风证为主进行讲述的。接下来太阳中篇，从第31条开始，讲述太阳伤寒证的不同亚型及其动态发展过程中出现相应变化的证治。

辨太阳病脉证并治篇中

原文（31~41）

三十一、太阳病，项背强几几，无汗，恶风，葛根汤主之。

太阳病一般情况下是“头项强痛”，此证项部和背部都强，范围扩大了，还无汗，说明感受寒邪后体表的卫气郁闭得很紧。《内经》说“其在皮者，汗而发之”，所以这个无汗的表证要用麻黄。第35条麻黄汤证是浑身都疼、骨节也疼。而本条主要就是项背疼，所以要以葛根为主，方名也叫葛根汤。在仲景的经方中，凡是用在方名中的药一定是主要的药，这一点在学习经方时需要注意。

经方的命名大致有三种，一种是不用药名而有独特命名的，如青龙汤、白虎汤等；一种是用主要药名来命名全方的，如桂枝汤、葛根汤、旋覆代赭汤等；一种是全部列举方中的药物作为方名，这其实是没有方名，如甘草干姜汤、麻黄细辛附子汤、厚朴生姜半夏甘草人参汤等。第三种没有命名的经方中，在原文中药物排列的顺序也是有意义的，排在最前面的一般都是主药。注意到这个特点，可以帮助我们以方测证。

葛根汤方

葛根四两　麻黄三两（去节）　桂二两（去皮）　芍药二两（切）　甘草二两（炙）　生姜三两（切）　大枣十二枚（擗）

右七味㕮咀，以水一斗，先煮麻黄葛根，减二升，去沫，内诸药，煮取三升，去滓，温服一升，覆取微似汗，不须啜粥，余如桂枝法将息及禁忌。

葛根汤的药物组成为桂枝汤加麻黄、葛根，虽然桂枝与芍药的用量较桂枝汤减少了一两，但它们与姜枣草组合应用的时候仍然会有“补中益气”的综合效果，所以我们可以反推，葛根汤证的病人，内在的营卫化生是相对不足的。接下来的条文显示，葛根汤证还会出现胃肠不和的主证，这也可以佐证患有葛根汤证的人，其体质因素中就存在着脾胃功能偏弱、营卫化生相对不足的内因。

三十二、太阳与阳明合病者，必自下利，葛根汤主之。

三十三、太阳与阳明合病，不下利，但呕者，葛根加半夏汤主之。

“太阳与阳明合病”就是太阳病与阳明病同时发生。

“必自下利”中的“必”需要再强调一下。在这里它不是现代汉语表示“必然”“肯定”的含义，而是表示有这样一种明确的可能性。意思是太阳与阳明合病有一种情况下会发生“自下利”。

自下利，就是自身发生的下利，而不是由于用药不当、饮食不节等外因诱发的。“下利”这个词，在《伤寒论》中是对大便性状变稀、排便次数增多的诸多病情的总称，包括了我们在中医诊断学中所说的腹泻、痢疾等病证。这是因为在仲景的时代，还没有我们后来发展出来的这些术语，原文只能是用那个时代通用语言。在不同的条文中，这个“下利”所指的内涵会有所不同，所以我们在学习原文的时候，需要把这个词语还原为具体的临床症状。

大家可以思考一下太阳与阳明合病时的下利，会是一种什么样的大便异常。这需要结合我们在绪论里讲过的三阴三阳病的内涵，理解了什么是太阳病、什么是阳明病，就很容易理解这两种病情同时发生时为什么会有这样的病证。反过来，见到这样的病情，也就比较容易做到“观其脉证，知犯何逆”了。

上一条葛根汤证，项背强得厉害，无汗，明显属于太阳伤寒，用葛根汤来发散解表，这很好理解。本条同时合有阳明病，主证是大便异常，还用葛根汤发散，这是为什么呢？

我在学习这一条的时候，很长时间内都有一个问题困扰我：这一条哪里有阳明病？凭什么说这一条是太阳与阳明合病？因为那时候我学习《伤寒论》所留下的印象是阳明病要么是“气分大热”的白虎汤证，要么就是“痞满燥实”的承气汤证。阳明篇中的其他方证如栀子豉汤、吴茱萸汤、猪苓汤证只记成了“热扰胸膈”“肝气挟浊阴上犯”“阴虚水停”之类的“什么什么证”，既不理解也不记得它们也可以是阳明病了。所以对于这一条，完全无法理解它哪里有阳明病。现在我们知道，在《伤寒论》中，三阴三阳可以理解为是对人体阳气与津液运动变化状态的归纳。在人体的气津生化的过程中，饮食入胃，水液被吸收而为津的过程就是“阳明”。只要这个过程失常，都可以称之为“阳明病”。这一条说的是病人发生了太阳病，也就是其机体的气与津因外环境的刺激发生了向体表倾移的变化。这个状态发生的同时，因为气与津向外的态势太过，向内的吸收和胃气的和降同时也就严重不足了。这个状态下病人饮食摄入的水分不能被胃肠吸收，就会临时地停蓄在胃肠中。这种饮入的水不能被吸收，就是阳明“燥化”的功能失司，所以说是阳明病。胃肠中有异常停蓄的水液，人体就会启动腹泻或呕吐的方式把它们排出体外来减轻自身胃肠的负担。所以会出现此证的下利或呕吐。

根据如上的分析，我们能否想象出这种病情下的吐泻会是什么样子？这里需要注意的是，虽然有胃肠不和的阳明病，但当前的主要矛盾还在于太阳伤寒，阳气郁闭，在这种情况下病人身体中的气与水是不是会存在着一个“高压”的状态？

先讲个病例，这是我校04级中医专业的一位男同学治的。当时他们宿舍的一个同学，前一天晚上发烧，腹泻，水样便、便次多、急迫，第二天上午还没好，想去老校对面的千佛山医院打点滴，被他给制止了。因为他想用中药给这位同学治疗。这可不是他一时冲动想用同学做实验，而是他诊过脉，分析了病情，有很明确的思路。当时他打电话询问我，介绍了他同学的病情变化，还特别描述了他脉象的变化。他是在中午给我打的电话，说中午这次给同学诊脉，感觉脉象已经有好转了，所以不希望他去静点。他诊断为葛根汤证，问我对不对。我认为他的描述很符合葛根汤证，就支持他用。后来听他说，他跑到一家中药店，买了葛根汤请药店给煮出来，整个过程下来才用了一个多小时，回来赶紧给同学喝。他说出去买药时嘱咐那位同学多喝热水，回来时发现其已微微出汗，摸脉象又有变好。这种情况下把葛根汤喝下去，到了晚上诸症消失，第二天也没有反复就痊愈了。

我治过一位老年男性，来诊时是发热1周，恶寒，伴腹泻，每天七八次，稀便，不黏。舌苔很厚，色白。当时就给他开了两剂葛根汤加了点苍术等化湿的药。用的是粉葛根60克。过了一段时间他陪家人来看病时说，他吃了一剂就热退利止了。

这两例是我印象比较深的典型的葛根汤证，都是一剂而愈。通过这两个病例能否得知葛根汤证的下利是什么样子？

通过前面的分析，我们很容易想到这种表气郁闭且伴发胃肠内有一过性的水液蓄积，应该是溏稀便、水样便，且便势急迫，而不是中诊课学过的湿热泻，也不会是痢疾，呕吐时也会是吐势较急、内容物以稀水为主，临床中遇到的葛根汤证确实如此。例如临床常见的“秋季腹泻（轮状病毒性肠炎）”，特点就是起病急，主要临床表现为腹泻，便势也急，排黄色水样便，无黏液及脓血，量多，一般5～10次/天，重者超过20次/天。多数伴有发热，体温在37.9～39.5℃。其他伴发症状有腹胀、腹鸣、腹痛和恶心、呕吐等。此病的表现基本上都符合葛根汤证，也有文献报道用葛根汤治疗此病有效。

这里要注意一个问题，就是中医学不是以疾病为纲领来进行诊治的，所以不是说任何人得了秋季腹泻都可以用葛根汤来治。例如上面提到的那位老年病人，他孙女被诊为“秋季腹泻”，我并没有用葛根汤。他孙女好了他又发病，并没有明确的西医诊断，但表现为葛根汤证，所以用之有效。中医治疗的是病人的整体状态，相应的脉证在那个病人的整体状态中作为主要矛盾存在，是病人当前的“主证”，这时才能用葛根汤。接下来的条文就会学到，假设一个被明确诊断为“秋季腹泻”的病人来诊，虽然也有严重的下利与发热，但同时还伴有明显的喘，那就不是葛根汤证了。

“太阳与阳明合病，不下利，但呕”，用葛根汤加半夏。就是在太阳与阳明气化过程中阳气与津液明显郁遏的状态下，即没有出汗，也没有下利，而只是表现为呕吐，也就是这股郁遏的态势最终选择了从呕吐而出。据此，也可以认为这个病人平素的胃气和降功能是相对偏弱的。治疗时还是要宣解太阳以解除主要矛盾，同时再加入半夏来和胃降逆。

这里要注意一个问题：呕，是什么意思？是什么症状？我们现在的诊断学中，呕是指干呕，有声无物；吐是有物无声，是有实际的胃容物反出来。而在仲景时代的语言中还没有这样的术语规定，并且在《伤寒论》与《金匮要略》中多处都有“干呕”这个词在单独使用，如第12条中的“鼻鸣干呕”。这个“干呕”指的是胃气上逆，有声无物的干呕，那么此处只用一个“呕”字，指的是即有声也有物的呕吐，临床中的葛根汤证会见到这种胃容物吐出的症状。本条原文强调了“不下利，但呕”，说明胃气上逆的态势很盛，所以要在解除表郁的同时再针对性地加入和胃降逆的半夏。而对于太阳中风证的“干呕”或太阳伤寒证的“呕逆”，只要解开表郁的主要矛盾就可以了，不必专门针对其胃气上逆用药。既然葛根汤证既可以有下利的主证，也可以有呕吐的主证，那么这种状态下如果病人平素的胃肠功能都较差，也可能会有上吐下泻同时出现的病情，还用葛根汤加半夏即可。

三十四、太阳病，桂枝证，医反下之，利遂不止，脉促者，表未解也。喘而汗出者，葛根黄芩黄连汤主之。

“太阳病桂枝证”，先明确给出前提是太阳病，还是一个“桂枝证”，就是前面讲过的桂枝汤证或以桂枝汤为主随证加减变化的“桂枝类方证”。这种情况医生用下法，就可以直接定性是治错了，所以说“反下之”。这个误下导致了“利遂不止”的严重后果。“遂”是“于是”的意思，用这个词，说明下利就是用了下法后才出现的。“不止”就是很频繁地、不停地要去跑厕所，大众化的讲法就是“拉得提不起裤子”，一会儿跑一趟，一会儿跑一趟。在临床中常见的急性肠炎就是这个样子。这样讲不是说这一条讲的就是急性肠炎，只是告诉大家在学习时要把条文还原成临床能见到的活生生的形象。大家在没有上临床之前，对原文能熟读熟背，理解其内在的病机，再多看些该方证的医案，就能够打下很坚实的基础，到临床时就很容易在病人身上认出这个方证。

误下导致了泻利不止，这时病人的气机肯定已经被强烈地扰动、下陷了，那么原来的太阳病桂枝证是否还存在呢？“脉促者，表未解也”，在康平本中是嵌在正文旁边的注语。意思是说，如果下利不止时脉象急促外争，说明表证还没有解，机体还在更努力地动员气津向体表倾移。仅仅是这样的话，当下的主证还是太阳与阳明合病的下利，那么还可以用葛根汤为主治疗。但本条所讲的情况是，在下利的同时，还伴有“喘而汗出”，这就不是葛根汤证了。这里首先要注意的就是“而”字，前面说过，《伤寒论》中凡是在“而”后面的字词，一定是有特殊意义的。如果讲的是症状，那么不是主证就是辨证要点。我们知道葛根汤是无汗的，这个“而汗出”马上就提示我们，这个下利已经不是单纯的葛根汤证了。

从一个桂枝汤证，变化成频繁下利且伴有“喘而汗出”，它的机制是什么？整体的气机发生了怎样的变化？除了分析诱因与脉证外，我们还要同时用

“以方测证”的方法，才能更完整地理解、领会原文所包含的信息。

桂枝证时本来气机向外，误用下法后下利，说明整体的气机被牵制下陷。下利的特点是“不止”，说明阳气陷郁在大肠的程度比较重，多余的郁气在那里持续地郁迫，才会形成“不止”的状态。这个“不止”不仅是说下利次数多，还指示病人其实是“便意频频”，即使没有大便泻出，也感觉到肛门坠重，持续有便意，所以才会频繁地如厕。这显然是“湿热泻”的特点，我们再看方中用了苦寒燥湿的黄芩、黄连，就可知确实是大肠中有湿热内蕴了。

肺与大肠相表里，大肠有湿热郁迫，必然会影响肺的肃降。加之本来太阳病中气机就有外倾的趋势，当下肺部的气机是欲宣不得，欲降不能，所以会出现喘证。但这里需要注意，喘只是一个兼证，不是主证。在临床中如果没有典型的太阳病误下这样的诱因，以下利为主证的葛根芩连汤证也可以没有喘。综上所述，本条方证的病机可以总结为：阳气内陷，湿热内生。这种情况就可以用葛根黄芩黄连汤主治。

葛根黄芩黄连汤方

葛根半斤　甘草二两（炙）　黄芩二两　黄连三两

右四味，以水八升，先煮葛根，减二升，内诸药，煮取二升，去滓，分温再服。

方中以葛根半斤为主药，升举阳气的同时也升提津液，解除阳气内陷及其必然导致的津液不布，从而恢复气津的升达布散。用黄芩、黄连清理郁生的湿热，甘草调和诸药。

三十五、太阳病，头痛发热，身疼腰痛，骨节疼痛，恶风，无汗而喘者，麻黄汤主之。

本条讲述的麻黄汤八证，是典型、单纯的太阳伤寒证。

寒主收引，冷缩凝滞，体表的卫气被严重地凝缩郁闭，奋起反抗而未得宣散，导致从外到内的经气都壅滞不通，所以全身各处都疼痛。阳气郁积在表，所以“发热”。“恶风”，在这里指的是恶风寒，用“恶风”可以强调出病人对风寒的极度敏感，说明此证患者是极度恶风寒的。

前面第3条太阳伤寒证已经说过了“必恶寒”，这一条发热、无汗、头身疼痛的病情完全符合“脉阴阳俱紧”的伤寒证，本条又说是“恶风”，从文字上总结，本条的临床所见也应该是恶风寒。前文已述，恶风本来就包括了恶风与恶寒，大家想一想自己感冒的经历，在怕风的同时是不是有怕冷的感觉？所以我们看到原文对症状的描述时要尽量落实到实际的病情，知道那是一种怎样的症状表现，而不要只针对文字的描述就直接想到某种“标准解释”，得出诸如“恶风为感受风邪”“恶寒为感受寒邪”这类的既定结论。恶风的同时也包含了恶寒，不过强调恶风时，是在强调空气流动都会引发病人的恶寒感，这一般是在有汗的情况下明显。而单纯强调恶寒时，可能并不恶风。例如我曾往诊过一位病人，发热恶寒，见到她时，她裹着被子坐在床上。室内空调的温度变化对她几乎没有影响，她就是在那紧裹着被子打寒战，这种情况就是单纯的恶寒。可以想象，她这种病情如果发生在仲景的年代，且是居住在透风茅屋中的普通大众，那么一阵风吹过，病人的恶寒感肯定会更明显，这种情况称其为“恶风”就能更好地描述出她恶风寒的病情。

我们在学习《伤寒论》等古籍的时候，要知道古人用的语言有时只是在形象地描述、简要地阐述，而不是在用一套成型的概念系统说理。所以，我们要特别注意不可用已有的“术语”“概念”的内涵去直接理解古籍，要尽量还原古人的语境来理解其内含。这种情况在原文中还有很多，后面的讲解中会反复强调。

“无汗而喘”放在最后，也有强调的意味。无汗，是此证的辨证关键。“而喘”，这个“喘”放在“而”后面来描述肯定是在强调一个辨证的要点，那么是在强调什么呢？有一种观点认为这是强调“喘”是麻黄汤的一个主证。还有人结合后面的青龙汤证、麻杏甘石汤证等条文，认为麻黄是治喘的“要药”，甚至认为麻黄汤证一定要有喘。以前在网络上交流时，有一位中医说他一辈子都没用过麻黄汤，因为没见过这种典型“麻黄汤八证”的病人。我觉得这就有点“按图索骥”，而不能“见病知源”了。因为“喘”不是麻黄汤的必见之证，而是寒邪束表达到极重的程度才有的表现。至少在北方，麻黄汤证还是很常见的，临床中用麻黄汤一剂而愈的病人，大多也没有喘证。那么仲景为什么还专门强调“而喘”呢？我认为这是在强调卫气郁闭的程度。肺主表，肤表被寒气凝滞，则肺气宣发不利。肺气不宣，则机体的自愈机能会努力地宣散气机，以解除寒凝，在这种整体上气机过度外散而郁滞在表的状态下，肺气原本的肃降功能必然受到影响。当郁滞达到了一定的严重程度，肺气因极欲宣发而未畅，肃降之机无法维系，就会出现喘证。由此可知，太阳伤寒证如果出现了喘，就表明肺气被郁闭到很严重的程度，这同时也就显明了表气被凝滞的严重程度。所以这一条中把喘症放在最后面强调，最起码能提示我们，要表闭到这样的严重程度才是典型的麻黄汤证。

表气被闭、肺气不宣可用麻黄。如果闭到了出现喘的程度，就必须要用麻黄。所以麻黄汤证把它列在最后可以作为选用此发汗峻剂的方证指征。麻黄治喘，一定是有肺气不宣时才能用，像“苏子降气汤”证那样典型的肺气不降之喘就不能用。所以说麻黄是“宣肺”的要药才对，直接说它是“治喘”的要药歧义就太大了。我们接触临床之后就会发现，病人的表现千差万别，不会都是典型的脉证。并且，我们当医生，也不可能说都等着病人把病生得足够典型再去动手治疗。只要明确病人有寒邪束表，有发热无汗头身痛，不等他到喘的程度就把他的表解开、肺宣开，这不是更好吗？不过这种情况下用麻黄汤可能就需要灵活调整用量甚至随证加减了。

麻黄汤方

麻黄三两（去节） 桂枝二两（去皮） 甘草一两（炙） 杏仁七十个（去皮尖）

右四味，以水九升，先煮麻黄，减二升，去上沫，内诸药，煮取二升半，去滓。温服八合，覆取微似汗，不须啜粥，余如桂枝法将息。

原方中麻黄、桂枝、甘草的比例是3∶2∶1，记住这个比例就行。这是治本条伤寒表闭典型的麻黄八证的比例。不同年龄、体重、胃气的情况下，具体的用量要有所不同。不是什么人得了此病，都得“原方原量”，麻黄上来就三四十克。在这个比例中，杏仁的用量基本上与麻黄相等即可。

《本经》谓“麻黄。味苦温。主中风伤寒头痛温疟，发表，出汗，去邪热气，止咳逆上气，除寒热，破癥坚积聚”，可知麻黄是发表出汗、开宣肺气的要药。在本方中麻黄用量最大，所以全方的主要功效就是迅捷地发表出汗，桂枝“补中益气”辅助麻黄调动卫气达表，甘草镇守中焦，使强势外散的气机不至破散。

杏仁，《本经》谓其“主咳逆上气，雷鸣，喉痹，下气，产乳，金创，寒心，奔豚”。杏仁能“下气”，治咳逆上气，是一味降利肺气药。与麻黄同用，使气机宣而能降，在解表的同时恢复肺的宣发与肃降功能。所以全方的整体功效就是发汗解表，恢复体表与肺的气机，使整体的气机回到常态。

杏仁的皮、尖有毒，所以去之。现在药店中的杏仁都是去皮的，直接用就行。麻黄去节，是因为节有阻滞之性，去节的麻黄只用其通透中空的细秆，发散性更强。但现在一般的中药店很少有去节的麻黄出售，所以用此药时能先看到药材的性状最好。我们学习中医中药，开方治病的人，一定要认识中药饮片的性状，有点基本的中药鉴别能力，这对临床开方是非常必要的。否则，如果开出方没有效果，就很难判断是自己辨证的问题还是药物质量的问题。对于没有去节的麻黄，真正需要强力发散的时候，就要考虑加大用量。

三十六、太阳与阳明合病，喘而胸满者，不可下，宜麻黄汤。

太阳与阳明合病，整体的气机向外倾移，敛降之势就相对不足。如果严重到一定程度，气壅于上焦降不下来，就会出现“喘而胸满”，这个“胸满”明确指出了病位在上。所以“不可下”，就是不可用下法去治疗。这是提醒我们，不要见到病人有气机降不下来就去用下法，要整体考虑。因为还有太阳病未解，是太阳自愈的趋势让整体的气机壅滞在上，只要帮助身体把气机宣散开，解除太阳的郁闭，肺气自然就能肃降了。

这里说“宜麻黄汤”而不说麻黄汤“主之”，提示了这一条主要不是在讲一种麻黄汤的主治病证，而是强调适宜用麻黄汤的那一类病情，讲的是大的原则判断。也就是因为肺气不宣所导致的不降，适宜用麻黄汤类的宣散之剂。全书中这种对同一首方所用的限定词却不相同的现象非常普遍，我们可以先初步地理解：只有用某方“主之”的时候是在讲具体、明确的方证辨识；用“宜”“可与”某方时，不是强调具体的方证，而是强调适宜此方治疗原则的一类情况。

三十七、太阳病，十日以去。脉浮细而嗜卧者，外已解也。设胸满胁痛者，与小柴胡汤。脉但浮者，与麻黄汤。

本条是承接上一条，继续讲述太阳伤寒证在病情发展中可能出现的病情和应对原则。太阳病已经得了十多天，一般情况下应该会自愈了。但临床中有的人能自愈，有的人不能，还有的人会随着病程的延长而出现新的变化。这些不同的发展、转归也是需要“观其脉证”来判断的。

“脉浮细而嗜卧”，典型的太阳病是不会脉细的，现在脉变细了，说明人体不调动那么多气血向外充盈了。“嗜卧”，就是总想躺着，是没有力气的表现，说明阳气已无抗争之势。此时脉象虽浮，但整体上是细软偏于无力的，没有外邪阻滞时所呈现出来的抗争之势，故可判断“外已解也”。这是太阳病十余日后的一种情况，是肌表的阻滞虽解，但外在的气血不足，机体还处于恢复肌表气血的“表解而不了了”状态。

“设胸满胁痛者”，是在“太阳病十日以去”的前提下假设的另一种情况，就是过了这么多天病人出现了“胸满胁痛”的症状，这说明气机是在胸胁这里郁滞不畅了，这种情况可以用小柴胡汤治疗。小柴胡汤在后面96条再具体讲，此条的描述说明太阳病久不愈，正气抗邪的能力不足，病位会变得深入一些，导致正气郁滞在少阳的层面。

“脉但浮者”，还是在那个前提下，就是太阳病过了十多天，脉还是浮，那么就还是需要帮助身体解表。如果还是麻黄汤证的话就可以用麻黄汤。

三十八、太阳中风，脉浮紧，发热恶寒，身疼痛，不汗出而烦躁者，大青龙汤主之。若脉微弱，汗出恶风者，不可服之。服之则厥逆，筋惕肉瞤，此为逆也。

三十九、伤寒脉浮缓，身不疼，但重，乍有轻时，无少阴证者，大青龙汤发之。

这两条放在一起讲。

对比两条原文的内容，会发现貌似有些矛盾：38条前面讲“太阳中风”，后面的脉证却是太阳伤寒证的表现；39条前面讲“伤寒”，后面的脉象却是浮缓，全身的表现也不是典型的太阳伤寒证。对此，历代的学者有很多不同理解。有一类意见认为是后世在传抄中把文字抄错地方了，应该把这两条前面的名称对换过来。我们看对换后的结果，38条看起来是顺理成章，但39条就变成了“太阳中风，脉浮缓……大青龙汤发之。”就等于说普通的太阳中风证要用峻猛的大青龙汤来“发之”，这显然不符合《伤寒论》的一贯思路，所以原文肯定不会是这样的。那要怎样理解这两个疑似的“矛盾”呢?

我们只看38条主治的脉证，它就是一个典型的伤寒。但整体来看这个条文，就会发现它并不是只在讲这样一种伤寒的治疗，同时还在讲这种治法的禁忌证。并且禁忌证的表现与“太阳中风”很相似。

从原文的叙述方式来看，首先说明有这样一种病情，名为“太阳中风”，这时如果出现了“脉浮紧，发热恶寒，身疼痛，不汗出而烦躁”就用大青龙汤来主治。紧接着说“若脉微弱，汗出恶风者，不可服”。“若”表示一种假设，一种假设的提出一定要有相对一致的前提，这样才有可比性。如果是完全不可比的两种情况，就没有必要拿到一起来对比。那么，从语气上看，这两种病情假设应该都会出现在“太阳中风”的病情或其动态发展中。这样看，全句的意思就是：“太阳中风”如果出现了前一段的脉证，就要用大青龙汤主治；如果出现的是“脉微弱，汗出恶风”，则不可以用大青龙汤。这样看，文理是通顺的。

我们再看医理是否通顺。

汗出恶风是太阳中风证的常规表现，脉微弱则提示这是一种比普通的太阳中风证正气更弱的状态。这样对比来看，38条似乎表达了这样一种含义：常规的太阳中风证，在发展过程中，除了维持在典型的太阳中风状态，还可以向实证演变成大青龙汤证，也可以向虚证演变为脉微弱的汗出恶风状态，而这两种情况的治疗是不可混淆的。不能因为最初都是太阳中风证而执着某种一定的治法，治疗的方法与禁忌都要随着病情的发展变化而具体实施。

我们知道，太阳中风是一种相对不足的“表虚证”，它会演变成脉微弱的虚证比较好理解，在临床上它也会演变成大青龙汤那样的实证吗？这种情况在当前的成年人群中不太常见，但儿童的身体纯净，患病后的反应大多还能按自然的机制发展，这种情况还是很容易见到的。我们先来看一种比较常见的小孩感冒过程。这种动态的病程不是我在临床上直接观察到的，而是好多发烧的儿童家长跟我反馈后总结出来的。

有一段时间我在门诊上的病人开始增多，其中有很大比例都是小孩子感冒发烧、咳嗽哮喘这类的。因为我的坐诊时间有限，有些小孩的病情急，来诊或复诊不便，就把电话留给一些家长，以便反馈病情。有一些容易反复发烧的小孩，刚一发病其家长就打电话咨询我。因为不能面诊，凡是发烧的病人在电话中一定要问其有无出汗和恶寒。有时对很熟悉其体质的病人，就直接在电话中先开一剂药试用，这种情况在反馈时也一定要问清出汗与恶寒的情况。这种电话咨询中我发现好多例病人都是刚开始的时候是有汗的，再反馈时又无汗了。我会让家长去摸孩子的头、项、手心、后背，能确定发病时是有汗的，但吃药后或自然发展的过程中病情没有好转，当天或次日就变成了高热无汗，家长会描述“摸着是干烫的”，有的还会伴有明显的哭闹烦躁。这种情况从发烧开始，一般的家长都会很注意保护，并不是小孩又受到寒冷刺激所导致，应该就是病情自然发展中出现的。类似这样的病例有过几次之后，我忽然想到，这不就是初发病时是有汗的太阳中风证，后来变成了无汗烦躁的大青龙汤证吗？

以前看这条感觉有矛盾，是因为把它当成了一个静态的描述，认为在同一时刻“太阳中风”有大青龙诸证。如果把这一条看作是一个动态描述，初发病时是一个太阳中风证的病人，在病情发展中出现了“脉浮紧，发热恶寒，身疼痛，不汗出而烦躁”等证，那么就要用大青龙汤来主治。这样看就没有什么矛盾了，只是“随证治之”而已。

从病机上看，病人在“太阳中风”的状态下，因为先期的卫气外出调节无效，很容易引发更多的营卫之气向体表倾移。这种偏于亢奋的阳气外赴肌表还不能有效地恢复肌表的开合，就会更加严重地郁滞在肌表，使肌表的开合功能更加紊乱，这样就可以转变为无汗的病证。因为肌表的阳气被越来越多地郁闭住了，阳气郁久化热，就会表现为高热、烦躁。此时的治疗既要顺着这个趋势继续帮助机体发汗，同时还要治理一下偏于亢奋失序的阳气，同时还要兼顾原有的“太阳中风体质”，而这正是大青龙汤的用药结构。

大青龙汤方

麻黄六两（去节） 桂枝二两（去皮） 甘草二两（炙） 杏仁四十枚（去皮尖） 生姜三两（切） 大枣十枚（擘） 石膏如鸡子大（碎）

右七味，以水九升，先煮麻黄，减二升，去上沫，内诸药，煮取三升，去滓。温服一升，取微似汗。汗出多者，温粉粉之。一服汗者，停后服。若复服，汗多亡阳，遂虚，恶风烦躁，不得眠也。

麻黄汤加倍麻黄以开表，助身体发汗；生石膏清解郁热，治理亢奋的阳气；姜枣草化生营卫，顾护“太阳中风”相对营卫不足的体质因素。

综上可知，把太阳中风证称为“表虚证”，说的是在恶风汗出的状态下，营卫相对的不足，并不是病人的整体已经是一个精气匮乏的状态。在营卫的倾移中出现了38条描述的状态时，从表现上看已经是明显的实证了，从当下的脉证上看，可以说它是伤寒表实证。但究其内在的状态，原有的产生太阳中风证的营卫相对不足仍然存在，所以这时在用麻黄、石膏治疗表实的同时，生姜、大枣也还要和甘草同时使用。反过来看，从原方姜枣草同用，也提示病人整体的状态中尚有营卫不足，这也是太阳中风证的基础。典型的伤寒表闭如麻黄汤，只用甘草坐镇中焦即可，无需使用大枣。

有一则大青龙汤证未用姜枣且过量服用而致死的医案，颇可说明原方组成之重要。摘录如下：

运用大青龙汤得失案析（《中医杂志》1981年第8期24页）宋道援讲述

1929年春假，随族人同居由沪至屏风山。有雷某之子，年20岁，患病甚重。其父代诉："初因劳作往返，抵家热甚，遂用井水淋浴，拂晓即发寒热。年事方壮，不以为意，二天犹不退，虽经治仍日甚一日。"是时，其妻携扶出室，为之易衣，但病人云冷甚，坚拒去被，语声高亢，欲饮冷茶。又见患者虽委顿，但面色缘缘正赤，目光炯炯有神，唇燥焦破裂，上有血迹。问："衄乎？"其妻答："齿鼻均有血，前天才开始，量并不多。"试令张口，腥热之气喷人，龈间亦有血迹，舌质色红，苔灰白干燥。脉浮数，一息六至以上。按其胸腹，皮肤干燥，抚之热如炙，腹柔软．遍寻无痛处，脾可触及。小溲赤热，六天来大便共两次，色黄不黑。腹诊之顷，时时踡缩，口亦为凛。问："曾出过汗否？"曰："病至今日，从未出汗，故乘热给药，希能出些汗把热退去，但吃药后只觉烦热难过，汗则丝毫没有。"

余始以为大青龙汤证。然患者有衄之一症，是否血热？继思之：舌质不绛，神识不昏，未见斑疹，加以大渴喜冷饮，显然邪尚在气而未入血。既未入血，则致衄之由，仍系《伤寒论》所谓"剧者必衄"者"阳气重"。乃书案云：热为寒困，欲透未由，愈郁愈炽，阳气重故衄。大渴引饮喜冷，神清舌不绛，未涉营血分，犹可辛温透汗。盖表之严寒不解，里之炽热不除也，然气热已经弥漫，焦头烂额堪虞，势非略参辛凉不可。大青龙汤主之：麻黄六钱，桂枝二钱，生石膏八钱，杏仁五钱，甘草二钱。一剂。

书毕，觉病情虽延一周，但正年壮，病机与方药无间，其效可必。乃嘱其父曰："服后能得汗，则热亦可随之而退。"此时舟人催行，遂匆匆告别。不日束装返沪，亦未及过问其后果。

抵校，将所录脉案就教于陆师渊雷，讵料陆师阅后谓："病固大青龙汤证，但所用者，究系何方？从药量比例，或可云仿之大青龙，但所列药物则非，称之为麻杏甘石加桂枝，亦可称之为麻黄汤加石膏，诚非驴非马汤。”余谓：“姜枣在本方非属必要，故舍而未用。”师对此语，大不为然。曰:“仲景方不特药量之比严谨之至，即一药之取舍，效若天渊，《伤寒论》中此类例证，不胜枚举。”当时虽唯唯，然内心实不折服。遂又质之章师次公，并告以己意。章先生云：“陆君之言诚然！余所欲知者，乃药后以何方继？”对曰：“未也。”章师曰：“对如此重病，投如此峻剂，而不预谋善后，安危难料，非万全策。”陡闻此教顿觉冷水灌顶，虽欲亟知其果而不能。

暑假再返，遂偕造雷家。其父云：“服药一煎，不久即出汗很多，怕冷怕热，口渴难过，病好了一大半，深夜服二煎，但汗不如白天之多，不过热未退清。家人以药虽贱却验，又赎一剂。服后，汗较昨天更多，且一直不止，热虽退清，但怕冷更甚，继而四肢亦冷，浑身如冰，四肢抽筋，依次神识昏迷，话也不能说，如此一昼夜，延至深夜而亡。”含泪唏嘘，惨不忍闻。余虽心为之碎，实无言可慰。

想此病之方，蒙章、陆两师鉴定，再征以第一煎服后的表现，大青龙本系的对之方，可予肯定。但方证的对，而仍不免于死，非方药所杀，实用方者杀之也：病重如斯，方峻如斯，安危难料而余未亲自观察，一书了之。麻黄能使人汗，多汗亡阳，今量达六钱，并伴桂枝，能不防其大汗乎？况《伤寒论》汤后服法下，明明有“若复服汗出亡阳”之戒。而余视此文若不见，未预告汗后再服之害，致使汗后一服再服，大汗亡阳而毙。况本方即不再服，药重如此，也大有亡阳可能，故当预告服后诸情及抢救方药。当时若预拟四逆辈授之，以备不虞，则即肢冷脉绝也或可有救。而余计不出此，铸成大错，实由我之蒙昧所致矣。

观此医案，病人之死主要是由于过服第二剂导致。但方中未用姜枣，用此峻剂而不“保胃气”兼顾营卫的生化，这已明显偏离了《伤寒论》的基本宗旨。所以陆渊雷先生对作者“姜枣在本方非属必要”的观点“大不为然”，直斥其方为“非驴非马”。假设方中有大枣12枚，当不至于过汗耗伤至此。

结合此案，再看原文方后注之“汗出多者，温粉粉之。一服汗者，停后服。若复服，汗多亡阳，遂虚，恶风烦躁，不得眠也”，就会更能够体会到古人的细致与周到，更能够体会到经典中的文字都是有的放矢。温粉，就是外用扑身止汗的药粉，具体成分不详。孙思邈《千金要方》中有“煅牡蛎、生黄芪各三钱，粳米粉一两，共研细末，和匀，以稀疏绢包，缓缓扑于肌肤”的温粉方，可资参考。“一服汗者，停后服”，这是用峻猛方药治病都要遵守的通则：“中病即止”。

“伤寒，脉浮缓，身不疼，但重，乍有轻时，无少阴证者，大青龙汤发之。”学习这一条时，首先要注意，原书中的“伤寒”有两种含义，一种是指“太阳伤寒”，如第3条；另一种，更广泛的含义就是“伤于寒”，如第4条。原文中在句首出现的“伤寒”一词，基本上都是“伤于寒”的含义。所以那种不由分说，直接就认为本条讲的是太阳伤寒，所以脉浮缓是“矛盾”的观点，可能是个伪命题。

我们不带着后世的注解、成见，直接读这一条原文，并没有什么矛盾的地方。大意是说，病人感受到了外界的寒气后，脉浮起来了，但是不紧，身上也不疼，只是感觉到沉重、重滞。但这种身沉重自己会不定时地缓解。这种情况如果能排除是少阴病，就可以用大青龙汤“发之”。

这是怎么回事呢?

第4条讲过了，“伤寒一日，太阳受之”。现在明确地指出病人是伤于寒了，那么，阳气与津液一定会向体表倾移，脉浮说明这种倾移已然发生。从后面的治法看要用猛力的方剂“发之”，说明此时是无汗的。无汗出，则倾移过来的气与津并没有宣泄出来，脉象应该紧实有力，而此时的脉象浮取时却是松缓的，这说明倾移向外的气与津并没有郁滞在最外层的皮表，而是弥散在整体的肌肉、腠理层面。

在气血受到郁阻而又有能力去通畅那个受阻的部位时，那里才会发生疼痛。如果受到郁阻时气血不能有力地去通畅它，就不会发生疼痛，而只是感到沉重、乏力或麻木不仁。现在阳气与津液到达了偏于体表的太阳领域，但没出现周身的疼痛，说明腠理、筋肉没有被严重地凝滞、紧绷。只表现出周身沉重感，是气津运行不畅，广泛地蓄积在肉腠层面时会有的表现。现在已能判断是卫气与津液在应对这个伤于寒的诱因，所以可推测而知这是以津液不化、水气内生为主的一种太阳病。

脉浮，则阳气还有能力向肌表抗争，努力于宣畅开太阳的气机，所以在宣通开一点时，这种被约束的重滞感会有所减轻。但在这种津液郁滞太重的情况下，阳气不能一鼓作气发出汗来而彻底恢复体表的气化，所以这种一过性的畅通不能维持多久，仅能做到“乍有轻时”，之后还会回到身重的状态。在这种状态下，对于郁滞于肌腠的津液而言，阳气是相对不足的。所以在外表上也没有形成典型的阳气奋起抗邪的脉证，看起来好像是受寒后阳气外出抵抗不及的少阴病。但详细考察，并没有阳气完全不能外出而郁滞于里，或阳气很虚、阴寒内生等少阴病脉证表现。这时就可以判定确实是太阳的气化问题，问题就在于整个气津系统被约束太甚，不能气帅津行、正常汗出。治疗宜鼓动阳气来发汗，所以原文特别强调要用大青龙汤“发之”。

这样看来，这两条是在讲述两种非典型的太阳中风与太阳伤寒证，其内在的关键仍然是太阳气化不利时体表的阳气与津液的状态。它们的机制是相同的——都是卫气率领津液向外倾移后没能有效地打开局面，特点都是无汗，所以治法相同，都用大青龙汤。《金匮要略》中说“饮水流行，归于四肢，当汗出而不汗出，身体疼重，谓之溢饮”，“病溢饮者，当发其汗，大青龙汤主之，小青龙汤亦主之”，从津液的角度说明了太阳病的这种常见类型。我们知道，“饮入于胃”后，津液会布散到全身，与卫气一起完成“温肌肉，充皮肤”的功能，表现为正常的出汗。在病理情况下，津液无论是通过正常的“水精四布”过程，还是受外寒的刺激而随卫气倾移，只要到达了四肢应当出汗而没有出来，就会出现身体疼痛或沉重的症状，这种情况叫作“溢饮”。溢饮的关键问题就在于“当汗出而不汗出”，所以正确的治疗是“当发其汗”。用大青龙汤可以，用小青龙汤可以。言外之意，用其他的发汗法也可以，关键是让应当出来的汗出来，至于用什么具体方法要根据病人当时的具体气化状态而定。很显然，叫太阳中风也好，叫伤寒也好，叫溢饮也好，只要内在的状态是一致的，治疗方法就是相同的。同样的太阳气化问题，从阳气的角度讲，就叫作太阳病；从水液的角度讲，就叫作水饮。安立一个病名是方便我们表述、认识疾病，而不是要我们当作教条去搞“诊疗标准化”。我们学习中医文献要学会从病名中看到机体内在的发病机理，不可以形成按病名索方的对号入座思想。

四十、伤寒表不解，心下有水气，干呕发热而咳，或渴，或利，或噎，或小便不利，少腹满，或喘者，小青龙汤主之。

四十一、伤寒，心下有水气，咳而微喘，发热不渴。服汤已渴者，此寒去欲解也。小青龙汤主之。

“伤寒表不解”，先表明有表证的前提，以方测证，首用麻黄三两，就可以知道这个表证是太阳伤寒证。这种表证发生的同时，还存在着“心下有水气”情况，这时病人的卫气与津液系统会是什么样？身体会出现什么反应？

《素问·经脉别论》中对津液的代谢有一段完整的描述，可以帮助我们理解人体津液的生成与气化过程。一切津液气化出现异常时都可以用这段描述来对照。原文为：“饮入于胃，游溢精气，上输于脾，脾气散精，上归于肺，通调水道，下输膀胱，水精四布，五经并行，合于四时五脏阴阳，揆度以为常也。”大意是：饮水进入胃之后，人体会启动精气来参与水液的吸收，这些精气是由脾输送而来，脾还会进一步把这些精气布散到肺，然后在脾和肺的共同调控下，全身的水道畅通，直至气化到最后水液下输于膀胱。整个过程中运化生成的水精敷布于周身、运行于经脉，这个过程与人体的四时节律、五脏功能相契合，根据四时、五脏的阴阳变化来维持着动态的正常过程（如“天暑衣厚则腠理开，故汗出……天寒则腠理闭，气湿不行，水下留于膀胱，则为溺与气”之类）。这个过程中的“上输”“四布”“下输”明确显示了津液的生成、运化过程中的动态特征。水液代谢发生异常时，往往会在相应的动态过程中表现出来。参照这个水液的代谢过程，会比较直观地理解小青龙汤证的异常所在。

“伤寒表不解”则肺气宣降会发生失常。

“心下有水气”，就是在伤寒发生的时候，已经有水气存在于“心下”这个部位了。“心下”即胃脘、中焦的部位。所以，这一条说的是一个平素有中焦运化不利，水饮内生的病人，当前发生了太阳伤寒。那么，这种外寒内饮的状态下，脾和肺的阳气被寒水气凝阻，宣发不畅。机体中水液气化的“上输”“布散”过程必然会受到阻滞。

“干呕”，就是这个阻滞所引发的。因为水饮停在心下会影响胃的和降功能。表不解时，体内的气机外倾，也会引发胃失和降。这两个因素叠加在一起，就会引发明显的胃失和降。但病人是素来的“心下有水气”，是一个原本就内生水饮的体质，并不是像葛根汤那样一过性地憋住了很多水液。所以一般不会有太多成形的水液停在胃中被吐出来，而只是表现为干呕。

“发热”，因为表不解。

“而咳”，这是用“而”来强调小青龙汤的主证：咳嗽。

肺经起于中焦，中焦的寒饮会随经上冲到肺。肺主肌表，外寒也会凝阻肺气。现在肺受到外来寒气与内在水气的压迫，不能正常地宣畅气机，所以要通过咳来强力地打开宣发的功能。

显然这时不需要用“镇咳”——镇压、抑制咳嗽的方法来“治疗”，因为此时咳嗽是正气发动的自救反应，正确的治疗是帮助肺解除内外的压力，并保护肺本有的功能。小青龙汤就是起到这样作用的一首方剂，它能帮助机体把引起咳嗽的外寒与内饮解除。

“或渴，或利，或噎，或小便不利，少腹满，或喘者”是说在这种外寒内饮，肺气不宣的情况下，除了会出现咳嗽、发热、干呕这几个最容易出现的症状外，还可能出现口渴，腹泻，咽部不适感、吞咽不利，小便不通畅或无力，小腹满闷不舒，或喘促憋闷等症状。这些症状可能出现，也可能不会出现，它们也是外寒内饮时气津不能正常运化而产生的，所以仍然用小青龙汤来散寒化饮，宣解肺气，恢复正常的气津运行，就能够有效治疗。

这时的口渴主要是一种口舌、咽喉部发干的感觉，病人虽然感到干渴，但并不想喝水，只是少喝一点润润嗓子而已。这是因为水饮内停，津液没能升发布散上来，所以人体会有干渴的感觉，中医学把这种情况叫作“津不上承”。

这时如有下利的伴症，也是水饮内停所引起的。这种水液的停滞状态与葛根汤证那种水液被充足的阳气动员起来是明显不同的，葛根汤证的腹泻急迫有力，小青龙汤证的腹泻没有急迫之势，泻的次数和量也不会很多。

咽部不适感、吞咽不利的症状中医学称为“噎”，因为咽为胃的门户，“心下有水气”，胃气不能和降时就可能出现咽部的不适感。一感冒就“上嗓子”、总是扁桃体肿大、经常喜欢“清嗓子”的小孩，往往都存在着脾胃的问题。

因为此时津液的升发不畅，所以同步的“通调水道，下输膀胱”的下降过程也受到影响，膀胱部位的气化出现失常，就会出现小便不通畅或无力，小腹满闷不舒等症状。

如果这种“外寒内饮”的状态对肺的压力太大，导致肺的宣发和肃降都严重受阻时，就会出现喘促憋闷的症状。这些可能发生的症状都是外有寒内有饮的情况下气化不利而产生的，所以仍然用小青龙汤就能有效治疗。当某种“或然证”突出明显的时候，也可以随其病机在全方的基础上加减。

小青龙方

麻黄三两（去节） 芍药三两 五味子半升 干姜三两 甘草三两（炙） 桂枝三两（去皮） 半夏半升（洗） 细辛三两

右八味，以水一斗，先煮麻黄，减二升，去上沫，内诸药，煮取三升，去滓，温服一升。

麻黄、细辛散寒宣肺，干姜、半夏温肺化饮，桂枝、芍药、甘草补中益气。肺为“娇脏”，不耐辛燥，五味子补肺收敛，能在大队辛温宣散中顾护肺气的肃降之职，并能引诸辛散之药气入肺，增强宣肺止咳之效。

“伤寒，心下有水气，咳而微喘，发热不渴。服汤已渴者，此寒去欲解也。小青龙汤主之。”此条中“小青龙汤主之”应置于“发热不渴”之后。这是《伤寒论》中通用的一种句式，即把主治的方名写在最后，后面还会有很多这样的条文。

这一条补充说明服用小青龙汤后津液气化恢复时的一种反应。就是一个典型的小青龙汤证病人，他原来不口渴，在服用小青龙汤后出现了口渴，并不代表着病情加重或用药错误。因为在水液刚刚恢复正常代谢机制时，原有的气化不利情况会被身体更明显地感知到，继而发现自己原来存在着津不上承的问题，所以有口渴的感觉。这种渴的感觉不会很重或持续很长时间，继续服药或咳喘减轻后病人在渴的同时也会口中津液增多，很快就不渴了。这时医生不要错误地认为是自己治错了而改弦易辙，这不过是寒气刚被散退时的一过性反应而已。

从上述可知，小青龙汤证的内在机制就是阳气不能有效地统帅津液正常气化循行。具体而言，就是津液代谢的过程中从“上输”到“四布”的升发环节不够通畅。小青龙汤的功效就是帮助机体推动和恢复这个气化的环节。在有明显外因时，我们很容易观察到一个典型的“外寒内饮”因素，是它们导致了气机宣畅与津液上行的障碍。如果病人没有明显的形体受寒、过食寒凉等诱发因素，也观察不到典型的风寒表实证和水饮内停证，机体是否也会出现气机宣畅外出与津液上行的障碍呢？这时要怎么办呢？还可不可以用小青龙汤呢？答案是肯定的！因为影响人体气机的因素太多了，外寒内饮不过是引起这种气化障碍最常见、最典型的因素而已，其他的因素也有可能引起这种情况，而小青龙汤的作用就是推动和恢复机体由内向外的气机升发过程，所以只要是这个过程有障碍，就可以用此方来治疗。

我在门诊上曾遇到这样一个病人，成年男性，主证是咳嗽，连续4年了，每年到十月初就开始咳，干咳无痰，白天轻，晚上重，夜中口干严重。因为咳嗽、口干，需要频繁地喝一点水来润嗓子，夜中无法安睡。这种病情4年来频治无效，而且一吃消炎药就加重，越吃越重，他总结出这个特点后就不敢自己吃消炎药了，到医院用抗生素静点也会明显地引起咳嗽加重。就诊时正是十月，咳嗽又起，无发热恶寒等表证，脉象细缓，寒饮之象也不明显，唯舌苔白厚腻，湿象明显。我当时刚看完刘力红老师的《思考中医》，书中对燥与湿有着非常精辟的论述，并且提到用小青龙汤治“燥咳”的病例。我一看这个病人就是典型的“燥咳”，因为他一到秋季就发病，没有别的诱因，说明这个时间上的秋季本身就是个诱因。秋季气机敛降为主，则升发相对不足，气机升发不足，则肺气宣发不畅，所以会反应为咳嗽来努力宣畅肺气。他的内湿重，湿聚于内，同时必然也会气津布散不足。津不上承，又会加重湿邪内蕴的状态，形成一个互为因果的恶性循环。小青龙汤从中土启动津气上行，正可治此病机。当时给他开了小青龙汤，因为外寒与内饮都不具足，不用很强力地“祛邪”，所以用量较轻，都在10克左右。复诊时病人反映，服药当天夜里，咳嗽与口干就明显减轻，能够睡得比较踏实。可见，气机通畅，病症自除。对于这个病人，小青龙汤就是在调其气机、恢复本有的正常气化，并不是在祛邪，因为复诊时舌苔厚腻并无改善。

这里需要补充讨论一个问题，就是小青龙汤证的咳嗽有痰还是无痰？因为现在通行的教材或相关的方剂书中，都会强调小青龙汤主治的内饮会表现为“痰涎清稀而量多”或色白、清稀、量多、夹有泡沫的寒湿痰。这种描述是符合临床的，我父亲在世的时候是多年的老年性慢性支气管炎，平时就痰多色白清稀量多，到了冬天尤其严重。每年天冷的时候，一夜会吐半痰盂的清稀痰涎。经常也是伴随着严重的口干，但不欲饮水，只是少喝一点点润润口咽。我寒假回家时经常会给他开小青龙汤或稍做加减，有时吃一剂后当天夜里痰量就会减少一半。所以对小青龙汤主治的这个痰涎印象深刻，无意中就认为这是小青龙汤的诊断标准了。在学习、交流的过程中，发现有此想法的中医学者还大有人在，都认为要有这种寒湿痰时才可以用小青龙汤，在临床中，只要病人没有这种清稀痰涎，就想不到要用小青龙汤。我在这种认识下，第一次看《思考中医》中提到小青龙汤治“燥咳”的时候，马上就感觉是不是有问题。也是在这样的背景下，看完了那一段论述所受的启发才特别强烈，对中医的明理、整体观才有了一点更深的体会，且印象特别深刻。所以上述每秋季犯咳嗽的病人，我第一时间就想到了他是因秋凉而气津不宣的“燥咳”。他发病时并没有痰，只有咳得很剧烈时才会有一点点痰，黏而不易咳出。

再说一个典型的病例。

某男，五十余岁。

主诉：咳嗽2个月。

现病史：患者于2个月前去医院做心脏搭桥手术，当天正好降温下雪，自己觉得出门就受了寒，感觉很冷。到了医院没有明显的新发症状，正常进行手术。手术结束后就开始咳，经过输液等针对术后的常规治疗及针对咳嗽的对症治疗，术后心脏方面状态平稳而出院，但咳嗽未愈，2个月来未曾间断。白天咳嗽稍轻，夜晚咳剧，严重影响睡眠。

当前症见：频发咳嗽，干咳无痰。咳声甚响，以至于候诊时前面的就诊者纷纷让他先看。患者自诉：这还是轻的，晚上比这咳得还厉害。每天如此。舌暗，苔白。脉紧，右尺尤甚。

开与小青龙汤加附子二剂。二日后复诊告曰，此方服后咳减，当晚即能安睡，一剂服完即咳止。二剂服完亦无任何不适。

此人外出受寒，有明确的伤寒诱因。手术后的输液，在当时可以看作是“内饮”的，因为输入的液体是低于体温且未经过机体吸收运化的水直接进入人体的循环，它在体内就是有寒气的未化之水。在人体完全适应它之前，都可以看作是水饮内停。其出门时明显感寒，到医院就接受手术，身体还没有机会解除所受的寒邪，术后即给予输液，外寒内饮俱足，肺气被凝滞，故发为咳。完全符合小青龙汤的病因病机与主证。其右尺紧甚，且咳两个月而无发热，当是寒邪深入少阴，故加附子。此人剧咳两个月而无变证，可知其素体正气充足。只是在特殊的诱因下肺气受到外寒内饮的夹击而不得宣，这个状态初发之时，只是肺气被束，并无痰涎生成的内因，故无痰。中医学认为“脾为生痰之本，肺为贮痰之器”，发病后有痰涎壅盛的病人，其实是平素有痰饮内生的内因。初发或短期的外寒内饮诸证，可以只表现为气机被阻的各种症状，并不一定要有清稀量多的痰涎。所以不可僵化地理解为只有见到大量的寒湿痰时才可以用小青龙汤，那样就把小青龙汤局限为一首治痰的方剂，而不是能够宣散阳气、解除所有外寒内饮状态的经方了。

总　结

上述几种典型的太阳病方证，都是体表的阳气与津液在不同层面出现了不同程度的郁遏、阻滞所表现出来的。

从部位上看，麻黄汤证的正邪交争突出体现在皮表，桂枝汤证则是从皮表到肌腠都存在着营卫的失和，所以桂枝汤证的病位更深一些。大青龙汤的病位是或在皮表或在肌腠，唯以郁滞严重为特征。葛根汤证与小青龙汤证则是从内到外都存在着津液失常，是太阳伤寒的两种常见类型。前者是一过性地水液不化，集中停蓄于胃肠之内；后者为平素的水饮内生，广泛停蓄在心下乃至四肢的肌腠之中。

这里所说的“层面”或“病位”的浅深，并没有一个明确的分界面，前面所谓太阳主“表”，太阳病是“外部”的气化不利，也并不是在人体上静止、机械地划分出层面、划定部位，然后指定在这个指定层面以外的部位叫“表”。因为在中医学关注动态、关注过程的观察和解说方式中，部位的界说是为了表达气化的过程，在那个部位发生的气化过程才是所要关注的重点。所以这里所说的“表”与“外部”，一定要结合气机的动态变化去理解才有意义。脏腑是人体的中心，气血津液都是从内化生而布散于外，所以，谈外在的气化，一定是气血津液要能到达于外，然后才能正常工作。那么，太阳的气化，也就是在阳气的主导下，气血津液在体表综合呈现出卫外、温煦、调整皮肤的开合等作用的过程。这个过程发生了障碍，就是“表证”。但只有阳气确实外出到达肌表与邪气抗争的病情才叫太阳病，若阳气向外的努力根本没有能力实现，就是少阴病了。

原文（42~57）

四十二、太阳病，外证未解，脉浮弱者，当以汗解，宜桂枝汤。

“太阳病，外证未解”，一般的原则就是要先解其外。原文进行到这里，已经基本上讲完了典型、常见的解外方证，这么多方证要如何一下子找到应当选用的方剂呢？这就需要有原则性的掌握要点了。这里首先提出一个原则：对于需要发汗解表的“外证”，脉浮弱者，就宜用桂枝汤！

李克绍老先生特别强调，这一条是在提示原则，而不是单纯地提示脉证并治。所以不用“主之”，而用“宜”。脉弱提示病人的营卫之气不足，表证未解而脉浮弱，治疗时宜补中有散，而不宜用峻猛发汗的方法，所以宜用偏于温补的桂枝汤。

四十三、太阳病，下之微喘者，表未解故也。桂枝加厚朴杏子汤主之。

“太阳病，下之微喘者”，明确指出当前患者为太阳病，用下法之后引发了微喘。如果这一条只是单纯地讲述方证治疗，那么接着讲“桂枝加厚朴杏子汤主之”就行了，而文中加了一句“表未解故也”，说明了误下致喘的原因是“表未解”，这就产生了一个问题：为什么表未解时下之会“微喘”呢？

第15条讲了“太阳病下之后，其气上冲者，可与桂枝汤”，我们看本条下后还是用的桂枝汤为主来治疗，就可以判断这种情况在整体上属于误下引发了病人的“气上冲”。气上冲必然会干扰肺的肃降，所以会引发微喘。但这里只是“微喘”，喘并不是主证，主证还是未解的表证。

为什么有这样的判断呢？我们想一下，一般情况下，用药物攻下或是饮食不当引起了下利，这种下利会引发喘吗？可能我们都经历过由外因引起的腹泻，但并不会引发喘证。而本条在太阳病的状态下用下法为什么会引发喘呢？本来用下法是引起气机下降、内陷的，为什么本条反而引起了上冲？由第15条“气上冲者可与桂枝汤”可知，这是机体自身在继续向外倾移气机去解表的反应。只有在表未解，且机体有能力继续去解表的情况下，被下法牵绊后才会发起更强的反弹、外冲之势，以至于引发了微喘。所以原文直接判断，这种情况下发生的微喘，就是因为“表未解故也”。

有了这样的判断，后面就可以“随证治之”了，桂枝汤解表的基础上，加入厚朴、杏仁降利肺气。

四十四、太阳病，外证未解者，不可下也，下之为逆。欲解外者，宜桂枝汤。

本条强调了临床中的一个基本治疗原则：在一般情况下，有表证时不可用下法。

如果病人只有表证而无里证，根本就谈不上用下法的问题，用了下法就是明确的误治，这是不言而喻的。所以本条所强调的是：表里同病的情况下，一般的原则是先解表，后治里。

需要注意的是，这是一般原则，也就是说，没有极特殊的情况，临床中必须要遵守这个原则。特殊的情况在后面有相应的条文，学到时我们再强调。《金匮要略》的首篇即是“脏腑经络先后病脉证第一”，可见，在临床中治疗是有次第的。这其实是自然界的基本规律，因为任何事情的发生发展都是有顺序的，“知所先后，则近道矣”。

四十五、太阳病，先发汗不解，而复下之，脉浮者不愈。浮为在外，而反下之，故令不愈。今脉浮，故在外，当须解外则愈，宜桂枝汤。

本条在康平本中是低两格的条文，看内容像是对上一条的补充，仍是强调同时有表里证时，要先解其外。这两条都在后面总结说，解外宜桂枝汤。我们知道，具体用什么方，需“知犯何逆，随证治之”，不是什么外证都宜桂枝汤的，所以这两条中的桂枝汤可以理解为在仲景那个年代，表里同病的病情中，“宜桂枝汤”的人是最常见的。不要把这里的桂枝汤理解为“主之”就好。

这两条的字面意思很简单、很明确。我们记住就好。但这里有个问题，必须要思考、理解。那就是：为什么表里同病时要先治表后治里？

在思考这个问题之前，要先了解一些中医学基本的治疗原理与原则。

《素问·五常政大论》说："其久病者，有气从不康，病去而瘠，奈何？岐伯曰：昭乎哉圣人之问也！化不可代，时不可违。夫经络以通，血气以从，复其不足，与众齐同，养之和之，静以待时，谨守其气，无使顷移，其形乃彰，生气以长，命曰圣王。故《大要》曰：无代化，无违时，必养必和，待其来复。此之谓也。"大意是：有久病的人，气机虽已调顺而身体并没有康复，病症虽已去除而形体依然瘦弱，这应当怎样处理呢？岐伯说：这真是英明的圣人之问啊！人的气化是不可用外力来替代的，生命自身的时间节律也是不可以违反的。若经络已经畅通，血气已经和顺，要恢复正气的不足，使与平常人一样，必须注意保养，和调阴阳，静待其自然恢复的时日，谨慎地守护正气，不使营卫之气发生异常的倾移，这样形体就可以逐渐壮实，生生之气才可以得到长养，这就是圣王的法度。所以《大要》说：不要用人为的方法来代替自然的气化功能，不要违反生命的自然节律，必须要遵循生命的自然规律而调和，等待机体的自愈过程完成。

《大要》是在《内经》时代之前的医学经典，现已佚失。通过《内经》的记载，我们知道自古的医家就非常重视人体的自愈能力，并且深信人体的自愈机能很强大、很完美，因而充分地尊重它、维护它，而不会试图去代替它。在这种思想认识下，传统中医学的治疗原则就是听从人体自发的疗愈反应，因势利导地去帮助身体，而不是替代身体做治疗。因而《素问·阴阳应象大论》中会有"其高者，因而越之；其下者，引而竭之；中满者，泻之于内；其有邪者，渍形以为汗；其在皮者，汗而发之"这样具体的治疗原则。

在这样的治疗思想与基本原则下，我们考虑一下，病人自身能同时呈现出表证和里证时，身体的自愈能力、自身的调整趋势是什么？

通过《内经》中对营气与卫气循行、分布及其功能的讲述，我们知道人体的卫气是优势分布于四末与外周的，如《灵枢·邪客》"卫气者，出其悍气之慓疾，而先行于四末、分肉、皮肤之间而不休者也"，即卫气是水谷中慓疾的悍气所化生，它一生出来就先行于人体的手足、肌肉和皮肤之间而循环不已。

人体感受病邪后，最终能呈现出什么样的病情，是由与病邪相应的正气的反应状态、反应模式所决定的。在人体同时呈现出表证与里证的时候，表明机体的正气有能力在这两个方面都去进行自愈的调整，相应的病证其实是“正邪相争”的外在表现。人体的外表部位最广，分布的卫气最多，发病时所需的卫气还要更多。因而，有表证呈现，就说明人体有能力去解决消耗卫气最多的问题，说明阳气是相对充足的。我们都知道儿童很容易表现出明显的表证，经常会有明显的发热。而成年人、老年人总体上看患有外感发热的机会要比儿童少得多，很多人会说自己好多年都不感冒一次，好多年没发过烧。这种现象的原因不是因为成年人感受外邪的机会少，而是因为其阳气水平不足以及时达到肌表去调整、没有能力表现为典型的表证。

那么，人体在有能力去解决表证这个最耗能的问题时，也就是启动机体最大比例的能量去自愈时，我们如果不顺从机体的趋势，而试图引导能量去解决身体在当下并没有重点分配能量去解决的问题，这显然不符合顺从人体、因势利导的基本原则。所以，在一般情况下，身体有表里同病的时候，我们要先去帮助身体解除最耗能的表证。明白了这个原理，在后面表里同病时先需治里的特殊情况也就好理解了。无论哪种特殊情况，都无非是里证已上升为当前的主要矛盾，机体自身已经无法继续去优先解表了，所以我们就帮助机体先解除里证。总之，医生的治疗是顺从人体的自愈趋势，而不是一厢情愿地去代替身体做什么，这是传统中医学整体观念指导下的必然法则，因为中医学的治疗对象是整体的人，而不是某种具体的疾病。

四十六、太阳病，脉浮紧，无汗，发热，身疼痛，八九日不解，表证仍在，此当发其汗。服药已，微除，其人发烦，目瞑，剧者必衄，衄乃解，所以然者，阳气重故也。麻黄汤主之。

四十七、太阳病，脉浮紧，发热身无汗，自衄者愈。

“太阳病，脉浮紧，无汗，发热，身疼痛”，这是典型的太阳伤寒证。一般情况下，太阳病可能会七日自愈。如果病人的体质好，自愈的条件具足，在足够的时间内，身体自己就会调节而愈；如果内外的条件不具足，则身体不能完成所需的自愈调节，病情就会延续而无法自愈。现在是太阳伤寒证延续到八九日还没解除，那么只要“表证仍在”，就仍“当发其汗”。“麻黄汤主之”应置于此处，这是全书的一贯句式，把主治的方名后置于句末。“服药已，微除”，是说服用麻黄汤后病症未解，只是稍微有所减轻。这种明显的表闭之证服药后未能汗出而解，就很容易出现后面的症状表现。

“其人发烦，目瞑，剧者必衄”是描述表闭严重时会出现的症状。“发烦”就是出现心烦的感觉；“目瞑”是指一过性地眼前发黑、视物不清，甚至一过性地失明、暴盲。这是因为目系入络于脑，头为诸阳之会，表证日久，阳气郁闭严重时，脑中的气血被凝滞，影响及目系继而影响视觉。如《灵枢·大惑论》中所说：“五脏六腑之精气，皆上注于目而为之精。精之窠为眼，骨之精为瞳子，筋之精为黑眼，血之精为络，其窠气之精为白眼，肌肉之精为约束，裹撷筋骨血气之精，而与脉并为系。上属于脑，后出于项中。故邪中于项，因逢其身之虚，其入深，则随眼系以入于脑。入于脑则脑转，脑转则引目系急。目系急则目眩以转矣。”

“剧者必衄”，是说这种郁闭日久的太阳伤寒证，病人可能会出现自衄。即没有其他的原因，只是因为太阳之气闭阻而引发了鼻衄。这是气血郁滞于头面较重，鼻黏膜处丰富的毛细血管破裂所致。所以原文解释说“所以然者，阳气重故也”。“阳气重”，就是太阳的经气被凝滞、郁闭的程度很重。这一段描述提示我们，临床中遇到表闭甚重的病人，在开方后还要嘱咐病人，服药后如果没有顺利地汗出热退，可能会出现一过性的心烦，眼前发黑甚至忽然失明，这时不要恐慌，安静休息，很快就会缓解。2个小时左右还未完全缓解，继续服药即可。此期间出现鼻衄也是病情向愈的自然反应。

“太阳病，脉浮紧，发热身无汗，自衄者愈”是说这种情况下发生的鼻衄，也会像出汗一样解除阳气的郁闭，可能会带来自愈。所以后世把这种机体自发的鼻衄称为“红汗”。《灵枢·营卫生会》中说“中焦……化其精微，上注于肺脉乃化而为血，以奉生身，莫贵于此”，血是人体内甚可宝贵的精华，外感而动用了出血来治愈，显然是不划算的。所以原文第55条又强调说：“伤寒脉浮紧，不发汗因致衄者，麻黄汤主之。”自衄后也不一定能完全解表，只要伤寒表闭还在，就用麻黄汤来主治，不要再憋到衄血的程度。现代有人“擅用”放血疗法，治感冒也放血，甚至很小的孩子，仅仅是不太重的发热也要放血，真是太无视人体的正气了！只为了消除症状，只想到治病，而目无整体之人者，不是真正的中医。

四十八、二阳并病，太阳初得病时，发其汗，汗先出不彻，因转属阳明，续自微汗出，不恶寒。若太阳病证不罢者，不可下，下之为逆，如此可小发汗。设面色缘缘正赤者，阳气怫郁在表，当解之、熏之；若发汗不彻，不足言。阳气怫郁不得越，当汗不汗，其人躁烦，不知痛处，乍在腹中，乍在四肢，按之不可得，其人短气，但坐，以汗出不彻故也，更发汗则愈。何以知汗出不彻？以脉涩故知也。

本条在康平本中记载如下，这里只就康平本的“正文”简要解析，以示其“随证治之”的基本思路。

> 二阳并病，太阳初得病时，发其汗，汗先出不彻，因转属阳明，续自微汗出，不恶寒。（注：太阳病证不罢者，不可下，之为逆），如此可小发汗，设面色缘缘正赤者，阳气怫郁［在表，当解之、熏之］（注：若发汗不彻，不足，阳气怫郁）不得越，（注：当汗不汗，其人躁烦，不知痛处，乍在腹中，乍在四肢，按之不可得），其人短气，但坐，［以汗出不彻故也］，更发汗则愈。（注：何以知汗出不彻？以脉涩故知也），若（阙文）

《伤寒论》中所讲的“合病”是同时发病；“并病”，就是相继发病。“二阳并病”，在这一条中就是指太阳病尚未解，病人又出现了阳明的气化失常。后面的内容就是具体说明其过程。

“太阳初得病时，发其汗，汗先出不彻，因转属阳明”。发汗是帮助身体的气机向外宣散，“汗出不彻”就是由于没有达到遍身微汗的程度或没有达到持续微汗的时间等原因，最终并没有达到完全宣畅开体表的气机。这个“汗出不彻”的状态下身体的气机就是一直在往外发散，因而整体的气机运动中肃降的力量就会不足，这就会导致阳明的敛降不足而出现阳明病状态。“续自微汗出，不恶寒”是已经并发了阳明病，因为太阳病是恶寒的，“不恶寒”是阳明的外证。

“若太阳病证不罢者，不可下，下之为逆，如此可小发汗”，这是插入进来的补充说明，再一次强调有表证时不可下。又因为病人当前是一个转向阳明病状态的续自微汗出，阳已能外达，只是不畅，所以也不能用很猛的力量发汗，小发其汗，使表气畅通就可以了。

“设面色缘缘正赤者，阳气怫郁不得越”是假设这种情况下病人满脸通红，这是阳气在头面部的郁滞很重，不能发越出来。这种严重的气机郁闭在上，就会表现为“其人短气，但坐”，这种症状和阳明病篇第219条“三阳合病，腹满身重难于转侧”的白虎汤证有些类似，整体上就是气机壅滞严重时呼吸不通畅、身体不灵活的表现。

因为当下的气机郁滞主要还是因为太阳病的汗出不彻，所以“更发汗则愈。”

四十九、脉浮数者，法当汗出而愈。若下之，身重心悸者，不可发汗，当自汗出乃解。所以然者，尺中脉微，此里虚，须表里实，津液自和，便自汗出愈。

这一条还是补充说明前面讲述过的基本原则。

脉浮数，浮为在表，数为有热，脉见浮数，通常是有表证，常法应该是发汗而愈。如果误用了下法，病人因而出现身重心悸，就不能再发汗了，而要等到病人能够自身发起自汗出的自愈反应时才能解表。这也就是《大要》中说的“无代化，无违时，必养必和，待其来复。”为什么要这样呢？因为这个病人的“尺中脉微”，这提示病人里虚。里虚时没有了充足的气血津液来解表，所以此时有表证未解，也不能先去解表了。必须等到病人的“表里实，津液自和”，也就是一身的气血津液充足了，才有可能自汗出而愈。

我们看这一条中，出现了“自汗出乃解”“津液自和”“便自汗出愈”，一再地强调病人“自”身的反应。这和前面讨论表里先后治则的精神是一脉相承的，就是我们所要治疗的是整体的人，我们需要了解、判断病人自身的情况，顺应其自愈机能而治疗。

五十、脉浮紧者，法当身疼痛，宜以汗解之。假令尺中迟者，不可发汗。何以知然？以荣气不足，血少故也。

这一条继续讨论表证治疗中的体质问题。

脉能够浮起来，还有紧象，提示在身体最外层有约束，往往是寒邪袭表，会引发身疼痛。单纯的这种情况就是个典型的伤寒表证，应当发汗解表，但是，这里有个假设："假令尺中迟者"，就不可发汗。因为尺脉主里，迟为血行速度慢于正常，尺部脉迟是内在的气血推动无力之脉象，所以说是因为"荣气不足，血少故也"。可见，这还是在顾及整体的人，而不是眼中只有身疼痛这些病症。

五十一、脉浮者，病在表，可发汗，宜麻黄汤。

在讲了几种有表证但不能发汗的情况后，作者又重新强调一下可发汗的一般原则："脉浮者，病在表，可发汗"。因为麻黄汤是发汗的正方，所以说"宜麻黄汤"。不用"主之"，就不是强调必用此方，而是以此方来指代这一大类的治法。

五十二、脉浮而数者，可发汗，宜麻黄汤。

在康平本中本条与上一条是连在一起的低两格条文。还是补充强调在表宜用汗法的一般原则。

五十三、病常自汗出者，此为荣气和，荣气和者，外不谐，以卫气不共荣气谐和故尔。以荣行脉中，卫行脉外，复发其汗，荣卫和则愈。宜桂枝汤。

这一条在康平本中是低一格的条文。研究者认为这种格式是仅次于原文的"准原文"，推测这种条文即便不是仲景写的，也可能是与仲景年代相近的弟子加入的。能在那个年代留在原著中的见解，应该和仲景的见解很近，所以参考意义很大！

"病常自汗出者"，没有说是太阳病，也没说"伤寒"之类的诱因，就是经常自己出汗。"此为荣气和"，荣气，就是营气，在《内经》中就是这两个词都用。如《素问·逆调论》中说"荣气虚则不仁，卫气虚则不用，荣卫俱虚，则不仁且不用，肉如故也。"荣气和，就是营气没有问题、没有异常。

"荣气和者，外不谐，以卫气不共荣气和谐故尔"，这是说，虽然营气没有问题，但是卫气不与它和谐，营卫的关系不协调了，所以会出现总是自汗出的情况。

"以荣行脉中，卫行脉外"，营气行于脉中，卫气行于脉外，这本来是正常的营卫状态，这里用这个说法是来强调说明营卫不和的具体模式，就是卫气只

“行于脉外”而不能“与营并行”了。这里需要了解《内经》中对于营卫的讲述，才能完整地理解营卫的正常关系与失和模式。

《内经》中关于营气和卫气的论述相当丰富，除了《灵枢》中《五十营》《营气》《脉度》《营卫生会》《卫气》《卫气行》《卫气失常》等针对营卫进行的专题论述外，几乎所有关于经络、刺法和论病的篇章都涉及营卫的内容。可以说营卫理论是《内经》中最具有完整体系的论述，是中医学对人体生理、病理认识最具特色的内容之一。从《内经》中所讲述的营卫内容来理解《伤寒论》，不但本条与之若合符节，通看整部《伤寒论》也能一以贯之。

《营卫生会》篇说“何气为营？何气为卫？……岐伯答曰：人受气于谷，谷入于胃，以传与肺，五脏六腑，皆以受气，其清者为营，浊者为卫，营在脉中，卫在脉外，营周不休，五十而复大会，阴阳相贯，如环无端。”说明了营卫都是由饮食所化生，营气循行于脉中，卫气的循行不受脉的约束，它们的主体运行模式都是一昼夜在人体内循行50周。其具体的循行路线在《灵枢·营气》与《灵枢·卫气行》篇中有详细介绍，此处不做说明。除了这种主体运行模式，卫气还有一种运行方式就是“常与营俱行”。如《灵枢·营卫生会》篇说：“卫出于上焦……上焦出于胃上口，并咽以上贯膈而布胸中，走腋，循太阴之分而行，还注手阳明，上至舌，下注足阳明，常与营俱行于阳二十五度，行于阴亦二十五度，一周也，故五十度而复会于手太阴矣。”就是说卫气在前述的内外各25周的主体运行中，还同时按十二经次序与营气并行。如《卫气行》篇所讲，卫气运行总的趋势是从三阳经散行后从阴跷返回，以及在脏腑内循环，但这个过程中三阴经也都是有卫气的，整体循行的过程中营气所行之处时刻都有卫气陪伴。《灵枢·胀论》说“卫气之在身也，常然并脉循分肉，行有逆顺，阴阳相随”所说的也是这种循行方式。所以，营气在正常循行时一直是有卫气伴行的。如果伴行的卫气也跑到脉外面去，就会发生本条所讲的“卫气不共荣气谐和”。

这种营卫不能相随的状态就会表现为人体异常的出汗，如《营卫生会》篇说：“人有热，饮食下胃，其气未定，汗则出，或出于面，或出于背，或出于身半，其不循卫气之道而出，何也？岐伯曰：此外伤于风，内开腠理，毛蒸理泄，卫气走之，固不得循其道，此气慓悍滑疾，见开而出，故不得从其道，故命曰漏泄。”大意是：有一种发热的病人，刚吃完饭，还没有化生出营卫津液呢，汗就出来了。正常情况下出汗是由卫气主司的，但这种出汗或出于面或出于背或出于半侧身体，并不是按卫气循行之道出来的，这是怎么回事呢？岐伯说，这是因为感受了风邪，受邪了卫气就会趋向受邪之处来调节疏通，因而在腠理中蕴蒸而使之开泄，腠理一开泄卫气也跑掉了，因而不能正常地固护肌表、调节汗出。卫气的性质强悍，行动滑利快速，哪里开泄就从哪里跑掉，所以不能按正常轨道循行，这种情况叫“漏泄”。

为什么会发生“漏泄”呢？从营卫的关系来看，要营卫并行，二者协调，卫气才能够完成其“温分肉、充皮肤、肥腠理、司关阖”的生理功能。如果卫气受到干扰而异常活跃，在没有营气伴行的情况下，达到了肌表也不过是白白地“走之”，因其失于固摄，故发为自汗出。

这种情况要怎么治疗呢？要“复发其汗”使“荣卫和则愈”。就是要像桂枝汤的方后注中所讲的那样，通过人为的方法，让病人达到遍身微汗状态，维持在2小时左右，则肌表的营卫就会恢复到“谐和”的状态。

五十四、病人脏无他病，时发热、自汗出而不愈者，此卫气不和也，先其时发汗则愈，宜桂枝汤。

在康平本中这一条是低两格的条文。看起来是对上一条的补充说明。

“病人脏无他病”，这里讲得就更清楚了，病人的内脏没有毛病，不是阴虚、肺热之类的原因，而是肌表调节功能有问题才表现为“时发热自汗出而不愈”，即发作性地发热汗出，时发时止。这种病证的内在原因与上条一样，本条就直接点明，是“卫气不和”。对于这种情况，要“先其时发汗”，就是在病情反复的周期中，选在他没有发热、汗出的时候用药，因为未发病时气机相对平稳，更易于调节。“宜”桂枝汤，还是提示要用补充营卫，促进调和这一大类的治法。而不一定是原方“主之”。

五十五、伤寒脉浮紧，不发汗，因致衄者，麻黄汤主之。

道理同第46、47条，这里就是强调一下，自衄者不一定都会自愈。因为无汗而导致了鼻衄，说明卫气郁闭已甚，所以要用“麻黄汤主之”。

五十六、伤寒不大便六七日，头痛有热者，与承气汤。其小便清者，知不在里，仍在表也，当须发汗，若头痛者必衄，宜桂枝汤。

前面第4、5条讲过，对于不同的体质，“伤寒”一日到几日内，说不定会“传”为哪种病情。本条讲的是从伤于寒开始，病人六七日内一直都没有大便，这时病人还“头痛有热”，说明是阳气郁滞在上。保持二便通利，是维持全身气机畅通的必要条件，所以这种情况下可以考虑给与承气汤之类的通降治法。如果这种阳热郁滞日久的病情下，病人的小便是无色透明的，不黄不浊，就说明内在的阳气并没有郁积化热，其发热仍是表证。这时如果没有极特殊的情况，还是要遵守先表后里的原则，仍然要发汗解表。

“头痛者必衄，宜桂枝汤”，不是说病人头痛则会伴有鼻衄，然后用桂枝汤来治疗。因为桂枝汤功能温补，鼻衄时再用就是火上浇油了。所以这一句还是那种方名后置的句式，“宜桂枝汤”应接在“当须发汗”之后。“若头痛者必衄”是补充说明这种发热日久且不大便的表证，如果用了桂枝汤后头痛得更厉害，就有可能会出现鼻衄。这是因为毕竟桂枝汤有温补之性，病人虽然表证未解，但不大便日久，阳气内郁不降则有相对的上冲之势，桂枝汤的温补之性加重了阳热的上冲，就会头痛加重或伴发鼻衄。这是告诉我们，对于复杂的病情，既要正确辨证，遵守表里先后治则，又要知道，常规处理后可能会出现的非常规反应。能够辨识用药后病人发生的脉证变化，才会动态地把握病情，在治疗的全部过程中保持“知犯何逆”。《伤寒论》中有很多条文是在讲正治或误治后的各种变化，如第41条中的“服汤已渴者，此寒去欲解也”，对于这些内容我们也要充分重视、细心体会。

五十七、伤寒发汗已解，半日许复烦，脉浮数者，可更发汗，宜桂枝汤。

“伤寒发汗已解”，是表证已经解除，表气已经通畅了。过了半天病人又感觉心烦，这种烦就相当于第4条讲的“若燥烦，脉数急”，是气机又有郁遏，这是患者的营卫谐和状态不够稳定，未能在表解后稳定地恢复常态。这个时候见到脉浮数，是机体还能够把气血运到外面来，试图调节、修复外在的气机，就可继续使用持续微汗以调和营卫的方法。已经发过汗，表解过了，外面没有严重的凝滞，所以不要用峻猛的发汗法，只适宜用桂枝汤。这也是在讲太阳病证常规治疗后的一种情况，只要病人没有完全恢复健康，就要辨识其整体状态，随证治之。

总　结

此段原文概述发汗法的辨证选用。

汗法为治太阳病之常法，治法之用，随其脉证。42条示太阳脉虚之总则；43条示太阳误下，气机被降反冲；44、45条示表里同病当先解表之常法；46至48条示表郁重证；49、50条示虚人表郁不可发汗;51、52条言“宜”麻黄汤而非“主之”，示太阳伤寒辨治概要；53、54条示营卫不和概要；55条重申表郁重证卫闭可波及营血；56、57条示太阳病有表里虚实之辨。

以上为辨太阳病脉证并治之初步，接下来58～123条讲述治疗后的各种情况。

原文（58~94）

五十八、凡病，若发汗，若吐，若下，若亡血、亡津液，阴阳自和者，必自愈。

这是再一次强调自愈的问题。明确告诉我们无论是什么病，无论其经历了怎样的治疗，无论身体受到了怎样的损伤，只要机体的内在能够“阴阳自和”，他就能够自愈。那么，言外之意就是，我们作为医生，一刻也不可偏离的治疗目标就是促进人体的阴阳自和、促进其自愈。

那什么是“阴阳自和”呢？这就是一个很笼统的概念了，因为阴阳是“万物之纲纪”，什么事情、什么内容都可以用阴阳来概括。但落实到人体上，最基本的内涵无非是营卫相和、脏腑经络的功能状态及相互关系相和等等。具体的把握方式还是要“观其脉证”，如《素问·五脏生成》篇所说：“夫脉之小大滑涩浮沉，可以指别；五脏之象，可以类推；五脏相音，可以意识；五色微诊，可以目察。能合脉色，可以万全。”

五十九、大下之后，复发汗，小便不利者，亡津液故也。勿治之，得小便利，必自愈。

这是补充说明一种自愈的情况。

大下之后，再发汗，出现小便不利的症状，这是因为泻下和出汗损失了人体的津液，当然这个过程同时也必然损伤阳气，但此条意在强调津液的方面。对于这种津液不足的小便不利，在治疗时就不要为了利尿而利尿，不要片面地针对这个小便不利的症状去治疗。即便不去治疗，只要病人能自然恢复了津液，得以小便自利，则整体的病态也会自然向愈。

六十、下之后，复发汗，必振寒，脉微细。所以然者，以内外俱虚故也。

振，动也。“振寒”就是打寒颤。病人被用了下法之后，可能病症没有明显的改善，医生就又给他发汗。下之后中气就会有损失，再接着发汗，汗出还会消耗阳气。经历了这样损耗阳气的治疗后，病人就可能会出现打寒战，脉象变得微细。之所以这样，是因为身体的内外都虚了。

汗出伤阳，卫气受损，这是外虚，会失其温煦，故寒战。下法会损耗中气，下之后再发汗，使整体的气血外倾，中焦的脾胃之气就更虚了，这是内虚。内虚不能化生气血，充盈血脉，故脉微细。脉微是讲脉的力量，很微弱，一摸就快要没有了的样子，是阳气不足，力量不足，鼓动无力；脉细是讲脉形，是指脉管的体积、内容物减少，是里面的血液不充足。内外的气血都不足，所以说是“内外俱虚”。虚了怎么办，“虚则补之”！但这里没有给方。《金匮要略》中有专门讲述虚劳的篇章，我们知道，《伤寒论》和《金匮要略》原本是一本书，把它们通读熟悉之后，有了整体上的了解，就会对这些有证无方的内容也考虑到如何“随证治之”了。因为这个部分总体是在讲伤寒、外感的大主题，所以对于外感证详细论述，有证有方；对于相应出现的内伤杂病则略而述之，让我们先知道这时是虚了，不可以再用汗下等攻伐之法就行了。

补充正气最佳的方法就是正确的饮食，毕竟营卫气血都是饮食所化生的，所以对于这种状态的机体，最根本的治疗原则还是《伤寒论》基本宗旨：扶阳气，存津液，保胃气。这三条做到了，机体必然能够“阴阳自和”而自愈。那么，我们医生在治疗病人的时候，首先就要注意到，不要以治疗的名义去损伤病人的阳气、消耗病人的津液、干扰病人的胃气。我们看《伤寒论》中有很多条文都是在讲误治后的辨识与救治。而所有的误治，往往都是在这三个方面出现了过失。

六十一、下之后，复发汗，昼日烦躁不得眠，夜而安静，不呕，不渴，无表证，脉沉微，身无大热者，干姜附子汤主之。

本条讲述了一种误治伤阳的情况及其救治。

前面的内容集中讨论了太阳病的常见证型、治疗反应和一些基本的治疗原则。从这一条开始，集中了一大段的内容来讲述常见的误治后反应与相应的辨治方法。

下法和发汗法都会引起机体内在的阳气向外倾移，阳气会随腹泻、汗出而消耗。因此会造成内在的阳气相对不足。在这种情况下，如果出现了“昼日烦躁不得眠”的情况，就说明阳气已经被扰乱了。为什么这样说呢？我们先来看看“昼日烦躁不得眠”是怎样一种情况。昼日，就是白天，并不是睡眠的时间，一般情况下人也不会在白天想睡觉，那么昼日不眠就是一个正常现象。此时有烦躁，说明有阳气在机体的外部无序运行，不能安于本位。如果仅是这样，就像前面的大青龙汤证或桂枝汤服后反烦不解一样，还是一个太阳病。但那也就是单纯在白天的烦，和睡眠没有什么关系。

而本条告诉我们，病人除了烦躁，还“不得眠”，这是一个什么样的症状呢？

首先看什么叫“不得”？就是你想要还得不到。如果根本没有这种需求，也就无所谓得与不得了。那么，“昼日烦躁不得眠”所描述的其实是病人在白天也很想睡觉，但就是睡不着，所以感觉很烦，并且到了手足不宁、躁动不安的程度。这种烦躁到了夜晚会自然消除，想睡就能睡着，故曰“夜而安静”。

这个现象能说明什么？

我们知道，一般情况下，人在很疲劳的时候就会想睡觉，无论白天还是晚上，因为劳累后，阳气被大量消耗了。现在虽然不是劳累，但也是阳气被大量消耗，所以也想睡觉。也就是说，正常情况下，人体在阳气消耗得很多时，就会自发地想睡觉。这是因为睡觉后阳气就会潜藏到内部，不在外面继续消耗。更重要的是，在睡眠时外周的活动相对抑制后，内在的脏腑开始进行主要的工作，进行重要的精气转化、化生气血等工作。所以睡眠是人体最佳的自我保护、自我调整与自我更新过程。但现在的问题是在白天时想睡觉也睡不着，只有到了晚上才能睡着。

“不呕，不渴，无表证”，这都是正常状态，在这里提出来干什么？

病人不呕，说明胃气没乱，阳气和降的机制没有问题。不渴，说明不是津液匮乏而不能承载阳气收藏。无表证，说明没有外来的邪气干扰让阳气不得不出去应对。通过对三个正常状态的描述，来排除烦躁的这三种机制。

“脉沉微”，说明阳气无力鼓动脉搏，潜伏在深深的内部。

“身无大热”，就是稍稍有点发热，再加上烦躁的表现，说明外部还郁滞了一些阳气，不能回归潜藏。

可见，此时整体的状态就是内在的阳气因损耗而相对不足，外部的阳气回不去。而阳气从外部回去的机制、条件都没有问题（无胃气不降、无津亏不敛、无表证气机外倾），所以肯定是内部出了问题。结合前面提到的“下之后，复发汗”的诱因。就可以知道是下法、汗法耗伤内在的阳气后，内部的脏器因缺乏阳气的推动而陷入了凝滞、收缩的状态。这个状态也就是所谓的“阴寒内生”，但只是一过性的，并没有什么有形的实邪。这种状态下阳气想要回来，但是打不开内在的凝滞，所以进不来，被格阻于外，故烦躁。到了晚上，外部的卫气回入内部增多，能够打开这种凝滞的状态，所以晚上能够自然安睡。

干姜附子汤方

干姜一两　附子一枚（生用，去皮，破八片）

右二味，以水三升，煮取一升，去滓，顿服。

干姜附子汤大辛大热，散寒通经的力量很强。尤其是服法的要求：“顿服”，就是熬好的药一次喝完。这种服法药力足、药势猛，可以一击而中，这也说明了它主治的病证只是一个一过性的状态。通过顿服干姜附子汤来振奋、温通一下内在的阳气，把内部的凝滞状态散开，让阳气得以出入顺畅，恢复机体正常营卫出入机制，这个误治后的出入受阻状态就彻底治好了。

如果病人是在白天喝的这个药，那么服药后应该会出现困，而且能睡得着，睡一觉后会诸证豁然。事实上，在临床中以温中法为主治疗阴寒内生的病证时，经常会出现药后病人困，睡得沉，醒后感觉精神体力明显的好转，这都是恢复了中焦的运化与营卫循行的通畅后，身体的自愈反应。

六十二、发汗后，身疼痛，脉沉迟者，桂枝加芍药生姜各一两人参三两新加汤主之。

需要发汗治疗的太阳病，在发汗后身疼痛应该减轻或消失。现在发汗后反而出现了以身疼痛为主的表现，并且脉象是沉迟的，这是阳气沉在内部，出行缓慢而呈现出的一种脉象。说明病人内在的阳气已虚，不足以鼓动血脉走出来畅行、温养周身，所以身疼痛。这里需要注意，身疼痛到底是哪里痛。根据仲景在全书中的用词，关节痛时会明确写为肢节痛，所以单纯讲“身疼痛”或“身痛”时，主要是指肌肉疼痛。

以中医学的理念来看，所有的疼痛都是不通。但本条的不通是在气血不足的基础上发生的，所以后人也把这种情况称为“不荣则痛”。不荣，也是引起了不通才会痛，否则只是单纯的麻木不仁，并不表现为疼痛。所以，本条的基本治则，还是要恢复机体的“元真通畅”。

本条的用方一般被简称为“桂枝新加汤”。就是在桂枝汤补充且通畅营卫的基础上，增加芍药来通畅居于内为主的营气，化生气血；再增加生姜的用量使腠理通利，以帮助气血畅行；更加入人参大补元气。这样诸药配合，共同使气血得到温养，外行通畅，使脉不再沉迟，则身痛自愈。

六十三、发汗后，不可更行桂枝汤，汗出而喘，无大热者，可与麻黄杏仁甘草石膏汤。

本条讲述了一种发汗后变喘的证治及禁忌。

这里首先要注意一个强调性的前置句，就是“不可更行桂枝汤”。因为前面已经讲过了有发汗后还可以用桂枝汤的情况，所以我们看到这种行文，首先要知道，它不是在强调发汗后就不能再用桂枝汤了，而是说，如果发汗后，出现了后面的变证，就不能再用桂枝汤了。

具体的病情是给一个病人用了发汗法之后，汗是出来了，但是热没退，也不太高，是“无大热”。在汗出、有热的同时出现了喘促，“而喘”就是强调此时喘证已成了当前的主证与辨治要点。那么，这种情况下要如何治疗先不说，首先要明确的是绝不可以用桂枝汤。

前面讲了桂枝汤治疗的发热特点就是有汗，并且热不太高。现在的情况看起来挺符合的，怎么就不能用呢？因为此时多了一个症状：喘。机体在没有受到其他的刺激时，只是因为用了发汗法使阳气向外倾移后，出现了一边汗出一边喘的情况，说明内在动员起来的阳气蕴蒸向外的力量太强了，已影响了肺气的肃降，就像26条和38条那样，内在的阳气已经要暴动了，再给桂枝汤无异于火上浇油，所以原文先把“不可更行桂枝汤”这个严重禁忌提到前面来说，以提醒学习者的注意。

那是不是凡是见到发热不甚、有汗，像一个桂枝汤证的表现时，只要出现了喘，就不可以用桂枝汤了呢？显然并不是这样的。所有的外在表现都是由内在的正气状态而决定，治疗根据的也是内在的正气状态，外在的症状只是我们辨识治疗根据的线索，并不是治疗的直接依据，也不是治疗的直接对象。43条“太阳病，下之微喘者，表未解故也。桂枝加厚朴杏仁汤主之。”讲的就是和本条描述相类似的症状表现，但要用桂枝汤为主来治疗。

第43条先说明了是太阳病，应该用汗法，反而“下之”，显然是不对的。经过这样的误治后，病人出现了“微喘”的表现。原文说是“表未解故也”，也就是说误下只是个诱因，“表未解”才是这个喘证发生的根本原因，误下引发了机体更努力地向外、向上的抗争时，就会影响到肺的肃降功能，从而出现轻微的喘促症状。这时的主证仍然是表证，微喘只是临时兼见的一个伴随症状。所以还是用桂枝汤来治疗，同时加上平复肺气的杏仁和从内部通降气机的厚朴兼顾一下就可以了。与该条的“微喘”相比，63条的“而喘”是当前的主要症状，其内在的气机状态是肃降不及，所以不可以用发散的桂枝汤，而“可与麻黄杏仁甘草石膏汤”。

麻黄杏仁甘草石膏汤方

麻黄四两（去节） 杏仁五十个（去皮尖） 甘草二两（炙） 石膏半斤（碎，绵裹）

右四味，以水七升，先煮麻黄，减二升，去上沫，内诸药，煮取二升，去滓，温服一升。

本条中的主治方剂，只用了“可与”，而没有用“主之”，这就提示我们在病情发展中出现的本条脉证，需用的是麻黄杏仁甘草石膏汤的基本治法，而不一定是固定的原方。

我们先看一下此方的组成：麻黄四两，甘草二两。这个比例小于麻黄汤中二者3∶1的比例，宣肺之势相对稍缓。杏仁50个，少于麻黄汤中的70个，在麻黄与甘草2∶1的宣肺态势中，能够发挥相对和缓的降利肺气作用。生石膏八两，二倍于麻黄，可以有力地清解壅滞上冲到肺部的阳气。麻黄与生石膏相配合，能使肺气宣中有降，随着二者的比例不同，则其宣与降的比重也会相应不同。

本条的病情是发汗后，外倾的阳气蕴蒸于肺，导致了汗出而喘。此时尚"无大热"者，说明蕴蒸于肺的阳热尚不甚重，所以用本方之石膏二倍于麻黄。但这种病情的演变在临床中是时刻动态变化的，不会千篇一律地定格在某个比例上，所以无法给出一个固定比例的方剂来"主之"。通过"可与"这样具有商量语气的用词，可以提示学者要观其脉证，灵活地"随证治之"。

后世的医家用这个方，麻黄石膏比例多是不固定的。有学者整理了新中国成立以来用此方治疗喘促发热的医案报道，发现生石膏与麻黄的比例多在5∶1到10∶1之间。清末民初的中医大家张锡纯在其著作《医学衷中参西录》中说"余用此方石膏恒十倍于麻黄"。因为这些后世的病例，其主要表现都是在汗出而喘的时候，身有大热的。这些临床记载，能够让我们感受到经典的指导价值，也能够帮助我们理解经典中用词不同的微妙之处。所以，多读医案，是我们学习经典、学习中医时非常必要的学习方式。

六十四、发汗过多，其人叉手自冒心，心下悸，欲得按者，桂枝甘草汤主之。

"发汗过多"，会一过性地消耗过多的上焦阳气。"叉手自冒心"就是两手交叉捂着心前区的一种表现。"心下悸"就是心悸，在中医古籍中，"心悸"是指患者能明显地感觉到自己的心在异于平时的跳动，所以这个词的内涵要点是主观感受，而不是客观查到的心跳次数或心跳的节律。如果病人主动地跟我们说"我觉得心跳、心慌、心跳得慌、心里忙道得慌……"强调他主观上感觉到了异常的心跳，我们就可以对应到中医书中讲的心悸。如果病人自己没有感觉，我们诊脉发现有结脉、代脉等，那还不能直接就说他是心悸，但可以说"其脉结代"。"欲得按"，就是总想用手或什么东西来按压、覆盖住心前区的部位。

心胸中的阳气不足，所以感觉心中空虚，心跳感增强，用手按住心口处就会感觉安稳一些。这是因为心阳不足，不能够达到原有的推动力量，所以要额外地努力，跳得更快以保持应有的推动功能。此时的治疗既要补充阳气，又要迅速调动阳气到达胸中，所以只用桂枝和甘草，顿服。服后身体接收到了方药辛甘温的能量，心阳得到支助，发现不必再通过增强跳动来努力支撑了，自然就会慢下来回到正常的节律。

桂枝四两，甘草二两。桂枝的比例大，外出得快，其补中益气的效果会快速达到胸中。甘草补中，缓和药性，可以让桂枝的功效不会过快地散到四肢肌腠，还能够保持在心胸部位发挥作用。顿服，是一次补够量。因为本证就是由于临时发汗过多所导致的一过性胸阳不足，所以一次性补进来，恢复了身体本来的气血状态，就可以解决当前的问题了。

六十五、发汗后，其人脐下悸者，欲作奔豚，茯苓桂枝甘草大枣汤主之。

“奔豚”，字面意思就是奔跑的小猪。作为一个病名，是指发病时患者感觉体内有一股气往上冲，像是小动物突突地跑上去一样。《金匮要略》中对此病描述为“奔豚病从少腹起，上冲咽喉，发作欲死，复还止，皆从惊恐得之”；“奔豚气上冲胸，腹痛，往来寒热”。发作时这种奔跑感有的从小肚子冲到胸部，有的从小腹冲到咽喉，也有从心口窝冲到咽喉的。发作时有濒死感，但发作过后什么感觉都没有，和平时一样。

“发汗后，其人脐下悸者，欲作奔豚”，是讲病人被发汗后，肚脐底下有跳动感，好像是要发作奔豚的感觉，但并没有发奔豚，跳动只局限在脐下的区域。

发汗过多，耗散人的卫气与津液。《内经》记载，人体的营卫之气都是“从太阴出”，也就是从膻中部位，由手太阴肺经调控发布而外出。发汗过多时，先是耗伤此处的营卫，出现胸阳不足，如上一条所示，会出现心悸。过度发汗的损伤还不止于此，如果汗出的程度太甚，或病人素体阳气不足，胸阳受损时通过加快心跳的代偿仍不足以维系其功能，机体就会向下焦求救，启动下焦的阳气来向上补充，本条说的就是这种情况。

发汗后胸阳不足的同时，也扰动了下焦的阳气。下焦阳气是肾来主司的，正常情况下以封藏为用。现在下焦的阳气被牵动，则不能正常地固摄、气化下焦的水液，这时下焦就会出现未被气化而异常停蓄的水气，并且还会随着失去固摄的阳气而有上冲的趋势。在没冲上来之前，就会在脐下有跳动、攻冲的感觉。如果冲上来，就会有心悸、气短、头眩等表现，后面的条文会讲到。现在的情况是因胸阳虚，引发下焦阳气不能镇摄化水，但下焦的阳气还没有浮散出来。所以当务之急是化除下焦的水气，同时再补足胸阳。解除下焦的告急状态，机体就会恢复其原有的常态，可用茯苓桂枝甘草大枣汤来主治。

茯苓桂枝甘草大枣汤方

茯苓半斤　桂枝四两（去皮）　甘草二两（炙）　大枣十五枚（擘）

右四味，以甘澜水一斗，先煮茯苓，减二升，内诸药，煮取三升，去滓，温服一升，日三服。作甘澜水法：取水二斗，置大盆内，以杓扬之，水上有珠子五六千颗相逐，取用之。

茯苓半斤为主药，是化除水饮的要药。《本经》记载："茯苓，味甘平。主治胸胁逆气，忧恚惊恐，心下结痛，寒热烦满咳逆，口焦舌干。利小便。"利小便是其核心功效，其主治之证多是水气停蓄在不同部位所引发。"利小便"的茯苓与"补中益气"的桂枝合用，能够促进人体内的津液气化。《伤寒论》中有多首茯苓与桂枝配合使用的方剂，后世的学者习惯地把它们统称为"苓桂剂"，所有的苓桂剂都会在不同层面或部位促进人体的水液代谢。

大量的茯苓在桂枝的配合下就能化除欲动的水气，方中的桂枝、甘草同时又解除了胸阳不足的前因，加上大枣来补中气，和脾胃，安五脏。这个过汗引发的一系列问题就可以同时都被平复了。

此方的煎煮法有特殊的要求，要做甘澜水来煮。通过反复地扬水，使"水上有珠子五六千颗相逐"，就是有很多可以短时漂浮在水面上的细小水粒。这说明反复的撞击，水分子间有离子析出，小水粒的表面与其他的水有同性的离子相斥，它才能漂浮起来。这样看，水的状态确实被改变了。但这个水的要求与方证之间的内在联系，我们已不清楚古代的医家到底是基于怎样的考虑，可以先粗浅地理解为，因为是要镇摄水邪，所以通过制成甘澜水，让水的"阳性"增加，从而在服用时不会与体内"阴性"的水气同流合污。

六十六、发汗后，腹胀满者，厚朴生姜半夏甘草人参汤主之。

厚朴半斤（去皮）　生姜半斤（切）　半夏半升（洗）　人参一两　甘草二两（炙）

右五味，以水一斗，煮取三升，去滓，温服一升，日三服。

本条讲述了发汗后出现中焦气机紊乱的一种情况。

胃气和降，是中焦气机正常运转的最重要前提。发汗法的本质就是引动内在的营卫之气率领津液向体表倾移，这种发散的倾向势必会影响到中焦气机的升降。如果人体不能有效地调节这种治法所带来的影响，就会出现胃气和降失调的“副作用”。发汗后出现了腹胀满的情况，就说明胃肠的气机已被扰乱，胃失和降了。这时的当务之急是恢复中焦的气机，以降气为主。所以用大量的厚朴降气，配以生姜、半夏和胃，加以少量的人参、甘草补益中焦、调和脾胃。全方通补兼施，除胀满而保胃气。

这里再注意一下，原文说厚朴去皮，我们知道，厚朴入药的就是树皮，所以，这里的去皮只能是去除药材最外层的角质层糙皮。这可以作为一个佐证，来帮助理解前文中的“桂枝去皮”。

临床中腹胀满的症状可由多种不同的正气状态产生，本条概要地指出了一种中焦紊乱时的气机特点并给出了通补兼施的治疗方法，提示我们要根据具体正气状态组方选药，最终的目的是恢复脏腑气机的功能正常。

六十七、伤寒，若吐、若下后，心下逆满，气上冲胸，起则头眩，脉沉紧，发汗则动经，身为振振摇者，茯苓桂枝白术甘草汤主之。

这一条还是在讲发汗后的一种变化情况，不过这个发汗的诱因是发生在曾经或吐或下而中气受损的基础上。

我们看《伤寒论》的原文，从62条开始一直到70条，除本条外，每一条的前面都讲“发汗后”，唯独夹在中间的本条不是以“发汗后”开始，但在条文中也讲到“发汗则动经”，很显然这些条文是在集中讨论发汗后的各种变化情况。伤寒，一般情况下需要用汗法来治疗，此时反而遭到了或吐、或下的治疗，这无疑会损伤中气，扰乱气机。在这种情况下出现了“心下逆满，气上冲胸，起则头眩”的情况，也就是心口下胃脘部满闷不舒，感觉好像总是有气在心下往上冲，深吸气也吸下不去。从卧位、坐位站起来或活动时，就头晕目眩。这时的脉象是沉紧的，沉是阳气在内部不能升发出来，紧是约束之象。这种脉象说明体内有一种约束的因素在阻遏着阳气，并且这种阻遏因素主要停蓄在“心下”的部位。很显然，这是中焦阳气虚损后出现了水饮内停。这种情况就应该温化内部的水饮，而不宜用汗法把阳气调到外层。“发汗则动经”，是说这种已经有水饮内生的情况下给患者使用发汗法，就会激发其内在的水饮冲击经络。身体就会“为”此缘故而“振振摇”。

“身为振振摇”是什么意思呢？振的一个意思就是“动也”，如《礼记·月令》说“蛰虫始振”。摇，在《说文》的解释也是“动也”。这样看，可以明确的是“身为振振摇”就是身体表现为明显的振动、动摇。可能在仲景的时代，用这个词一说，大家就是知道病人是什么样子了。但是在当代，只通过这样的文字记载，我们并不知道它指的是什么症状。因为我看的书不多，没能从相关的解释中得到答案，以至于在很长的一段时间内，我都不知道这个词到底说的是什么样的临床表现，只能结合仲景的原文来推测，有时候见到某个有动摇表现的病人，就想这个会不会是“振振摇”呢？

我们先看看原书在其他处使用“振”字的情况。书中在很多地方都提到“振寒”，说的都是怕冷明显时的寒战。“太阳病未解，脉阴阳俱停，必先振栗，汗出而解”，“亡血家，不可发汗，发汗则寒栗而振”，所说的“振栗”和“寒栗而振”，也是指打寒战。“凡柴胡汤病证而下之，若柴胡证不罢者，复与柴胡汤，必蒸蒸而振，却发热汗出而解。”这种先“蒸蒸而振”，之后发热汗出而病愈的情况，和前面的“必先振栗，汗出而解”一样，就是后世所说的“战汗”，这里的“振”还是打寒战。此外，《金匮要略》中说的“其人振振身瞤剧，必有伏饮”也是讲体内有水饮时的症状表现，并且把该处的“振振”理解成类似打寒战的表现，也符合原文描述的整体病情与所用方药。这样看，本条中的“振振摇”有可能说的就是一种动摇幅度很大的打寒战。

再看一个病例。

我在门诊中曾接治一位男青年，就诊的主诉就是“打寒战”。他这种打寒战并不是受凉或感觉到冷的时候才发作，而是什么诱因也没有，不定时地发作。轻时感觉身体一抖就过去了，重的时候全身一颤，四肢都跟着收缩，好像要突然从座位跳起来一样。他是坐办公室的工作，之所以来就诊是近期经常会在工作的时候，没有任何预兆，突然发作寒战抖动，重的时候浑身一动会带着椅子滑行一段距离，把同事吓一跳。发作的同时会感觉到冷，过后就没感觉了，这样的寒战每天要发生很多次，他觉得已经影响正常工作了，所以来求治。

询问后得知他小时候住的地方很潮湿，上大学后开始胃不舒服，消化不好，有口臭。他自认为“有火”，经常自服“牛黄上清丸”和“龙胆泻肝丸”，断断续续吃了好几年。工作后胃病仍在，并且感觉更加不舒服，到医院查为“萎缩性胃炎”。几年前就逐渐出现打寒战的现象，近年来发作越来越频且重，开始以此求治。但查不出是什么病，治疗也没有效果。其人常觉困倦乏力，面色苍白，舌体胖，苔白厚腻，一派水湿内停之象。给他开了用量较大的苓桂术甘汤加味，复诊时说服药后寒战即明显减少，为多年来所没有的疗效。

从这个病例来看，以苓桂术甘为主的全方对他这种“寒战”效果很明显，似乎可以说明这种寒战可用苓桂术甘汤主治。如果“振振摇”也是苓桂术甘汤的一个主治证，那么，它可能就是这样一种类似打寒战的抖动、战栗动作。

再回到本条原文。按正常语序来读，大意就是：病人因误用吐、下等治法而内生水饮，在这种水饮内生的情况下又被使用发汗法，内在的水饮就会被发散到外在的经络中（发汗则动经），从而表现出来像打寒战一样、全身性、幅度较大的振动之象。这种综合的状态要用苓桂术甘汤主治。

再结合上下文的语境，都是在讲误汗后的救治方法。那么，误汗后而出现的“身为振振摇”症状，作为水饮被激荡而波及全身的特征表现，应该是使用苓桂术甘汤的“主证”。这种理解，至少在文理、医理上，都是讲得通的。

但是，现在很多通行的教材在讲解本条时，都特别强调“身为振振摇”不是苓桂术甘汤的主治证，只有前面的“心下逆满，气上冲胸，起则头眩，脉沉紧”才是该方的主证，甚至还把这一点提出来作为考试要点来加深学生们的印象。这样讲的依据是本条为“倒装句”，“发汗则动经，身为振振摇者”是为了强调不可误用汗法而提到前面的。我们知道，凡是倒装句，也就是有意地调整了语言顺序的文句，都可以把它的顺序直接还原回去而不影响原意，被倒装的那句话一定有一个完整的意思或是一个完整的句式。如前面“伤寒，心下有水气，咳而微喘，发热不渴。服汤已渴者，此寒去欲解也。小青龙汤主之”就是先说服药后的反应，后说所用的方药，是个典型的倒装句。可以直接还原为“伤寒，心下有水气，咳而微喘，发热不渴。小青龙汤主之。服汤已渴者，此寒去欲解也”。“发汗后，不可更行桂枝汤。汗出而喘，无大热者，可与麻黄杏仁甘草石膏汤”也是这样，可以直接还原为“发汗后，汗出而喘，无大热者，可与麻黄杏仁甘草石膏汤。不可更行桂枝汤”。这样的倒装用法在《伤寒论》

中极多，几乎凡是用方的条文，都是把主治的方写在最后面。所有的倒装句都像上两条一样，或者“者”后面有一句话以“也”来结束，形成一个完整的“者——也句式”，或者“者”后面直接说明“不可更行桂枝汤”等需要补充说明的内容，来表达一个完整的意思。

我们把本条也还原一下，就变成了“伤寒若吐若下后，心下逆满，气上冲胸，起则头眩，脉沉紧，茯苓桂枝白术甘草汤主之。发汗则动经，身为振振摇者。”最后说了一个“者”，便没有下文了，这在古文中是不存在的。因为只说“者”是半句话，不是完整的句式。由此可知，本条并不是倒装句，“发汗则动经，身为振振摇者”就是“茯苓桂枝白术甘草汤主之”所包含的内容。这样看，本条所要强调的正是“身为振振摇”是苓桂术甘汤证的特征症状。

这种理解能否验之于实践呢？刚好我遇到过一个貌似很奇怪的病例，按照上面的理解来治疗取得明显的疗效。

这是一个出生39天的婴儿，其主证就是频繁地出现“全身使劲”的动作，无论是醒时还是睡着，隔一会就会不自主地全身紧张蜷缩、手足紧握，有时还伴有憋住气用力而发出的声音。看起来很像大人便秘时憋住气、浑身都在用劲的样子。这种症状已出现十多天了才来找我，在与其母询问期间小孩又“使劲”多次，轻重程度不一。每发作手足均动、握紧，轻时整个面部憋得紫红，重时面、唇、全身都憋得紫黑，肚脐中间已经憋得凸起很高。

对于这么小的婴儿，除了发病时明显的望诊所见，且指纹淡淡的有点暗，我的水平通过四诊就查不出其他的证据了。当时看到他在发作用力的时候，就想到这是“身为振振摇”。询问病史得知，患儿在出生后第18天时曾洗澡一次，当时没有明显的症状，过后逐渐出现了这个表现，且越来越重。到西医院检查说是肺炎，按肺炎治疗无效。家长不忍心小孩打针，并且认为肺炎不是这个症状，才来找中医治疗。

问诊得知，患儿从发生此病以来全身很少出汗，来诊室时包得很厚，只是手心潮湿，身上汗很少。当时的印象就是此属寒束肌表、气津外行不畅，“全身使劲”的表现应该是机体欲自行调动气津以发表的反应。遂开苓桂术甘汤加紫苏叶、荆芥等宣表之品，用量都在1～2克之间，嘱轻煎频服，不必拘时间和用量，只要小孩不吐出，一日内能喝完一剂就好。其母反馈小孩服药后就开始吐泻，吐出黏物，泻出墨绿色便夹有小颗粒。服药三日均吐泻多次，但吐泻后无不适，精神好转，症状发作的次数和程度均减轻。嘱其不必复诊继续服药，再吃二剂后症状又减，已不吐，大便的颜色转淡，不再有颗粒。又来门诊，我仍然诊查不出辨证的依据，考虑到大便一直呈绿色，应该有木气不畅，就开了小量的四逆散加味，结果其母电话告知小孩吃药后症状又加重如前。我就让他再继续吃前面的苓桂术甘汤加味，又吃三剂后症状未犯就停药了。但停药一天后又开始发作，程度较轻，同时开始口中常吐泡泡，遂改为小青龙汤，服三剂后症状只在早晨轻微发作，肚脐凸起也明显减轻。家长担心婴儿太小，恐服药过久有害健康而停药。以此病例观之，从内到外的气津运行不畅而表现为明显的动摇之象者，可与苓桂术甘汤主治。

茯苓桂枝白术甘草汤方

茯苓四两　桂枝三两（去皮）　白术二两　甘草二两（炙）

右四味，以水六升，煮取三升，去滓，分温三服。

此方是“苓桂剂”的经典代表。茯苓配桂枝化气利水，解除经络间的水气，为全方的主治方向；茯苓配白术健脾化水，强健内在的气化；桂枝配白术，也能驱肌肉间的死水。这三味药组合在一起，可治周身筋肉之间所有部位的阴寒水湿。甘草调和诸药使各药能协同作用，并能养复筋肉使邪去正安。

六十八、发汗，病不解，反恶寒者，虚故也。芍药甘草附子汤主之。

六十九、发汗，若下之，病仍不解，烦躁者，茯苓四逆汤主之。

七十、发汗后，恶寒者，虚故也；不恶寒，但热者，实也。当和胃气，与调胃承气汤。

芍药甘草附子汤方

芍药三两　甘草三两（炙）　附子一枚（炮，去皮，破八片）

以上三味，以水五升，煮取一升五合，去滓，分温服。疑非仲景方

茯苓四逆汤方

茯苓六两　人参一两　甘草二两（炙）　干姜一两半　附子一枚（生用，去皮，破八片）

右五味，以水五升，煮取三升，去滓，温服七合，日三服。

调胃承气汤方

大黄四两（去皮，清酒洗） 甘草二两（炙） 芒硝半升

右三味，以水三升，煮取一升，去滓，内芒硝更一二沸，顿服。

这三条都是以“发汗”开始，讲述了几种汗后变化情况的治疗。这几条都是内容过简，后面却直接给出了主治方剂，这样独立地来看哪一条都无法得知具体的脉证，所以历来的注释都是以方测证，或在该条所给出的信息上加以发挥，来完善对原文的理解。因而对这几条的注解众说纷纭，难得统一。

例如，对于第68条，金·成无己《注解伤寒论》认为：“发汗病解，则不恶寒；发汗病不解，表实者，亦不恶寒。今发汗病且不解，又反恶寒者，荣卫俱虚也。汗出则荣虚，恶寒则卫虚，与芍药甘草附子汤，以补荣卫。”

清·吴谦《医宗金鉴》认为：“发汗病不解之‘不’字，当是衍文。盖发汗病不解，则当恶寒，今日反恶寒者，正所谓病解之义也，病解恶寒，始谓之虚。伤寒发汗病不解，则当恶寒，非表虚也，是表邪犹在不解，仍当汗也。今发汗汗出，病已解，不当恶寒矣。反恶寒者，非表邪也，乃阳虚不能卫外所致，故以芍药甘草附子汤主之。”

清·柯琴《伤寒来苏集》认为：“发汗后反恶寒，里虚也，表虽不解，急当救里，若反与桂枝攻表，此误也。故于桂枝汤去桂、姜、枣，加附子以温经散寒，助芍药、甘草以和中耳。”

清·曹颖甫《伤寒发微》认为：“发汗病不解，未可定为何证也。汗大出恶热，则为白虎汤证。外证不解，汗出恶风，则宜发汗，为桂枝汤证。若反恶寒者，则为营气不足。血分中热度太低，不能温分肉而濡皮毛，故反恶寒。芍药甘草汤在误服阳旦汤条下，原为血不养筋，两脚挛急，疏导营血下行之方治。今微丝血管中血热不充，至于不能抵御外寒，故用芍药甘草以疏达营血，使得充满于微丝血管中，更加熟附子一枚以助之，使血分中热度增高，而恶寒之证自愈。”

《刘渡舟伤寒论讲稿》：“第68条与第70条密切相关。因此，我们把这两条合起来学习。这两条告诉我们：发汗既可伤阳，也可伤津液。伤阳者多从寒化，伤津液者多从燥化。究其原因，发病有寒热之分，有阴阳之别。这些都体现中医辨证思想不是机械的，而是因人而异的。‘发汗，病不解，反恶寒者，虚故也’，为什么要发汗？意在言外，就是有表证。表证就会有恶寒，有一分

恶寒便有一分表证，经过发汗就会解除。如果发汗以后反恶寒，指恶寒不仅没有解除，反而更加严重了。凭脉辨证，如果脉浮，浮为在表，还可以发汗。《伤寒论》有一汗不愈而再汗、一下不愈可以再下之说。如果脉不浮，反见沉、迟，则恶寒就是虚故也，发汗以后伤了营卫之气，不能固密体表，也不能温分肉，肥腠理，就会出现恶寒。针对这种情况，就不要再发汗了，应当以芍药甘草附子汤主之。”

《胡希恕讲伤寒论》:“这个它是一种什么病？就是简约的说法，这篇文字搁这块就不成立。发汗之后病不解，还反倒恶寒，那么就用芍药甘草附子汤是不对的，这怎么能对呢？……因为头前咱们讲过芍药甘草汤，芍药甘草汤不治脚挛急嘛，芍药有育阴作用，由于津液虚而挛急，同时再恶寒，那么就是芍药甘草附子证。……他总是出现四肢拘急，或者腹挛痛，你才用芍药甘草加附子呢，要不然怎么能用这个药啊？”

前贤们的论述对我们学习都有启发，但他们之间的观点也存在着明显的差异，这是阐释古籍时很常见的现象。对于这些不同的观点，我们首先要做的不是做出一个非此即彼的选择，而是体会它们的合理之处，开阔我们的思路。如果需要确定一种观点作为正解，就要选择不悖于原文的内在逻辑且文理医理都通顺的注释。这对于我们初学者并不容易，对原文没有非常熟悉之前，是很难把握到全书的内在逻辑的。所以我们在刚开始学习经典古籍及其注释时，要注意避免下意识地寻找“标准答案”而自然排斥其他观点的心理习惯。

对于这类过于简略的有方有证条文，我们在学习的初期先重点从“以方测证”的角度来理解、把握，这样即便不能够从医理上融会贯通，也能够初步地掌握该方的临床应用。先初步掌握能够确定的方证内容，随着对总体原文的熟悉和在临床中接触病人的增多，就有可能在后面的学习、思考过程中激发出更加深入或完整的理解。例如，孤立地看待第68条时，我们可以先采取胡希恕先生的部分观点，掌握它的方证：四肢拘急，或者腹挛痛，再加上恶寒。同样的，孤立地看待第69条时，因为此条只给出了一个“烦躁”的主证，而《伤寒论》中有多个以烦躁为主证的方剂，所以该条最基本的方证应该是四逆汤的主证加上烦躁。四逆汤在《伤寒论》中多次出现，尤其在少阴篇有集中讲述，要把那些内容都综合起来理解，这里先不细讲。第70条的前半句讲汗后致虚与68条同，而未出方。后半句讲了汗后致实，内容过简，就直接给出治法方药。孤立地看这样的条文，连方证都无法总结，我们就会知道，这种条文并不是要讲脉证辨治，而是要告诉我们注意区分治疗过程中的病变转归、整体病性、治疗方向等大的原则问题。前面摘录刘渡舟先生的讲解，就是从这些方面给出了合理的阐释。

在康平本中，这三条不是独立成条的，而是没有分段，直接连接在第67条之后。也就是说，从句式上看，67到70条的内容只是一条。这种格式给了我们另一种理解后面三条的思路，就是它们仍然是在“伤寒若吐若下后，心下逆满，气上冲胸，起则头眩，脉沉紧”这一前提下又被发汗的各种可能转归。

按照这个思路，这一大段内容还可以做如下理解：

第67条是病人在伤于寒之后，先被用吐法、下法治疗无效，并且出现了“心下逆满，气上冲胸，起则头眩，脉沉紧”的脉证反应，这肯定是中气受损，气机上逆了。如果又被发汗后出现了周身大幅度的振寒、战栗症状，就说明有寒水内生且被误汗激发，冲击了经络，用苓桂术甘汤主治。

第68条是在出现了“心下逆满，气上冲胸，起则头眩，脉沉紧”的脉证反应而被用汗法之后，不但原有的症状没有缓解，反而增加了明显的恶寒表现。如此则可以判断，起初吐下导致了中气受损，气机上逆的情况时，并没有明显的水饮内生，这些表现主要是虚阳不能内守、血脉失其温通所致。这种情况再发汗时就不会出现“动经”的表现，而只是因为更加损伤营卫而表现为明显的恶寒，所以用芍药甘草附子汤益营温经，先行恢复内在的气血运行。

第69条是在出现了“心下逆满，气上冲胸，起则头眩，脉沉紧”的脉证反应而被用汗法之后，原有的症状也没有缓解，而新增加的症状是“烦躁”。烦躁是阳不入阴的表现，热性的烦躁主要是因为阳气过多地郁阻、亢奋在外部，大多是因为经历了向外鼓动、干扰阳气的误治或内在的阴血不足以承载、收敛阳气；寒性的烦躁则主要是因为内在有寒邪凝滞，阳气无法回入体内，大多是因为经历了损耗中阳或过服寒凉所致。本条是先经历了吐下损伤中气，又被汗法发动阳气。中气受损则可阴寒内生，水饮内停；阳气被发则浮张于外，又被内生的寒水阻格而回入不能。这样就会产生寒性的烦躁。

茯苓四逆汤中茯苓利水饮，四逆汤温中散寒，人参补中气，正是针对寒水内生所导致的烦躁的治疗组合。以方测证可知此条讲述的是寒性烦躁的证治。一般的情况下都是阳热有余人才会烦躁，这种阴寒性的烦躁是人体在极端状态下才会出现的。其基本的方证一般会是脉沉微细或脉虽大而中空无力；虽有烦躁之象，但精神委靡，面色晦暗，或虽面红、颧红、身热而手足凉；舌质青暗胖大或舌苔水滑。在临床中往往会出现于心衰或某些慢性疾病的危重阶段。

第70条是对这一大段讲述进行的总结。对于发汗后病未解而变生他症的各种情况，以汗后恶寒与发热的有无来判断其整体上的虚实转归。汗后转虚是那个年代最常见的，原文重点讲述了汗后水饮冲犯经络而振寒、汗后营卫大虚而恶寒、汗后寒水内盛而格阳这三种情况的救治方法。汗后转实是那个年代少见的情况，所以只例举了一种常见的汗后化燥、胃失和降的情况，示人以“实则泻之”之法。

七十一、太阳病，发汗后，大汗出，胃中干，烦躁不得眠，欲得饮水者，少少与饮之，令胃气和则愈。若脉浮，小便不利，微热消渴者，五苓散主之。

这一条讲述了汗出太过导致体内津液匮乏的不同情况与救治方法。

太阳病，用发汗法是正常治法，但“大汗出”，就不正常了。只要没有达到持续一定时间的遍身微汗，太阳病就不会一汗而解，而过多地出汗会给人体带来多方面的损伤。有益于健康的出汗是卫气率领津液能正常地主司体表的开合，使汗出有度；过多的出汗则会同时损伤卫气与津液。根据病人的体质与当下状态，如果表现以卫气受损为主，就要先救治阳气，如桂枝加附子汤证；如果表现为以津液受伤为主，就要先补足津液，同时还要保证所补的津液能够被吸收、运化。本条在强调了“大汗出”后，马上说“胃中干”，很明确地指出此时发生的是以津液受损为主的情况。

这里需要注意，在《伤寒论》讲“胃中”时，都是指的整体胃肠，例如“胃中有燥屎六七枚”，而不仅仅是指现代解剖学概念中的“胃”。我们现在熟悉的解剖学名词，大多数是把解剖所见、解剖学所指的具体结构用一个原有的（在没有解剖学之前的）汉语词汇来指代，这样，在这个学科中，那个原有的词汇就变成了一个内涵非常明确的术语。但在古文中，它有其原本的含义，并不一定与现在的术语同义。我们在学习古人所用的词汇时，要明确它的原意，才不会造成混淆。这里讲的“胃中干”就是指胃肠中的津液匮乏。

内在的津液匮乏会表现“烦躁不得眠”，这是因为内部津液少，不足以承载卫气的回入，卫气浮壅向外，就会“烦躁”。这种情况下人体会发动自救机制，通过睡眠让卫气回入，所以会感觉困。但是体内的津液不足，无法维系这个自救的过程完成，卫气进不来，人就睡不着，所以会“不得眠”。这种情况下，只要患者没有其他的严重问题，人体自然会出现口渴的反应。所以对于“欲得饮水者”当然要给予及时的水分补充。需要注意的是，一定要“少少与饮之”，就是每次只能小量地喝，不可以饮入太多太快，以免因为消化道内部在严重缺水的状态下一时不能适应太多的水液，运化不及，无法吸收。这样不但不能达到补充津液的目的，还会更加激伤胃气，甚至导致“水中毒”。这种生活常识有经验的劳动人民都知道，不只是人在大热天出汗多、口渴很厉害时不能快速喝水，那些大的牲畜如牛马等在天热干活后给其饮水时，也要在水中洒些麦秆、稻壳之类的漂浮物，让它们不得不用鼻子吹开一小片水，一次只能喝进一点点。这种情况下如果像某些电视广告那样倒举着瓶子咕咚咕咚地畅饮，会严重损伤内脏甚至危及生命。有一次我接治了一个18岁的大男孩，是山东人，在南方某省的职业篮球队打球，因为胃不适、饮食大减、体能严重下降，无法正常训练及生活而回家求治。在医院检查未见明显异常，经人介绍来看中医。他身高一米九十多，明显消瘦，面色苍白，手凉有汗。结合脉证看起来是脾胃虚寒，就问他的生活起居情况，印象最深的是他们在训练、打比赛中都有一个习惯，就是打到一身大汗、口很渴的时候，下来休息时就直接喝冰水，并且是常年如此，从无例外。从中医学的原理来看，这就是他健康滑坡的主要诱因之一。这个病例可以帮助我们理解“少少与饮之”的必要性，因为“饮入于胃”，还是需要脾胃之气来化的。但这不是本条的重点，重点是如果对于前面讲述的体内津液损失状态，给予正确地“少少与饮之”后，还是不能解除过汗伤津的状态，那会怎样？如何救治？

接下来“若脉浮，小便不利，微热消渴者”就讲述了这种情况。“若”，是假设、如果，在一句话的中间提出假设，那么这个假设应该是在其前文的背景、前提下提出来的，这样语气才是通顺的。所以这段话是说，在前面大汗后胃中干的前提下，如果病人表现为脉浮，小便短少无力或不通畅，稍微有点发热，口渴欲饮水，但怎么喝、喝多少水都不解渴，也就是只通过饮水已经不能解除当前严重的口渴了，就需要用五苓散来主治。

这是什么道理呢？我们知道，发汗后阳气就呈外散的趋向，同时又“胃中干”更使阳气回收不进来，所以会有脉浮、微热这种阳气浮在外面的表现。小便不利的情况可以有两种主要的原因：一种是津液少，体内的水少当然尿就少。津液匮乏到了少尿的程度，其气化自然也是不利的，所以这种尿少一定是不通畅的。另一种是水不少，但是阳气不能正常地气化。从前面的描述看，水少的问题是明显存在的，如果仅是如此，在不损伤胃气的情况下“少少与饮之”，水补足了自然就不渴了。但现在还有一个明显的症状：“消渴”。这里需要注意，此处的“消渴”是在描述一个症状，而不是后世中医文献中作为病名的“消渴病”。这个症状就是明显的口渴，但无论怎么饮水都不解渴。古人对此的解释是“随饮随消”，好像一边喝水一边消失一样，怎样喝都不解渴，这显然是喝进去的水没有能被身体吸收利用。出现了这种状况，我们就知道患者当前不仅是有“胃中干”的水分不足问题，同时还出现了水分不能被吸收的功能问题。

我们已经知道，人体吸收水分要经过从“饮入于胃”开始到“水精四布，五经并行”而进入周身组织这样一个完整的气化过程。具体而言就是在以脾肺为主的脏腑调控下，阳气率领着津液通过均衡通畅的升、降、出、入运动遍行于三焦腠理，润泽周身。这个过程中无论哪个环节出现问题，都会影响身体对摄入水液的吸收。本条饮水而不能吸收，这是机体的水液气化过程基本处于停止的状态，此时三焦水道中的气机升降出入运动必然也是相应地处于某种趋于停滞的异常状态。只有恢复正常的气机运行，才能够正常地吸收饮入的水液。

那么，当前的气机是怎样的异常状态呢?

我们看，“脉浮，小便不利”，是气机外出、上浮太过，下行不及的表现。体内缺少津液，无法承载阳气，就会造成这个局面。所以，当前的主要气机问题是不能敛降。气机不降，是胃气失和，所以饮入于胃后就不能被直接吸收。我们知道，饮入体内的水不可能被“随饮随消”的，而它又不能被吸收，所以只要喝得多了，它一定还会被吐出来。这种情况从现代医学来看就是脱水，发生了水-电解质代谢紊乱，即人体在“大汗出”等水液丢失的情况下，同时也过多地带走了体液中的无机离子（钾、钠等）。这时只喝水或补水不但补不进去，还会加重机体水液代谢的紊乱，必须同时补充丢失的离子，使机体得到与原有体液浓度相近、渗透压相等的溶液，所补的液体才能被机体吸收利用。

明确了当前的“消渴”症状是由于“胃中干”又继而出现了气机不降，治疗的法则就很明确了：在补充水液的同时，恢复气率津行中的下行机制。五苓散的组方与服法就是针对这种需求而设定的。

五苓散方

猪苓十八铢（去皮） 泽泻一两六铢 茯苓十八铢 桂枝半两（去皮） 白术十八铢

右五味，捣为散，以白饮和，服方寸匕，日三服，多饮暖水，汗出愈，如法将息。

五苓散的组成为：泽泻一两六铢、猪苓十八铢、茯苓十八铢、白术十八铢、桂枝半两。一两为24铢，这五味药的比例是5:3:3:3:2，泽泻的量最大。泽泻、猪苓、茯苓都有利水下行的功效，配合健脾的白术与小量的桂枝，可以综合起到帮助机体吸收水分并促进其下行的效果。服药的方法是把这五味药打成细面，“以白饮和，服方寸匕，日三服，多饮暖水，汗出愈，如法将息。”“白饮”即米汤或白面汤，一次只服“方寸匕”，也就是汉代的一寸见方的小平板能抄起来的药末量。据考证，汉朝时一尺为21.35～23.7厘米，十寸为一尺，则“一方寸匕”就是边长约2.3厘米的正方形。这个面积所能自然盛起的植物粉末，大约重1克左右。用现在的标准化给药可以开为每次1克，一天三次冲服。用米汤送服是为了保护胃气。古代的设备一般条件下不容易把药粉打得太细，口服后容易刺激胃黏膜，用米汤送服会起到保护胃黏膜的作用。现代的制剂工艺可以把药粉打得非常细，不会对胃黏膜造成物理性刺激，但还是有人不适应中药细粉的直接服用，吃后会有胃中不适感，这种情况改为饭后服药或用米汤送服，往往就会有效地缓解，所以用白饮和服的作用应该是综合的。服药后还要“多饮暖水”，才会“汗出愈”。“如法将息”就是还要像桂枝汤方后注那样，注意饮食禁忌等服药后的事宜。

这样小的药量旨在启动气机，恢复胃肠吸收水分的能力。治疗的最重要内容还在于服法中强调的要“多饮暖水”，因为毕竟缺水是当前的主要问题。在这一小撮五苓散的帮助下，饮入的暖水就可以进入正常的气化过程了。我们知道植物体内大多是富含各种无机离子的，尤其是泽泻中含有大量的钾离子，是脱水时必须补充的主要成分之一，而泽泻也正是方中用量最大的主药。

五苓散的服法要求多饮暖水并把药物做成细粉全部冲服，正好是水液和离子都得到了补充。

人体肌表的气化失常在恢复正常后，会有一个自然的现象，即身出微汗。在这种情况下能够出汗更说明饮入的水液已经能够充足地输送到肌表了，所以见到汗出就可以知道内在的津液缺乏已经解除，故曰“汗出愈”。

附：

一、水电解质代谢紊乱

水电解质代谢紊乱又称水电解质平衡失调，指任何原因引起人体体液内水与电解质的量、组成或分布的异常，进而导致的生理功能紊乱。如果不能及时纠正，可使全身各器管系统特别是心血管系统、神经系统的生理功能和机体的物质代谢发生相应障碍，严重时甚至导致死亡。

钠和水的代谢紊乱是临床最常见的水电解质代谢紊乱，临床表现为脱水和水肿，如高渗性脱水、低渗性脱水、等渗性脱水、水肿、水中毒等；其次是钾代谢紊乱，表现为高钾血症与低钾血症；也可出现高钙血症、低钙血症、高镁血症、低镁血症等。

二、高渗性脱水

高渗性脱水又称原发性缺水，即水和钠同时丧失，但缺水多于缺钠，故血清钠高于正常范围，细胞外液呈高渗状态。多发于摄水量不足或水丧失过多。按其缺水的程度可分为三级：

1. 轻度缺水：除有口渴外，多无其他症状。缺水量为体重的 2% ～ 4%。

2. 中度缺水：有极度口渴，伴乏力、尿少、尿比重高。唇干舌燥、皮肤弹性差、眼窝凹陷，常有烦躁。缺水量为体重的 4% ～ 6%。

3. 重度缺水：除上述症状外，出现躁狂、幻觉、谵妄，甚至昏迷等脑功能障碍的症状。缺水量为体重的 6% 以上。

脱水严重的病例，尤其是小儿，由于从皮肤蒸发的水分减少，散热受到影响，因而可以发生脱水热。

七十二、发汗已，脉浮数，烦渴者，五苓散主之。

本条再次概括指出发汗导致津液匮乏的脉证要点。

发汗已，脉浮数，说明气机没有因发汗而调平，当前处于阳气浮升、郁滞在外的状态，此时有烦渴，即渴得很厉害，以至于影响情绪，有心烦的感受，也包括前面讲的喝水还不能解渴的严重不适感。这说明是内在缺少津液使阳气不能回入，所以要用五苓散补水降阳气，水液代谢恢复了，也就是气化恢复了，气机才能正常。

这里需要注意一点。上条讲的“消渴”是身体已进入了脱水的状态，本条讲的“烦渴”，可能还未达到脱水的程度，但已是汗后引发了明显的津液不足反应，所以可以直接用五苓散和“多饮暖水”来主治。

七十三、伤寒，汗出而渴者，五苓散主之。不渴者，茯苓甘草汤主之。

这是继前面发汗伤津的讨论后，再提出一种发汗后引发水液代谢障碍的情况作为对比，一则提示五苓散证的主证，二则提示发汗后的水液代谢障碍并不都是由于津液匮乏而来。

五苓散证最突出主证就是口渴，因为渴是身体在缺水时最基本的反应。而其他的水液代谢问题就不一定出现口渴，举一个最容易在发汗后出现的水液问题为例，就是茯苓甘草汤方证——由于发汗后中焦的阳气不足，因而有轻微水饮内生的一种情况。水饮内生，就会阻碍阳气的运行，阳气不能达于四肢，会有手足凉的表现。水饮随阳气而动，会上冲心经而出现心悸。中焦的水饮不能及时地被温散掉，还会下行而导致腹泻。所以第356条说“伤寒厥而心下悸者，宜先治水，当服茯苓甘草汤，却治其厥；不尔，水渍入胃，必作利也。”这种较轻的水饮可用茯苓甘草汤来主治，方中以生姜温中化饮为主，配合少量的茯苓、桂枝，即可起到温阳化气、蠲除水饮的功效。

七十四、中风发热，六七日不解而烦，有表里证，渴欲饮水，水入则吐者，名曰水逆，五苓散主之。

这一条不是在讲发汗后的病变，而是承接对五苓散证的讲述，补充一种没有经过不当治疗，太阳病自行发展而出现的五苓散证。

太阳中风是有汗的，有汗而发热的状态延续了六七日，和前述发汗过多的影响是一样的，都是导致阳气与津液的过度向外耗散。这种情况下又出现了心烦，说明阳气郁滞在外更厉害了，这时不但表证未解，又出现了里证“渴欲饮水，水入则吐”。一般情况下，渴而不欲饮是水饮内阻、津不上承的表现；渴而欲饮，则是津液亏少的表现。现在是渴而欲饮，但喝进去马上就吐出来，与

71条“发汗后大汗出”所导致的状态一样，是胃肠不能吸收水分的表现，所以同样用五苓散主治。

可能很多人都有过这样的经历：炎热的夏季在外面活动后，出了很多汗，口渴，急切地想喝水。这时能喝一碗热的绿豆汤会感觉很解渴，而在口渴得很厉害时，喝下一瓶冰水或一口气喝了一大碗凉白开，肚里已经很满了，仍然会感觉口渴。乃至喝到胃中“咣当咣当”地振荡出声，撑得很难受了，仍然感觉口渴，不过因为撑得太难受了才不再继续喝水。这也就是一种“消渴”的感受。当然事实上喝下去的水并没有“消”，这种情况下再喝水的话，就会吐出来，尤其是平素胃不好的人更容易发生，乃至打个嗝都会吐出一大口凉水来。这就相当于“水逆”。不过这种情况下的“消渴”与“水逆”是短时间内发生的程度较轻的一过性气化失常，而前面的条文讲述的是在明显的误治或持续的病情发展过程中出现的较重的气化失常。这两种情况虽有轻重、暂久的不同，但其内在的机制是相同的，都是汗出伤津，阳气外浮，导致了水液代谢过程不能运转。都可以用五苓散来治疗。明确了这个原理，则可根据伤津的程度而灵活地对待“多饮暖水”的规定。71条是已经脱水了，那当然要多饮暖水，并且要用散剂内服以补充离子。如果只是汗出伤津，还没有达到脱水的程度，那就不用过多地饮水，只用五苓散启动机体的吸收水分功能，伤津的状态自然就会得到治愈。这就是后世有主治口渴、水逆等病症时把五苓散改成汤剂，药后不多饮暖水，也能取得疗效的原因。

按照人体阳气与津液的关系、按照《伤寒论》原文的语句顺序，对于五苓散证的如上理解在逻辑上是自洽的。结合实践，对于发热汗出的病人，伤津、脱水也是临床中容易发生、易于见到的病理现象。所以，把五苓散解读为仲景时代治疗脱水、汗多伤津的一个主方在理论上是通顺的。但这样的理解，在当前的中医环境中还必须要面对一个问题，就是有很多医家认为五苓散证的病理是“蓄水”，用此方治蓄水的验案也确实存在，这要如何理解？

首先，我们看五苓散中的五味药在仲景的著作中，确实都是用来治水的。所以，单纯以方药来测证时，首先就应该想到此方是在治水。但治水方药就一定是在治疗停蓄之水吗？这可能就有思维偏差、偷换概念的嫌疑了。治水的中药方剂，不是它们本身能治水，而是它们能帮助人体恢复自身的水液代谢功能。而水液代谢的失常，包括蓄水，也包括脱水。以五苓散主治蓄水的案例中，多是把此方用作汤剂，也不会在药后多饮暖水。这样的用法能治蓄水完全符合仲景对这些药的用法，但不符合五苓散原方的服法。我读过的所有持蓄水观点的注释中，对于方后的“多饮暖水”或避而不谈，或言之不详。这无非是不明白原方这种服法的用意所在。可见，持“蓄水”观点者在此忽视原文中汗多伤津的明确提示，无非是囿于药物能利水治水的认识，对于原文的教导有意无意地选择了只见其药，无视其方的态度。

所有的原文都明确提示汗多伤津；治疗时多饮暖水；因胃肠吸收水液的功能也出现了障碍，再用一小撮的五苓散来帮助人体吸收饮入的暖水；这是多么显见地在治疗缺水啊！在仲景的著作中，体内有水饮停蓄最常见的主证是头眩、心悸、短气、小便不利、身体振动等，口渴只是可有可无的或然证。而五苓散证的原文明确提示了主证是口渴，小便不利只有在达到脱水程度的重症（71条）中才会出现，从原文的描述中并不能直接得出五苓散证是内有蓄水的结论。

对于本方的五味药主治蓄水的实践，可以视为是对仲景方药的扩大应用，但这种不同于原方用法的实践，并不能作为对于原文方证的解释标准，从而认为原文讲述的就是蓄水证。事实上用五苓散原方用法治疗脱水后诸证的临床报道也是很多的，但我所知道的多数见于20世纪80年代之前的日本汉方应用，有兴趣者可以查阅以了解。

七十五、未持脉时，病人手叉自冒心，师因教试令咳而不咳者，此必两耳聋无闻也，所以然者，以重发汗，虚故如此。发汗后饮水多必喘，以水灌之亦喘。

本条在康平本中是低二格的条文，补充说明了几种发汗后的病证。

“未持脉时，病人手叉自冒心”，描述的是一个刚接触到病人时的望诊所见。就是还没有坐下来给病人诊脉呢，首先看到他叉手捂着心口。这是一个明显的异常姿态，按第64条所讲，这是一种心阳骤伤，中气不足的保护性反应。“师因教试令咳而不咳者”，师父就嘱咐病人让他试着咳嗽一下，但病人没有反应，不做咳嗽动作。先看本条的用词，明显是徒弟在描述随师侍诊时所见的现象，这里的师很有可能指的就是仲景。这也提示这种低二格的条文很有可能就是仲景的弟子们追加补充的内容。“此必两耳聋无闻也”，说的是通过这个初见面的简单沟通，就可以初步考虑这个病人目前是个失聪状态。一般情况下，如果是一个平素耳聋的人，其就诊时必然得有熟悉他病情的人陪伴，在诊查病人之前医生就已经被告知病人是位失聪者。而此处显然医生并不知道病人有无失聪的情况，只是通过一个照面的交流才判断此人可能是听不见医生说话，也就是说这可能是一个突发的或病程很短的耳聋患者。过去贫苦大众家里的劳力缺乏，赶上农忙时节，一个人有病了，只要不是很重，好多天也没有人去照顾他的情况也是时有发生的。如果他也不忍心去麻烦家人，有可能他聋了几天也不会有人知道。对于这种情况，医生直接判断为“以重发汗，虚故如此”，这只是在讨论误汗致病时强调的一种可能：看到病人很虚的样子，双手护心，并且跟他打招呼也没有反应，就怀疑他是被剧烈的发汗导致了耳聋。这就明确地提示我们：发汗太重有可能导致突发性耳聋。其道理仍然是过汗伤阳，头面部的阳气亡失过多，则局部的气血供应都会严重不足，因而相应的功能不能维系。

“发汗后，饮水多必喘”。发汗容易口渴，正确的方式是饮暖水，并且少少与饮之。但在仲景时代，一般的劳动人民想要随时喝到热水并不是很容易的。如果是喝的水太凉、太快、太多，都会使汗后中虚的胃气难以运化，很容易一过性地形成水饮内停，就像有人喝多了水过了很久一翻身胃中还有明显的振水声。这种水饮内阻状态很容易造成气机不降，病人感觉到胸闷短气，严重的时候就表现为喘促。

“以水灌之亦喘”，这个“灌之”内含不详，从前后文的语气来看，可能是指一种用水来熏蒸发汗的方法。水气熏蒸在导致了营卫外倾的同时，还因为水分自身的阴凝属性，会更加阻遏气机，引发肺气肃降不利而喘。后面这两句都是在强调过汗状态下用“水法”会引发喘症。这似乎可以提示我们，在太阳病汗出而不解的状态下，不合理的用水和喘证有着某种内在的联系。在古人，用水的方法只是饮入或体外用水气熏蒸，在当代，我们更熟悉的是静脉点滴，把水直接送入血脉。这种方法如果用的时机不当，会不会引发喘证呢？这是我们需要思考的一个问题。

临床中经常会遇到一些小孩，一有发烧、咳嗽，就去医院接受静点治疗，但他们似乎并没有因为“及时”地去医院治疗而越来越健康。因为他们的发烧、咳嗽的复发次数往往是随着这种静点的治疗而越来越频繁。我遇到多例这样的小孩就是因为发病太频繁，或开始有哮喘了，才来找中医治疗。这类小孩到最后往往会表现为一发烧就直接开始咳喘。此类的患者，除了饮食、体质的因素，据我观察他们的发病特点及病症表现与接受静点的治疗次数、时间也有一定的联系。有很大一部分此类的病人我都是用小青龙为主的方药治愈的。鉴于这种考虑，对于那些外感发热的病人，我会明确地建议其不要用水擦、冰袋等物理降温方式。对于外感发热，如果能找到可靠的中医，我建议直接用中药、推拿等方法治疗，尽量不要静点。

七十六、发汗后，水药不得入口为逆；若更发汗，必吐下不止。发汗吐下后，虚烦不得眠，若剧者必反复颠倒，心中懊憹，栀子豉汤主之；若少气者栀子甘草豉汤主之；若呕者栀子生姜豉汤主之。

这一段还是在讲发汗后出现的不同病变类型及辨治。

同样是发汗后，不同的人会出现不同的反应，这是由病人的体质特征、正气状态决定的。前面讲了汗后伤阳，水饮内生，汗后伤津等不同情况的辨治，这一条讲的是汗后扰动阳气，阳气异常郁滞于胸膈，郁而化热的一种情况。

原文上来直接讲“发汗后”，而没有加以太阳病或某种病情为前提，可以认为这里强调的是无论什么情况下都适用的内容。那就是：只要用了发汗法之后病人表现为“水药不得入口”的情况，也就是喝啥吐啥，这是胃气被扰，不能和降了。“为逆”，就是直接定性为是治疗错误，病情加重。这当然就不能继续发汗了。

“若更发汗，必吐下不止”，一般的注解都认为此句是讲如果对于前述已误用发汗的病人再用发汗法，就可能会导致患者出现频繁的上吐下泻症状。但是，在《伤寒论》中，含义明确的腹泻或痢疾症状都用“利”或“下利”来表示。有限的几处“下”字似乎可以理解为“下利”的原文，或在其他版本中无此“下”字，或有歧义可作他解，都不能确定“下”字是指“下利”的症状。如359条“更逆吐下”在《千金翼方》中无“下”字；383条“霍乱自吐下又利止”在《金匮玉函经》中作“吐下利止”，在《千金翼方》中作“霍乱吐下利止”，都是“下”与“利”连用，可断为“下利”一词。而本句中“若更发汗必吐下不止”这九个字在《金匮玉函经》和《千金翼方》中都没有。故此处存疑，不作强解。

我们知道，在用汗、吐、下等治法后，有一个共同的结果是使原来中焦的营卫之气向外周倾移并有所消耗，也就是通常所说的耗损中气。在素体阳气充足的情况下，这些误治并不会造成中气虚、中焦虚寒等证，只是引动了阳气的分布变化。一方面使中焦的阳气偏少，形成“胃中空虚”的状态；另一方面这种气机外移的趋势又使外在的阳气回入不畅，郁滞于胸膈、食管等“胃中”的周边区域，形成所谓“客气动膈”的局面。以现代医学的角度来看，就是药物刺激及吐泻反应导致了消化道内黏膜下有不同程度的充血、水肿，所以这个区域总是有异常感。这种状态在程度较轻的时候，其持续的异常感只是让病人感觉恶心不适、心烦意乱，想睡觉也睡不着，这就是“虚烦不得眠”。如果这种状态的程度更重些，就会“反复颠倒”，即胃中不适感明显，心烦得更加严重以至于坐卧不宁，还会出现“心中懊侬”。中医古籍中所讲的“心中”，有很多情况下所指的是胃脘部。“心中懊侬”就是胃中也出现了似饥非饥、似呕非呕，类似泛酸、嘈杂一样的不适感。这种不适感的特点是表述不清、莫可名状，这是胸膈部位有郁热扰及胃中的一种特征症状。有的注家和教材把“心中懊侬”解释成更加严重的心烦，这是不符合原意的。因为238条说“阳明病，下之，心中懊侬而烦，胃中有燥屎者可攻”，把“心中懊侬”与“烦”并提，并且烦在后面讲，说明在原文的语境中，二者并不同义。如果心中懊侬是烦郁更甚的意思，“心中懊侬而烦”就是典型的病句了。因为《伤寒论》中没有“恶心”这个概念，而在胃气失和的各种病情中，恶心是常见的症状之一，书中不可能会从不提及，所以，结合具体的病情可知，仲景书中的“烦”字，如本条的“虚烦”、238条的“心中懊侬而烦”，都包含了“恶心”这种感觉。山东中医药大学的李心机教授对此有专文考据，讲解得非常详细，建议学者搜索学习，这里不做过多引述。

栀子豉汤方

栀子十四枚（擘）　香豉四合（绵裹）

右二味，以水四升，先煮栀子，得二升半，内豉，煮取一升半，去滓，分为二服，温进一服。得吐者，止后服。

栀子豉汤中栀子十四个，香豉四合，“合”读“葛”，一升等于十合。《本经》谓“栀子，味苦，寒。主五内邪气，胃中热气，面赤，酒疱皶鼻，白癞，赤癞，疮疡”，《名医别录》谓其“大寒，无毒。疗目热赤痛，胸心大小肠大热，心中烦闷，胃中热气”。栀子味苦色红，入心经，能清十二经之火。栀子有一个特长的功效是治酒糟鼻，它能使上焦的火降下去。栀子还能治跌打损伤，把栀子打成面，和在鸡蛋清里，敷在跌打损伤有肿痛的部位，贴上后这个面贴就会变黑，消肿止痛的效果很好，是过去伤科常用的药物。这说明栀子虽然味苦，但它有通行的功效，能通经脉而清火。瘀肿部位的充血、水肿、发热，也就是中医所说的郁而化火，栀子就有这种让火郁走开、消散的功效。无论是外伤的火郁，还是消化道内的火郁，都适合用栀子的通经清火功效来主治。

豆豉是黑豆发酵而成。豆类五行属水，发酵的腐化之气在五行也属水，因而豆豉的性味与人体中属水的肾气相应。栀子入心，香豉入肾，二者同用能帮助人心肾相交。本条中"不得眠"的阳气回入不及状态从脏腑功能的角度来看就是心肾不交，所以用这两味药组方就可以治疗这个状态。前面讲干姜附子汤的"不得眠"，是阳气出去后中焦处于疲惫、冻结的状态，所以阳气回不来，用干姜附子把中焦振奋开，使中焦的腠理通畅，阳气进来就好了。这种情况可以称之为阴寒内生，所以用温药来恢复其常。本条发汗吐下后，胸膈部有气郁化热，局部气血郁滞不畅、消化道内的黏膜受刺激，所以会恶心、心烦、感觉内在有说不出的难受。这种情况把郁热通降下来就可以了，所以用苦寒而能通行的栀子疏解郁滞在上的火气，再用轻宣的豆豉启动体内的水气来承接回降的火气，使胸膈部的郁热解除，气机和降，则病机得解。

"右二味，以水四升，先煮栀子，得二升半，内豉，煮取一升半，去滓，分为二服，温进一服。得吐者，止后服。"栀子煎得时间长，取其苦味下行；豆豉煎得时间短，取其气轻浮。温服，服药后可能会吐。如果出现了药后呕吐的反应，就不要再服此方了。"得吐者，止后服"这句话在后面所有的栀子类方中都有强调。对此，历代注家理解不一，多有争议。有一类观点强调豆豉有轻宣外散的作用，再配合上轻清灵动的栀子清热，就能轻宣郁热，一吐而解。按这种理解，此方就是用来催吐的，并且豆豉的作用似乎更为关键。但这与栀子先煎的用法有点不和。并且后面第79条的栀子厚朴汤中没有豆豉，用的全是苦降药，全方中并无宣散之药，方后也强调"得吐者，止后服"，这就说明服药后的呕吐并不是药物直接驱动气机的结果。

那为什么会吐呢？我们看栀子的苦降与郁而向上的阳气是一种对冲的关系，这种对冲的状态很难彼此调和，所以才要用豆豉来协调、顺承它。即便是这样，对于郁滞较重的阳气，也不一定能够服药后即能畅行降入，有可能会被栀子的苦降之性“收缩”得更加紧迫。但此时其原来的郁滞状态已被松动，在这种已被松动的收紧状态下，郁滞之气如果不能得以下行和降，就会反弹性地外出，引发呕吐。不过，一但得吐，其松动开的郁滞之气也就被消耗了，内在的阳郁化热还是得到了解除，所以就不必再服药了。这就像前面讲过的“下之后其气上冲”一样，是药物作用于人体后，机体出现的继发反应，而不是药物直接发动了这种反应。

有一位伤寒论专业的研究生假期在家时其母主诉一段时间以来心口天天难受，胃里好像乘电梯忽升忽止时的那种感觉，说不清楚的难受。心烦，睡不着，诊其脉关寸之间的部位滑。还有一些其他的不适感，但这种说不清的难受感最重、最为困扰她。该生打电话问我是否可用栀子豉汤加减，我说没见到人，也无法确定用药，但既然主证这么明显，脉象也符合热郁在胸膈，可先用原方一试。与原方一服后，其母即说难受感消失，心里很舒服、很敞亮，服完全方后也没有呕吐的感觉。

“若少气者，栀子甘草豉汤主之”，就是在上述栀子豉汤证的基础上，患者还伴有少气，也就是感觉没有力气、不想说话这类的无力感。这是发汗吐下后中气有所不足了，就在原方的基础上加入甘草二两，守中补气。

“若呕者栀子生姜豉汤主之”，还是在栀子豉汤证的基础上伴见明显的呕吐症状，是胃气上逆太过，就在原方的基础上加入生姜五两，平胃降逆。生姜是鲜品，比重大，所以用量偏大。

七十七、发汗若下之，而烦热，胸中窒者，栀子豉汤主之。

七十八、伤寒五六日，大下之后，身热不去，心中结痛者，未欲解也，栀子豉汤主之。

可用同一个方来主治的病证，其内在的病机一定是相同的，无论其外在表现的症状有何不同，更无论是把它叫作什么病名。

栀子豉汤主治的胸膈郁热证，就是气血郁滞在胸膈部位。以现代的解剖学、病理学角度来看，就是胃、食管黏膜或整体纵隔区域的膜系统内弥漫的充血水肿。较轻的时候会表现为心烦、心中懊忱，充血水肿的程度加重时，就会表现为“胸中窒”，就是心胸部位憋闷、压榨、紧迫感，像要窒息一样的感觉。

同时也会伴有心烦、发热，这就是77条所讲的情况。程度再重时，就会表现为“心中结痛”，就是憋闷、压榨、紧迫感更甚，感觉堵塞、满硬，并且局部的疼痛明显。这时只要没有出现炎性渗出，还是单纯的组织充血水肿，也就是还只是单纯的气郁化火，病理属性没有改变，只是严重程度有所不同。

“发汗若下”或“伤寒五六日大下”，也同样是阳气先外倾后下陷而造成“胃中空虚、客气动膈”的诱因。所以还用栀子豉汤主治即可。可以想象，这时发生服药后而吐的机会就会增加了。

七十九、伤寒下后，心烦，腹满，卧起不安者，栀子厚朴汤主之。

伤寒则气外倾，下后则气内陷。机体若不能适应调和，即会有外倾之气郁而作烦，内陷之气郁而腹满。心烦腹满达到了“卧起不安”的程度，说明上下的气机郁滞太重，治疗的重点就不仅仅是用栀子把郁热引回了，还要再加入厚朴、枳实通降腹气。

本方中的三味药都是味苦下行的，服药后还可能会吐，这最能说明是通降郁气未得而引发的反弹。所以我们要知道，用中药治疗不是药物能直接去“治病”，而是以药物性味之偏来纠正病人的正气之偏，通过“治人”而祛病。所有的病，最根本上、最终都是病人自己好的，医药只是帮助者。

八十、伤寒，医以丸药大下之，身热不去，微烦者，栀子干姜汤主之。

伤寒用下法之后，出现恶心、心烦，可见栀子证，这是前面讲过的。本条提到的丸药，相当于那个时代的中成药。在汉代，能用来制“成药”的一般都是功效极强、偏性极大的药物，制成成药随身携带，以备遇到危急重症者可随时取用。在古代，用火、取暖甚为不便，在寒冷的时节，劳苦大众饮食不温的情况是较为常见的，因而，寒凉性的胃肠积滞是那个时候的常见病证。所以，有一类攻下的药丸就是以巴豆为主的热性下药，在仲景书中多处提到的“丸药”误下，都是这种热性的下药。在本条中，是以方测证，因用栀子而知道病人胸膈区域还有实热郁滞。如果是用的寒性药物“大下之”而坏病，结果一定是中阳大伤，中阳大伤而“身热不去”，就得用四逆汤急救回阳了。故知本条的“大下”用的是热性下药。

“大下”，就是猛烈地攻下，必伤中气。气不足则为寒，所以用干姜温运中焦。“身热不去”，说明还有郁热在外，故用栀子。“微烦”，是郁热郁滞得不太严重，所以不怕干姜加重郁热。栀子、干姜寒热并用，辛开苦降，恢复中气的运转，则使郁热得以畅行而愈。

八十一、凡用栀子汤，病人旧微溏者，不可与服之。

这是在前面讲述完栀子豉汤类方的基础上，最后总结一下该方的禁忌证。大意是：凡是看起来表现为栀子类方证的病证，如果了解到病人平素总是大便不太成形，就不可以单纯地用上述的栀子类方来直接治疗。必须要综合考虑病人有脾胃虚寒的基础，整体调治。

“凡用栀子汤”，意思是但凡想要使用上面讲过的这些栀子类方。结合上下文就会知道，这里说的“栀子汤”并不是单独的一首方剂，而是上面讲过的栀子类方。这种只用一个药名代指一类方剂的“简略称谓”方法在《伤寒论》中经常使用，例如34条“太阳病桂枝证，医反下之”，166条“病如桂枝证，头不痛项不强”，“桂枝证”指的是前文中讲过的桂枝汤证；101条“伤寒中风，有柴胡证，但见一证便是，不必悉具”，251条“得病二三日，脉弱，无太阳柴胡证”，“柴胡证”指的是原文中以柴胡为主药来治疗的一类方证。

“病人旧微溏”，这里的“旧”是指过去，病人不是当前的疾病中出现的便溏，而是他平素就是一个大便不太成形的体质。我们知道在仲景的时代，平民大众用火很不方便，经常会遇到吃凉饭、喝凉水乃至衣不蔽体、屋不遮寒的情况。所以那个时代的“旧微溏”者，大多是脾胃虚寒的体质。这种情况下，即使在当下的病证中表现出来有“心中懊侬”等栀子类方的适应证，也不可只看到这些所谓的“方证”而投以原方，必须要考虑病人的整体情况来选择治法与方药。以现代中医的“术语”来说，就是我们在临床治疗中，要治的既不是“病”，也不是“证”，而是“整体的人”。所谓的辨证论治，是对人进行“辨证”，而不是给病辨证。

八十二、太阳病发汗，汗出不解，其人仍发热，心下悸，头眩，身瞤动，振振欲擗地者，真武汤主之。

这一条还是在讲发汗后的一种病变及救治。

一般情况下，感受风寒的太阳病，应当用汗法治疗，汗出如法则病愈。如果发汗后，病情不但没有缓解，病人继续发热，还新出现了“心下悸，头眩”，即病人自觉心慌心跳，头晕目眩。“身瞤动”是病人的周身或身体某处的肌肉不自主地跳动。"振振欲擗地"，是病人有明显的寒战或身体动摇，有站不稳、要摔倒的感觉。"身瞤动"指的是躯干、四肢的肌肉小幅度的颤动、跳动；"振振欲擗地"是指整体上的、全身性的状态，这是心悸头眩和肌肉跳动的综合结果。这种情况可用真武汤主治。

真武汤方

茯苓三两　芍药三两　生姜三两（切）　白术二两　附子一枚（炮，去皮，破八片）

右五味，以水八升，煮取三升，去滓，温服七合，日三服。

茯苓、白术健脾利水，生姜散肌腠中的寒水，芍药行腹中营气"益气利小便"。这四味药也是第28条治疗水气内阻的桂枝去桂加茯苓白术汤中的基本结构，再加上振奋阳气的附子，全方具有温阳运化水气的功效，我们就可以从"以方测证"的角度知道本条的病机是阳虚水泛。

以方测证是我们在学习文字简要的原文时所用的方法，并不是临床中的思维过程。所以，在测知此条原文的病机后，还需要补充该病证的脉证所见，这样才能够在临床中辨识出此方证，从而正确选方用药。原文第316条"少阴病，二三日不已，至四五日，腹痛，小便不利，四肢沉重疼痛，自下利者，此为有水气。其人或咳，或小便利，或下利，或呕者，真武汤主之。"又列举了真武汤证的一些主要症状及"或然证"，并说明病机为"此为有水气"。这样明确相关的原文放在一起来学习，我们就会比较全面地理解、掌握真武汤证。明确了病机，对于本条汗后变病的真武汤证我们就更容易"知犯何逆"了。

这是病人原本内在的阳气不足，有水饮内生。此时患太阳病被发汗后，阳气外倾作汗的同时，内在的水饮也随之上冲。水气凌心则悸；水犯清阳则眩；水气冲犯肌腠则肉跳身动。心悸、头眩、身瞤动，还有前面讲过的短气、小便不利，这是仲景书中水饮诸证的基本主证。水气上冲外溢，则肌表的营卫不得谐和，故虽汗出而热不退。这时的热已不是单纯的太阳病阳气趋表被郁而生的热，还有阳虚不摄，被内在的阴水之邪冲犯，不能回入的因素，也属于一种"阴盛格阳"的局面，所以用真武汤温阳利水，使阴邪得去，则阳气自回。在临床中比较容易见到的一种病情，就是病人一开始是感冒发热，经过某些治疗后发热或退或未退，而继发了肺感染、心衰，表现为心悸、气短甚至喘促、小便不利等症。这类的病情就我所知，以老年体弱者多见，儿童也有。这个病情演变过程基本上符合本条的记载，以真武汤为主治疗此类病情有效的临床报道也很多。近代伤寒大家黎庇留先生有很多用真武汤的验案记载，《黎庇留医案》值得认真研读。

这里有两个需要注意的症状：一是发热，二是身体的动象。

本条的发热只见于因太阳病汗后不解而引发的真武汤证，并不是真武汤的必见之证，第316条中就没有发热。“身瞤动，振振欲擗地”在整体上表现出来的是身体的动摇之象，但与肝风内动的震颤动摇表现是不同的。肝风的动摇是筋与关节的拘挛与震颤，表现为头部及诸肢节的均匀震颤。本条的动摇之象是在整体上出现的不均匀的、时而站立不稳的表现。有时病人会说总感觉站不稳、站不住，但外表可能并看不到他在动。有动的时候也像是忽然要跌倒那样的趔趄，而不是肢节的均匀动摇。这种“振振欲擗地”的情况有可能只是因为病人头目眩晕所导致，也有可能同时还有肌肉跳动的原因。同样，这种水气冲犯肌腠的“身瞤动”是肌肉在均匀地跳动，而不是像肝风内动那样的跨关节的肢体颤动。并且这种肌肉跳动也并不必然导致“振振欲擗地”，有时病人会只是以身瞤动为主诉来求治，在外观上并看不到身体在动摇，心悸气短也只是或然的伴证。例如我曾接治一位老太太，主诉就是整个大腿的肉一直哆嗦，站立时会有点站不稳的感觉，但看不出来她的身体有动摇。她的个头不高，坐在炕沿（东北地区住人的火炕的边缘，一般是长条的方木，被磨得非常光滑）上时脚不能踩到地，外表上看不到她的身体在动，但坐一会就会被自己的腿颤抖到从炕沿上滑下来，这就是典型的“身瞤动”。当时结合舌脉给她开了真武汤与防己茯苓汤原方的合方，吃了一剂就不颤了。这种“身瞤动”轻的时候可能只是像眼皮跳那样一个部位在跳，重的时候可以是全身都在跳。我遇到一位年轻的女病人，主诉是“全身抽筋”，详问之，是每活动、变换体位时，说不定身体的哪个部位就会发作有抽搐感的跳动，往往是多处一起发作，发则感觉身体不能动，也不敢动，得让家人扶住她，再推动她一下，她才能继续活动。她是一位理发师，工作非常忙，发病前的很长时间内几乎没有按时吃过饭，都是抽空吃一点已经凉了的饭菜。在发作这种“全身抽筋”的情况之前，已经有很长时间的便秘了，轻则数日一行，最严重时一个月只大便一次，这是我目前为止听说过的最长时间的便秘。结合舌脉，给她开了真武汤、桂枝汤、理中汤三方合方，用量也比较大。复诊时她说，服药后全身的抽动即止，并且每天大便。她的这种“全身抽筋”和发作时不敢走动的表现，也符合“身瞤动，振振欲擗地”的描述。其病机是饮食不节，寒湿内生，水饮外溢，营卫不能温养周身。所以用理中、真武、桂枝三方相合而治而有佳效。

八十三、咽喉干燥者，不可发汗。

从本条开始讲述汗法的禁忌。这还是围绕太阳病的基本治法——发汗而展开的论述。

咽喉是三阴经通过的地方，一般情况下咽喉干燥提示体内的阴津不足，所以忌发汗。但这里只是用通常所见的情况来提示汗法的禁忌原则，不要把这一条文字当作教条来理解。因为有一般就有特殊，仅用一个症状是不足以代表一切的。如前面小青龙证的“或渴”，其实就是一种咽喉干燥的表现。

八十四、淋家，不可发汗，发汗必便血。

“淋”在此处是指一类症状，类似于尿路刺激征。表现为尿频、尿急、尿涩痛，或伴见尿中有血或浑浊等尿液性状的变化。中医古籍中有“劳淋”的说法，就是病人每劳累就容易复发淋证。这种情况在过去的中老年妇女中经常可以见到，每逢家务或上班累着了，就反复发作尿路感染，这种人就是淋家。“淋证”作为一大类疾病，根据症状表现可以分为热淋、气淋、血淋、膏淋、石淋等多种类型。隋·巢元方所著的《诸病源候论》中讲到淋证有一个共同的病机：肾虚膀胱有热。那么，“淋家”这一类长期存在着淋证基础的人，肾虚而膀胱有热的状态也是其一直存在的内在体质因素。如果病人是单纯的肾虚而导致的膀胱气化不利，可以表现为淋证，也可以表现为癃闭，而淋家总是表现为淋证，就说明膀胱是有郁热的。这种肾虚膀胱有热的状态下即使是得了太阳病，也不能单纯地使用发汗法了。因为发汗使阳气外倾，既会加重肾虚的状态，同时也容易加重外在的膀胱郁热，这样就会加重其本有的淋证病情。肾虚加重则不能封藏，膀胱郁热加重则易动血，所以用了汗法后则有可能出现尿血的反应。

如前所述，这里也是重点在强调原则，而不是确立一个教条。在临床中淋证也不是完全不可以用辛散药，病情上没有凡是。临床上最多见的都是虚实夹杂之证，治以消补兼施，随证选药即是。

八十五、疮家，虽身疼痛，不可发汗，发汗则痓。

在古代，普通的民众在耕种、战乱等事件中受了外伤后，及时清创、消炎的条件很差，之后的治疗、调养条件也多不容乐观，这种情况下会有很多人在受伤后常年创口都不能愈合，总是流脓淌水，反复加重。还有一些痈疮类的疾病，在治疗条件太差的环境下，也会疮口常年不愈。这类的患者即所谓的“疮家”。现代的医疗条件在治疗外伤方面已有极大好转，所以疮家并不多见。在古代，疮家应该是临床中比较常见的一种情况。

伤口一直不愈合，这个部位就是一直处于气血消耗状态。这时如果再发汗，使营卫外散，局部更加失去温煦濡养，就会表现为“痓证”——以身体强直抽搐为主证的一类疾病。《金匮要略》中对痓病有具体描述：“痓为病，胸满口噤，卧不着席，脚挛急，必龂（xiè）齿。”即咬肌痓挛、牙关紧闭，周身的肌肉痓挛、角弓反张，这是肌腠失去濡养的一种严重反应。常年的气血流失，肌肤不能愈合，再遇到汗出耗气伤津，失养严重，就可能会引发痓病。

八十六、衄家不可发汗。汗出，必额上陷脉急紧，直视不能眴，不得眠。

“衄”字的本义是鼻出血。《说文解字》说：“衄，鼻出血也。从血，丑声。”在后世的中医文献中也常被借用为各种出血证，如齿衄、肌衄，等等。本条中的“衄”是本义，“衄家”就是经常鼻出血的人。经常鼻出血则头面部的气血肯定是一个不能固摄而时有流失的状态。头为诸阳之会，出汗时多以头面部为多，发汗则头面部的气津更加流失，则局部的脉管失其充养，就会表现为“额上陷脉”的绷紧、拘急。“额上陷脉”就是在额头上呈陷下部位的那条脉，也就是颞动脉。头面部津血不足，脉管失养，就会摸到其弹性差、触之觉紧硬。“直视不能眴”，就是患者眼睛发直、不能转动，这是头面部的津血不足，目失所养而致。“不得眠”就是想睡但睡不着，还是津血不足，阳气不得回入的表现。

八十七、亡血家，不可发汗，发汗则寒栗而振。

经常有明显的出血病症的人，才能称其为“亡血家”。临床中常见的有妇科的崩漏，内科吐血、便血等。血液中内寓精、气、神，是人体中最可宝贵的物质，亡血则精气神都受其损，亡血家必精气不足且神衰。血汗同源，发汗则耗气动血，阳气损而精神衰，病人就会出现严重的寒战，这是阳气不能温煦周身，身体勉力自救的反应。

八十八、汗家重发汗，必恍惚心乱，小便已阴疼，与禹余粮丸。

平素总是出汗过多的人是谓“汗家”。一般情况下，汗多会亡失心阳，如64条“发汗过多，其人叉手自冒心，心下悸欲得按”。血汗同源，汗家的心血亦有不足，再被重发其汗的时候，一过性地心阳大虚，心神失养，就会出现“恍惚心乱”，也就是神识恍惚、注意力无法集中，心慌心乱，不能自持之类的感觉。如果同时还出现了“小便已阴疼”，也就是小便后尿道有一过性明显的疼痛，这是心肾之气俱虚，膀胱气化不利的表现。这种情况可以用禹余粮丸治疗。“丸者缓也”，丸药是一种缓缓发挥作用的剂型。禹余粮丸的方药组成佚失，但根据经方的命名习惯，此方应是以禹余粮为主药。《本经》谓禹余粮“味甘，寒。主咳逆，寒热，烦满，下赤白，血闭，癥瘕，大热。炼饵服之不饥，轻身，延年”，味甘能补，性寒能藏，禹余粮是氢氧化物类矿物褐铁矿的一种矿石，自身又有金石之品的收涩功效。故可推测全方的功效应是以收藏固涩，缓缓补益为主，用来调治汗家阳气不固、精血有亏的体质。

古时候的“汗家”大多是虚劳的体质，所以用收敛的治法。当代社会中有很多病人过食酒肉，体内湿热痰浊壅盛，有时也会出现以汗多为主证的病情，或长期的出汗过多。这种情况下也有膀胱气化的问题，如果过重地发汗后也有可能出现恍惚心乱、小便已阴疼的病症。但治疗时要观其脉证，往往不可以收敛为主，而是需要以通络化痰、清热利湿之类的“利小便以通阳”的治则来整体调治。

八十九、病人有寒，复发汗，胃中冷，必吐蛔。

病人有寒为阳气虚，复发汗则更伤中阳，故“胃中冷”，也就是胃肠中的阳气不足、蠕动无力。这种情况下胃气和降不及，且有阴寒内生，则会出现呕吐。如果病人的消化道内有蛔虫，还有可能会出现吐蛔。在过去，寄生虫学没有普及、公共的卫生防疫没有普遍开展的时候，吃进虫卵、患有寄生虫的情况在人群中是非常普遍的，消化道内有蛔虫者，在发生严重呕吐的时候经常就会吐出蛔虫。

九十、本发汗而复下之，此为逆也，若先发汗，治不为逆。本先下之而反汗之，为逆；若先下之，治不为逆。

这一条在康平本中是低二格的条文。在集中讨论了汗法的相关内容之后，再一次强调治疗中的次序问题。大意是：本来病情应当发汗，而给病人用了下法，为逆，即治疗顺序错误。如果先发汗，则不为错。如果病情需要先用下法，而反用汗法，这也是治疗次序错误，应先用下法，方不为逆。

汗下都可用，表明此人表里证皆有，常法为先解表后攻里，次序错了，不仅会病不解而且会气机更乱。如果特殊情况下需要先用下法，如124条“太阳病六七日，表证仍在……抵当汤主之”，我们也不能把“先汗后下”的原则当作教条。这些反复强调的内容提示我们，在实践中既要明确原则，又要灵活对待。总以脉证为实据，切不可形成僵化的思维。

九十一、伤寒，医下之，续得下利清谷不止，身疼痛者，急当救里。后身疼痛，清便自调者，急当救表。救里宜四逆汤；救表宜桂枝汤。

伤于寒的时候太阳受之，常法当以汗解。医生用了下法之后，“续得下利，清谷不止”，意思是：于是开始下利，持续地拉出未被消化的食物。“清”是“圊”的通假字，是如厕、上厕所的意思。“谷”意思是大便中能看到未消化的食物，也就是中诊讲过的“完谷不化”。这里的“不止”，不是前文“利遂不止”的那种便意频频，强调“清谷不止”，是指这种完谷不化的腹泻连续出现好多次。这种确有内容物泻出的下利不会持续很久，因为这是中焦阳气大衰，不能消谷、不能固守的表现。一直止不住的话，拉到一定程度就会直接导致“脱证”，病人会突然昏倒甚至很快死亡。所以这种情况下虽然有“身疼痛”的表证表现，但是要“急当救里”——赶紧急救回阳，把中阳恢复。阳气能固摄得住，中焦恢复运化，才能脱离生命危险。否则在下利清谷不止的正气不能固守的状态下，再给予发汗，阳气更加外散，也会“得之便厥”甚至直接丧命。这是在表里俱病时，里虚太甚，要先救其里的一种情况。

如果急救其里之后，病人的大便恢复正常，说明中阳已复，中焦能够化生营卫以供自愈了，如果病人仍然身疼痛、有表证，就要及时地去解表。这里的

“救”，就是救治、解除的意思，如“救火”的救字，有强调急者先治的意思。“救里宜四逆汤；救表宜桂枝汤”，用“宜”字，还是指宜用此方之治法，并不一定是原方主之。也就是说，治里宜回阳救逆，治表宜补充营卫，因为这种情况下无论表里，都是阳气不足的。

九十二、病发热头痛，脉反沉，若不差，身体疼痛，当救其里。四逆汤方。

通过前面条文的学习，我们会发现“发热头痛”几乎是典型太阳病的必见症状。如第13条“太阳病，头痛发热……桂枝汤主之”，第35条“太阳病，头痛发热……麻黄汤主之”，所以，行文至此，一提到“发热头痛”，大家可能会自然想到是太阳病。太阳病应该脉浮，但此时诊得病人是脉沉，所以说“脉反沉”。“若不差”中的“差”字读作chài，是“瘥”的通假字，是病愈的意思。“若不差”，是指这个貌似表证的病人，在自然发展的过程中或经过治疗后，症状未解，且脉沉还是同前，这时即便是还有“身体疼痛”的表现，外表看起来好像具足了头痛、发热、身疼痛的表证，也不能去解表，还应“当救其里”，可用四逆汤。这是因为，脉象在很大程度上比症状更能体现人体的整体状态，尤其是在表证的鉴别判断上，只要脉不浮，就说明身体没有自发地把营卫倾移到肌表，就不是表证。所以太阳病的提纲也是首先强调“脉浮”。本条描述的症状很像是表证，可能病史中也确实是从表证发展而来。但当下的病人是脉沉的，则可知其不是表证。不是表证，而有表象，那很有可能是阳气格拒于表，不能回入。所以可能是需要回阳救逆的四逆汤证。

我遇到过一个类似的病例，可供大家参考。

病人是一个十多岁的小男孩，最初来找我时是因为反复发热四年多。四年多来每三十多天就发热一次，大多是高烧。其父母说，近一年多，每次都是静点青霉素加地塞米松，几天后才能退烧。每次发烧过后，又快到三十天时，父母就非常紧张，到了三十天还没发烧，父母就每天都悬着心等他发烧，经年如此，父母感觉很崩溃、不堪折磨，经人介绍来找中医治疗。我在临床中见到的这种反复发烧的儿童大多都有反复用静点来治发热的经历，患儿大多是面色晦暗，舌质青暗，整体上有阴寒内生的脉证，这个小孩也是如此。他从开始找我看病起，在半年多的时间内，仍保持着每三十多天发热一次，我有多次都给他用过四逆汤，只用中药，大多可以在一到三天内退烧。后来发烧的频率开始降低，有时候也会出现比较典型的小柴胡汤证，一剂小柴胡加吴茱萸就能退烧。在这个阶段，有一次他在上学时又感冒发烧了，就直接从学校来单位找我。见其面红、无汗，摸其头面灼手，热势很高。但诊脉时，发现脉搏不快，感觉落差非常明显。因为一般情况下，人在发烧时脉搏是同步加快的，当时摸他的头面滚烫，但脉不数。就感到很困惑，不知道该怎么看了。他当时明显的症状就符合本条的头痛、发热、身疼痛，一般的小孩这种情况下还身无汗，马上就会想到是不是麻黄汤、大青龙等证。但这个小孩素有虚寒，我不敢确定是不是太阳伤寒证，犹豫再三也不敢开方。他当时还有明显的咽中干痛症状，我想先给他推拿缓解一下咽痛，就给他拿大椎、拿肩井。这样操作后咽痛稍减，再摸脉时发现脉明显变数了，脉率变得和他的发烧程度很符合。我才想到，他这是才发病就来找我，其发热是表闭了，但内在的气血还不足以奋起抗邪，所以其脉不数。他这种发热而脉反不数，与本条的发热而“脉反沉”应该是类似的情况，都是内在的气血不足以充分地达表抗邪，所以会有表证而无表脉。被拿大椎、肩井之后脉马上变数，说明他内在的阳气已经比较充足了，稍一得助，就能充分达表。所以并没有表现为脉沉。如果完全是脉沉，那就要以四逆汤为主急救其里。他这种情况，可以解表为主，兼顾里虚。

九十三、太阳病，先下而不愈，因复发汗，以此表里俱虚，其人因致冒。冒家汗出自愈。所以然者，汗出表和故也。里未和，然后复下之。

太阳病先用下法而不愈，则先伤中气。再用汗法，又耗表气。因而表里俱虚。病人因而出现了“冒”，就是头晕沉、眼睛不清爽、感觉像扣了一个无形的帽子一样。“冒家汗出自愈”，这个“冒家”，就是前面所说的误用汗下而致冒的病人。为什么称其“冒家”呢？因为他平素的体质就有问题，所以被误治后才会“冒”。并不是所有的病人被如此误治后都会“冒”的。那么，什么样的体质才容易在下后复汗而致冒呢？如果是单纯的中阳虚，下后更虚，再用汗法则会中阳失守，出现甘草干姜汤甚至四逆汤证，并不会出现冒。冒的症状有点类似中诊中讲过的“头重如裹”，这是有湿邪上蒙清窍，清阳不展的一种表现。所以冒家是平素体内有湿邪，下后伤中，寒湿不化。湿邪与水饮不同，水饮是相对静止的未化之水；而湿邪是呈弥漫状态的蕴蒸之水。打一个不是很贴切的比喻：如果棉被上洒了一杯水相当于水饮的话，棉被在潮湿环境中的整体受潮状态就相当于湿邪。

冒家本有湿邪，下后湿邪更甚，再用汗法发越向外，则湿邪上犯，蒙闭清窍，人就会感觉昏蒙、沉重。除了明显的头目不清外，往往也会有肢体困重，疲惫困乏等症。“冒家汗出自愈”，冒家的这种困重状态在出汗后会自然解除，因为出汗后肌表的阳气通达、津液得以流畅，故能解除肌表的湿邪蒙闭、困阻状态。如果汗后表和，内在仍有气化不利，可以考虑用下法等治里的方法，恢复内在的气机。

这一条前面讲发汗不当而致冒，后面又说冒家汗出自愈，这是否有矛盾？对这个病人到底要不要发汗？

我们已经知道，中医的各种疗法，都要随顺人体的自愈机能、正邪交争的态势而用。违逆了这个原则，任何治法都不但不能愈病，反而会成为扰乱人体的因素而导致病人出现更为复杂的病情。在人体没有自己发动卫气与津液欲从汗解的时候，人为地强用汗法，就有耗气伤中，乱人气机之弊。这种情况下发汗不当就会“致冒”，此时“冒”也不会随汗出而自愈。如果病人内无大碍，尚有表证而自身有欲解其外的趋势，则可随证或助其气或助其津，得遍身微汗，则肌表气机和畅，诸证可解。

人体从肌表气机不畅的状态恢复到气机通畅时，会自然地出现遍身微汗的反应。我们看古今医案，尤其是各种发热的医案，不但有服桂枝汤、麻黄汤后汗出病解的，还有服清热药、养阴药或针刺后遍身微汗而解的验案。在《伤寒论》中，无汗者欲从汗解需发汗；汗出异常者病属在表，亦需发汗而解。凡用汗法，服药后皆需“如桂枝法将息”，即服药后的基本要求同桂枝汤，其发汗的程度都应是“遍身漐漐，微似有汗”。也就是说，凡欲调和表气，都要把肌表调节到“遍身漐漐，微似有汗”的气津状态。“遍身漐漐，微似有汗”是肌表的气机从病态恢复到常态时必经的“临界状态”。所以，经典中作为正确治法而指出的“发汗”，其内涵就是选用适合的方法帮助病人达到“遍身漐漐，微似有汗”的气津状态，而不是让人只用发散的方药。同理，言“下之”，也不是让人必用攻下之药，而是要和降胃气，使脾胃运化功能正常，恢复人体应有的气机和降状态。

九十四、太阳病未解，脉阴阳俱停，必先振栗汗出而解。但阳脉微者，先汗出而解，但阴脉微者，下之而解。若欲下之，宜调胃承气汤。

本条讨论了太阳病自愈过程中可能出现的几种情况。

“阴阳俱停”，不是整体的脉都停跳或摸不到了，而是说病人在太阳病未解的时候诊得其从寸到尺部整体的脉象都出现停滞之象，如细涩、无气、指下的流动有间断感之类，是在本来的浮脉上出现这种搏动不畅的脉象。如出现这种脉象，则病人很难顺畅地汗出而解，一般要先出现明显的寒战，然后再汗出而解。也就是中诊所讲的“战汗”。这是正气相对不足，但仍能够发动自愈调节时的一种反应。正气未衰到不能解表的程度，但也不足以一鼓作气汗出而解，所以会有一过性气血无力推动的脉象，阳气退缩则恶寒战栗，阳气蓄积到一定的程度后才终于发出汗来。正气虚馁不甚，则最终能战汗而解，如果正气更虚，退缩之后无力再一鼓作汗，则正邪进入较深的僵持状态，脉搏会一直呈现停滞之象。

“但阳脉微者，先汗出而解”，意思是在相对停滞的脉象上，如果寸部脉开始出现不再停滞的微脉，说明正气先从外部恢复通畅，就有可能从汗出而解。“但阴脉微者，下之而解”，在相对停滞的脉象上，如果尺部脉开始出现不再停滞的微脉，说明正气先从内部恢复通畅，就有可能会大便和畅后病情得解。这是正气虚，病已入里，不再是表证了，里气自和则可自愈。如果里气不和，需要和降胃气时，可以考虑用调胃承气汤这样的和降胃气之法。

总 结

第58条总示治疗须知人体有自愈机能，治愈其实是人体自愈。59、60条分示治疗不当会有伤津、伤阳之弊。61至75条原文中皆明示发汗后如何如何，为论述使用汗法后病人可能出现的变化之证，这些变证已经不是太阳病。67条的行文稍显特殊，不过是先强调吐下伤中，水饮内生的前提，在这个前提下发汗，才会“动经”而出现“身为振振摇”之证。依上下文义，此证当为苓桂术甘汤之主证。68、69条文义过简，历来注释不明。康平本《伤寒论》中67、68、69写作一条，如此则可将68、69条读作与“发汗则动经”之并列之句（此类句式全文甚多，如23条），其前提均是吐下伤中，可参。以上为汗后卫气伤而阳不足之证。

71至74条论汗后伤津伤之证，五苓散为《伤寒论》治脱水之方，以散剂助三焦气化，多饮暖水以补津。75条示过汗可致耳聋、卫伤慎用水法。第76至81条讲虚烦证辨治，因此证为汗吐下等治非其宜所引发，亦偏于津受损，故列于伤津证后。此证为伤津后阳气偏盛，紧接着82条讲发汗出现的阳气偏衰而水饮上犯之证。这种把明显有对比意义的病证放在一起讲述在原文中还有多处，在后面的条文讲解中都有说明。第82条并非汗不得法而致，乃是病人素有水气，因汗法而引动。故列于应用汗法后的讨论中，示人救治之法。

83至89条概述汗法禁例。90至94条论治疗的表里先后次序。

原文（95~109）

九十五、太阳病，发热汗出者，此为荣弱卫强，故使汗出。欲救邪风者，宜桂枝汤。

太阳病，发热汗出，这是肌表的营卫失和，卫气相对于营气过于强旺，故外散而为汗。这种状态也就是所谓的“风邪开泄腠理”。想要救治这种太阳中风类的病证，宜用桂枝汤调和营卫。这和53条所讲的“荣气和者，外不谐，以卫气不共荣气谐和故尔”是一个意思。

九十六、伤寒五六日，中风，往来寒热，胸胁苦满，嘿嘿不欲饮食，心烦喜呕，或胸中烦而不呕，或渴，或腹中痛，或胁下痞鞕，或心下悸、小便不利，或不渴、身有微热，或咳者，小柴胡汤主之。

本条讲述了伤寒日久，正邪交争的部位深入到肌表之内筋肉层面的一类病情与主治。

林亿等在校正宋本《伤寒论》的同时还依据另外的底本校定了另一版本的《伤寒论》，书名为《金匮玉函经》。这两个版本的内容差异极少，并且都在原文句式中有"疑非仲景意"这样明显的后人标注之文。可知，在现行的《伤寒论》原文中，肯定有后人的标注文字掺入。康平本《伤寒论》的传抄年代与宋本《伤寒论》相同，"伤寒五六日，中风"，在康平本中"中风"这两个字是旁注，也就是在原文竖写的"伤寒五六日"旁边被后人标注上"中风"二字。《金匮玉函经》中本条的写法是"伤寒中风五六日"，这很像对于康平本中处于旁注位置的"中风"二字想要以统一格式抄入时不知放在何处为宜。所以有人写在"五六日"之前，有人写在之后。综合这三个版本的写法，可以提示我们一种可能，即上述三个版本的《伤寒论》，其底本可能是同源的，不过是康平本同时照抄了该底本的格式，而林亿等人可能没有见到原格式的底本，见到的是该底本的不同抄本，且这些不同的抄本都没有照抄原底本的格式，因而对于一些具体的差别无法取舍，所以分别校正了宋本《伤寒论》与《金匮玉函经》这两个版本，尽可能是保持原本的风貌，以资学人参考。

我们看《伤寒论》中句式的一般规律，在句首需要以病名或病情指示前提时，要么用"太阳病""太阳中风"这样内含明确的具体概念；要么用"伤寒"这种病因明确但病情笼统的广义概念；要么用"凡病""得病"这样笼统的概念。此处伤寒与中风并提，显然二者不是并列的关系。伤寒，还是伤于寒的诱因。中风，没有明确说明中"太阳中风""阳明中风"等具体某类的中风，应该是取其通用的含义：症状表现相对复杂多变的病。结合康平本的格式，怀疑此处的"中风"二字是后人对本条病症的一个概括，这些病症只是伤寒所诱发的而已。

"伤寒一日，太阳受之"，也就是所有的伤寒，都是先侵袭到肌表的"太阳"气化。伤寒五六日的时候，出现了"往来寒热"，这就不是典型的太阳病表现了。往来寒热所描述的是病人的主观感受，就是一会感觉到冷、恶寒，一会又感觉到热。用体温计测的话，可能病人的体温一直都是发热状态，但病人的感觉不像典型的太阳病那样总是感觉到恶风寒，而是主观上明显地感觉到冷与热交替出现，病人一般会描述为"我觉得一会冷一会热"。这是外邪侵袭后太阳抗争无力，邪气深入至胁下少阳经脉，阻滞少阳经气流通而出现的特征表现。

邪已内陷，说明太阳之气不足以拒邪于外。正气退缩、阳气的温煦功能受损，则感觉恶寒；但正气尚能在阳分坚守，待阳气积蓄到一定程度，能够爆发去散邪时，又会感觉到发热。在阳气积蓄到感觉发热的状态下，正气仍不足以源源不断地坚持到邪去正安，不能一鼓作气地恢复周身的气机通畅，所以在抗争一阵后退缩回来，肌表又回到了有失温煦的状态而恶寒，因而呈现出寒热往来之证。

"胸胁苦满"就是病人以胸胁部位的满闷为苦。胸廓的前面为"胸"，胸廓的两侧为"胁"，阳气郁滞在这个部位，这里就会有满闷、撑胀等不适的感觉。胸胁部的深层有广泛的脏层胸膜、壁层胸膜并连及膈膜、纵隔区域丰富的膜系统，这些内在相连的膜及其间隙所形成的功能系统属于《灵枢·经脉》中所说的三焦，为手少阳三焦经的气化所司，胁部也是足少阳胆经的通行之处，故胸胁部位的气机郁滞是少阳经的气化出现了问题，以三阴三阳来划分，属于少阳病。

"嘿嘿不欲饮食，心烦喜呕"，这是少阳之气不畅，上焦气郁的表现。嘿嘿，读作"默默"，可能是仲景所在地区的方言，一般认为是形容胸中满闷、没有食欲时对于饮食毫无感觉的状态。《素问·灵兰秘典论》说："膻中者，臣使之官，喜乐出焉。"膻中，就是指纵隔这个区域，它在人体中相当于向"心"这个"君主"传递信息的臣使。这里的气机通畅，则心的信息能顺畅地传达到周身，人体的气机通畅时，就会很喜乐。在少阳病的时候，上焦之气郁滞不下，则一身气机随之不畅，病人情绪也因之不畅而表现得没有精神，对饮食乃至对什么事都不感兴趣。气机不降，胃的和降之机受制，则不欲饮食。上焦气郁迫扰心则"心烦"，从临床中观察，小柴胡汤证的人通常会有心烦，但也有心烦并不明显，而有明显的"恶心"症状，所以这里的"心烦"可能也有恶心的内含；胃气不降，郁而上逆，则"喜呕"。所谓的喜呕，并不是说病人很喜欢呕吐的感觉，而是指病人常作干呕，呕了一通之后胸膈部的郁滞之气会有所缓解，病人自我感觉呕后会舒服些，这种特征的呕称之为“喜呕”，这是胸胁部气郁的典型症状。这种病情可以用小柴胡汤主治。

小柴胡汤方

柴胡半斤　黄芩三两　人参三两　甘草三两　半夏半升（洗）　生姜三两（切）　大枣十二枚（掰）

右七味，以水一斗二升，煮取六升，去滓，再煎，取三升，温服一升，日三服。

若胸中烦而不呕，去半夏、人参，加栝蒌实一枚。

若渴者，去半夏，加人参，合前成四两半，栝蒌根四两。

若腹中痛者，去黄芩，加芍药三两。

若胁下痞鞕，去大枣，加牡蛎四两。

若心下悸，小便不利者，去黄芩，加茯苓四两。

若不渴，外有微热者，去人参，加桂三两，温覆取微汗愈。

若咳者，去人参、大枣、生姜，加五味子半升，干姜二两。

小柴胡汤中柴胡半斤（八两）为主药，与黄芩三两配合，能把上焦胸胁部的郁气降下来。人参三两与半夏半升配合，能补脾降胃，恢复中焦气机的升降。姜枣草和脾胃、生营卫，配合前面四味药共同恢复一身的营卫通畅。

此方的煎煮方法需注意，要先以水一斗二升煮取六升，去掉药渣后，把滤出的六升药汁再煎，取三升，每次温服一升，日三服。为什么要去渣再煎，前人有多种解释，但我们无法确知哪种解释符合仲景的本意。在当前的临床中，有很多用柴胡剂取得佳效的医案并没有遵照这种去渣再煎的方法。也有个别同行反映用柴胡剂效果不理想，改用去渣再煎的方法后而取得佳效。所以，对于初学经方的我们，要先记住原方有这样的要求，如果在临床中需要用小柴胡汤原方的比例主治典型的少阳病时，尽量按要求煎煮。

柴胡这味药在临床中应用的机会极多，后世医家对柴胡的理解各有不同，其中有一大类的观点认为柴胡的功效是升发阳气或升阳举陷。这种理解看起来好像和以柴胡来主治上焦气郁下行不畅是矛盾的，以至于还有所谓“升极而降”之类的解释，总之都是为了解释柴胡能升。其实每一味中药的功效都不是固定不变的，而是和它的用量、煎煮方法、配合药物密切相关。我们看小柴胡汤的原方用量大、煎煮时间久、又和黄芩配伍时，其综合作用一定是降气的，去滓再煎的煮法也有使全方味厚下趋之效。所以我们学习经典时要注意不要把后人的观点强加在先期的文献中。柴胡在小量、轻煎的时候确实有升提气机的作用。

《本经》记载："柴胡，味苦平。主心腹，去肠胃中结气，饮食积聚，寒热邪气，推陈致新。"这里的"心腹"指的是胸腹。"寒热邪气"就是气机郁滞的结果，气有余则为热，因郁滞而有余于某处，则其所当去之处必为不足，气不足则为寒。柴胡能通治胸腹，去结气，把内脏间的郁滞之气通畅开，变为新的流畅之气，所以说是"推陈致新"。《名医别录》说柴胡"治五脏间游气"，"五脏间"在《内经》的观点中就是三焦，可见柴胡的功效归纳而言，就是疏利三焦气机，所以后世医家一致认为柴胡是理气的要药。本方以柴胡为主，配合诸药使全身的气机通畅、肌表的腠理恢复原有的气津畅行，从而恢复了肌表的营卫协调、开合有度，所以身体会出现遍身微汗的"临界变相"反应。这是周身气机和畅的自然反应，而不是柴胡或全方向外发散而取得的结果，所以在本条中不宜把柴胡理解为"辛凉解表药"。

"或胸中烦而不呕，或渴，或腹中痛，或胁下痞鞕，或心下悸、小便不利，或不渴、身有微热，或咳者"，这些"或然证"也是上焦气郁时常见的表现，但在具体的病人身上可能出现，也可能不出现。这里不是在描述一个病人的具体病情，而是在集中讲述这种典型病证的常见症状。

"胸中烦而不呕"，胸中烦，其实还是心烦。但与原来的"心烦喜呕"相比，病人感觉整体胸部都烦满不适，这是胸中气郁化热的程度加重、范围扩大了。"而不呕"，是因为气郁的范围向外扩大，对居中的胃部压力相对减小。方后注"若胸中烦而不呕，去半夏、人参，加栝蒌实一枚"是说，治疗这种有所变化的或然证要在原方的基础上加减药物。因为气机郁迫的态势向外，对中焦的压迫减小，已不呕，所以去掉调和脾胃的半夏、人参，这同时也是因为半夏燥而人参补，不适合当下的气郁化热壅盛于胸的状态。加栝蒌实一枚，就是加入一个全瓜蒌。瓜蒌性凉而滑降，善于宽胸利气，配合柴胡、黄芩就能解除气机壅滞上焦而化热的"胸中烦"。

"或渴"是气郁化热，热盛伤津的表现。所以"去半夏，加人参，合前成四两半，栝蒌根四两"。去半夏之燥，加栝蒌根（即天花粉）生津。热盛到了伤津的程度，也必然存在着"壮热食气"的过程，所以加人参益气生津。

"或腹中痛"是因为三焦内的脏腑相连，上焦的气郁可波及中下焦，引发了中焦胃肠部的气机郁滞，就会出现腹痛。“若腹中痛者，去黄芩，加芍药三两”，是去掉苦寒的黄芩，以免其更加凝滞气机。只用柴胡疏利三焦之气，再加入治“邪气腹痛”的芍药，通利因中焦气郁而引发的腹部气血不畅。

“或胁下痞鞕”，“痞”，既表示主观上的堵闷不舒感，也表示客观上的皮肉筋膜等组织触之觉硬、觉韧。“鞕”读作“硬”，就是坚硬的意思。胁下，指的是胁部的下方，肋下缘到髂嵴上缘之间的区域。这里是肝胆经通过的地方，三焦的气郁太甚，则肝胆之气疏泄不畅，其经行区域气津郁阻，局部的组织就发硬、发韧。“若胁下痞硬，去大枣，加牡蛎四两”，因为局部的肌腠已经郁滞变硬了，大枣甘味滋补，有加重壅滞的弊端，故去掉。生牡蛎有软坚散结的功效，善于“引阳入阴”，就是把阳气引入壅滞结实的组织中，从而把壅结的组织疏解开。

“或心下悸、小便不利”，这是体内素有水饮的病人，在上焦气郁时引动了水饮，上冲则悸，下行不利则小便不畅。“若心下悸，小便不利者，去黄芩，加茯苓四两”，去苦寒的黄芩以免凝滞阴邪，加茯苓利水。

“或不渴，外有微热”，是上焦的气郁没有达到化热的程度，同时有表证未解。从胸胁部偏里层的上焦空间（膜间的空隙），到身体外层的皮肤，都存在营卫之气的郁滞不畅。“若不渴，外有微热者，去人参，加桂三两，温覆取微汗愈”，不渴且病位偏外，所以去掉补中生津的人参，加桂枝辛散解表。用药物推动气机的同时，还要配合温覆以达到周身微汗的通畅状态。

“或咳者”，致咳的原因很多，在仲景时代，最常见的咳嗽诱因是《内经》所说的“形寒寒饮伤肺”，也就是感受到环境中的寒冷或饮食寒凉导致的寒邪束肺。本条以这种最常见的咳嗽为例给出的治疗方案是“若咳者，去人参、大枣、生姜，加五味子半升，干姜二两”。寒邪束肺，气机已经是被凝滞的状态，所以去掉补益的人参、大枣，以免阻滞更甚。生姜本来是无碍的，但与干姜相比，生姜的散寒力量不持久，一散而过，不足以使邪去正安，所以改用温中散寒、温肺化饮力持久的干姜来主治这种肺寒咳嗽。所谓治咳，最终是要恢复肺的正常功能，干姜只是解除了束肺的寒邪，而肺脏自身的气机是既要宣发，又要肃降的，一味地辛温散寒有碍肺气肃降，并且此时的整体状态也是上焦气郁不降的，所以用酸敛补肺的五味子配合干姜，既可助干姜的辛散之力专入肺中，又可使其祛邪是不伤肺降，二药合用，帮助肺气恢复宣降功能。

九十七、血弱气尽，腠理开，邪气因入，与正气相搏，结于胁下，正邪分争，往来寒热，休作有时，嘿嘿不欲饮食。脏腑相连，其痛必下，邪高痛下，故使呕也。小柴胡汤主之。服柴胡汤已，渴者，属阳明也，以法治之。

本条在康平本中是低一格的条文。内容是对上一条补充说明。

“血弱气尽”，指的是人体气血偏弱的状态。

“腠理开，邪气因入，与正气相搏，结于胁下”，是说在气血偏弱的状态下，肌表的腠理开泄，邪气来侵时就会直接深入到胁下的部位，而不会像气血充足时外邪来侵后的“太阳受之”。

“正邪分争，往来寒热，休作有时”，气血本弱，抗争无力，正气不伸则恶寒，蓄久欲伸则觉热。休作有时是指这种一阵冷一阵热的感觉也是时发时止，而不是寒和热的感觉不停交替出现。轻的时候可能一天也就冷热二三次。

“嘿嘿不欲饮食”，是胁下部位肝胆经气郁，不能疏泄脾胃，郁滞之气克犯脾胃，胃失和降。

“脏腑相连，其痛必下，邪高痛下，故使呕也”，这是进一步解释肝胆气郁，木气乘土的过程。“脏腑相连”，是指肝胆脾胃在中焦区域内通过三焦的膜系统相互连接。“其痛必下”，是说因为脏腑相连，所以上部有气机不通畅的病变时，也可能因为组织的相连而引发下部出现疼痛症状。邪气郁在肝胆经，正气尚能发动抗争而表现为往来寒热的时候，主要的郁滞部位是属阳的胆经的上部，也就是胸胁部。郁滞之气是为“邪”，故谓之“邪高”。肝胆相连，胆经气滞，则整个胁下部的肝胆经气机都会郁滞，肝胆经气郁会克犯脾胃而有腹痛，腹在胸下，故谓之“痛下”。这种上焦气郁波及中焦的过程，必然影响胃气的和降，“故使呕也”。这种正气偏虚，上焦气郁为主，伴有胃失和降的病情，正适合用小柴胡汤主治。

“服柴胡汤已，渴者，属阳明也，以法治之”。服小柴胡汤后如果病未愈，还有上焦气机不能下行的表现，同时还出现了口渴，这就提示病人有津液不足的情况，这就不是单纯的少阳气郁，而是整体的气化过程中出现了内燥而气不降的病机，这就属于阳明病了，要按照阳明病的相应治法来治疗。

九十八、得病六七日，脉迟浮弱，恶风寒，手足温，医二三下之，不能食，而胁下满痛，面目及身黄，颈项强，小便难者，与柴胡汤，后必下重。本渴而饮水呕者，柴胡汤不中与也，食谷者哕。

这是承接上面的柴胡汤证讲述了一种需禁用柴胡汤的类证鉴别。

“得病六七日”，《伤寒论》中句首的称谓都是有意义的，它规范了这一条讲述内容的前提。如前面学过的条文中，在句首是“伤寒”“太阳病”“太阳中风”“凡病”等不同称谓时，它的内涵都是不同的。本条讲“得病”，这是一个统称，可以理解为无论是什么病。“六七日”，前面已经讲过，无论是阳病还是阴病，六七日都是一个自愈的期限，这个病人到了六七日病还没好，且“脉迟浮弱”，说明病人内在的阳气不足、推动乏力。虽然脉象又迟又弱，但这种情况下脉能够浮起来，说明阳气还有能力自发地去达表。完全的里虚证也会表现出“脉迟浮弱”，但那样的话是阳气虚阴血也虚，就不会表现出后面的“恶风寒，手足温”，而是一派畏寒肢冷的虚象。所以，这时的“脉迟浮弱，恶风寒，手足温”还只是一个体虚外感。这种情况宜桂枝汤，而不可用下法。但病人遭到了“医二三下之”的误治，然后就出现了“不能食，而胁下满痛，面目及身黄，颈项强，小便难”这一系列的坏病表现。这是病人本虚，被接二连三地用下法更伤中气，中气大伤故不能食。连续的下法肯定会引起整体的气机下陷，那么原本脉浮欲向外达表的阳气就会被陷到胸胁的部位，形成上焦的气机郁滞。中气受伤运化无力则湿邪内生，内在的湿邪被郁陷的阳气蕴蒸则会形成湿热。湿热郁阻三焦则会引发黄疸，就是头面周身的皮肤、眼球的巩膜都呈黄色的一种病变。湿热蕴结到发黄的程度，小便也是不利的。

“颈项强”，在这里是特别强调颈部的侧面强紧不舒。古文中“颈”指的是颈部的前面，“项”指的颈部的后面。我们知道，颈部的前面主要是气管，这里只会有疼痛、噎塞感之类的不适，它基本上不会感觉到强。项强，前面已讲过，只是后脖子的强紧感。那么这里把不会紧强的“颈”和只在后面的“项”放在一起来讲的“强”要描述的是怎样的一种症状呢？从字面上看就是整个颈部都紧强不舒，而整个颈部当然就包括了颈部的侧面。颈部侧面有丰富的肌群，颈部整体不舒时，除了后项，就是侧面。可能当时没有一个专有的词汇来称谓颈侧部，所以对于包括侧面紧强不舒的症状，就描述为“颈项强”。颈部侧面是手足少阳经通行的部位，三焦气郁、少阳经输不利，都会出现耳下到肩井区域的紧强不舒感。病人被误下后出现了胁下满痛和颈项强，很像是一个小柴胡汤证。但是“与柴胡汤，后必下重”，就是如果给他服小柴胡汤，会出现肛门坠重、便意频频的反应。可见误下后出现的这一系列症状表现，并不是小柴胡汤证。因为小柴胡汤中柴胡与黄芩的配合使用是降气的，而病人原本就中气不足，又加以湿热内蕴，三焦的气机不畅，这时只用降气的方药，体内的湿气并没有化解，则整体不畅的三焦气机都会随苦降的药力而下沉，下焦压力增大，所以会肛门坠重。

后边这一句“本渴而饮水呕者，柴胡汤不中与也。食谷者哕”在康平本中是接下来的一条低二格条文。看内容像是补充说明上一条中病人素有内饮和中气大虚的情况。这些情况都需禁用柴胡剂。《金匮要略》中说“先渴却呕者，为水停心下，此属饮家”，这是讲素体水饮内生的病人，其体内阳气化水的功能不及，津不上承，就会感觉到干渴。但喝了水之后就有呕吐反应，说明他的脾胃运化不动饮入的水液。这种情况下味苦降气的小柴胡汤是禁用的。“食谷者哕”，就是吃完饭就出现呃逆，膈肌痉挛，这是胃气衰败，食入则气机难运的一种表现。这种情况也不可用小柴胡汤。

因为“食谷者哕”这句话与前面的文字没有承接关系，看起来像是前后文中有脱失的文字，也可以理解为这是在说内有水饮者服用小柴胡汤后可能出现胃气衰败的反应。无论怎样理解，这一段都明显是在讨论柴胡剂的禁忌所在。

九十九、伤寒四五日，身热恶风，颈项强，胁下满，手足温而渴者，小柴胡汤主之。

伤寒四五日，人体正处在自愈的调节状态中。“身热”，而不说“发热”，这就是在强调客观的体征，身上摸起来是热的。“恶风”，还是主观上有恶风寒的感觉，这就提示卫气的功能受阻，气机不利。

“颈项强，胁下满”，提示气郁在少阳。胁下是少阳病的特征病位，整体的颈项强或痛也是判断少阳气郁的一个重要参考。广东有一位中医前辈张志民先生，著有《伤寒论方运用法》，里面讲对于一些发热的小孩子，脉证不典型时，有一个辅助判断是否小柴胡汤证的方法，就是用手轻轻地掐一下小孩的脖子两侧，如果有明显的按压痛，就可以用小柴胡汤。

“手足温”，身热而手足温，手足的温度低于躯干，说明阳气在躯干内的三焦区域郁滞得更重。这种情况下颈项、胁下或头侧面等少阳经循行的部位摸起来可能会相对更热。“而渴”是郁热甚重已有伤津之势。所以用小柴胡汤疏解少阳三焦的气机郁滞，阳气得畅，热势自消，也就不会继续伤津了。方中的人参本有生津的作用，所以不必另加生津之药。

本条的主证就是发热，明确的体温增高，但并不一定是往来寒热。口渴并不是主证。如果津伤口渴成为明显的主证，则需加天花粉等生津之药。在临床中，对于这种有“颈项强，胁下满”等明确的柴胡证而身大热的病人，如果有面红、呼吸急促、口渴明显、持续高热，无论有汗无汗，都可以在原方中加入生石膏，且生石膏宜重用在60克或上百克。胡希恕老先生对此有专门讲述，我在临床中应用有效。

一零零、伤寒，阳脉涩，阴脉弦，法当腹中急痛，先与小建中汤；不差者，小柴胡汤主之。

阳脉指寸部脉，候外；阴脉指尺部脉，候里。伤于寒之后，病人的寸脉涩，说明气血不能通畅地达表；阴脉弦，说明内在的气血也郁滞不畅。弦与涩都是气血不畅的脉象，同见于一个人的不同部位时，涩比弦更不通畅，它表示在弦的郁滞状态基础上还有气血不足以濡养的因素。所以寸涩尺弦的脉象表示病人素体气血不足，一受寒凝，则气血从内到外都不通畅，越往外气血越不足。“法当腹中急痛”，是说这种情况下一般病人会有腹内拘急疼痛的症状，因为内在的气血不通则痛。治疗时需要先用小建中汤来补足内在的营卫之气，使营气足以“和调于五脏，洒陈于六腑，乃能入于脉也。故循脉上下，贯五脏，络六腑”，则内外之不通畅均能得以解除。

小建中汤方

桂枝三两（去皮） 甘草二两（炙） 大枣十二枚（擘） 芍药六两 生姜三两（切） 胶饴一升

右六味，以水七升，煮取三升，去滓，内胶饴，更上微火，消解，温服一升，日三服。

小建中汤是在桂枝汤的基础上芍药加倍，再加饴糖。饴糖就是麦芽糖，是用玉米、大米、小米、大黄米等粮食发酵糖化而成。可以说饴糖是用自然的方式提取出来的谷物的“精化”。我们看《内经》中说人体的营气就是水谷的“精专者”所化生。可见，饴糖是比粮食更能帮助人体化生营气的一种食品。《金匮要略》中还有大建中汤，也用饴糖，其他药物与小建中汤没有相同的。也就是说，只有用饴糖，才取名为“建中”，故知饴糖为建中汤的主药。

桂枝汤的组成就能补充营卫且助其外行，现在又加入一升胶饴，就是黏黏的饴糖。这又甜又黏的粮食精华，摄入后有壅滞脾胃、不易运行的弊端，所以把芍药的用量加大，舒解胃肠的血脉，有利于饴糖的吸收与运行，使营气能通畅地“循脉上下，贯五脏，络六腑”而濡养周身。煎药的时候要注意，是先煎好诸药取汁后，把饴糖溶在药液中。

先服小建中汤补充营卫后如果诊脉还有不畅之象，腹痛也没有消除，说明营卫之气还是运行不畅，就可以再用小柴胡汤来疏解少阳、通畅三焦之气。气畅血行，则腹痛自然缓解。

一零一、伤寒中风，有柴胡证，但见一证便是，不必悉具。凡柴胡汤病证而下之，若柴胡证不罢者，复与柴胡汤，必蒸蒸而振，却复发热汗出而解。

本条补充说明了小柴胡汤的应用原则及误下后仍需使用本方时的一种特别反应现象。

“伤寒中风，有柴胡证”，意思是在伤于寒后出现的症状表现变化多端的病情中，如果病人出现了柴胡剂的适应证，“但见一证便是，不必悉具”，就是说只要见到一个柴胡证，就可以选用柴胡剂，不必等到病人具足了多个柴胡证的典型表现才能选用。这句话非常重要，是选用柴胡剂的一个基本原则。

对于“但见一证”，历代注家有些不同的观点。有人说需见到前面条文中描述的某一证；有人说必须得是“往来寒热”“胸胁苦满”“心烦喜呕”等几个典型症状中的一个；也有人认为是任何一种能说明病人具有了柴胡汤证的症状。我们采信最后一种观点。因为《伤寒论》所创立的辨证模式，本质上是辨病位与病性。伤寒之初，表层的太阳受之。在继续的发展中，出现心烦喜呕也好，胸胁苦满也好，或者是口苦、咽干、脉弦，乃至耳鸣、目赤、胁痛、颈项强等任何一个能提示病人在表层以内，表里之间的这个层面上出现气机不畅的症状，都说明病位已经不是单纯地在表了，如97条所言，在这个层面出现了不通畅，就可能进而影响一身内外的气机。所以在解表的同时还需要考虑选用柴胡剂，甚至要用柴胡剂为主，使三焦通利，肌表的气化才会恢复正常，如后面的柴胡桂枝汤、柴胡桂枝干姜汤等。后世多有医家善用柴胡剂化裁治疗表证乃至治疗各科杂病，都是这一柴胡剂运用原则的体现。

这里还有一点需要注意，在古文中，本条乃至《伤寒论》全书中，“柴胡证”“但见一证”的“证”字都是“證”字，其含义都是症状表现，本没有任何歧义。但现代中医在使用简化字后，这个“證”字被简化为“证”，同时，这个“证”又与“症”有了不同的含义，“证”被人为地规定为一种综合的“证候”，而不再用作单纯的“症状”义。这就产生了“柴胡证”还是“柴胡症”的歧义。本讲稿中遵原文的习惯尽量都用“证”字，在原文中“证（證）”的含义都是“症状”，均不作“证候”义。

“凡柴胡汤病证而下之”，柴胡证病在三焦的气机不畅，且以上焦为主，用下法是误治，会引气机内陷，郁滞加重。但人体有自我调节的机能，不会因为误治就气机全盘崩溃。被误下后“若柴胡证不罢者，复与柴胡汤”，就是说误下没有打破当前机体的柴胡证状态，则可再用原方。但毕竟气机受挫，自愈过程受扰，所以很可能不会服药后就豁然得解，而是会“必蒸蒸而振，却复发热汗出而解”，也就是通过“战汗”而解。“蒸蒸而振”，就是患者感觉体内热蒸而又恶寒、打寒战。“却复发热汗出而解”，“却”是“然后”的意思；“复”，是“又、再”的意思。这是说病人在原来被误治而发热未愈的基础上，服用柴胡汤后，在明显的发热寒战过程之后，会更加发热，比原来的热度更高一些，然后才出来汗而热退。我的一位老师专门观察过这个过程，他原本是西医，后来自己开中医诊所，疗效很好，病人也多。有一个阶段他对使用小柴胡汤治疗发热的儿童的家长都交待了一个观察任务，就是在服汤药后再测体温。观察发现，很多患儿在用药后的不同时间会有体温先增高一会，然后再开始出汗。根据家长们的反应，大多是体温又升高了0.4℃才开始出汗退烧。这就是“却复发热汗出而解”。

一零二、伤寒二三日，心中悸而烦者，小建中汤主之。

“伤寒一日，太阳受之”，受之后整体的气机没有被干扰到失常，则“脉若静”，为不传。如果太阳受之后，正邪相争达到了“之为病”的程度，就形成了明确的太阳病，太阳病没有得到正确的治疗时，只有少数会一天内自愈，大多数需七日左右方能自愈。“太阳受之”之后，也有可能不传为太阳病，那么在伤寒二三日的时候，一般会传为阳明或少阳病。但本条所讲述的病人，伤寒刚进入到第二三日，就出现了明显的心悸心烦，还特别强调了“而烦”，心悸且烦，这是有郁热象，可以提示这个心悸是心跳加快的。前面我们讨论过“心悸”的内涵，就是病人主观上感觉到异于正常的心跳，只要感到了明显的跳动，就叫“悸”，这个悸不一定是心率增快的。现在病人的感觉是心中悸而烦，说明心脏在比平时更努力地跳动，虽然更努力，但是血脉并不能更好地畅行，有所郁遏，才会烦。这种不能畅通的心跳加快发生在伤于寒之后，我们知道，伤于寒后身体会自动地增加气血往体表的倾移，这当然需要心脏搏动来提供基本的支持。这个支持工作才开始，心脏就跳得更加努力，且仍达不到效果，显然是内在的气血不足了，心脏再努力也难为“无气血之推动”。所以要给予小建中汤大补营气，化生气血。在古代，如果不是在和平盛世，劳苦大众经常会有营养不良、气血不足，平素就表现为面黄肌瘦、弱不禁风的情况。这种体质的人遭受外感后，很容易先出现心悸而烦、脉虚大无力等气血不足之象，这时就不可以先发汗解表，而要补充营卫、化生气血，所以后世以本条为依据，而有“实人外感解其表，虚人外感建其中”的治疗原则。

一零三、太阳病过经，十余日反二三下之，后四五日，柴胡证仍在者，先与小柴胡汤。呕不止，心下急，郁郁微烦者，为未解也，与大柴胡汤下之则愈。

本条讲述了太阳病误下后病人少阳的不同病证及治法。

“太阳病过经十余日”，这里的“过经”二字在康平本中是旁注。这一句所表达的信息就是太阳病经过了十多天，正邪相争一直持续在肌表，这个时候“反二三下之”，整体上气机必然会下陷的，陷到皮表以内、胃肠之外层面的腠理之间就会出现柴胡证。这个状态又维持了四五天，“柴胡证仍在”，这个“仍”字也提示这之前就有柴胡证了，所以前半句说太阳病日久又遭误下，因而会出现柴胡证。到了“后四五日”，从表内陷而来的柴胡证仍在，应该还会有胸胁满痛、心烦喜呕、发热等症状，就可以先用小柴胡汤来治疗。服药后病情不但没有缓解，反而出现了“呕不止，心下急”，就是频繁地呕吐，不一定有物吐出，但持续地有上呕之势；心下胃脘部有拘挛紧急的感觉，以手按之胃脘发硬，往往也会按之痛。这是胃气上逆得更加严重、胃壁不同层面的平滑肌蠕动协调性变差或有不同程度的痉挛的表现。与原本柴胡证的上焦气机不畅为主、波及中焦气失和降的“喜呕”相比，“呕不止，心下急”说明下陷而郁滞的气机被局限地郁积在胃脘区域为主。与原本柴胡证的“心烦”或“胸中烦”相比，“郁郁微烦”是气郁化火上扰的程度减轻了，也是气机郁滞得部位更加向内、更加紧凑而有结聚之势的表现。这种情况就需要用大柴胡汤来主治。

大柴胡汤方

柴胡半斤　黄芩三两　芍药三两　半夏半升（洗）　生姜五两（切）　枳实四枚（炙）　大枣十二枚（掰）

右七味，以水一斗二升，煮取六升，去滓，再煎，温服一升，日三服。一方用大黄二两。若不加，恐不为大柴胡汤。

因气机内陷郁滞严重，中焦变实，故在小柴胡汤的基础上去掉人参、甘草，加入枳实、芍药，疏通胃家的气血，降气止痛。原文记载中本方并没有大黄，但整理者或传抄者认为应有大黄。只看本条的原文，病情还在气分，并没有有形的实邪阻滞，也没有“大实痛”等症状，应该不至于使用大黄，但现在的统编教材把大黄规定为大柴胡汤的基本组成，我们在各种考试中必须要记住大柴胡汤中有大黄，但在临床中，应用大柴胡汤时是否要用大黄要根据具体的病情而定。

芍药、枳实和大黄都能疏通降泄。《金匮要略》中有“枳实芍药散”方，治产后腹疼，烦满不得卧。全方只用这两味药，就能疏通腹部的气血，和降腹部的气机。大黄也能降胃肠之气，但《本经》记载大黄“苦寒有毒，主下瘀血，血闭，寒热，破癥瘕积聚，留饮宿食，荡涤肠胃，推陈致新”，一般情况下血分有瘀滞，或胃肠内有郁热上冲，或有肿块、宿食、燥粪等有形之物时才需用功效峻猛的大黄。

一零四、伤寒十三日不解，胸胁满而呕，日晡所发潮热，已而微利，此本柴胡证，下之以不得利，今反利者，知医以丸药下之，此非其治也。潮热者，实也。先宜服小柴胡汤以解外，后以柴胡加芒硝汤主之。

“伤寒十三日不解”，就是伤于寒之后过了两个自愈周期病还没好，表现为“胸胁满而呕”，这是一个典型的上焦不通、胃气不降的柴胡证。同时还有“日晡所发潮热”的表现，“日晡”，是指太阳西沉落入地平面的过程。“晡”通“哺”，是“口中嚼食”的意思。日晡，好像太阳被地平线吞没了一样。“所”

的本义是“伐木的声音”，被假借为多种词义，在这里用以表示一个时间范围。“日晡所”，就是指太阳落山的那个时段。“潮热”，是指发热之势像潮水一样汹涌而至。有些教材把潮热定义为像潮水一样定期发热，这是不全面的。在本条中，“日晡所”就强调了定期的特征，潮热，是强调热势如潮，就是一到傍晚，病人的发热显著升高。为什么会这样呢？《素问·生气通天论》说：“故阳气者，一日而主外，平旦人气生，日中而阳气隆，日西而阳气已虚，气门乃闭。是故暮而收拒，无扰筋骨。”告诉我们，人体的卫气与太阳有同步性。卫气在白天的时候主要在人体的外部肌腠间循行，入夜睡眠后主要回入人体的内部在脏腑间循行。日出的时候卫气外出，中午时外出到最盛，日落时卫气回收，在外层的分布减少。所以傍晚后不要扰动筋骨，以免扰动已回藏的卫气再行外出。这样看，“日晡所”正是阳气回收的时候，回收之时反而如潮汹涌地发热于外，说明内部有阻碍，阳气被反弹出来了，所以潮热是内有热性实邪的外在表现。实邪阻碍于内，胃气不降，当有大便不利，但病人“已而微利”，就是在发潮热后的不久又有轻微的腹泻，结合那个时代流行的治疗方法，就可以推测出：这个病人原本是上焦气郁的柴胡证，被医生误用了下法，气机内陷，出现了心下痞硬疼痛等貌似可下之证，也就是前面的大柴胡汤证。医生不认识这是大柴胡汤证，就再用下法，而这种病证主要是气分郁滞，且病位偏上，用了下法只要整体的气机没有严重下陷，病人也不会出现下利的。但现在病人却出现了微利，就可以推知病人是被用了那类以巴豆为主的峻攻冷积的药丸，“此非其治也”是说用药丸攻下是错误的。这种情况可以先用小柴胡汤和解外、上的气机，如果服药后气机还不能和降，就要在小柴胡汤的基础上再加入芒硝，以小柴胡汤和降气机，以咸寒的芒硝攻下，消除药丸的热性对胃肠的刺激。

这一条在康平本中的记载如下，可参考理解。

伤寒十三日不解，胸胁满而呕，日晡所发潮热［潮热者实也］，已而微利。（注：此本柴胡，下之而不得利，今反利者，知医以丸药下之，非其治也。）先宜小柴胡汤以解外，后以柴胡加芒硝汤主之。

柴胡加芒硝汤方

柴胡二两十六株　黄芩一两　人参二两　甘草一两（炙）　半夏二十株（洗）　生姜一两（切）　大枣四枚（掰）　芒硝二两

右八味，以水四升，煮取二升，去滓，内芒硝，更煎微沸，分温再服。不解更作。

柴胡加芒硝汤的组成是以三分之一量的小柴胡汤，加入二两芒硝烊化，分二次温服。小量的小柴胡汤继续疏理气机，偏大量的芒硝攻除巴豆等热性攻下药对肠道的刺激。

一零五、伤寒十三日，过经谵语者，以有热也，当以汤下之。若小便利者，大便当硬，而反下利，脉调和者，知医以丸药下之，非其治也。若自下利者，脉当微厥，今反和者，此为内实也，调胃承气汤主之。

本条继续讨论被丸药误下后诸证的辨识与治法。

康平本中这一条分为两段。前面一句是正文，后面的内容是低一格的补充内容。格式如下：

伤寒十三日不解，[过经]时谵语者，以有热也，当以汤下之。

若小便利者，大便当硬，而反下利，脉调和者，知医以丸药下之，非其治也。

若自下利者，脉当微厥，今反和者，此为内实也，调胃承气汤主之。

伤于寒后十三日不解，过了两个自愈周期后出现“谵语”。谵语在《伤寒论》是阳明气机不降的特征表现，阳明主燥化主降，以胃气和降为主，阳明不降，则心肾相交的机制也没法完成，所以心火也不降，因而会有谵语等神昏的表现。神昏是神志失常，在脏腑的归属中应该是属于心的，但是在《伤寒论》的整体气化视角下，其根本在于阳明不降，这个问题在后面的阳明篇与少阴篇中还会涉及，这里先有一个印象就行。谵语是邪热上冲的表现，通常应该用下法治疗，所以说“以有热也，当以汤下之”，“以汤下之”也是在强调一个原则，就是当胃家有热需要攻下的时候，一般需用汤药攻下，取汤剂的药效迅速，中病即止，而不用丸药缓下，持续地刺激胃肠。

后面这一段内容是补充说明阳明需用下法时，要注意通过二便的情况辨识、判断津液的状态。“若小便利者，大便当硬”，这是人体的一个正常状况，因为一个体重基本稳定的人，其体内的水液基本有一个恒定的量，正常情况下，如果人的小便正常通利，其大便应该是基本成形的。在伤寒十余日谵语有热的情况下，因为热盛伤津，这时病人的津液是相对不足的，这种情况下还能保持小便通利，则肠道中的津液一定少于正常之时，大便应该是偏硬的。但是病人“而反下利”，并且其“脉调和”，脉调和说明病人没有整体的气机失常。那么结合当时的通用治法，就可以“知医以丸药下之”，推断这个下利是服用了缓释的丸药在肠道中持续地刺激所致，此“非其治也”。

“若自下利者，脉当微厥”是进一步补充说明这种下利而脉调和是因为有外来的刺激所致。因为如果是病人自身的原因导致的下利，脉应当是“微厥”的。“厥”在用作病名时，指严重的手足凉或晕倒，在用作病机时，指气机的逆乱，阴阳气不相顺接。此处用来描述脉，可以广义地理解为病机层面，即诊其脉当有气机逆乱之象。就是病人如果是自身出现的下利，脉象上会有一定程度的气机逆乱，而不会“其脉和”。

“今反和者，此为内实也，调胃承气汤主之”，是说在上述背景下病人下利而脉和，提示内在有丸药的热性形成了实热之邪，可以用调胃承气汤来攻除之，使胃气得以承顺下行。调胃承气汤中也有芒硝，与上条柴胡加芒硝汤合看，就知道对于这种热性“丸药”导致的下利，治疗的基本原则是在整体辨证的基础上加入专项对治的芒硝。在当代，这种误治的情况已经很难见到了，但这个原则应该是不变的，就是在经方方证的整体辨治时，如果有局部的病情突显成为严重的兼症，可以在整体调治的时候兼治局部。

一零六、太阳病不解，热结膀胱，其人如狂，血自下，下者愈，其外不解者，尚未可攻，当先解其外，外解已，但少腹急结者，乃可攻之，宜桃核承气汤。

本条讲述了太阳病引发的一种“蓄血证”的辨治原则与方法。

“太阳病不解”，先明确前提就是太阳病，机体外层的气化不利。外证不解，引发了“热结膀胱”，这里的“膀胱”是指膀胱所在的小腹、盆腔部位，不要理解成解剖学上所讲的膀胱。如原文第340条：“病者手足厥冷，言我不结胸，小腹满，按之痛者，此冷结在膀胱关元也。”膀胱关元一起讲，就是解释说明小腹满、按之痛，是整体的小腹部位里面有寒邪凝结。

肌表的阳气郁滞不解，郁而化热，循经波及膀胱，引起小腹部的气郁化热，郁热侵入局部的血脉，引起下焦的血热妄行，就会出现“如狂”和“下血”。狂证，是病人显著的精神异常、行为怪异的一类病证，古书上一般会描述为狂躁不安，登高而歌、弃衣而走、逾垣上屋、力逾常人、打人毁物、不避亲疏，等等。以现代医学的分类，都属于精神科的阳性症状。病人一般会有幻觉、妄想、思维障碍等阳性症状，从而表现为语言、行为的异常。“如狂”，就是有相关的异常表现，但表现得不够典型、不够显著。《素问·调经论》说：“血并于阴，气并于阳，故为惊狂。”意思是血过度偏聚在下部，气过度偏聚于上部，就会导致惊狂，本条的“如狂”证就是这个机理。下焦郁热动血，血异常地停蓄在下焦，心火就不能下降，因而会有神志的异常，这就是所谓的“蓄血证”。血蓄于下，又有郁热迫扰，还会出现“血自下”，就是没有受伤、用药等外在的因素而自发出现的下部出血。在男性可能会表现为便血或尿血，在女性还有可能表现为月经的异常，比如出血过多、经血黏稠、有味或有深红的血块、痛经等。有的病人自发出血后，精神失常的情况会自然缓解，这是因为下血后血中的郁热解除，心肾相交恢复了正常。如果下血后精神失常还没有消除，就需要用药物来治疗了。

这时需要注意，“其外不解者，尚未可攻”，因为邪热是从外郁到里面的，如果机体还在发动解表，我们用攻除里热的药物还是会引起阳气内陷，扰乱气机。顺应机体的自愈趋势，把表气通畅了，里面的郁热之源也就解除了，所以要先解表。表已解，病人还有“少腹急结”，就是小肚子、脐下这一个区域拘急、板硬，不柔软，说明下焦的蓄血还没有解除，就可以用桃核承气汤主治。

桃核承气汤方

桃仁五十个（去皮尖） 桂枝二两（去皮） 大黄四两 芒硝二两 甘草二两（炙）

右五味，以水七升，煮取二升半，去滓，内芒硝，更上火微沸。下火，先食温服五合，日三服。当微利。

《本经》记载：“桃核，味苦平。主治瘀血，血闭，瘕，邪气。”“大黄，苦寒有毒。主下瘀血，血闭，寒热……推陈致新。”

二者合用，能化开蓄血与积热。大黄、芒硝、甘草共为调胃承气汤，能够顺承胃气，使之和降；桂枝益气，可修复从外向内郁滞而引起的气机不畅。

本条的内容要特别注意“少腹急结”，这是一个客观的体征，需要医生在小腹部触诊。这也可以是一个症状，就是病人自己能感觉到小腹紧硬不舒，但有的病人自己并没有感觉。或者在女性的病人，她只是描述为痛经，我们不做触诊时是无法得知是否存在“少腹急结”的。在这个问题上我有一个失败的病例，是一位同行介绍来的成年女性患者。来的时候主诉是失眠，有精神异常的病史，发作时说胡话，不理家里人，或者有一些怪异的行为、怪异的思想，或整夜不睡，曾在精神病院住院治疗过，住院时有所缓解，症状不能消除，住一阵院回来可以勉强维持正常生活。这位同行用中医的方法给她治一段时间没有效果，就陪同其家人带着病人来我门诊求治。来的时候主要的症状是失眠，精神症状不明显，我当时也诊断不出来到底是什么问题，就针对失眠，参考着舌脉给开方。结果是无效，来复诊了几次失眠毫无改善，她就不再来了。又过了很久，有一次见到这位同行，我就问起那个病人，他说好了。怎么治好的呢？是这位病人离他的诊所近，在我这治疗无效，就又去找他治。她还有子宫肌瘤和痛经，这位同行在给她治疗痛经时针药并用，扎针时摸到病人的小肚子特别硬，一下子想起来本条的“少腹急结”，就给她开桃核承气汤，服药后失眠和精神症状都有明显的改善。这个病例对我的触动很大，因为我只坐门诊，从来没有全身查体的习惯，时间久了都忘了这个操作了。如果原文很熟的话，对这样有神志异常的病人至少应该想到本条而查一下腹诊，但我都没有，所以对这个病人只是在想当然地乱治而已。这也是我非常鼓励大家学习推拿、正骨等手法治疗的一个原因，掌握基本的查体、对人体形成基本的形体了解，可以极大地避免“只会开方用药”而形成诊治上的盲区。

一零七、伤寒八九日下之，胸满烦惊，小便不利，谵语，一身尽重，不可转侧者，柴胡加龙骨牡蛎汤主之。

本条讲了一种阳气偏弱时的气机紊乱状态。

伤寒八九日，这个病程提示了机体受邪后经过了七天的自愈努力仍没有痊愈。这时被医生用下法治疗，引动全身的营卫之气向下倾移后，反而出现了胸中满闷、心烦、惊恐、谵语等心胸部气机不利、心火不能下降的症状，说明治疗前机体正处在营卫向外周倾移的气机状态中，用下法后营卫内陷而原有的外出之势仍在，所以造成了营卫之气升降出入均不得畅，在身体表里之间的层面上发生了紊乱为主的气机失常状态。

“胸满”和“烦”是上焦气郁的典型表现，“惊”则是一身气机都发生了紊乱的特征表现。《素问·举痛论》说“惊则气乱”，即人受到惊吓后会引起全身的气机紊乱，因为人体的气机受心神的调控，神乱则气乱。神与气的这种内在联系也使得它们会相互影响，所以气机紊乱时也会导致心神不安而容易受惊。常见的表现就是患者变得比平时更加敏感，忽然的声响、稍有异常的生活事件都会使之受到惊吓，甚至没有明显的诱因，患者也会感到心中惊惕难安，总感觉要发生什么不好的事情。这种症状和全身的气机紊乱是对应的，也是方中铅丹、生龙骨与生牡蛎的适应证。

“小便不利”，说明在机体外周“通调水道，下输膀胱”的太阳气化过程已被扰乱。“一身尽重，不可转侧”，是指病人自觉全身沉重不舒，转身、翻身都很吃力，甚至静卧稍久就不能翻身、无法起床。这是一身气机郁滞，且少阳经不畅为重时所表现出来的症状。《灵枢·经脉》记载：“胆足少阳之脉……是动则病……不能转侧。”因为足少阳经行于人体的侧面，主司身体侧面的气血筋肉，不能转侧是少阳经气不畅的特征表现。

柴胡加龙骨牡蛎汤方

柴胡四两　生姜一两半（切）　人参一两半　龙骨一两半　铅丹一两半　桂枝一两半（去皮）　大枣六枚（擘）　半夏二合半（洗）　茯苓一两半　大黄二两　牡蛎一两半

右十一味，以水八升，煮取四升，内大黄切如棋子，更煮一二沸，去滓，温服一升。

柴胡加龙骨牡蛎汤只用了小柴胡汤一半的剂量，说明没有那么多的阳气被郁，不需要原方那么大的剂量。因为药物是依于人体的正气而起作用的，药物的使用要因着正气的水平而相应调整。在一般情况下的气机调节中，正气充足而失常，则需要的药量大；正气虚少而失常，则所用的药量也要减少，否则正气不足以驭使药气，反而会因为药物的摄入而造成新的气机紊乱。

本条方证有“一身尽重，难以转侧”，说明正气虽少，但郁滞的程度很重，所以用小柴胡汤的成分为主，去掉甘草以利于方中诸药的畅行。再加上桂枝、茯苓推动太阳的气化；用大黄通降阳明气机；龙骨、牡蛎与铅丹潜镇安神。这样多方面兼顾，在整体上纠正紊乱的气机，使其恢复常态而诸证得愈。

一零八、伤寒腹满谵语，寸口脉浮而紧，此肝乘脾也，名曰纵，刺期门。

一零九、伤寒发热，啬啬恶寒，大渴欲饮水，其腹必满，自汗出，小便利，其病欲解，此肝乘肺也，名曰横，刺期门。

这两条在这个康平本中是低两格的条文。

这两条直接把五行的关系用于脏腑，这种体例在《伤寒论》与《金匮要略》的其他正文中都是没有的，疑为后人加入。所述脉证似均有明显表证而皆治以刺期门，与“当先解表”的常法不符，此处不予讨论。

总　结

第 95 至 102 条皆为营气不足之证，第 103 至 109 条为太阳病波及营、血及脏腑。谷入于胃，化生营卫。卫气先行于四末皮肤，循行不限于经脉，故卫气之病多显于整体，病位笼统。营气专行于经，即经络中所行之气，故营气之病，常有循经特点，病位可相对固定。诸柴胡证，皆有三焦不畅，少阳经枢不利之机，故有营气受病。106 条波及血分，108、109 条波及脏腑。

原文（110~127）

一一零、太阳病二日，反躁，凡熨其背而大汗出，大热入胃，胃中水竭，躁烦，必发谵语。十余日，振栗自下利者，此为欲解也。故其汗从腰以下不得汗，欲小便不得，反呕欲失溲，足下恶风，大便硬，小便当数而反不数及不多；大便已头卓然而痛，其人足心必热，谷气下流故也。

本条在康平本中记载如下：

太阳病二日，反躁，反熨背，而大汗出，大热入胃，胃中水竭，躁烦，必发谵语，（注：十余日，振栗、自下利者，此为欲解。）故其发汗，从腰以下不得汗，欲小便不得，反呕，欲失溲，足下恶风，大便硬，（注：小便当数，而反不数，及不多。）大便已，头卓然而痛，其人足心必热。[谷气下流故也]

本条讲述了太阳病误用火法后出现的一些症状表现。

“太阳病二日，反躁。”太阳病自然发展而出现“躁”，前面曾见于大青龙汤证的“不汗出而烦躁”，这是由于外寒收引、皮肤腠理凝滞太甚，阳气欲散而不能，正气郁久，化而为热。这种状态被后世医家形象地称之为“寒包火”。外寒未解，阳气因郁闭而有余于肌腠之内，气有余则为火，故谓之“寒包火”。也有医家习惯于对此描述为“寒邪入里化热”，作为一种文字归纳，这样描述也无可厚非，但对于没有形成整体观念的初学者而言，这种说法很容易产生歧义、造成误解。在教学中我经常遇到学生有类似的疑问：“寒邪是怎么入里的？”“寒邪是怎么变成热邪的？”……这类的问题有一个预设的前提，就是所谓的某种“邪”是一种独立的存在，它可以出入人体。其实传统的中医学中并不认为天地间的任何一种存在本身就是某种“邪”，只有它能够造成人体的正气失常时，才称之为“邪”；如果没有影响到人体，它就不是“邪”。中医学中所有“邪”的概念都是根据正气的状态定义的，所以有“正非其位即为邪”的说法。基于这种认识，我们才能正确理解后世医家所谓的“寒邪入里化热”。既没有一种独立的存在叫作“寒邪”，也没有一种特定的存在称为“热邪”。所谓的寒邪，就是相对于病人而言，能使其气血发生收引、凝滞的因素，但这种因素对别人不一定是邪。所谓的“入里化热”也不是某种叫作“寒邪”的东西进入人体内部变化出来的，它不过是患者的正气被对其已经达到了“邪气”水平的寒气所收引、凝滞，因而不能畅行、外达，这些不能正常运行的阳气被郁遏久了，蓄积于内在而化热、化火。这种处于非正常状态的、曾经是正气的阳气，就可以称之为“热邪”或“火邪”，这还是“正非其位即是邪”。运用正确的治法，使郁遏之气得以畅行，则“内邪”得解，它们就又成为正气了。

再回到太阳病的“躁”，应该是表气被郁遏于肌腠中太甚，郁而求伸的一种自然反应。在表的阳气还没有郁久化热，一般不会出现躁扰不宁的表现，而本条中太阳病的第二天就表现为躁了，这是反常的。所以说是“反躁”。

“凡熨其背”,《金匮玉函经》中此句作“而反烧瓦熨其背”，康平本中是“反熨背”，可证此句中的“凡”通“反”。这种音近的字通用在古籍中是很常见的，因为古代文字记载不便，多用口口相传的方式教学，所学的内容都要背下来。到了有机会整理成文字时，往往并没有统一的用字规范，所以多有不同的人传抄的文本中有“音同字不同”的情况，这也是古文中通假字的最常见原因。因此我们对于有不同用字的地方，不要直接按所用字的原意去理解，而要在整个语境中考虑其言说的主题，才能确定哪个字更为合理。

本条中联系上下文，整段文字并没有在讲一类通常的情况，只是在讲太阳病时用了温熨的治法后出现了一系列的不良反应。所以这里用“凡”字的含义与语境不符，用“反”字的含义刚好符合对误治的讲述。

太阳病的常规治法是发取微汗。“熨其背”就是把砖、瓦或其他某种有平面的陶器烧热，用粗布包起来，以其热面在病人的背部熨烫，就像用熨斗熨衣服一样。这种方法会把强大的热力输送到病人的体内，迫使身体出汗。常规的发汗方法是以热水、热粥等为载体，配合有发散功能的药物口服，这样可以从内向外在全身的范围内均匀地发汗。而熨背的方法是用高热度的工具刺激局部而引发全身汗出，这会强力地扰动人体的气血津液，不是常规的发汗方法，尤其不适合治疗需要持续取微汗的太阳病，故曰“反熨”。

“而大汗出，大热入胃，胃中水竭，躁烦，必发谵语。”

用熨法后如果出现了大汗出，说明输送的热度足够强。那么随着大汗外出，进入体内的热量还会进入到胃肠中来消耗内在的津液。胃肠中的津液损耗严重，病人就会出现躁扰不宁、心烦，也可能同时出现神昏谵语的症状。

“十余日，振栗自下利者，此为欲解也。”这是补充说明这种伤津谵语的情况如果在十余日后出现下利，且伴有像打寒战一样的身体抖动，这是内在的津液恢复，病情自愈的反应。冉雪峰前辈在《冉注伤寒论》中讲，这种振栗而自下利与“战汗”的机理相似，是津液来复时的一种自然反应。

“故其汗从腰以下不得汗，欲小便不得，反呕欲失溲，足下恶风，大便硬。”这是承接上面熨法蒸迫大汗出的情况继续讲解。这种大汗出是只在腰以上出汗多，腰以下出不来汗，因为这不是正确的发汗方法。这种上半身大汗出的同时，有尿意但尿不出来，因为阳气上蒸且津液不足，没有足够的气率津行下趋为尿。“反呕”，是在迫汗出的同时反而出现了呕。正常的发汗方法在汗出时太阳病具有的“呕逆”“干呕”等症会同时消除，而这种不当的发汗，在汗出时反而会呕得更明显，这也提示是迫汗使阳气过度上逆。“欲失溲”，是病人总有要憋不住尿的感觉。这也是阳气上逆，下行不足，因而膀胱气化失司的表现。“足下恶风”，是指上身大汗后脚明显的怕风怕冷，这是气失下行、温煦不足的表现。“大便硬”，是胃肠内津液被耗的表现。

“小便当数而反不数及不多”，是加进来的补充说明。正常情况下人体内的津液保持在一个相对恒定的水平上，如果大便硬，小便相对就会多些。现在病人的大便硬，而小便并不增多，也没有水肿之类的病证，就可以由此判断体内的津液不足。

“大便已，头卓然而痛，其人足心必热，谷气下流故也。”这是讲火法迫汗伤津而导致的阳气不降的情况会在大便后得到一定程度的恢复。“卓然”的本义是“卓越貌”，即表现突出，用在这里描述症状就是指患者的感受明显。伤津而大便硬，大便一般是不太通畅的。在勉强地大便出来之后，如果患者突然感到明显的头痛，则其随后很可能会出现足心热的情况。这是气血骤然得以下行而引起的一过性感觉。大便后气机是下行的，此时出现卓然头痛，说明气血下行不是周身气机和降的结果，而是一过性的气机骤降，引发了明显的头部气血不足。气机骤降，也是营卫得以下行，故谓之“谷气下流”。骤降于足下而不能和畅循行，则足心热。

一一一、太阳病中风，以火劫发汗，邪风被火热，血气流溢，失其常度，两阳相熏灼，其身发黄，阳盛欲衄，阴虚小便难，阴阳俱虚竭，身体则枯燥。但头汗出，剂颈而还，腹满微喘，口干咽烂，或不大便，久则谵语，甚者至哕，手足躁扰，捻衣摸床，小便利者，其人可治。

本条在康平本中记载如下：

> 太阳病中风，以火劫发汗，邪风被火热［失其常度，两相熏灼］，血气流溢，其身必发黄。（注：阳盛则欲衄，阴虚则小便难，阴阳俱虚竭，身体则枯燥）。但头汗出，剂颈而还，腹满微喘，口干咽烂，或不大便，久则谵语，甚者至哕，手足躁扰，捻衣摸床。（注：小便利者，其人可治）

本条讲述误用火法可能引发的一些严重病变。

“太阳病，中风”，这种称谓显得有点特殊，如果不是有文字错衍，就是在分别强调“太阳病”和“中风”，从上条的论述可知太阳病就不适合用“火劫发汗”，有汗的太阳中风证就更不该用了。如果用了火劫发汗法，就会“邪风被火热”，就是原来的腠理开泄的“邪风”未去，又被“火热”加以熏蒸，严重地扰乱气血，致使“血气流溢”，也就是迫血妄行了，所以说是“失其常度”。“两阳相熏灼，其身发黄”是说这种火邪迫血妄行的状态有可能会出现身黄。身黄就是外观看起来病人周身的皮肤发黄，这种症状最常见于黄疸病。以现代医学的角度看，黄疸病的皮肤黄染现象是因为胆红素进入了血液。胆红素原来存在于人体的血红细胞内，红细胞正常死亡后会被身体利用来合成胆汁，常见的黄疸病是胆汁不能正常排出而进入血液，此外，有一种“溶血性黄疸”是血红细胞在血液内溶解死亡，胆红素直接进入血液，也会表现为黄染。本条的热迫血行而导致的身黄可能是出现了这种溶血性黄疸，这是邪热伤血达到了很严重的程度才会出现的病情。这种情况下往往会伴随出现衄血、小便难、身体枯燥等阴血大伤的症状。

“但头汗出，剂颈而还，腹满微喘，口干咽烂。”这是阴血大伤的一组外在表现。汗出又被火邪伤血，津血不足，则阳气浮散，本来阳气浮散时会伴有汗出，但此时津伤无汗可出，只有在阳气最旺的头部能出来一点，颈以下就没有汗了。阳气浮散，下行不及，则腹满微喘。阳郁于上，化热动血，则口干、咽喉溃疡。

“或不大便，久则谵语，甚者则哕，手足躁扰，捻衣摸床。”阳气不降、津液不足，还会表现为大便难下，久则邪热上冲，出现谵语。再严重的就会出现连续的呃逆，这是胃气大衰，中焦枯竭，津血不能濡润筋脉而导致了膈肌痉挛的表现，相当于发生脏腑内部的“血虚风动”。到了这个程度，病人还可能会出现无意识地手足乱动，好像在捻衣摸床一样，这也是精血不足，虚风内动的表现。同时伴有的意识障碍表明患者已经开始失神，是将要死亡的征兆。

这一段详细地描述了误用火法伤人津血的重症表现，警示学者要辨识整体的状态，切不可滥用攻伐之法扰人气血、伤人胃气、耗人津液。最后一句补充说明，这种严重伤津的状态下如果病人能够从“小便难”自然恢复到小便通利，说明体内的津液已经基本恢复，则“其人可治”，言外之意就是如果给予相应的治疗后津液还不能恢复，病人就只能不治身亡了。

一一二、伤寒脉浮，医以火迫劫之，亡阳，必惊狂，卧起不安者，桂枝去芍药加蜀漆牡蛎龙骨救逆汤主之。

本条继续讨论误用火法而导致坏病的一种证治。

伤寒脉浮，法当汗解。以火迫劫，乱气伤津。病人就可能会出现惊狂的表现。惊为气乱，狂为神乱。可知火法迫劫在乱气伤津的同时也导致了血热妄行，心神不安。因为心主血脉，心藏神，血养神。“亡阳”，就是阳气有所丢失，不是《中医诊断学》课本中讲的“亡阳证”。“卧起不安”是惊狂的表现，就是无法安住，坐卧不宁，惊狂不安，这是气血逆乱、心神被扰的严重表现。这种情况就要用桂枝去芍药加蜀漆牡蛎龙骨救逆汤主治。

桂枝去芍药加蜀漆牡蛎龙骨救逆汤方

桂枝三两（去皮） 甘草二两（炙） 大枣十二枚（掰） 生姜三两（切） 牡蛎五两（熬） 龙骨四两 蜀漆三两（洗去腥）

上七味，以水一斗二升，先煮蜀漆，减二升，内诸药，煮取三升，去滓，温服一升。

火法能强烈地干扰阳气，使胸中的阳气散乱，从而影响心主血脉、心主神明的功能。桂枝益气，能快速补充心胸部位的阳气，与甘草合用则补益力增而作用持续，不使阳气一补而过。姜、枣、草保胃气、化生营卫。龙骨、牡蛎镇惊安神。诸药合用，补足胸中营卫之气且安神，就能救治这种火法导致的逆证。蜀漆是中药常山的苗，功能化痰。狂证的发生往往是因为体内素有痰浊，当气血逆乱，痰浊被扰动，导致了“痰蒙心窍”时，就会表现为严重的狂证。用蜀漆取其幼苗之气，散发入脉，化脉中之痰。龙骨、牡蛎在安神的同时也有化痰的作用，与蜀漆合用能起到更彻底的安神作用。蜀漆在市面少有供应，胡希恕老先生在临床中以半夏和茯苓同用来代替，可资参考。

一一三、形作伤寒，其脉不弦紧而弱，弱者必渴，被火必谵语。弱者发热脉浮，解之当汗出愈。

本条提示了一种津液不足的临床表现，告诫学者禁忌火法。

“形作伤寒”就是外在的症状表现和伤寒一样，如发热、头项强痛、恶寒等。但脉不弦紧反而显弱象，见到这样的脉证，就要推测病人可能会有口渴，就要知道如果再用火法就可能会出现谵语。因为口渴是人体津液不足时最常见的表现，所以会推知患者津亏。此时如果再用火法去逼迫阳气外出，则会导致阳气浮张不能敛降的阳明热盛状态，而出现谵语。这里的脉弱，不一定是诊断学中讲的弱脉，只是相对于伤寒应见的紧脉而言，并没有与症状相应的弦紧力度，说明病人的气血相对不足，这也可以是津液不足的一个结果。这种“弱者发热脉浮”的病人，正符合“太阳病外证未解，脉浮弱者，当以汗解，宜桂枝汤”的情况，只宜和缓地由内补足而取微汗，慎不可以火攻之。

一一四、太阳病，以火熏之，不得汗，其人必躁。到经不解，必清血，名为火邪。

太阳病不应该用火法。用火法熏蒸病人来发汗，还是没有出汗，那么火热扰动的气血就有可能会引发病人躁扰不宁，也可能会引发病人便血。这种情况就叫作“火邪”。“到经不解”在康平本中是旁注，补充说明经历了六七天病情没有缓解。

一一五、脉浮热甚，而反灸之，此为实。实以虚治，因火而动，必咽燥吐血。

本条在康平本中为低一格的条文，“此为实。实以虚治”为旁注。

本条讲述了另一种误用火法的情况。脉浮发热的时候，灸法也不是常规治疗方法。《灵枢·经脉》中每一条经脉后都提到“陷下则灸之”，意思是经脉循行部位有摸起来塌陷感的地方要用灸法治疗。组织塌陷是局部气血不足的表现，灸法是用火热之气鼓动气血，使局部气血充盈，进而促进整体的经脉通畅。本条中的“脉浮热甚”与“陷下则灸之”是相反的状态，故不宜灸。脉浮热甚是阳气浮张于外的表现，再用外界的火热来刺激，很容易引起局部的血热妄行，血热郁甚于上，就会导致咽燥吐血。

一一六、微数之脉，慎不可灸。因火为邪，则为烦逆，追虚逐实，血散脉中，火气虽微，内攻有力，焦骨伤筋，血难复也。脉浮，宜以汗解，用火灸之，邪无从出，因火而盛，病从腰以下必重而痹，名火逆也。欲自解者，必当先烦，烦乃有汗而解，何以知之？脉浮，故知汗出解。

本条在康平本中分为两段，前一段为正文，后一段为低一格条文。形式如下：

微数之脉，慎不可灸，因火为邪［追虚追实］，则为烦逆，血散脉中，火气虽微，内攻有力［焦骨伤筋］，血难复也。

脉浮，宜以汗解，用火灸之，邪无从出，因火而盛，病从腰以下必重而痹［火逆之也］欲自解者，必当先烦，乃有汗而解。（注：何以知之？脉浮，知汗出解）

“微数之脉”如果是脉微且数，就提示病人气血大虚且有虚热。这种情况是绝对不能用灸法的。

如果“微”是副词，修辞“数脉”，在太阳篇的这个语境内，应该是指在一般的太阳病基础上，在原有的数脉基础上，脉象又有一种数急、急促的感觉。这提示体内的阳气郁滞在进行性加重，肌表的阳气被闭而外争的态势更强了。这种情况也要谨慎地辨识是否可用灸法。如果确有热邪或阴血不足，就不可以用灸法，因为用火法而导致病人体内出现的邪热，会迫血妄行，使病人烦躁不安。用灸法时看起来火气不大，但通过血脉而向体内攻冲的热力还是很强的。如果误用于血虚的病人，就会使病人更加伤血而难复，还可能进一步灼伤筋骨。

脉浮的太阳病一般应该用汗法治疗，用火灸之法并没有给外邪以出路。表邪不解，郁滞于表的阳气还会因为用火法而更加强盛，阳盛则上行，腰部以下的气相对不足，就可能会出现腰部感觉困重或麻痹，这种情况就叫“火逆”。这种情况在机体自愈的过程中，会表现为先心烦，然后汗出而解。人体肌表的气机从不通畅恢复到通畅的过程中，有一个必然的反应，就是遍身出微汗。因为病人脉浮，所以知道机体是在自发地恢复肌表的气机，会从汗出而解。心烦是阳气在将通未通之前蓄积更盛的一过性反应。

一一七、烧针令其汗，针处被寒，核起而赤者，必发奔豚，气从少腹上冲心者，灸其核上各一壮，与桂枝加桂汤，更加桂二两也。

“烧针”，就是给病人针刺后再对所刺之针进行火法加热。这种方法有很强的温经通络作用，也具有一定的发汗功能。烧针时针刺的局部受热集中、温度明显高于全身的基本水平，这种情况下如果在环境中受寒，针刺之处与全身相比，局部的温差更大，对于寒冷的感受也更加突出。体表的恶寒感是机体启动卫气倾移肌表以御寒的“信号”，恶寒程度越高，机体就会越大程度地启动卫气奔赴恶寒之处。烧针之处的显著温差对于身体来讲是一个急需温煦的“强信号”，机体就会调动超出全身整体水平的卫气快速奔赴针处，过多的卫气聚于针处，引发局部的气血郁积，就会“核起而赤”，也就是在针处聚起一个红色的小包。当前很多书中对此解释为是针处发生了感染，这种情况可能会有感染，也可能没有感染，但“核起而赤”并不是单纯由于感染而引发的。感染导致的局部红肿需要一段时间后才会出现，普通的感染一般也不会引发奔豚。而本条描述的“核起而赤”是烧针处被寒后很快出现的，并且伴发奔豚。这是因为针处过大的温差刺激卫气强烈地外倾，过度的气机外散引发下焦的阳气上冲，发为奔豚。

有一位学生在学习了本条后给我提供了一个实例，其机理与本条相类，可为参考。这位同学的妈妈在南方上学时，有一次手指长了冻疮，听别人说冻疮可以用很热的水烫，她信以为真，就打了热水来烫手。烫得手很热，结果在拿出手来的很短时间内忽然手指明显红肿，并且心跳加快、心慌。这个过程中，热水烫手有类于烧针让局部温度增高，手取出后的明显温差有类于针处被寒，红肿相当于核起而赤，心悸相当于奔豚，都是温差的刺激引发了人体的应激反应。

奔豚是一种更强烈的应激反应，发作时不仅感到心慌心悸，还会明确地感到从小腹到心胸部位的上冲悸动感，好像有小猪在里面奔跑一样。在这种感觉下病人一般还会伴有惊恐、濒死感等感受。这是一种突发的紧急状态，急救时要马上在所有核起的针处放置艾炷直接灸。“灸其核上各一壮”，“壮”是古人用于艾炷的量词，一壮就是一个。“各一壮”，说明在引发了奔豚的烧针受寒事件中，有多个烧针处都同时发生了“核起而赤”的变化。这种多处针孔同时起红丘的特点也提示不是由感染引发，因为即便是针处有不净引发了感染，一般也不会多个针孔同时感染且同步红肿。灸红肿处，则局部的温度差消除，患处感到温热，就不再发送“强信号”索要阳气，机体就会停止过度的阳气外倾，不再引动下焦之气。再内服桂枝加桂汤，加大桂枝的用量，增加其“补中益气”的功效。全方在整体上增加了人体的营卫之气，大量的桂枝又像生力军一样快速补益到体表，外在的受寒状态被解除，不再刺激内在的阳气上冲，则奔豚之势自然停止。

一一八、火逆，下之，因烧针烦躁者，桂枝甘草龙骨牡蛎汤主之。

火逆，可以广义地理解为“用火法导致的坏病”。火逆会乱气动血伤神，再被用下法，更伤营卫。这时候如果病人以烦躁为主证，就要用桂枝甘草龙骨牡蛎汤主治。“因烧针烦躁”历来有两种不同的理解，一种认为是下之后又用了烧针才烦躁；一种认为是烧针就是前面“火逆”的具体操作，烧针后就开始烦躁，下之后依然如此。这两种情况都可以得出本条的方证病机——中气受损，神气不安。

桂枝甘草龙骨牡蛎汤方

桂枝一两（去皮） 甘草二两（炙） 牡蛎二两（熬） 龙骨二两

右四味，以水五升，煮取二升半，去滓，温服八合，日三服。

用小量的桂枝益心气，倍量的甘草补气守中，龙骨、牡蛎敛降安神。全方量小，故用水少，取汁少，每次的服用量也小。这提示我们，中气虚且气机不稳时，宜用小量药缓缓平复，不宜用大量药以免胃气难化，气机难应。

一一九、太阳伤寒者，加温针，必惊也。

以上九条讲述火法治疗可能见到的各种变化，重点是在强调太阳病不宜用火法。本条最后总结，太阳伤寒不宜用火法，若用温针，则会乱气，引发惊证。因为太阳伤寒时卫气郁闭在表，已经是一个高度的正邪对峙状态了，再加入一股强烈的热量，又不能引导对峙的状态顺着自然的趋势消解，其结果只能是使局势更加混乱。

一二零、太阳病，当恶寒发热，今自汗出，反不恶寒发热，关上脉细数者，以医吐之过也。一二日吐之者，腹中饥，口不能食，三四日吐之者，不喜糜粥，欲食冷食，朝食暮吐，以医吐之所致也，此为小逆。

汗、吐、下、温针等方法是仲景时代多数医生常用的治法。上面集中讨论了使用汗法、火法后病不解反而出现的变证，接下来讨论吐法会引起的常见病变。

“太阳病，当恶寒发热”，这是先明确指出讨论的前提是太阳病，也就是在临床中结合病史和当前的脉证，能确定病人患有了太阳病。一般情况下，太阳病应该有发热恶寒的表现，但此时病人自发地汗出，并且没有恶寒发热的表现，诊其“脉细数”，提示病人津液不足，再结合当时的治疗条件，就可以推断这些表现是“医吐之过也”。吐法耗失津液，使整体的气机外浮。涌吐严重的时候人就会出汗，轻者上半身出汗，重者周身汗出。本条所示的病情是吐法引发了自汗出后，病人不再有恶寒发热的感觉，说明虽然是吐法引起的发汗，但汗出表证也得到了解除。脉细数提示吐后伤津了。“关上”二字在康平本中是旁注，可能是提示右关浮取这种细数之象更为明显。

“一二日吐之者，腹中饥，口不能食”，这种吐法只用了一二天的患者，会有感觉腹中饥，但口中不欲食的症状，这是胃中阴津受伤的表现。“三四日吐之者，不喜糜粥，欲食冷食，朝食暮吐”，连续用了三四天的吐法，病人会表现得连煮烂的粥都不想吃，心里想吃凉食，但吃了并不能消化，早晨吃下去的东西傍晚又吐了出来。喜凉食是胃阴受损，内生虚热；朝食暮吐是胃气大伤、不能消谷。这提示连用吐法，胃中气津皆虚。这都是医生不正确地使用了吐法导致的。“此为小逆”在康平本中是标在“医吐之过也”的旁注，提示治法有误，但尚不重。到了“朝食暮吐”的程度是胃气大伤，就不能说是“小逆”了。

一二一、太阳病吐之，但太阳病当恶寒，今反不恶寒，不欲近衣，此为吐之内烦也。

太阳病常规不可用吐法，峻猛的吐法会强烈地外散气机而导致大汗出，有时表证也会随之解除，但这个过程会耗气伤津、大伤胃气。太阳病患者在被吐后如果不恶寒，并且自觉身热、不欲穿衣，这就说明吐法已经引发了强烈的气机外散。中气外散，且催吐的药物刺激胃中难受，病人会有恶心等类似心烦的内在不适感，这种情况叫作“内烦”。

一二二、病人脉数，数为热，当消谷引食，而反吐者，此以发汗，令阳气微，膈气虚，脉乃数也。数为客热，不能消谷，以胃中虚冷，故吐也。

病人脉数，脉数在一般情况下反映体内有热。按照常理，体内有热的人会有“消谷引食”——即消化得快，食欲旺盛的表现。如果脉数的病人反而有呕吐的表现，就可以推断这是因为发汗太过，损伤了阳气。发汗是把内在的阳气向外发散，气外散则居中的、作为一身气机启动区的膻中区的阳气就会相对不足。胸膈区域的膻中部位是人体经脉循行的起始处，正常情况下此处为宗气所居，主司人体的心跳与呼吸。吐后胸膈中宗气不足，心跳无力，故机体需代偿性地加快心率以维持供血，因而出现虚性的脉数。导致这种数脉的热是代偿而来的“客热”——像客人一样暂居于此的热量，而不是阳气亢盛的实热，所以不能消谷。不当的吐法使中气大伤，胃中空虚，无力受纳，中气不守，故发呕吐。

一二三、太阳病，过经十余日，心下温温欲吐，而胸中痛，大便反溏，腹微满，郁郁微烦，先此时自极吐下者，与调胃承气汤。若不尔者，不可与。但欲呕，胸中痛，微溏者，此非柴胡汤证，以呕，故知极吐下也。

本条在康平本中的记载如下：

> 太阳病[过经]十余日，心下温温欲吐，而胸中痛，大便反溏，腹微满，郁郁微烦。先此时，自极吐下者，与调胃承气汤。(注：若不尔者，不可与。但欲呕，胸中痛，微溏者，此非柴胡汤证，以呕故知极吐下也)

太阳病的状态持续了十余日，则这个时间段内身体的气机一直是偏于外倾的。“心下温温欲吐，而胸中痛”，就是总感觉恶心、想吐，胸中痛，这是气机上逆，郁滞胸中的表现。后面的“腹微满，郁郁微烦”，也是气机不降，郁蒸化热。这种整体气机向外、向上的情况下一般会伴有便秘或大便不畅的情况，但此时大便是偏于稀薄的，所以说“大便反溏”，这说明在整体气机上逆的状态下，内在还有使腹气下趋的刺激因素。如果此前病人曾经有“自极吐下”的经历，即病人擅自服用了含有巴豆等具有极强的催吐及泻下作用的药物，则可知当前的气机逆乱只是此前“自极吐下”后胃气失和降的表现，而便溏是之前服用的药物尚未失效。这种情况可以用调胃承气汤来攻除肠中残余的前服药效，调和胃气。

后面的文字是进一步补充说明，如果此前没有“自极吐下”的诱因，太阳病十余日后的这些表现就不能用调胃承气汤。要观其脉证，随证治之。“但欲呕，胸中痛，微溏者，此非柴胡汤证”，是补充说明另一种鉴别：欲呕，胸中痛，像是气郁上焦的柴胡证，但是大便微溏是肠中有热性药物在刺激，这是当前的主要矛盾，所以并不是柴胡证。“以呕，故知极吐下也”是再次总结，因为病人有“温温欲吐”的表现，这是那个时代常用的攻逐冷积的热性药丸服后的常见反应。

一二四、太阳病六七日，表证仍在，脉微而沉，反不结胸，其人发狂者，以热在下焦，少腹当硬满，小便自利者，下血乃愈。所以然者，以太阳随经，瘀热在里故也，抵当汤主之。

本条讲述了太阳病不解，热郁血分，内生蓄血的脉证并治。

太阳病六七日后，表证仍在，但脉象不浮反而微沉，说明气血沉于内部。131条讲到："病发于阳而反下之，热入因作结胸……所以成结胸者，以下之太早故也。"太阳病如果在表未解时被误用了下法，使气机内陷，由浮脉变为沉脉时，有可能发生结胸病。结胸病就是误下使阳热内陷，导致了内在的胸膈、上腹区域的某些组织中蓄积了过多的热量和水液，病人表现为从心下至少腹的区域硬满、剧痛，相当于现代医学所说的黏膜刺激征。本条讲述的病人也是太阳病未解，脉象变沉，但并没有结胸症状，而是表现为发狂、少腹硬满。少腹硬满说明下焦的气血不通畅，这时病人的小便是通利的，说明下焦的水液气化没有问题，就可以排除气与津液的问题，故知是下焦的血分发生了瘀滞。这时的治疗方案就是要攻除体内停滞蓄积的瘀血，用抵当汤来主治。

"所以然者，以太阳随经，瘀热在里故也"在康平本中是小字注，说明下焦的蓄血是太阳经郁积的邪热循经入里，扰动了膀胱所在下焦区域的血分，热迫血妄行，离经之血停蓄下焦，所以说"以热在下焦，小腹当硬满"。与106条的病机一样，"血并于阴，气并于阳，故为惊狂。"本条的程度更重，所以病人表现为发狂。

抵当汤方

水蛭三十个（熬） 虻虫三十个（熬，去翅足） 桃仁二十个（去皮尖） 大黄三两（酒浸）

右四味，以水五升，煮取三升，去滓，温服一升，不下更服。

水蛭与虻虫都擅长吸血，它们在吸食人畜等宿主的血液时，会分泌一种使宿主机体不能凝血的物质，这种特性使得它们具有化除瘀血的功能，取其整体入药，也有很强的化除人体瘀积死血的功能。《本经》记载"水蛭，味咸平。主逐恶血瘀血，月闭。破血瘕积聚，无子，利水道"；"蜚虻，味苦微寒。主逐瘀血，破下血积，坚痞癥瘕，寒热，通利血脉及九窍"。可见这是两种破血逐瘀功效极强的药物。桃仁与大黄也是化瘀的要药。四药合药，功专力猛，具有迅速化除蓄血、攻逐于外的功效。

本条提示了中医治疗中的一个重要原则，就是当体内出现了有形的病理产物且严重影响到整体的生理功能时，要急当祛邪，邪去才能正安。这一点在后面的大陷胸汤、十枣汤证中，也有明确的体现。因为成形的病理产物作为当前影响整体气化功能的主要矛盾时，会成为机体进入恶性循环的关键因素，所以要“急者先治”，首先祛除这类的实邪。《经方实验录》中记载了一例干血痨的医案，很有助于我们理解这个原则。附录于下。

余尝治一周姓少女，住小南门，年约十八九岁，经事三月未行，面色萎黄，少腹微胀，证似干血痨初起。因嘱其吞服大黄蛰虫丸，每服九克，日三次，尽月可愈。自是之后，遂不复来，意其瘥矣。

越三月，忽一中年妇女挟一女子来请医。顾视此女，面颊以下几瘦不成人，背驼腹胀，两手自按，呻吟不绝。余怪而问之，病已至此，何不早治？妇泣而告曰：此吾女也，三月前曾就诊于先生，先生令服丸药。今胀加，四肢日瘦，背骨突出，经仍不行，故再求诊！余闻而骇然，深悔前药之误。然病已奄奄，尤不能不一尽心力，察其情状，皮骨仅存，少腹胀硬，重按痛亦甚。

此瘀积内结，不攻其瘀，病焉能除？又虑其元气已伤，恐不任攻，思先补之，然补能恋邪，尤为不可。于是决以抵当汤予之。虻虫三克，水蛭三克，大黄十五克，桃仁五十粒。次日母女复偕来，知女下黑瘀甚多，胀减痛平，唯脉虚甚，不宜再下，乃以生地、黄芪、当归、潞党参、川芎、白芍、陈皮、茺蔚子，活血行气，导其瘀积。一剂之后，遂不复来，六年后，值于途，已生子，年四五岁矣。

一二五、太阳病，身黄，脉沉结，少腹硬，小便不利者，为无血也；小便自利，其人如狂者，血证谛也，抵当汤主之。

在“太阳病，身黄，脉沉结，少腹硬”这些症状存在的情况下，如果有小便不利，说明是津液气化方面出了问题，在太阳病的前提下，基本上没有涉及血分。如果这种情况下“小便自利，其人如狂”，就可以判断肯定是血分出了问题。病在血分而有身黄、如狂，这是蓄血证的表现，需以抵当汤快速荡涤恶血，以利新血得生。

一二六、伤寒有热，少腹满，应小便不利，今反利者，为有血也。当下之，不可余药，宜抵当丸。

本条以“伤寒”起头，是在广义上总结病入血分的辨证要点。

伤寒后阳气向外抗争而发热，首先是在气分上的整体反应，出现了少腹满，提示下焦气机有所郁滞，一般应该会有小便不利的反应。如果病人小便反利，说明气化津液的过程未有明显的病变，则可知少腹满为下焦血分有所瘀滞。实邪在下，可用下法攻逐之。本条血瘀于下，而没有强调发狂或如狂等精神症状，当是瘀滞尚轻，故无需用汤剂峻攻，只需以抵当丸缓缓攻之。

抵当丸方

水蛭二十个（熬） 虻虫二十个（去翅足，熬） 桃仁二十五个（去皮尖） 大黄三两

右四味，杵分为四丸，以水一升，煮一丸，取七合服之，晬时当下血。若不下者，更服。

从方后注中可以看出，在《伤寒论》中的丸药也是水煮后服用的。“不可余药”在康平本中是旁注，似乎在强调服用药丸时需把药渣也都吃掉，这样应该会有更持久的疗效。需要注意的是，药物后面的“熬”，是指用干锅炒焦的炮制方法，不是我们今天常用的字义。“晬时”是一昼夜的时间，“晬时当下血”，指服药后24小时内一般会有便血，这是药物攻除体内瘀血的表现。如果24小时后没有便出黑血，就再次服药。

一二七、太阳病，小便利者，以饮水多，必心下悸；小便少者，必苦里急也。

这是太阳中篇的最后一条，在康平本中是低一格的条文。最后强调了一下辨太阳病时要注意观察小便的情况。

小便利者，整体的津液气化没有大的病变，这种情况下，如果饮水量增加，尤其是在那个喝暖水很是不便的时代，一过性地摄入过多的水液，脾胃运化不利，就会出现心下蓄水，水饮上犯则心悸。如果饮水多还小便量少，则会有“苦里急”的表现，即少腹硬满、窘迫不舒、排尿不畅等小腹内部的不适感，这说明整体层面上的太阳气化已经发生了异常。

总　结

第 110 至 119 条论火法治疗后诸证的辨治，第 120 至 123 条讲吐法后诸证辨识，第 124 至 126 条讲蓄血证辨治，127 条重申在血在水之辨。至此太阳中篇结束。太阳中篇以太阳伤寒证为中心，附以太阳病的常规治法——发汗法的原则、宜忌、发汗后诸变证的辨治及那个时代常用，但并非适宜太阳病的火法、吐法的相关论述。

辨太阳病脉证并治篇下

原文（128~178）

一二八、问曰：病有结胸，有脏结，其状何如？答曰：按之痛，寸脉浮，关脉沉，名曰结胸也。

一二九、何谓脏结？答曰：如结胸状，饮食如故，时时下利，寸脉浮，关脉小细沉紧，名曰脏结。舌上白胎滑者，难治。

这两条在康平本中没有分段，是一条，且是低二格的条文。这种问答的句式也像是弟子追述的师生对话。

从提问的方式就可以看出“结胸”与“脏结”这两种病有相同点，又有可鉴别之处，这两条分别描述了两种病的基本表现。后面的条文则是重点讲述结胸病的成因与脉证并治，因为结胸病经常可由表证误下导致。脏结的内容可能有遗失，即便没有遗失也不是这里要重点讨论的内容。

“按之痛”，结合后面的条文就知道，这种按压痛的范围包括了从心口下到少腹部这个大的区域，严重的情况不按也会有剧痛。“寸脉浮，关脉沉”，提示中焦气机结聚，上焦、外部之气不能回入。这种病理状态就叫作“结胸”。

脏结病“如结胸状”，就是像结胸证一样腹部有压痛感。但“饮食如故”，也就是说这个症状的发生并没有影响饮食，说明胃气尚能和降。同时还有“时时下利”，就是便意频频、大便不成形的症状。“寸脉浮，关脉小细沉紧”，提示中焦气血不足且有寒邪凝滞，上焦之气下行不利。

结胸与脏结都用了“结”字来作病名，这就提示我们它们都有“结”的特征。“结”的本义是用绳、线等绾成的疙瘩，引申为结聚不通。结胸是胸膈、脘腹部的气机结聚，结合后面的条文可知，结胸病基本上是一类急腹症，发病时疼痛剧烈，根本没有胃口、也无法进食。脏结病的关脉异常提示病在中焦，饮食正常而时时下利，提示胃无大碍而病位在脾或脘腹部深处的脏器。“关脉沉”，提示中焦部位的气机凝聚。“小”“细”是脉形不足，提示血液充盈不足。“紧”是严重的凝滞之象，比如寒闭之类。再结合病名，“脏结”就是内脏发生的结聚不通。例如中焦部位长了有形的肿瘤、结块等。

“舌上白胎滑者，难治。”白苔还滑，是阴寒水湿之象，提示体内的阳气不足。“阳化气，阴成形”，有形的阴邪需要充足的阳气来化除，现内脏有结聚而阳气不足，故难治。

一三零、脏结无阳证，不住来寒热，其人反静，舌上胎滑者，不可攻也。

人体的气机运行是阴阳相贯，周行不休的，某处结住了之后，气郁积的多了，就会有疼痛感，疼痛得严重了就会有烦躁不安的表现，这些明显的症状表现可统称为“阳证”。脏结病寸脉浮，如果阳气在外、上部郁得厉害，人体必然会发动内外相通、阴阳相贯的自我调节活动。那么，在阳气来复、机体自愈功能增强的时候，身体就会自发去疏通内在的“脏结”。在疏通而未能得畅的中间状态下，一般会出现往来寒热之类的正邪相峙之象。如果脏结的病人没有阳证的表现，也不往来寒热，虽然人体有自愈机能，但“其人反静”，说明机体尚未达到自发地去攻邪的功能状态。“舌上胎滑”也提示体内阳气不足、阴寒气重。这时候的治疗原则应该是扶助阳气，而不可急于攻邪。

现代的“疾病医学模式”中，检查到人身体上长了什么异物往往就直接给予手术等攻除性质的治疗，而不能充分考虑病人的整体状态，这是很危险的。在当代，有很多病人因为被查出了体内有异常的病理组织就接受了手术治疗，但术后病人整体上并没有得到改善，甚至从手术后就进入了严重的病痛过程，直到死亡。而在检查之前病人并没有因为所查出的异常而有严重的病痛，这就是现代医学所谓的“过度诊断”与“过度治疗”。只要在医疗活动中不能贯彻落实真正的整体观，“过度医疗”就很难避免。本条内容提示我们：如果病人的身体没有表现出正气抗邪的主证，医生就不要使用以攻邪为主的治法。“化不可代，时不可违”是医学干预人体时必须要遵守的原则。

一三一、病发于阳而反下之，热入因作结胸；病发于阴而反下之，因作痞也。所以成结胸者，以下之太早故也。结胸者，项亦强，如柔痓状，下之则和，宜大陷胸丸。

“病发于阳”，是指人体的偏外、偏上区域有相对过多的阳气郁滞。此时用下法，是直接动员内部胃肠区域的气机，而没有直接理顺阳位的气滞，为治疗有误，故曰“而反下之”。这种误下会导致郁滞于外而化热的阳气内陷，内陷之气郁滞在胸膈区域，则局部的气津不能正常循行气化，严重时相应区域的黏膜组织出现异常的肿胀、渗出，就会形成结胸病。

与此相对，“病发于阴”，就是病发于内部。病发于内而有实邪当去，就应该用下法，此处讲“而反下之”，就说明虽有里证，但可能是里虚或虚实夹杂，治疗时应以扶正而主，而不宜只用攻下之法。在这种情况下反而用了下法，就会损伤中气，引发内在气机不畅的痞证，而不会形成邪热内陷、水气交阻的结胸病。

之所以阳证用下法而出现结胸，并不是病人没有可下之证，而是病人内有可下之证，但攻下的时机不对。内外同病，外证未解，机体自身想要优先解外的时候，需先解外，外解已乃可攻里。如下之过早，外层的阳气内陷，停滞于内在的病变之处，内在的气津运化不利状态反而被激化，所以才会发为结胸。

结胸病虽然病位在内，但患者也会有像“柔痓”病人那样项强的症状。《金匮要略》说：“病者身热足寒，颈项强急，恶寒，时头热，面赤目赤，独头动摇，卒口噤，背反张者，痓病也。”可知“痓病”就是以颈项强急、牙关紧闭、角弓反张这种周身肌肉痉挛为主要表现的一类病症，在过去最常见于脑炎、脑膜炎等疾病中。“柔痓”就是不恶寒、有汗出的一类痓病。结胸病人也会有不恶寒、明显的颈项强急等类似柔痓的外在表现，这种病情可以用大陷胸丸缓缓攻下来治疗。

《素问·至真要大论》中说“诸痓项强，皆属于湿”，意思是各种痉挛、项强的病症，一般都与人体内的湿度变化有直接关系。我们看第28条由水气内阻所导致的项强，就符合这个说法。结胸病的病理是腹腔内的黏膜有炎性水肿或渗出，也符合这一结论。

我校2005级中医七年制的一位男生，在校期间经典就学得很熟。其父患有糖尿病，他先给父亲用补益脾胃为主的方法，有些效果，但后来父亲又发生了脑栓塞，他通过学习、研究，认为脑中风的发病与补益的治法有一定的关系，就调整治疗方案，几经努力，其父的血糖情况与中风病情均有好转，但是仍有明显的项强症状没有缓解。他辨识不出父亲的项强是什么证，抱着试试看的心态按照本条的内容给父亲服用大陷胸丸，结果一服之后项强就明显减轻，服用一段时间后，不但项强解除，血糖指标也有明显的改善。他向我询问这是什么道理，我也答不上来，因为那时我也不理解此方证的病机，没有用过此方。后来他又问我，《灵枢·经脉》篇中“足阳明之别，名曰丰隆，去踝八寸，别走太阴；其别者，循胫骨外廉，上络头项，合诸经之气”是不是本方证中项强的机理所在？我仍然无法确定，但他的发现对我很有启发，我理解应该是这个机理。因为结胸病的主要病位在胃，胃经的络脉上达于项，所以会有项强，这与“诸痉项强，皆属于湿”的机理是吻合的。基于这种理解，我在后来的门诊中对于有明显项强症状的代谢紊乱病人在做水丸调节的时候，在复方中合入大陷胸丸，服后病人的指标与脉色都有明显的好转。

大陷胸丸方

大黄半斤　葶苈子半升（熬）　芒硝半升　杏仁半升（去皮尖，熬黑）

右四味，捣筛二味，内杏仁、芒硝，合研如脂，和散，取如弹丸一枚，别捣甘遂末一钱匕，白蜜二合，水二升，煮取一升，温顿服之，一宿乃下。如不下更服，取下为效，禁如药法。

大黄、芒硝通降阳明，“推陈致新”，杏仁“下气”，通利胸膈脘腹之气。《本经》谓：“葶苈，味辛，寒。主癥瘕积聚，结气，饮食，寒热，破坚”；“甘遂，味苦，寒。主大腹疝瘕，腹满，面目浮肿，留饮宿食，破癥坚积聚，利水谷道”。二者都有很强的破坚解结、通利水道的功效，葶苈子作用部位偏上，甘遂能搜剔周身腠理、脏腑间的停蓄之水，诸方合为丸剂，取峻药缓攻之意，一次服弹丸大一枚，得大便通利即停药。这种煮丸的服法攻下作用相对缓和，一般要经过一宿才会排便。如果没有，也要等一宿后再继续服，也就是一天只服一丸，不可贪取速效而多服。多服只会强力地攻除胃肠内生理性的津液，并不能更快地把组织深处病理性的渗出液搜刮出来。

一三二、结胸证，其脉浮大者，不可下，下之则死。

结胸证是中焦的气水结聚不通，所以通常的脉象是关部沉紧。这种情况下用上述的攻下方法，把中焦的结聚通利开，使气机得畅，则身体的自愈机能就能够正常运作。如果内有结胸而其脉浮大，提示整体的气机浮散，这说明在整体层面上内在的结胸并不是当前的主要矛盾，故不可单纯地攻下。否则阳气亢盛于外，攻下伤中于内，会导致内外之气不相顺接，阴阳离决，而有生命危险。

一三三、结胸证悉具，烦躁者亦死。

“结胸证悉具”，就是本篇所有讲述结胸病的症状俱全，那就是某种急腹症所表现出的典型的“腹膜刺激征”。这种严重病情下所表现出来的“烦躁”，其实是极度疼痛引发的烦躁不宁甚至是某种程度的意识障碍，是急腹症患者濒临死亡的一种表现。

附：

1. 急腹症：指腹腔内、盆腔和腹膜后组织和脏器发生了急剧的病理变化，从而产生以腹部为主要症状和体征，同时伴有全身反应的临床综合征。常见的急腹症包括：急性阑尾炎、溃疡病急性穿孔、急性肠梗阻、急性胆道感染及胆石症、急性胰腺炎、腹部外伤、泌尿系结石及异位妊娠子宫破裂等。腹痛最先发生的部位可能是病变的原发部位，如胃、十二指肠溃疡穿孔开始在上腹部痛，当穿孔后消化液流向下腹，此时腹痛扩展至右下腹乃至全腹，易与阑尾炎穿孔相混；腹痛最明显的部位，常是病变最严重的部位。如有腹膜刺激征，则常提示该部位有腹膜炎。

2. 腹膜刺激征：指腹部压痛、反跳痛和腹肌紧张，是腹内脏器破裂后出现的主要体征。多种疾病均可以引起腹膜刺激征，一般可由腹部感染，穿孔，梗阻，内脏损伤出血等原因引起。腹膜有丰富的神经和血管，患者可表现为腹部难以忍受的剧烈疼痛，大汗淋漓，高热，全身虚弱无力，不语等症状。治以控制感染、补充能量、解除酸中毒，绝大多数可治愈，极少数可因治疗不及时而死亡。

一三四、太阳病，脉浮而动数。浮则为风，数则为热，动则为痛，数则为虚。头痛发热，微盗汗出，而反恶寒者，表未解也。医反下之，动数变迟，膈内拒痛。胃中空虚，客气动膈。短气躁烦，心中懊憹。阳气内陷，心下因硬，则为结胸，大陷胸汤主之。若不结胸，但头汗出，余处无汗，剂颈而还，小便不利，身必发黄。

太阳病脉浮数，是脉证相应的"正常"表现。这里强调"而动数"，这个"动"字应该是描述在浮数的基础上还兼见动摇、不稳定感的脉象。后面连续四句的四字词语在康平本中是小字注，指出"动"为体内有痛的脉象。"头痛发热"是太阳病的基本症状，"微盗汗出"则不是太阳病的常规表现。盗汗，是睡着之后身体自发地出汗。人在睡觉的时候卫气偏重于向体内倾移，卫气内移则津液也随之内移，正常情况下睡着了出汗也会减少。盗汗是一睡着就出汗，说明卫气进来后停不住，或者因为内部有阻滞，使卫气不能沉入于内，如食积、胃热；或者因为内在的阴津匮乏，不足承载入内的卫气，如阴虚盗汗；无论哪种情况，见有盗汗，就说明卫气相对有余，一般会感觉发热。"而反恶寒"，是说在卫气相对有余的情况下患者不以发热为主要症状，反而感到恶寒，这说明还有表证未解。结合上下文可知，此处的盗汗是内有实证，也就是有可下之证。表证未解时虽有可下之证，但仍当先解表，此时"医反下之"，则原来的"动数"之脉变迟了，同时还出现了"膈内拒痛""短气躁烦""心中懊憹"等症，也就是胸膈区域严重的疼痛，因为局部的疼痛而无法正常呼吸，稍一呼吸加深就会牵掣疼痛加剧，所以只能表浅地呼吸，同时因疼痛而烦躁不安，还伴有食管下部、心下胃脘部难以形容的不适感。

"阳气内陷，心下因硬，则为结胸"是对上述病情发展所做的总结。说明这些症状都是由于误下使阳气内陷，异常地扰动了胸膈区域的气血，导致心下胃脘部的组织痉挛、按之板硬。这往往是局部有炎性渗出甚至空腔器官发生了穿孔才会出现的症状，这种情况就是结胸证，要用大陷胸汤来主治。这个过程也就是131条所说的"病发于阳而反下之，热入因作结胸……所以成结胸者，以下之太早故也"。

"胃中空虚，客气动膈"在康平本中是旁注，说明了结胸证的发病机理是因为胃中正气不足，内陷进来的"客气"扰动了膈膜区域的气血津液。也就是原文中所说的"阳气内陷，心下因硬"。用下法本身就是在动员胃肠区域的气血，如果病人素来胃肠中有充血、水肿或者溃疡，在不当地使用下法后，就可能会刺激原来的病灶渗出增加甚至穿孔，从而引起某种程度的腹膜刺激征而发为结胸。

“若不结胸，但头汗出，余处无汗，剂颈而还，小便不利，身必发黄。”这是讲如果下之太早但并没有引发结胸，下后表现为只是头颈部出汗，颈以下无汗，且小便不利，病人就很可能会出现周身皮肤发黄的现象。这是因为误下使阳气内陷，没有造成局部组织的损伤，则在内部相对广泛的范围内熏蒸津液，导致中焦湿热内蕴，因而出现身面发黄的“土色”。土湿郁遏太甚则木气难疏，肝胆疏泄不畅，还可引发身、面、白睛处皆显黄染的黄疸病，在阳明篇中对此有专门的论述。

大陷胸汤方

大黄六两（去皮） 芒硝一升 甘遂一钱匕

右三味，以水六升，先煮大黄，取二升，去滓，内芒硝，煮一两沸，内甘遂末，温服一升，得快利，止后服。

大黄六两，芒硝一升。量大势猛，有强烈的荡涤胃肠、推陈致新之效。甘遂中的主要致泻成分不溶于水，宜入丸散内服。《本经》谓其“主大腹疝瘕，腹满，面目浮肿，留饮”;《名医别录》谓其“下五水，散膀胱留热，皮中痞，热气肿满”;《珍珠囊》谓“水结胸中，非此（甘遂）不能除”。可见甘遂是攻除人体内离经之水的要药。本药苦寒，《名医别录》中特别指出其主治为“热气肿满”，故知其不宜于阴寒水饮之类，只宜于热与水结的炎性渗出。三药合用，峻猛无比，通腑泻热，下水消积，能够帮助人体快速排除炎性渗出等病理产物，促进病灶部位的吸收与愈合。方后注中强调“得快利，止后服”，即服药后一般会有比较明显的腹泻，有时还会伴有小便增多，出现明显的二便通利后就需停药观察。与抵当汤峻攻蓄血的原则一样，体内有急性的渗出而无法吸收时，对于这种有形的病理产物也要急予攻除。否则其蔓延之处，继发水热互结，会使人体快速进入严重的应激状态而危及生命。

一三五、伤寒六七日，结胸热实，脉沉而紧，心下痛，按之石硬者，大陷胸汤主之。

“心下痛，按之石硬”，就是心下脘腹痉挛，按之坚硬，这是西医诊断学中典型的“板状腹”表现。

“脉沉而紧”是与这种痉挛疼痛相应的脉管紧张状态。这种状态下气血都异常地向患处凝聚，所以呈现出沉而紧的气机凝滞脉象。虽然发病之始有伤寒的因素，但这种凝滞的状态并不是由寒气引发的，所以原文特别强调是“结胸热实”。事实上，脉象只是人体气血状态的反应，而不是某种脉象会特定地属于某种病因病机。例如紧脉，只能提示患者的气机紧张、凝滞，这是寒证、痛证最常见的状态，但并不是紧脉就只代表有寒或痛证，严重的便秘时也会出现紧脉。“紧脉主寒证痛证”、“弦脉主肝胆病、疟疾”等规定是我们初学脉诊需要记住的一些基本归纳，但不要片面、僵化地记忆与理解它们。

水热互结成实，故以大陷胸汤主之。

附：板状腹

板状腹是腹膜炎症的体征之一，是炎性或化学物质刺激腹膜引起的腹膜防御性反射，发生反射性痉挛，使腹壁高度紧张、强直，硬如木板。常见于胃肠道穿孔、急性坏死性胰腺炎，肠穿孔，急性化脓性阑尾炎，或脏器破裂、急性化脓性弥漫性腹膜炎等，妇科疾病也有可能发生。严重时可致血压下降和全身中毒性反应，如未能及时治疗可死于中毒性休克。

一三六、伤寒十余日，热结在里，复往来寒热者，与大柴胡汤；但结胸，无大热者，此为水结在胸胁也，但头微汗出者，大陷胸汤主之。

本条讲述结胸证的类证鉴别，提示峻猛之剂，慎勿错投。

伤寒十余日而未愈，则外有不畅之气。热结在里，则病人还会有结滞在内的可下之证。这种表里同病的状态下病人又表现出“往来寒热”的症状，则说明阳气没有在局部结聚成实，尚能出入抗争，可用大柴胡汤，而不可用大陷胸汤。

如果只是表现为上面诸条所描述的结胸证，外在并没有显著的发热，且只在头部有轻微的出汗，这说明当前的结胸是水与气结在胸胁区域，已不能外达周身而为汗，只能在阳气汇聚的头部蒸腾出少许，这种情况就可以用大陷胸汤直接攻除胸胁之内的水结，急救其里。

本条的主旨在于比较、鉴别两种相类的病证，以确定大陷胸汤的应用，所以大柴胡汤证的病情肯定有与之相类似的心下满痛或痞硬等主证，否则就没有必要进行比较了。仲景在书中已明示大柴胡汤的一类主证就是心下硬满而痛，如165条“伤寒发热，汗出不解，心中痞硬，呕吐而下利者，大柴胡汤主之”；《金匮要略》“按之心下满痛者，此为实也，当下之，宜大柴胡汤”。所以本条只用“往来寒热”来提示气机没有与邪实结聚，就直接告知可“与大柴胡汤”。

本条的鉴别用方对于临床实践有着非常明确的指导意义：即对于某种急腹症的病人，在没有结胸时，用大柴胡之类的主方理气通腑；同样的疾病在发展过程中如果有炎性渗出引发的腹膜刺激征，则需用大陷胸汤攻除渗出。仲景的书中有很多具有这种主治“专病”特点的经方，但其应用原则仍然是“观其脉证，知犯何逆”，根据病人当下的整体状态选用，而不可根据现代医学的疾病概念而归纳为某方主治某病。现阶段中医在临床中很少有机会直接参与急腹症的救治，在《李可老中医急危重症疑难病经验辑》中有多例急腹症的救治医案，可资参考。

一三七、太阳病，重发汗而复下之，不大便五六日，舌上燥而渴，日晡所小有潮热，从心下至少腹硬满而痛不可近者，大陷胸汤主之。

太阳病重发汗，外散气机，大伤津液，就会造成病人阳明不降的内在状态。再使用下法，刺激肠道，如果随后五六日没有大便，舌面干燥而渴，到日暮时段就一阵阵地有热势上冲，这就是已然生成了阳明燥热之证。同时还有“从心下至少腹硬满而痛不可近”的板状腹和压痛症状，说明内在可能发生了肠梗阻或腹内感染，因而引发了腹膜刺激征。这种情况要先用大陷胸汤来攻除内在的异物，解除腹膜刺激状态，急症缓解后才能进行后续的扶正固本治疗。

一三八、小结胸病，正在心下，按之则痛，脉浮滑者，小陷胸汤主之。

“心下”指的是胃脘部。这个部位不舒服，按压时有明显的疼痛感，现代的病人有时会直接主诉为“我胃难受”或“我心口窝这里难受”，很多情况下病人自己会说出来这里按压或碰触则痛。脉滑，是脉搏流利的脉象，正常情况下可见于食后、月经期间或怀孕时；病理情况下常见于痰热内盛的状态。浮滑，在这里描述的是一种充盈且流利的脉象，结合症状及病位，可知是胃脘区域有痰热郁积的脉象。这种痰热蕴结在胃脘区域而表现为正在心下有按痛的病症，就叫作小结胸病。同样是“结胸”，与前面发生了腹膜刺激的结胸证相比，这是一种病位局限、病势缓和的实邪与气机相结聚的病症，所以叫“小结胸病”。以现代的临床所见，多发生在胃炎、胃溃疡等疾病表现为此脉证的阶段。

前面的结胸证病机，136条有明确的说明，是“此为水结在胸胁也”，所以后世一般把这种大陷胸汤主治的结胸证叫“大陷胸病”，其病机为“水热互结”。与此相对，小结胸病的病机一般被总结为“痰热互结”。在《伤寒杂病论》与《内经》中并没有“痰”这个字（《金匮要略》中的“痰饮”原本是“澹飲”），但这种总结是很恰当的，因为在后世中医的语境中，“水”“水气”“饮”作为病理产物，还是延续了经典中的内涵，是指清稀的液体，“痰”这个字则用于指代体内黏稠的液态病理产物。小陷胸汤由半夏、黄连、瓜蒌三味药组成，半夏善于化痰，黄连善清胃热，瓜蒌既能化痰又擅宽胸理气，三药合用正可清除胃中之热痰，恢复胃气之和降。本条所述的脉证具体，病位明确，具有“专病”的特点，临床中凡见此脉证，病人在整体上也偏于实热者，单用或合用此方，往往都有显著的疗效。

我在社区的门诊中，每到过年过节之后，都会有一些因为喝酒或食饮不节而以胃脘部疼痛为主诉的病人来诊，一些中老年人往往还伴有胸胁痛、喜呕等。对于这类病人，我经常开柴胡剂合小陷胸汤，有几例病人是胃痛多日，诸治乏效，服此方后当天就有明显改善或痛止。

郝万山老师讲解《伤寒论》的视频中提到，有一次某工厂容器破坏，有毒气体释放，很多工人都中毒病倒。刘渡舟先生带着他去医院会诊时，发现中毒的患者都有胸胁满、呕吐、胃脘不舒、按之则痛的症状，就让他开小柴胡汤合小陷胸汤方，大锅熬好分给中毒的工人们，结果是喝完后大家都很快好转。这就是典型的方证对应用法，是临床中运用经方的基本功。建议大家对原文比较熟悉之后，先看这类方证对应的医案，这会有助于加深理解原文，并有利于较快地培养出运用经方的临床能力。

一三九、太阳病二三日，不能卧，但欲起，心下必结，脉微弱者，此本有寒分也。反下之，若利止，必作结胸；未止者，四日复下之，此作协热利也。

本条讲述了中阳不足者不能发为典型的结胸病而转为协热利的一种情况。

“太阳病二三日”，是得病的初级阶段。如果是个单纯的外感病，这时不会有“不能卧，但欲起”，也就是病人不能静卧，卧后不舒，必须要起来才觉得好受的表现。因为静卧时气机相对内沉，如果内部有较重的气机阻滞因素，病人就会无法安卧，卧则欲起，即所谓的“胃不和则卧不安”。病人在太阳病初期就出现了这种症状，就可以推测其有可能是心下胃脘区域有气机的结聚。如果心下有结，脉应该显实象，而病人的脉又是微弱的，这说明病人内在的阳气原来不足。气不足则为寒，所以说“本有寒分”。

“反下之，若利止”，前面的脉证描述中并未提示有“下利”的症状，所以这里的“利止”应该是指“反下之”所引起的下利。这种外有表证未解，内在素有虚寒，肯定是不宜用下法的，所以说“反下之”。这种“反下”很容易重伤中气而引起下利不止，如果泻下后病人没有因为中气虚衰而泻利不止，则腹泻一停下来，就有可能会发生结胸，这仍然是由于“病发于阳而反下之”，病人内在还没有发展到可下的实证，“下之太早故也”。

“未止者”，是与上句“若利止”对举的假设。也就是病人被“反下之”后得下利而不能自止。到了第四日医生又给其用下法，则病人素来不足的中阳就难以固守了，就会出现下利。这种表证发热不解的同时伴随着下利的病情就叫作“协热利”。

原文只就这种体质背景下的“病发于阳而反下之”诱因加以讨论，并未给出具体的治疗方药，因为这种情况下病机相对复杂，难以确定某方“主之”，需结合全书关于伤寒与杂病的诊疗原则，知犯何逆，以法治之。

一四零、太阳病下之，其脉促，不结胸者，此为欲解也；脉浮者，必结胸；脉紧者，必咽痛；脉弦者，必两胁拘急；脉细数者，头痛未止；脉沉紧者，必欲呕，脉沉滑者，协热利；脉浮滑者，必下血。

本条在康平本中是低一格的条文。通过太阳病下之后的脉象变化来“知犯何逆”，推断病情发展。

太阳病下之，气机内陷。如果脉象急促，且没有发生结胸，这就是下之后“其气上冲”的欲解表现。

下之后当有气机下陷之脉证表现，如果下之后，脉象还是浮，说明气机并没有下陷之势，这就有可能是发生了结胸，中焦结聚，气机降不下来。

下之后，脉搏紧象明显，说明气机被收引之势更甚。但太阳病本来就是阳气被郁闭，下法使之下陷内沉而凝滞更甚时，其向外抗争之势也必然更强。脉紧说明没有从肌表抗争出来，则必然在内部向上冲犯，这就会引发咽痛。这其实是因为误下伤正，寒入少阴了。

下后脉弦，说明气机内陷不畅，陷于表里之间的层面，则会引发上焦的气机郁滞而表现为两胁拘急。

下之后脉显细数，说明下后津血受损。气机内陷，气血上养不足，则头痛。

太阳病脉浮，下后脉变得沉紧，说明气机深陷于内，且凝滞得很严重。内有气滞，胃失和降，则欲呕。

太阳病下之后脉沉，为气已内陷；滑，为内有痰实之类的邪气。阳气内陷且有实邪相搏，则表未解而发热仍在，里又有邪实搏结而出现腹泻，发热与腹泻同时出现，名为“协热利”。

太阳病下之后脉仍浮为表证未解，浮的同时又见脉滑，为血脉搏动有明显的流利、充盈之象，这说明郁滞之气已化热且波及血分。血得热则行，郁热扰动了内在的血脉，则有可能出现迫血妄行的“下血”表现，也就是大便中有鲜血，甚至是直接便出鲜血。发生在太阳病误下后的这种情况，一般是表邪未解，郁热及肺，肺有热则大肠亦受影响，此时再用泻下药刺激到大肠的血脉，则有可能出现便血。

以上通过脉象提示病情转归，提示我们要见微知著，在整体上把握气血的基本状态，而不是被动地去收集“证候群”，只知道跟着病证的结果去治疗。

一四一、病在阳，应以汗解之，反以冷水潠之，若灌之，其热被劫不得去，弥更益烦，肉上粟起，意欲饮水，反不渴者，服文蛤散；若不差者，与五苓散。寒实结胸，无热证者，与三物小陷胸汤，白散亦可服。

“潠”，同“噀”，义为口中喷出水或液状物。“灌”，《广韵》解释为“浇也，渍也”。“劫”，从去从力，《说文》曰：“人欲去，以力胁止，曰劫”，意思是以强力使对方欲去而不能。

“弥更益烦”，在《金匮玉函经》《千金翼方》和《脉经》中，此条均无“弥更”二字。对于此句，一种解释为“弥”“更”“益”都是“更加”的意思，此句为同义复合；另一种解释是“弥”为“终”“满”之意，如《康熙字典》谓“《传》弥，终也”，“更”为古代入夜的计时打更，则“弥更”就是五更终了，也就是天刚亮的时候，“益”为增加、增益。如此理解，则“弥更益烦”

的意思就是天刚亮的时段内病人出现明显的心烦。因无充分的临床实例佐证，此义难以定夺，有待进一步观察。本句能够确定的含义是：病在表应以发汗法解之，反而用凉水喷、浇病人，其体表的发热因寒凉刺激而不得解除，还进一步出现了明显的烦躁。

“肉上粟起”就是皮肤下起丘疹，在皮表可以看到粟米大的凸起，也可以摸出来。这是因为凉水加重了表气的郁闭，肌表的气血被郁遏太甚，整体向外抗争却无法达到周身汗出而解的程度，就会在局部憋出丘疹，一般会表现为发红、痒或搔之疼痛。

“意欲饮水，反不渴”，意思是患者下意识地感觉想要喝水，但其实并没有口渴的真实感受，得到水后发现并不是真的想喝，或者喝了一点就不想喝了。这是因体内的阳气与津液在此病程中被强力地动员，阳气与津液急遽地郁滞到表，内部的组织相对缺水，就会反射性地出现“意欲饮水”的感觉。但机体当下的状态是水液运化不利，体内也没有真正的津液不足，所以并没有真正的口渴感受。“渴”是机体的真实感受，“意欲饮水”只是一种内心的想法，这种看似矛盾的感觉是身体的津液气化骤然出现紊乱时的一过性反应。

这种表气郁甚、皮下起粟的病情，可以用文蛤散来主治。文蛤散中只有文蛤一味药，《本经》记载其“主恶疮蚀，五痔”，《名医别录》谓其主治“咳逆胸痹，腰痛胁急，鼠瘘，大孔出血，崩中漏下”，看起来与本条的脉证并不符合。这个问题历代注家大多都有关注，《金匮要略》中另有一“文蛤汤”方。原文为“吐后渴欲得水而贪饮者，文蛤汤主之，兼主微风脉紧头痛”。

文蛤汤方

文蛤五两　麻黄　甘草　生姜各三两　石膏五两　杏仁五十枚　大枣十二枚

右七味，以水六升，煮取二升。温服一升，汗出即愈。

清代医家柯琴在《伤寒论注》中认为，《金匮要略》此条前段主治证候相对于文蛤汤是病轻药重，而《伤寒论》中的文蛤散证又为病重药轻，两方证恰为“彼此相错”，主张此两方应对调之。此说受到众多医家的赞同，如日医丹波元简《金匮玉函要略述义》不但秉承柯氏之说解释本条，还举《金匮要略·消渴小便利淋病脉证并治》“渴欲饮水不止者，文蛤散主之”作为佐证。

我们知道，《伤寒杂病论》原著的体例中方药并没有附在脉证的原文之后，现行的体例是宋代校正医书局在整理原著时仿孙思邈的先例，把列于书后的方药摘抄到相应的原文之下。这个过程中是有可能发生“彼此相错”情况的，所以这种观点值得重视。从病机上看，本条讲述的病情为表未解而以凉水外用，水气郁闭于表特甚而发为心烦、起粟，与大青龙汤表闭甚而烦躁类似。文蛤汤的组成为大青龙汤中以文蛤易桂枝，文蛤能治“疮蚀”“鼠瘘（颈部淋巴结核）”，说明其能散皮下之结，正可以治“肉上粟起”，由此观之，本条用文蛤汤更为贴切。当前在临床中还很容易见到外感发热患者被用冰敷等方法物理降温，其影响与本条的凉水外用一致。如有因而发作心烦、皮下起粟者，可参考本条的脉证，酌情选用文蛤汤或文蛤散治疗，让实践来验证理解。

如果用了上述的治法后，“肉上粟起，意欲饮水”等气郁于表、水津不行的状态仍然存在，有可能是组织间的津液不足，只调其气而津不足以承载，故无效。这样就可以考虑“多饮暖水”送服五苓散，以恢复三焦水道的气化。

“寒实结胸，无热证者”，在康平本中为另起一段之原文。这明显是在讨论另一种病情了。原文中再无关于寒实结胸的脉证描述，只从这一句的字面意义来看，就是一种胸膈区域有阴寒性的实邪结聚，表现为胸脘部按压痛且全身没有热证表现的一类病证。“与三物小陷胸汤，白散亦可服”中似有文字的错衍，因为小陷胸汤治痰热，明显与本条病情不符。后世医家大都认为此处的文字应该是“与三物白散”，因为后面所附的方名就叫“白散”。由桔梗、贝母、巴豆三味药组成。桔梗和贝母都是白色的，巴豆打成细末后也是白色的。《金匮玉函经》及《千金翼方》中此条均无“陷胸汤”及“亦可服”六字，作“与三物小白散”，当从。

白散

桔梗三分　巴豆一分（去皮心，熬黑，研如脂）　贝母三分

右三味为散，内巴豆，更于臼中杵之，以白饮和服。强人半钱匕，羸者减之。病在膈上必吐，在膈下必利，不利进热粥一杯，利过不止，进冷粥一杯。

从方后注可以看出此方的作用非常峻猛，形体羸瘦的病人必须要从小量开始服用。《本经》载：“巴豆，味辛，温。主伤寒温疟寒热，破癥瘕结聚坚积，

留饮痰癖，大腹水肿。荡练五脏六腑，开通闭塞，利水谷道，去恶肉。”此药善于攻破有形的癥瘕积聚或尚未结实的留饮痰癖，如果这类的实邪病灶长在膈以上则可能在攻破后通过呕吐排出体外，邪结在膈下则服药后则会腹泻。如果服药后没有如期出现吐泻的排病反应，也不要再加药量，只需服热粥一杯，增加热量会促进药物对肠黏膜的作用而腹泻。如果泻下太甚，则服凉粥一杯，就可以减轻全方的致泻作用。巴豆的致泻作用很强，没有病的人服用后一般也会出现严重的腹泻，我校有一个男生曾尝服巴豆，结果腹泻不止，请同伴买了雪糕服后才得到缓解。

《本经》:“桔梗，味辛，微温。主胸胁痛如刀刺，腹满肠鸣幽幽，惊恐悸气。”“贝母，味辛，平。主伤寒烦热，淋沥，邪气，疝瘕，喉痹，乳难，金创，风痉。”

桔梗长于开通胸胁部位之气结，贝母长于化痰开结。二者配合巴豆，全方辛温开破，善于攻逐胸腹中的一切寒痰结聚，对于胸腹腔内有肿瘤、积块等实邪而病属寒痰凝结者可以酌情使用。

方后注最后一段文字“身热，皮粟不解，欲引衣自覆者，若以水潠之、洗之，益令热劫不得出，当汗而不汗，则烦。假令汗出已，腹中痛，与芍药三两如上法。”放在寒实结胸的药方后显然与主题不符。此段文字在康平本中是另起一段的低一格条文，看起来前一句是对前述“文蛤散（汤）证”的补充说明，后一句是补充汗后腹痛的治法。

一四二、太阳与少阳并病，头项强痛，或眩冒，时如结胸，心下痞硬者，当刺大椎第一间、肺俞、肝俞，慎不可发汗。发汗则谵语，脉弦，五日谵语不止，当刺期门。

本条讲述了一种结胸类似证的治法。

太阳病未罢，少阳病继起，即为“并病”。太阳病未解，故有“头项强痛”，这是太阳经输不利的表现。“或眩冒”是说还有可能伴见目眩、头昏沉不爽的感觉，这是头部气机不降，气血失养的表现。目眩是少阳病的常见症状，冒是表气不和的常见症状。病位从肌表深入，故有时而发生“如结胸”的“心下痞硬”证，是少阳病经气不畅引发胃失和降的表现。这时可以针刺大椎和肺俞穴，通畅太阳经气；再刺肝俞穴，疏通少阳气机。虽然是太阳病与少阳病同在，但从本条的语境来看，当前要强调的主证是“如结胸”，且发汗后会引发谵语这样显著的胃气不降状态，说明当前的病情是以少阳病为主，所以不能发汗。因为少阳病时主要的病机是气郁滞于上焦而不能降入，发汗是使气机外倾，发汗后会加重整体气机的降入不利，故可引发胃气亦不能降的阳明谵语之证。这种状态主要是由于严重的少阳气机不利所致，所以脉呈弦象，这是少阳病的主脉，是气机郁滞明显的一种脉象。这种由少阳气机郁滞引发的谵语五日还没有缓解，说明气机郁结太甚，可用针刺“期门”穴来治疗。期门是肝经的募穴，位于胸胁部（第6肋间隙，前正中线旁开4寸），刺之可以疏通肝气、疏解少阳层面的三焦气滞。

一四三、妇人中风，发热恶寒，经水适来，得之七八日，热除而脉迟身凉，胸胁下满，如结胸状，谵语者，此为热入血室也。当刺期门，随其实而取之。

本条讲述了一种热入血分而引起的结胸类似证。

女性病人，先患有太阳中风、发热恶寒，在这个表证的状态下刚好赶上来月经，这说明在刚感冒时是月经将至而未至的时段。女性来月经前的身体状态是冲脉盛、自身的气血相对最充足。这种情况下患外感则气机外倾，但并没有干扰到月经的下行，所以能“经水适来”。这样的状态持续了七八天，太阳病的发热、脉数等外证都已不显。这里的“热除而脉迟身凉”不是字面的意思：身体的热度消除、迟脉、身凉，而是相对于开始的太阳中风表现而言，其原有的发热、脉数、体温高等外在表现已消除，回到了正常的体温和脉率。

外证消除了，但却出现了“如结胸状”的“胸胁下满”，且伴有谵语，这就是“热入血室”的一种表现。因为月经下行时，也会对外感时向外倾移的气血造成一定的内陷之势，同时，气机的外倾也会使经血的下行受到牵掣，而造成一定程度的经行不畅。这种内在的气血相互牵制，造成了阳气在血分发生了一定程度的郁而化热，所以叫“热入血室”。胸胁下满，说明气血的郁滞主要发生胸胁下部，所以选取胸胁部位能疏利气机的期门穴以泻法刺之，使局部郁滞的气血得以畅行，则胸胁满、谵语等证自然消除。

一四四、妇人中风七八日，续得寒热发作有时，经水适断者，此为热入血室。其血必结，故使如疟状，发作有时，小柴胡汤主之。

本条继续讲述另一种情况的热入血室证。

太阳中风，一般情况下是持续的恶寒发热。如果妇人在中风七八日的时候病情变成了间断性的恶寒发热，刚好在这个时候其月经停止，那么这就是发生了热入血室。

前一条的热入血室证强调“经水适来”，本条强调了“经水适断”。经水适来，说明外感发生于月经前；经水适断，强调的是外感发生于月经期间。月经前气血充盛，故热入为实证，以刺法泻其实；月经已下则内在的气血偏空，此时外感中风，表热因经血下行而内入，虽与血结，并未结实，故尚能寒热往来，欲从外解。如同第97条“血弱气尽腠理开，邪气因入”一样，“正邪分争，往来寒热，休作有时”，故用小柴胡汤主之。因月经已止，没有继续陷下气机的因素，故只需以小柴胡汤畅通郁滞的气机即可解除当初热入血分“其血必结”所引发的问题。

一四五、妇人伤寒，发热，经水适来，昼日明了，暮则谵语，如见鬼状者，此为热入血室。无犯胃气及上二焦，必自愈。

本条讲述了又一种情况的热入血室证。

妇人伤寒发热后，刚好来月经。这是经前气血充盛时发生的伤寒发热。“昼日明了，暮则谵语，如见鬼状”是说患者白天精神正常，到了傍晚就有谵语，好像能看到别人看不到的东西一样，说话的内容也明显异于正常，这是心神受扰的表现。据此可以判断，这是表热因经水下行而内陷，客热扰动了血分，所以心神受扰。这种情况不用特别治疗，只要别扰乱三焦的气机，等月经行尽，不再引表热陷于血分，神志的异常自然就消失了。

“无犯胃气及上二焦”，这一句文义不通。因为“胃气”就是中焦，“上二焦”在字面意义上就是上焦和中焦，与胃气并提，显然是语义重复，所以这里可能有文字的错衍。根据本条讲述的病情与此句的语境，“上二焦”应为“上下焦”。

我们看“上”与“下”这两个字的字形演变：

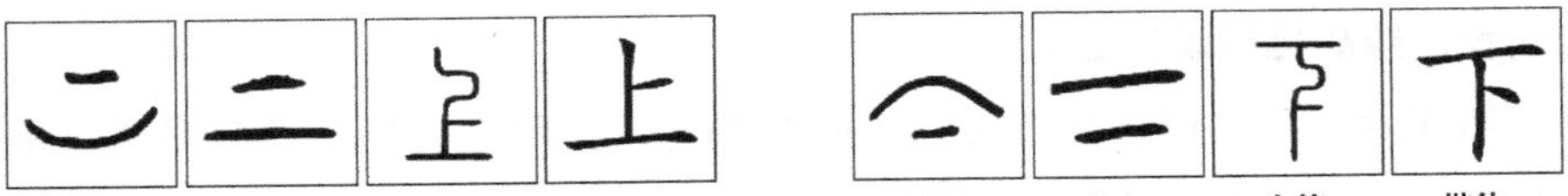

甲骨文　金文　小篆　楷体　　甲骨文　金文　小篆　楷体

很显然金文字形中的“上”“下”与“二”都很相似。那么在《伤寒论》

成书的汉朝是否“下”字还有这种写法呢？我们看成书于汉朝的《说文解字》中还记载了与金文字形相同的“上”与“下”（见下图）。

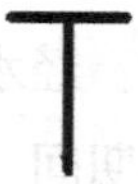

【卷一】【丄部】

底也。指事。下，篆文丅。胡雅切〖注〗二（古文二）二（下）二（上）。

可见汉朝时“下”字还保留着两横的写法。那么，仲景的书中很有可能就是用了这种写法。这种写法在竹简上遭到磨损后，就很容易被传抄为“二”了。

以上仅是从文义推测，尚无其他文献支持。从医理上看，这种理解就很通顺了。因为当前的病情是经期外感，外热内陷扰及血分。此时只要注意保胃气、维护好营卫的化生，别扰乱上焦之气以免出现前两条的“如结胸证”，再别扰乱下焦之气以免更动经血，则待其经血行尽，客热无所依附，扰血乱神的情况就会自然终止而“自愈”。

上述三条热入血室证，气血结则如结胸状，热扰血则谵语神乱。但原文中或以针药治气，或保养以待其自愈，都不治其血。故知此等热入血室之证，重点在于治热，治热则血室自宁。关于“血室”，历来的注家有多种不同理解。有人认为血室是冲脉，因为冲脉为血海，经前外感，正是血海冲盈而受热扰；有人认为血室为肝，因为肝藏血，刺肝经的募穴来治疗，说明是表热随经血下陷热入肝中；有人认为血室是子宫，因为来月经前子宫内是充血的。这些说法各有其道理，但我们看原文讲述的还是以外感病为主的全身状态，不过是恰逢月经期而在这个整体状态的基础上出现了波及血分的变化。从全书中“刺期门”的治法来看，也是从整体上解除少阳的气机郁滞。所以，对于此处的“血室”在整体上理解为热入血分可能是更恰当的。

一四六、伤寒六七日，发热，微恶寒，支节烦疼，微呕，心下支结，外证未去者，柴胡桂枝汤主之。

伤寒六七日，仍有持续发热、肢节烦疼，说明表证仍在。微恶寒，是表证较轻。微呕，心下支结，这是轻微的“如结胸状”，说明少阳的气机已有郁滞。可见当前的病情是太阳病与少阳病并见。如果像142条的“太阳与少阳并病”那样少阳病已成为主要方面，就不可用发汗的方法，只能以疏解少阳气机为主。本条的情况是虽有“如结胸状”的少阳病症，但“外证未去”，特别强调了太阳病还很明显，所以治疗时需太阳与少阳兼顾。柴胡桂枝汤的组成是小柴胡汤与桂枝汤各取半量合用，因为当前的病情是“微恶寒”“微呕”，两方面的主证都比较轻微，所以药量减少。

桂枝汤的功效是补充营卫且和缓地将其向肌表推送，小柴胡汤的功效是疏利上焦郁滞的气机使其得以和降下行。二方合用，从中焦开始和缓地推动内在气机在整体上的升降出入运行，因而可以同时解除太阳与少阳的郁滞。从这个角度看，此方疏理气机的范围甚广，对中、上二焦气机输转不利的病情，都可以在整体上起到治疗作用，所以此方在临床中的主治范围非常广泛。例如日本的古方派医家认为此方可以主治一切胃痛，在临床中除了像小陷胸汤证或良附丸证那样明显偏热或偏寒型的胃痛，大多数由寒热、情绪因素引发的胃脘痛用此方加减都有很好的疗效。

一四七、伤寒五六日，已发汗而复下之，胸胁满微结，小便不利，渴而不呕，但头汗出，往来寒热，心烦者，此为未解也，柴胡桂枝干姜汤主之。

“伤寒五六日”，正邪相争已有时日。“已发汗而复下之”，既损耗伤津，又动荡气机。这种情况下出现“胸胁满微结”，说明少阳的气机已有郁滞。《金匮要略》说：“先渴却呕者，为水停心下，此属饮家。”这种渴是津不上承的“假渴”，渴而不欲饮，饮水稍多或稍凉就有呕恶的感觉，甚至直接呕吐清水、清涎。与之相对，本条的“渴而不呕”，则是“真渴”，与“小便不利”并见，则可知此证病人有津液不足。“但头汗出”，是阳气郁滞，蒸腾无力，又加津液不足，机体已没有能力发出“遍身漐漐”的微汗，所以在阳气被郁而欲伸时，只能在“诸阳之会”的头部发出微汗。“往来寒热”，是气郁在表里之间层面上的抗争进退之象。“心烦”，是津亏而阳郁，郁热上扰的表现。这些表现具足，可知伤寒未解，可用柴胡桂枝干姜汤主之。

柴胡桂枝干姜汤方

柴胡半斤　桂枝三两（去皮）　干姜三两　栝蒌根四两　黄芩三两　牡蛎二两（熬）　甘草二两（炙）

右七味，以水一斗二升，煮取六升，去滓，再煎，取三升，温服一升，日三服。初服微烦，复服汗出便愈。

柴胡配黄芩，疏利少阳气郁。栝蒌根在全方中用量仅次于柴胡，生津除烦。发汗复下，中阳受损，故用干姜、甘草以复中阳。牡蛎，熬，就是用热锅炒干，去掉软组织，只用牡蛎壳。此时用的仍然是生牡蛎，而不是煅牡蛎。因为煅牡蛎是用火烧透，用锅炒还远没有达到“煅”的程度。此处用生牡蛎取其咸软散结、引阳入阴之效，治“胸胁满微结”。诸药合用，使上焦郁滞之气得以通利、不足之津得到补充、中焦阳气得复，再加上桂枝补中益气，则中、上二焦的气机升降均得到推动，内在的气津在整体上都得到了修复。可见，这也是一个主治范围非常广泛的方剂。在当前的临床中，与原文一样的发病过程和典型脉证已很少能见到，但只要病机属于少阳气机不利，中焦运化无力，兼有津液濡养不周，因而气机升发也不畅的病情，均可以本方为基础，化裁运用。

例如，日本的古方派医家认为此方主治背痛。受此启发，我在临床中对很多以背痛为主诉的病人，凡是其疼痛部位以肩胛间区到胸腰结合部为主（而非“太阳病”时的项背部），并且背痛发作常与情绪波动有关者，常以本方加减应用，大多能取得较好的疗效。

日本的古方派医案中有以本方加桔梗、吴茱萸三剂治愈30年顽固背痛的记载。如此久病三日而愈，推测应是背部的小关节紊乱之病。因为在临床中很多顽固、持久的痛症都是“筋出槽，骨错缝”导致的，以传统的手法复位得当，大多可以当时得到明显缓解。如果是内科层面的脏腑经络病变，30年之病很难三日即愈。津液不足，胸胁部位的肌筋膜失去濡养，不但可以引发胸胁部位的气机不畅，同时还很容易在不正当的动作、体位下引发肋椎关节或肋横突关节的微小错位，这种错位经常会表现为持续的背痛。《本经》谓“栝楼根，味苦，寒。主消渴，身热，烦满，大热，补虚安中，续绝伤”。服用天花粉可使肌腠得到濡养，改善肌筋膜弹性，从而使错位恢复，起到“续绝伤”的作用。据此推测某些不同程度的“筋出槽，骨错缝”也属于《本经》所谓的“绝伤”。我在临床中发现，绝大多数以胸胁痛和背痛为主诉的病人都有不同程度的胸廓扭转，本方以柴桂姜推转气机，天花粉生津润燥，牡蛎散结，具有改善胸肋部的肌筋膜紧张的功效，可以在一定程度上改善胸廓的扭转，因而可以治疗与此相关的胸肋关节小错位。这可能也是本方擅治胸胁痛、背痛的一个机理，是否成立还有待于进一步临床观察。

一四八、伤寒五六日，头汗出，微恶寒，手足冷，心下满，口不欲食，大便硬，脉细者，此为阳微结，必有表，复有里也。脉沉，亦在里也。汗出，为阳微。假令纯阴结，不得复有外证，悉入在里，此为半在里半在外也。脉虽沉紧，不得为少阴病。所以然者，阴不得有汗，今头汗出，故知非少阴也。可与小柴胡汤。设不了了者，得屎而解。

本条在康平本中的记载如下：

> 伤寒五六日，头汗出，微恶寒，手足冷，心下满，口不欲食，大便硬，脉细者，[此为阳微结，必有表，复有里也。脉沉，亦在里也]。(注：汗出为阳微，假令纯阴结，不得复有外证，悉入在里，此为半在里半在外也。脉虽沉紧，不得为少阴病，所以然者，少阴不得有汗，今头汗出，故知非少阴也）可与小柴胡汤。设不了了者，得屎而解。

对于康平本《伤寒论》的真伪，学术界一直有不同的观点。对于我们初学者来说，这个真伪的问题并不影响我们把《康平本》作为一个有益的参考。以本条为例，中间的一段分析推理内容分别被记为“旁注[中括号内]”和“嵌注(小括号内)”。这种格式至少是一种值得参考的“断句”方式。所以，即便是伪本，这个伪本的作者也是在表达一种对于《伤寒论》的理解。而康平本中传递出来的信息，无论从理论层面，还是从临床实践方面（如第12条记为“脉阳浮而阴弱”)，都具有不输于任何一位注家的参考价值。所以我个人非常支持初学者在学习《伤寒论》时把康平本作为一个重要的参考书。

伤寒五六日，是外感已有时日，“头汗出”，或为阳气郁遏太甚，不能透发周身为汗；或为津液不足，不足以周身为汗。“微恶寒”，是表证已缓，阳气郁闭不甚。阳郁不甚，故知此时的“头汗出”是患者体内津液不足。外感寒邪，阳气被郁而恶寒时，正气郁而求伸、抗争于体表时一般会有发热，而此时是“手足冷”，说明阳气郁遏于内，不能达于四肢末端。“心下满，口不欲食，大便硬"，都是阳明不降之证，津液不足故也。津亏则血少，且阳郁不达四末，所以脉管充盈不足而表现为"脉细"。

"此为阳微结，必有表，复有里也。脉沉，亦在里也。"是对这些症状的一个总结。意思是这些综合的表现是由于体表的气机发生了轻度的结滞，当前的情况是既有表证又有里证。如果脉细的同时还在沉位，也提示病在里。

"汗出为阳微，假令纯阴结，不得复有外证，悉入在里，此为半在里半在外也。脉虽沉紧，不得为少阴病，所以然者，少阴不得有汗，今头汗出，故知非少阴也。"是围绕这些症状展开的分析与推理。大意是，头汗出，说明外层的阳气发生了轻微的结滞。从上下文来看，这里的"阳微"应该是"阳微结"。"大便硬"等阳明证是内在的气机发生了结滞，内为阴，所以这种情况可称之为"阴结"。但当前的病情并不是完全由于内在的结滞（纯阴结）导致的。因为如果是纯阴结，就不会有头汗出、微恶寒这些外证，而是气机完全被结聚在内了。所以这些病症其实一部分是里证，一部分是表证。这时的细脉如果还是沉紧的，也不要认为是少阴病。因为少阴病一般情况下是没有汗出的，而此时病人有头汗出，所以可排除少阴病。

既然这些综合的病情属于一半表证和一半里证同时存在，那么处于表里之间的少阳层面的气机肯定也是不够顺畅的。这种情况下向外发表则恐加重内在的津液不足、气机不降；向下攻里，则恐外在的表郁之气内陷。故治疗时不宜直接攻病位，只宜整体调理气机。可以用小柴胡汤通利一下少阳的气机。"设不了了者，得屎而解"是说服用小柴胡汤后还是没有明显的好转，因为原本的症状也都不是很突出。这种情况下不要再多加干预，等到病人能自行大便之后，整体的病情就会开始缓解。这是因为病人能大便则说明其津液与胃气的和降都基本恢复了正常，内部的结滞状态得以解除，服柴胡汤后整体气机也得到疏利，则营卫的化生与循行会自然趋向正常。

一四九、伤寒五六日，呕而发热者，柴胡汤证具。而以他药下之，柴胡证仍在者，复与柴胡汤。此虽已下之，不为逆，必蒸蒸而振，却发热汗出而解。若心下满而硬痛者，此为结胸也，大陷胸汤主之；但满而不痛者，此为痞，柴胡不中与之，宜半夏泻心汤。

前面讲过，"伤寒中风有柴胡证，但见一证便是，不必悉具。"本条伤寒持续了五六日，而有明显的呕和发热为主证，具备了柴胡剂的适应证。“而以他药下之”，是医生不识此证，而误用了下法。但病人的自愈机能很好，没有被误治深化病情，“柴胡证仍在”，则可“复与柴胡汤”。“此虽已下之，不为逆也”在康平本中是旁注，补充说明误下并没有引发逆证。“必蒸蒸而振，却发热汗出而解”是因为误下挫伤正气，虽未引发坏病，但毕竟正气受损，所以要通过“战汗”的过程才能完成自愈。这是少阳病误用下法的一种结局：虽误下而证未变，则治亦不变。

如果少阳误下之后，出现了“心下满而硬痛”的主证，这是引发了结胸证，就要“大陷胸汤主之”。这是一种严重的后果，一般是因为病人原本胃肠内就有脆弱、易破损之处，或逢胃中津液不足，被下之时没有足够的津液可供泻出，则胃肠道内就会受到过度的刺激而产生炎性渗出甚至是破溃穿孔。

还有一种比较常见的可能，是被误下之后发生了变证，表现为心下胃脘部位“但满而不痛”，这就是“痞证”。这是因为少阳病时本身就具有一定程度的“血弱气尽”的内虚因素，误下后更伤中气，则脾胃的运化能力不足，出现了脾气升清无力、胃气降浊不能的中焦痞塞局面，因而病人会感觉到明显的心下满闷不舒。因为内在没有发生气机结滞于局部不能通畅的情况，所以没有明显的痛感。这种情况在临床中常见于各种所谓的“胃炎”“消化不良”的患者。病人往往会主诉为“胃口堵、闷”，“吃完饭不往下走、憋得慌”，等等，其特点是胃脘部有明确的满闷不适感，但没有明显的疼痛。有的病人自己还能摸到胃脘部发硬，或有鸡蛋乃至鹅蛋大的气包。半夏泻心汤对此类病证的疗效非常确定，此类的验案报道不胜枚举。

半夏泻心汤方

半夏半升（洗） 黄芩 干姜 人参各三两 黄连一两 大枣十二枚（擘） 甘草三两（炙）

右七味，以水一斗，煮取六升，去滓，再煮，取三升，温服一升，日三服。

本方以半夏冠名，可知半夏对此证有主治之功效。

《本经》谓：“半夏，味辛，平，有毒。治伤寒，寒热，心下坚，下气，咽喉肿痛，头眩，胸胀，咳逆，肠鸣，止汗。”

半夏有毒，目前已知的毒性是黏膜刺激伤害，但这种毒性在煮沸状态持续40分钟后就能基本消除。所以在临床中如果用生半夏，必须要煎够40分钟。“心下坚”也就是“心下痞”，这是半夏的主治证。“下气”是半夏的功效特征，它擅长降下人体的气机，所以对于肺气不降、胃气不降的病情经常要选用此药。“咽喉肿痛，头眩，胸胀，咳逆，肠鸣”也都是气机不降的常见症状。本方以半夏为主药和胃降逆。黄芩、黄连味苦气降，能清胃肠中郁热，助半夏和降胃气。干姜味辛，能散开痞结的中气，助脾升清。干姜与芩连配伍，共同起到“辛开苦降”的作用而能恢复中焦脾胃的气机升降，是治疗中焦运化无力的特效组合。在临床中常见、多发的脾胃病症大多有寒热错杂的内在病机，以本方为代表的“辛开苦降法”是治疗这类疾病的基本治法之一。人参补气健脾；大枣“安中养脾，助十二经，平胃气”；甘草调和诸药。诸药合用，能全面地修复脾胃的功能。煎服法中要注意“去滓再煮”，一般认为这种煎法能让性质不同的药性更加融合，更好地发挥调和中焦的作用。

一五零、太阳少阳并病，而反下之，成结胸，心下硬，下利不止，水浆不下，其人心烦。

太阳与少阳并病，本不可下。下后“成结胸”，就是明确形成了结胸证，所以有“心下硬”的表现。同时还“下利不止”，显然是误下导致了严重的消化道病变。“水浆不下”是说病人已无法饮水。水浆是指当时常见的饮品，如236条谓“渴饮水浆者”。这种情况下的“其人心烦”，应该也包括了恶心难受之类的感觉。下利不止而不能饮水，这是发生了腹膜刺激征后又有脱水的倾向，是有生命危险的急症（发病机制参见133、134、149条的解释）。在康平本中本条文结尾后，还有五个空格，提示原底本至少还有5个字，但已辨认不出。据病情推测，可能是某种“XX者死”之类的预后判断。

一五一、脉浮而紧，而复下之，紧反入里，则作痞。按之自濡，但气痞耳。

脉浮而紧，当以汗解。被下后“紧反入里”，这虽然也是“病发于阳而反下之”，但并没有郁而化热的阳气内陷被结，所以没有发生结胸。这里用“紧”来指代外在的寒邪收引、气机凝滞，说明只是气机的凝滞状态更加深入，这说明病人原本内在的阳气相对不足。误下后更伤中气，中焦的气机不畅、升降失和，则发生“痞证”，就是病人感觉胃脘部堵闷，或同时伴有按触胃脘部感觉有发硬发紧、不柔和的客观体征。“按之自濡”，是说病人只有主观的痞塞、堵闷感，并没有客观的按之紧硬等体征，这说明只是单纯的气机壅滞，而没有水、痰等有形的实邪相结聚。

一五二、太阳中风，下利呕逆，表解者，乃可攻之。其人漐漐汗出，发作有时，头痛，心下痞硬满，引胁下痛，干呕短气，汗出不恶寒者，此表解里未和也。十枣汤主之。

单纯的太阳中风证可以有呕逆，但一般不会有下利。本条有太阳中风证时兼有明显的“下利呕逆”这种中气不守的里证，可以提示体内有某种需要被攻除的实邪，身体才会发动这样强烈的排病反应。如果是中阳败绝的里虚寒证也有可能表现出明显的下利呕逆，但那时就不会有太阳中风证了，可见本条讲的是一种表里同病的实证。这种情况下，只要有脉浮、恶风寒等明确的表证，就要遵守先解表后治里的原则。

“其人漐漐汗出，发作有时，头痛”看起来像是表证，但这种出汗是阵发性的，并且出汗时并“不恶寒”，故知这些症状并不是表证。此时病人还有明显的“心下痞硬满，引胁下痛，干呕短气”症状，提示身体发生排病反应的根源是在心下到胁下区域有可攻之邪。以方测证，十枣汤中用了三味峻下逐水力量极强的药物，我们就能知道这是胸膈区域有渗出的水邪。但临床中我们不可能先知道可用的方药，只有先明确辨识病情，才可以选方用药。这就需要我们先完整、准确地理解本条讲述的病情，从而才能在临床中正确地辨识出来。

先看仲景书中其他运用十枣汤的病证。《金匮要略》云：“脉沉而弦者，悬饮内痛。病悬饮者，十枣汤主之”；“饮后水流在胁下，咳唾引痛，谓之悬饮”。据此可知，本条的里证为悬饮。结合现代医学的知识，“水流在胁下”且在咳唾动作时牵引作痛，这符合胸腔积液的基本表现。胸腔积液一般发生于渗出性胸膜炎，渗出的液体会自然流到胸腔最下的肋膈角处，也就是“水流在胁下”。壁层胸膜的炎症引起胸痛，可牵掣到腹部作痛、腹壁拘急，疼痛会因为咳嗽、吐痰等动作加重，即“咳唾引痛”“心下痞硬满，引胁下痛”；深呼吸时也会牵掣作痛，所以病人本能是不敢深呼吸，只能被动地表浅呼吸，即本条所谓的“短气”。

附：胸膜炎

胸膜炎是指由致病因素（通常为病毒或细菌）刺激胸膜所致的胸膜炎症，又称“肋膜炎”。胸腔内可伴液体积聚（渗出性胸膜炎）或无液体积聚（干性胸膜炎）。炎症控制后，胸膜可恢复至正常，或发生两层胸膜相互粘连。临床主要表现为胸痛、咳嗽、胸闷、气急，甚则呼吸困难。多见于青年人和儿童。

大多数渗出性胸膜炎是急性起病。主要临床表现为胸痛、咳嗽、胸闷、气急，甚则呼吸困难，感染性胸膜炎或胸腔积液继发感染时，可有恶寒、发热。病情轻者可无症状。不同病因所致的胸膜炎可伴有相应疾病的临床表现。

胸痛是胸膜炎最常见的症状。常突然发生，程度差异较大，可为不明确的不适或严重的刺痛，或仅在患者深呼吸或咳嗽时出现，也可持续存在并因深呼吸或咳嗽而加剧。胸痛是由壁层胸膜的炎症引起，出现于正对炎症部位的胸壁。也可表现为腹部、颈部或肩部的牵涉痛。深呼吸可致疼痛，引起呼吸浅快，患侧肌肉运动较对侧为弱。大量胸腔积液可致呼吸时单侧或双侧肺活动受限，发生呼吸困难。查体可闻及胸膜摩擦音。若发生大量积聚，可致两层胸膜相互分离，则胸痛可消失。

结合上述“胸膜炎”的知识，可知本条讲述的是一类急性发作的渗出性胸膜炎，所以会有一些类似表证的表现。其“下利呕逆”“干呕”等症状是渗出液快速积聚于胸膈区域，中焦气机受阻所致。本条方证也具有明显的“辨病”特征，需认准病情方可投药，否则误投峻药，祸不旋踵。

十枣汤方

芫花　甘遂　大戟

上三味等分，各别捣为散，以水一升半，先煮大枣肥者十枚，取八合，去滓，内药末，强人服一钱匕，羸人服半钱，温服之，平旦服。若下少，病不除者，明日更服，加半钱，得快下利后，糜粥自养。

本方功在利水，由甘遂、大戟、芫花这类最为峻猛的药物组成，但方剂却命名为十枣汤。这一点就可以提示经方中“保胃气存津液”“攻邪而勿伤正”的治疗思想。用肥大枣十枚煮的枣汤送服此三味药打成的散剂，“强人服一钱匕，羸人服半钱，温服之，平旦服”，平旦就是早晨空腹服。“若下少，病不除者，明日更服，加半钱”，如果服药后攻下的稀便的量不多，症状没有明显的改善，当天也不可以再次服用。可以次日再服时加点量。本条的方后注只说“得快下利后，糜粥自养”，即患者服药后出现了很猛烈的泻后，要给他喝熬得很烂的粥来保养胃气。并没有说“得快利，止后服”，可知如果胸腔的积液没有消到一定的程度、病情没有得到有效改善之前，虽得快利，还要继续服药。但务需“糜粥自养”，慎不可更伤胃气。

一五三、太阳病，医发汗，遂发热恶寒，因复下之，心下痞。表里俱虚，阴阳气并竭，无阳则阴独，复加烧针，因胸烦。面色青黄，肤眴者，难治。今色微黄，手足温者易愈。

一五四、心下痞，按之濡，其脉关上浮者，大黄黄连泻心汤主之。

一五五、心下痞，而复恶寒汗出者，附子泻心汤主之。

一五六、本以下之，故心下痞，与泻心汤；痞不解，其人渴而口燥烦，小便不利者，五苓散主之。

康平本中此四条连为一段，格式如下：

> 太阳病，医发汗，遂发热恶寒，因复下之，心下痞，(注:表里俱虚，阴阳气并竭，[无阳则阴独])，复加烧针，因胸烦(注：面色青黄，肤瞤者，难治；今色微黄，手足温者，易愈)。心下痞，按之濡，其脉[关上]浮者，大黄黄连泻心汤主之。心下痞而复恶寒，汗出者，附子泻心汤主之。[本以下之故]心下痞，与泻心汤，痞不解，其人渴而口燥烦，小便不利者，五苓散主之。(注：一方云：忍之一日乃愈)

“太阳病，医发汗”，这是正确的治法，但结果是“遂发热恶寒”，这显然是个反常的现象。因为太阳病本应有发热恶寒，从文字的叙述来看，是太阳病初始并没有明显的发热恶寒，发汗后才表现出明显的发热恶寒。这就像92条的讲解中提到的那个有发热但脉不数的病人一样，是内在阳气不足以发动起完整的抗争，在得到治疗的帮助时，才表现出典型的正邪抗争之象。可能是医生看到发汗后反而症状更明显，怀疑治疗无效，于是“复下之”。内在的阳气本来就相对不足，汗后复下，更伤中气，因而出现了中焦堵塞的“心下痞”证。医生看病情又变，不辨其证，“复加烧针”，因而出现“胸烦”，即心烦的范围甚大，感觉整个胸中都烦乱不堪，这是火法扰动阳气，上焦气郁化火的表现。上焦气郁不降，心下痞就会更加明显。如果此时按触心下痞的部位还是软的，脉象也是能浮起来的，说明当前只是单纯的气机升降不利，还没有与有形的实邪结滞。就用刚刚翻花的沸水泡服大黄黄连泻心汤，清降上焦的郁火，使气机得下，则痞自消。

如果这个经历了发汗、复下、烧针的心下痞病人同时还有明显的恶寒，说明上述的系列误治已严重挫伤了病人的阳气，就要用附子泻心汤，以附子振奋阳气，恢复其运行气化；同时用大黄黄连泻心汤降利郁扰于上的气机。

如果这种心下痞服用泻心汤后痞证还是没有消除，并且病人口渴到了“燥烦”的程度，同时伴有小便不利，这就是汗、下、烧针等治法重伤了患者的津液，体内津液大伤，无以载气，则调理气机的治疗自然无法取效。这时就要服五苓散并“多饮暖水”来主治。水液补足之后，得到周身微汗的效果，可能气机自然就能恢复。如果还有痞证未解，可以再与泻心汤主治。“一方云，忍之一日乃愈”，这应该是患者的体液丢失还没有达到“消渴”的脱水程度，这时只要忍住口渴，不要多喝没有达到等比浓度的液体，随着吃饭等少量液体的摄入，身体自行恢复了水电解质的平衡，则气机也可能会自然恢复正常。

“表里俱虚，阴阳气并竭”是对汗下后出现痞证的病机解释。“无阳则阴独”是对“表里俱虚，阴阳气并竭”追加的解释。“面色青黄，肤瞤者，难治；今色微黄，手足温者，易愈。”是对“复加烧针”引起“胸烦”后的病情转归判断。“肤瞤”是皮肤上能看到小范围的跳动或蠕动，是血虚风动之象，同时还“面色青黄”，说明在气津受损的基础上，火法又明显地灼伤了血分，气血津液俱伤，故“难治”。“今色微黄，手足温者，易愈。”如果误治后只是表现为面色稍黄，手脚还能温热，说明气血津液受损都不重，故易愈。

大黄黄连泻心汤方

大黄二两　黄连一两

上二味，以麻沸汤二升渍之，须臾绞去滓，分温再服。

臣亿等看详：大黄黄连泻心汤，诸本皆二味，又后附子泻心汤，用大黄，黄连，黄芩，附子，恐前方中亦有黄芩，后但加附子尔，故后云附子泻心汤。

本云加附子也。

林亿在方后注说明，本方应有黄芩。“麻沸汤”就是把水烧至将沸、水中气泡上浮最密的状态，以这样的开水浸泡三味苦寒药，“须臾”就是一小会儿，以不超过一分钟为宜。泡的时间短，则取得药物的气味俱轻，可以亲和浮郁在上的阳气。抵达病位后药物本身的苦寒沉降之性可引郁热下行，使气机得降，气痞自消。

附子泻心汤方

大黄二两　黄连一两　黄芩一两　附子一枚（炮，去皮，破，别煮取汁）

上四味，切三味，以麻沸汤二升渍之，须臾绞去滓，内附子汁，分温再服。

大黄黄连泻心汤还是用麻沸汤浸泡，清降郁热。附子另煎，不与诸苦寒药同煎，则其性味不受影响，用以振奋全身的阳气。此证不宜分步治疗，先服温药则恐郁热更甚，先服苦寒则恐重遏虚阳，故使寒热药物别煎而合服，则可同时起效而各司其事。

就本条中的五苓散证还需强调一点。五苓散治“蓄水证”的观点是从金代成无己之后才有的，中华人民共和国成立后因为统编教材采用了这一结论，其权威性及普遍性使得这一结论几乎成了初学者的基本认识。很多人甚至对五苓散的原文都不甚了解，就可以直接给出结论：这些条文讲的都是“蓄水证”。蓄水而能出现“心下痞”、“渴而口燥烦”的主证，不但仲景书中再无旁证，在临床中也未曾见得。五苓散的成分能治水、能利水，这一点没有问题，《金匮要略》中的茵陈五苓散就是用以利水，但服后不需“多饮暖水”。可以肯定，在《伤寒论》的语境中，凡是用五苓散原方，方后注明要“多饮暖水”的条文，都是在讲脱水或不同程度的水电解质代谢紊乱。本条与下条的内容对比，更能明显看出这一内涵。本条是在讲述完一般的痞证后讲述了津液不足时痞证的辨治，接着下一条就讲水气过多的痞证辨治。

一五七、伤寒汗出，解之后，胃中不和，心下痞硬，干噫食臭，胁下有水气，腹中雷鸣，下利者，生姜泻心汤主之。

这一条的主旨就在于对比说明另一种特别情况下的痞证，所以原文中直接把辨证的结论都交代清楚了。

伤寒汗出，外证已解。现在问题就是“胃中不和”，症状表现为“心下痞硬”，这是不但有主观上的胃脘部堵闷感，而且有按之硬的客观体征。“噫”就是嗳气，俗称“打饱嗝”，是一种能从咽中吐出气且伴随着声音的临床表现。“干噫食臭”，是指只嗝出气来而没有伴随反酸或呕吐等有形之物出来，嗝出的气有明显的食积酸腐味，这是消化不良的表现。“胁下有水气，腹中雷鸣，下利”，是说居于胁下部位的大肠中有过多的水液，气过水声明显，在腹中像“雷鸣”一样。大肠中有过多的水，所以会下利，那么这种下利，主要就是水样便。这种情况可用生姜泻心汤来主治，生姜泻心汤就是在半夏泻心汤的基础上，把干姜减到一两，再加入四两生姜。减少干姜守中的辛开之力，加入生姜，取其“逐风湿痹，肠澼下利，生者尤良”的特长，辛散肠中之水。

一五八、伤寒中风，医反下之，其人下利日数十行，谷不化，腹中雷鸣，心下痞硬而满，干呕，心烦不得安。医见心下痞，谓病不尽，复下之，其痞益甚。此非结热，但以胃中虚，客气上逆，故使硬也。甘草泻心汤主之。

伤寒中风，为太阳病；医反下之，则中焦之气受损而不足，外周之气内陷而郁迫。“其人下利日数十行，谷不化”，就是被误用下法后，病人一天内腹泻很多次。如果腹泻不到20次，按古人的用词习惯会描述为“日十余行”，用“数十”这个词，一般最少得达到30次左右。这样一平均，病人半个小时左右就要去腹泻一次，这是非常频繁的。但这么频繁的腹泻而不说“下利不止”，则可知这种腹泻是真的每次都会泻出一些内容物，可能也会伴有肛门的刺激感，但不是前文“下利不止”所描述的那种持续、显著的里急后重、便意频频感。“谷不化”就是泻出的稀便中有不消化的食物。“腹中雷鸣”是能听到腹内有很响的声音，这就是西医诊断中讲的“肠鸣音亢进”。

附：肠鸣音亢进

肠鸣音是指肠蠕动时，肠管内气体和液体随之流动而产生断续的咕噜声。正常情况下，肠鸣音每分钟4～5次，其频率、声响和音调变异较大，餐后频繁而明显。若肠蠕动增强时，肠鸣音达每分钟10次以上，且响亮、高亢，甚至呈叮当声或金属音，称为肠鸣音亢进。可见于肠管炎症（如急性肠炎、痢疾等）、腹腔局限性炎症（如盆腔脓肿、肠间脓肿等）、机械性肠梗阻早期（如肠扭转、肠套叠)、肠管内积血和饥饿。

在腹泻频繁、肠鸣音亢进的同时还有“心下痞硬而满，干呕”这种明显的胃蠕动异常症状，这是典型的胃肠炎表现。“心烦不得安”是指恶心、呕得很难受、呕逆之势太频繁，难以平息的感觉。因腹泻太甚，没有胃内容物可吐，所以只是干呕。在误用下法之后出现了这么急迫的症状，推测可能病人原本就有胃肠的炎症，被攻下药刺激之后，引起了急性发作。甘草泻心汤就是主治急性胃肠炎或慢性胃肠炎急性发作而表现为上述诸症时的特效专方。这种病情在生活条件较差的年代和地区是常见、多发的，对表现为如上症状的此类疾病往往可以选用本方“辨病施治”即有显著的疗效。《伤寒论》与《金匮要略》中有很多方剂都可以这样“辨病施治”“方证对应”来应用，这需要我们真正地结合临床，把该方主治的病证辨识清楚。如果不能认出此病，那么对此条文也不可能有正确的理解。例如有人解释本条，说因为有完谷不化，且原文说了有“胃中虚”，所以这是一个严重的脾虚证，是中气不摄，所以下利频频，所以重用甘草……这些说法看起来挺合理的，但这只是脱离实际病情而对症状描述进行的想当然的推理。中气都不能固摄了为什么还用黄连黄芩？完谷不化就一定是中阳虚、脾不运化吗？急性胃肠炎时肠蠕动亢进，一天腹泻那么多次，哪有机会消化呢？事实上，凡是腹泻急迫、一天次数很多的，无论标本，这本身就是一个实象。如果是虚导致的泻，次数不会很频繁，如果虚到了不固摄的程度，会二便失禁、不自觉地从肛门渗出粪水或清水，而不会频繁地肠鸣腹泻，并且虚到那个程度一定会伴有亡阳之象，腹泻再不停止很快病人就会出现厥证、脱证等危证。中虚亡阳的下利，即便是有心烦、面赤或反而能食等假热之象，也会像厥阴篇讲的“除中”一样，如果用黄连、黄芩来撤其热，药服进去基本上人就死了。

“医见心下痞，谓病不尽，复下之，其痞益甚”，这是说本来误用下法引发了胃肠炎，医生不识此证，见有心下痞，以为内有实邪，是攻下未尽，就再用下法。结果病人的痞证更加严重，由此可知这不是内有可下之实邪，而是重用下法伤胃气，胃的蠕动更加紊乱了。

“此非结热”是补充说明此证中的心下痞不是实热结聚。

“但以胃中虚，客气上逆，故使硬也”是进一步解释误下出现心下痞的机理。误下后确实会“胃中虚”，但这不是导致当前病情的直接因素，在胃中虚的基础上“客气上逆”才是引起发病的直接因素。这里所谓的“客气”就是被误下牵掣而失其常态的中气。中气被陷，机体自然会启动气机上升以自复，但未能调整、修复到和畅的常态，所以它又成了一股相对上逆的态势，与误下导致的气机下陷共存于中焦，造成胃部的气机升降失调，因而胃壁蠕动紊乱，表现为胃脘痞硬。

甘草泻心汤方

甘草四两（炙） 黄芩三两 干姜三两 半夏半升（洗） 大枣十二枚 黄连一两

上六味，以水一斗，煮取六升，去滓，再煎取三升，温服一升，日三服。

臣亿等谨按：上生姜泻心汤法，本云理中人参黄芩汤，今详泻心以疗痞。痞气因发阴而生，是半夏、生姜、甘草泻心三方，皆本于理中也。其方必各有人参，今甘草泻心中无者，脱落之也。又按《千金》并《外台秘要》，治伤寒慝食，用此方皆有人参，知脱落无疑。

林亿在后面的按语中说此方应有人参，应当是传抄中脱落了。我们看本条讲述的突出主证是“下利日数十行”，《素问·至真要大论》说：“诸呕吐酸，暴注下迫，皆属于热。”这么频繁的腹泻是一个火热之象，治疗的当务之急是解除其火热迫扰。主治方以甘草命名，且用至四两，可知此方以甘草为主药，取其味甘能缓。所谓“甘缓”，就是任何性质的气机异常，只要遇到甘味，其态势就能被缓和下来。本方用芩连清火，重用生甘草缓中，暴注下迫的火热之气得以平缓，则胃肠道的刺激随之减缓。再有半夏和胃消痞，干姜共芩连辛开苦降，则中焦气机可复。在这种急性发作的胃肠气机紊乱中，补气的人参在初期阶段是不适合的。因为肠内有火热郁迫没有解除之时，补气反而有可能会加重气机的郁迫。在应用此方治疗胃肠炎的医案中，大多是用了人参或党参，也取得了理想的疗效，这可能是因为当时的病情没有达到“下利日数十行”这么严重，这些实践表明，如果内在的热郁不甚，同时加入人参顾护正气是可行的。至于《金匮要略》用以治狐惑，及《千金翼方》《外台秘要》中记载的“甘草泻心汤”都有人参，那些主治的病证都没有本条这样急迫。据此推测，可能仲景在运用这个方剂时是有所化裁的。

一五九、伤寒服汤药，下利不止，心下痞硬，服泻心汤已，复以他药下之，利不止；医以理中与之，利益甚；理中者，理中焦，此利在下焦，赤石脂禹余粮汤主之。复不止者，当利其小便。

伤寒一日，太阳受之。正常情况下，伤于寒之后卫气自然会外倾以散寒。这时候不知道服了什么汤药，之后就“下利不止，心下痞硬”，这应该是下利后中气受挫，中焦气机升降失常。医生给予泻心汤后，可能是病还未止，就再用其他的药攻下，病人还是下利不止。这显然是治不得法，更伤胃肠。医生看攻下法无效，就改用温补中焦的理中汤，但病人服药后下利得更加严重，这种情况就要用赤石脂禹余粮汤来主治。“理中者，理中焦，此利在下焦”是解释这种下利不止是由于下焦滑脱不能固摄而致，而理中汤主要是温补中焦，没有治到病位。下焦固不住时还往中焦补益，那么下焦就更加固不住了，所以会“利益甚”。“复不止者，当利其小便”是补充说明，如果用赤石脂禹余粮汤收涩下焦还不能止泻的话，可以考虑用分利小便的方法减轻肠中的负担，以利其恢复。

赤石脂禹余粮汤方

赤石脂一斤（碎） 太一禹余粮一斤（碎）

上二味，以水六升，煮取二升，去滓，分温三服。

赤石脂为硅酸盐类矿物多水高岭石，主含含水硅酸铝。《本经》谓其主“泄利，肠癖……久服，补髓益气”，具有收敛固摄、涩肠止泻的功效，且有一定的补益作用。禹余粮，为氢氧化物类矿物褐铁矿，主含碱式氧化铁[FeO(OH)]，具有涩肠止泻、收敛止血的功效。本条讲述的下利不止，应该是发生了一定程度的肠黏膜脱落，所以要用涩肠止泻的药物来治疗。全方除了在气化层面上的收敛、补益作用外，还有物理性的收敛功效，故本方用量甚大。煎煮后药汁中会有一定量的悬浮颗粒，这些极细的颗粒内服后会在消化道内膜上形成保护层，从而保护肠黏膜不再脱落。

一六零、伤寒吐下后，发汗，虚烦，脉甚微，八九日心下痞硬，胁下痛，气上冲咽喉，眩冒，经脉动惕者，久而成痿。

伤寒吐下后先伤中气，再发汗，更伤中气且气机外张，胃气不降，故有虚烦、恶心之证。“脉甚微”，说明患者已经是中气大虚了。“八九日心下痞硬，胁下痛"，这是经过了七日来复的自愈调整后，阳气有所恢复，才有能力表现出误治导致的中焦与上焦气机紊乱。"气上冲咽喉，眩冒"是中上二焦的气机不能和降。"经脉动惕"是指经脉循行的筋肉层面有小幅度的跳动，这是营卫滞涩、筋肉失养的表现。这种情况如果不能得到有效缓解，时间久了病人就会演变为痿证——一种进行性肌肉消瘦、痿软无力的疾病。

本条补充说明了一种正气大虚的病人在误治后并不会当时就出现心下痞，还有可能衍生痿证的情况。提示我们对于自愈能力很差的病人，误治的结果可能会延迟出现，且会影响得很深远。

一六一、伤寒发汗、若吐、若下，解后，心下痞硬，噫气不除者，旋覆代赭汤主之。

太阳下篇讨论的病情主要是关乎"保胃气"和"存津液"，但还是和伤寒有关，因为这些病情往往都是从伤寒误治、演变而来，本条也是如此。伤寒已解，但解前的治疗过程明显有误，有损伤中气的情况发生。所以在伤寒外证解后，还剩下"心下痞硬，噫气不除"的主证，这要用旋覆代赭汤主治。

"心下痞硬"是指病人自己感觉心下堵闷，且胃脘部按之硬，这是胃壁蠕动失常的表现。"噫气不除"有两种解释：一是心下痞为主证，伴有嗳气，但嗳气后心下痞硬还是不消除；另一种是嗳气也是主证，"不除"就是持续地嗳气不能自行停止。这两种解释都符合临床，都可以用旋覆代赭汤主治，但把心下痞硬与嗳气都理解为主证可能更符合本意。因为在临床中确实有以持续的嗳气为主诉、主证来就诊的病人。我在跟师侍诊及自己坐诊的过程中遇到过多例以长期嗳气为主诉来求治的病人，多半不是用此方治好的，但有部分病人用此方有明显的疗效，可以确定有一类以嗳气不止为主证且伴有心下痞的病人，宜用此方主治。

这里需要强调一下，"噫气"就是中诊中讲的"嗳气"，是能嗝出气来的"打饱嗝"那种，而不是膈肌痉挛的"呃逆"。但在临床中，病人经常会把这两种症状都叫作"嗝气"，遇到病人这样讲时，一定要问清楚其具体的症状是嗳气还是呃逆。我遇到很多初学者对这个问题不清楚，听到病人说"嗝气"，也没有问清楚就直接按自己的理解下诊断了。有一次我在一个五级师承的进修班讲经方运用思路，课上请大家提供自己的病例大家讨论，那个班的学员都是各地的一线临床医生，结果有一位学员说遇到一个打嗝不止的病人，治疗无效，问我要怎么考虑。我追问了一下，确定病人的表现是呃逆不止，就问他怎么治的。他说用旋覆代赭汤，这就是主证认错了。我问大家他用这个方有没有什么问题？大多数人都没有反应。看来很多中医对经方并不熟，而有些了解一点经方的人，可能有的地方连主证都理解错了。所以我们在初学的时候，对原文所描述的病情要尽量能落实到实践中，要在临床中能认出典型的方证表现。切不可脱离实际病情，只对着原文文字就做出一大套分析推理，最后辨为“某某证”，就认为自己已经学会、懂得了这条原文。

旋覆代赭汤方

旋覆花三两　人参二两　生姜五两　代赭一两　大枣十二枚（擘）　甘草三两　半夏半升（洗）

上七味，以水一斗，煮取六升，去滓，再煎，取三升，温服一升，日三服。

本方以旋覆花命名，且列于方首，这就提示该药为本方的主药。《本经》记载：“旋覆花，味咸，温。主结气，胁下满，惊悸，除水，去五脏间寒热，补中下气。”《名医别录》谓其能“消胸上痰结，唾如胶漆，心胁痰水……”可知本药具有降利气机的作用，同时能消除腠理间痰水之邪。本药为干燥的花，质地很轻，用至三两，实物的数量很多。代赭石质地重，而只用一两，与旋覆花相比，实物的数量很少。这是在学习、运用本方时要特别注意的用量比例。人参、半夏补脾和胃，姜枣草和胃气、生营卫。以方测证，可知本方证的病机是痰阻经络，气机不降。诸药和脾胃，清生痰之源；降气化痰，平上逆之气。

我曾治疗一例成年男性，以嗳气不止两个多月为主诉来诊，其诱因为发病前与同学聚会，吃东西且饮酒都过于平时，次日就开始嗳气，每天持续发作，睡觉时自然停止。几日不愈，影响生活即开始求治，到多家医院治疗无效，后来找中医，效果也不明显。来我处初诊时无其他不适，舌脉上我也未诊出明显的异常，就给与旋覆代赭汤原方。复诊时说服药后即明显减轻，一剂后发作明显减少、程度也明显减轻。但服完三剂仍然有一点没有消失，停药后又逐渐加重。复诊时稍作加减，仍是服药即轻，但不能痊愈。再诊时我就加入一些化痰、消导、通络的药，后来未再复诊，不知结果如何。但整体上看，用此方有显效，而不能痊愈，我的理解是现代人吃的肥甘厚味远超过仲景时代的古人，只用旋覆花和半夏化痰的作用可能不够。因为体内已经生成的有形实邪成为当前病情的主要矛盾时，如大陷胸汤、抵当汤等证，要先祛其邪，所以对于现代人有痰浊过盛、脉络瘀滞体质背景者，其有典型的此类杂病而可以选用相应经方时，如果效果不够理想，应该考虑先祛其邪或在原方的基础上加入化痰祛浊的药物。

后世医家受此方启发，有对于气机上冲严重、难以平息的病情，重用代赭石潜镇的治法，如清末医家张锡纯对此多有论述，并有很多的验案记载。这是对经方的发展，有可取之处，但我们学习原方时不宜简单地认为用代赭石就是为了重镇，如果镇不下来就加大用量。我们看原方中代赭石用量最小，其用意在于引导气机，给身体发出一个明晰的指令，而不是用其重坠之性强制气机。旋覆花与半夏量大，重在化痰与降气并行。如果对于现代人体内痰浊壅盛或平素气机上逆已久的患者，强用重镇也降不下去时，反而会引发病人的气机反弹，嗳气更甚。病情迁延日久，虚实夹杂，就更不能简单地强用重镇了。

我在跟随邹德琛先生侍诊时，曾见到一例常年嗳气不止的病人，旋覆代赭、丁香柿蒂等能想到方药基本上都用过了，都没有效果。初诊时邹老开予小量的补中益气汤稍加黄连，诊后我们跟诊的学生都问为何不用降气的方法治疗，邹老说“有作用力就有反作用力”，此病人用压制的药方已经很多了，不但无效，且病情迁延，气逆更甚，治宜随其势稍加引导、恢复其正气，而不可一味对攻、迭用重镇。复诊时病人已明显好转，在原治法上稍做增减，几次后就治愈了。跟随邹老侍诊了一段时间之后，我才隐隐地领会到原来传统的中医是在治疗人的正气，而不是在治病。经方之治，无论是攻邪还是扶正，其目标都在于从整体上调节人体使之恢复“元真通畅”。

一六二、下后，不可更行桂枝汤；若汗出而喘，无大热者，可与麻黄杏子甘草石膏汤。

本条方证与第63条相同，唯诱因不同。经方之治在于观其脉证，审其如何“逆”于应有之“元真通畅”而施治。故原始诱因只有一定的参考价值，而没有病因学意义。康平本中本条为低一格条文，且句前有“喘家”二字，可供参考。

一六三、太阳病，外证未除，而数下之，遂协热而利，利下不止，心下痞硬，表里不解者，桂枝人参汤主之。

太阳病，外证尚未消除，而屡次地用下法治之，这是明显严重的错误。于是病人在外证发热的同时又出现了腹泻不止、便意频频的里证，并且有明显的心下痞硬主证。这时就要用桂枝人参汤来主治。

桂枝人参汤方

桂枝四两　甘草四两　白术三两　人参三两　干姜三两

上五味，以水九升，先煮四味，取五升，内桂，更煮取三升，去滓，温服一升，日再夜一服。

这时的心下痞硬、利下不止，都是误下使中气虚所致，所以用人参汤（即理中汤）温补中气。因为外证未解，仍有发热，可见病人素体正气尚足，没有因误下而成为一派里虚寒证。机体有能力发出表证，则治疗时就要顺其势而解表，故在理中汤的基础上再重加桂枝四两，且后下，补中益气而解表。服药的时间上要求白天喝两次，晚上喝一次。这是因为数下后中气大伤，需要加重内补中焦的力量，黑天后服药可借天时而助阳气的收藏，增强理中汤的补中作用。

一六四、伤寒，大下后，复发汗，心下痞，恶寒者，表未解也;不可攻痞，当先解表，表解乃可攻痞。解表宜桂枝汤，攻痞宜大黄黄连泻心汤。

伤寒大下，中气受损，复发汗，更虚中气。中气运转无力，故心下痞。此时如果还有恶寒，说明尚有表证未解，就不可先治痞，要先解表，表解后乃可攻痞。仲景书中不厌其烦地反复强调、在各种表里同病的情况下都一一说明：要先表后里。我们学习经典，熟读熟背，把这个原则深入内心、不敢违背，才能不枉仲景的一片苦心。解表宜桂枝汤，是补充说明一个大致的方向，不说“主之”，是因为面对具体病人时还是需要“观其脉证，知犯何逆，随证治之”，攻痞用哪个泻心汤，也是同理。

一六五、伤寒，发热，汗出不解，心中痞硬，呕吐而下利者，大柴胡汤主之。

伤寒发热，汗出不解，说明此时的发热已经不是表证的发热。因为表证的发热即便是汗不如法，在汗出的短时间内发热也会有缓解。这里没说“发汗”，而是直接说“汗出不解”，这就是说病人当下的症见是发热且汗出，像是太阳中风证。但同时还有“心中痞硬，呕吐而下利”，下利是个明显的主证，可见并不是太阳中风证。这里用“心中痞硬”而不说“心下”，说明病位偏上，且只局限在剑突下“心口窝”这个区域。外有发热汗出、中有胃脘痞硬、呕吐，这都是阳气郁遏在上而不能下的表现，一般情况下应该有便秘或腹满之类的表现，但本条又特别强调了“而下利”，这说明当前的病情不是单纯的气机不降，而是中焦区域有一个很局限的郁滞因素，它能够向外郁迫到发热、出汗，向内郁迫到下利。人体内能够这样同时上克下犯的，只能是在表里之间层面上发生了严重的气机郁滞。这与103条“太阳病，过经十余日，反二三下之，后四五日……呕不止，心下急，郁郁微烦者”那种少阳的气机郁滞偏内，且聚集紧凑的状态一样，所以用大柴胡汤随其病位而疏解之。

这里还要再强调一下大柴胡汤的组成问题。因为方剂学规定了大柴胡汤中有大黄，且大柴胡汤证确实是少阳涉及了阳明，用大柴胡汤治疗少阳与阳明同病而有便秘也是有验于临床的，所以我在初学大柴胡汤的好长时间内就记住了一个教条：有便秘才能用大柴胡汤。这条原文因为不是“重点条文”，我一点印象都没有。后来因为一位老师会诊一个白血病晚期病人用了大柴胡汤，我才注意到这条原文。该病人具体病情我不了解，是听学生给我转述的。这个病人在医院治疗不能控制病情，还合并了胰腺等其他方面的病症，才去找一位中医老师看，中医治疗后整体上有好转，但在一个时间段内有持续发热、呕吐、腹泻等症状未能解除，正好另一位老师来济南，便请其会诊。这位老师就用了小剂量的未加大黄的大柴胡汤。在场的学生不理解为什么这种病情要用大柴胡汤，就来问我。我也不理解，就翻书，才发现本条原文就记载了大柴胡汤可以治下利，这才打破了我那个“必须有便秘才能用大柴胡”的教条观念。后来得知，那个病人用了一剂大柴胡就退热、呕利止，但后来还是因为白血病病情无法控制而去住院，很快就病逝了。可见一剂而愈的是当时的气机状态，素有的内伤杂病还需系统诊治，并不会随着这样的一次治疗而痊愈。

一六六、病如桂枝证，头不痛，项不强，寸脉微浮，胸中痞硬，气上冲咽喉，不得息者，此为胸有寒也，当吐之，宜瓜蒂散。

病症表现得像桂枝汤证，但“头不痛，项不强”，那就应该是有汗出、恶风寒等症状。“寸脉微浮”，脉浮也像是桂枝汤证，但只在寸位上浮起，说明病位局限在上部。“胸中痞硬”，因为胸中的部位有胸骨和肋骨围着，所以摸着都是一样的硬，那么这里强调的应该是患者主观上感觉胸中堵闷得很结实的感觉。一呼一吸谓之“息”，“气上冲咽喉不得息”，就是病人感觉胸中堵闷的同时，还有强烈的上冲感，以至不能正常地呼吸。这些脉证提示病人的上焦有很重的阻滞因素，其身体在自愈调整中发动了很强的冲击还不足以通开它。“此为胸有寒也”在康平本中作“此为胸有寒饮也”，补充说明这个阻滞是阴寒性的病理产物。这是可以理解的，因为如果是阳热性的阻滞，到这个程度一定会有心烦或发热。中医的治疗原则是“因势利导”，顺从人体的自愈机能而提供帮助，所以当人体的气机上冲强烈以祛邪时，治疗就宜随其势而助之以吐法，故曰“当吐之”。这也就是《素问·阴阳应象大论》所说的“其高者，因而越之”。“宜瓜蒂散”，就是适宜用瓜蒂散方的这个法度，具体应用时还需像方后注中强调的那样充分注重病人的体质，并不是见到这种病情就一定用此方“主之”。

瓜蒂散方

瓜蒂一分（熬黄）　赤小豆一分

上二味，各别捣筛，为散已，合治之，取一钱匕。以香豉一合，用热汤七合，煮作稀糜，去滓，取汁和散，温顿服之。不吐者，少少加，得快吐乃止。诸亡血虚家，不可与瓜蒂散。

《本经》谓“瓜蒂，味苦，寒。主大水身面四肢浮肿……病在胸腹中，皆吐下之”。瓜蒂熬黄，就是用干锅把它炒到焦黄，这样不但有利于打成细粉，还能减轻其寒性，只取其催吐的作用。但不要炒到焦黑，那样就炮制过度影响药效了。

赤小豆和瓜蒂是等量。“各别捣筛”，就是各自分别捣碎筛取细末。不在一起打碎，则虽然同时服用，但其药气会各行其道，就像附子泻心汤中附子“别煮取汁”一样。“以香豉一合，用热汤七合”煮成很烂的稀粥状，再把里面的渣滓去掉，用这个稀豆豉粥送服药粉。服药后可能会有比较多的胃容物吐出，如果没有吐出就少少地增加药量。“得快吐乃止”，“快吐”就是吐的势头比较猛，吐出过程顺利，而不是持续干呕而只能吐出很少的状态。“得快吐”则停药，以免损伤胃气。方中瓜蒂有强烈的催吐作用，香豉粥和赤小豆粉则是用以保护胃气。二者皆是豆，能补肾气；赤小豆色红入心，功能利水下行。二者同用还有交通心肾的作用。这些作用还可以防止强烈的呕吐重伤中气、打破脏腑间的气机稳定。

一六七、病胁下素有痞，连在脐旁，痛引少腹，入阴筋者，此名脏结，死。

病人胁下平素就有痞块，如果发病时这个痞块能连到肚脐旁边，并且牵引着少腹、外生殖器区域疼痛，这种情况就叫“脏结”，是死证。

以现代医学的知识来看，胁下能触及痞块，在右侧就是肝肿大，从左侧触到很可能是脾肿大，无论是肝肿大还是脾肿大，到了边缘能延伸到肚脐附近，都是严重到有生命危险的程度了。

一六八、伤寒，若吐若下后，七八日不解，热结在里，表里俱热，时时恶风，大渴，舌上干燥而烦，欲饮水数升者，白虎加人参汤主之。

太阳下篇内容较杂，其主要的宗旨在于教导学人在接手被误治的病人后除了辨识营卫的进退，还要辨识胃气与津液的状态。前面以心下痞为主证讨论了胃气受病的系列病情，从本条起讨论误治后津液受损的常见证治。

伤寒后被误用吐下，则阳气和津液都有所亡失。至七八日不解，“热结在里，表里俱热”，说明阳气的亡失没有成为主要矛盾，津液不足而使阳气相对偏盛、郁结在内变成了当前的主要问题。病人表现出“表里俱热”的病情，表热，就是外在有发热，且时时恶风；里热，就是在发热的同时还有“大渴，舌上干燥而烦，欲饮水数升”的内热伤津表现。综合来看，病人当前的基本状态是津液不足，阳热亢盛。此时的“时时恶风”只是看起来像是一个表证，其实已经不是阳气郁滞在表不能通畅的表证了，所以要用白虎加人参汤来清热生津。

“壮火食气”，内热盛时必然是耗气与伤津同时发生，《伤寒论》中用人参之处都是取其补气与生津之功。现代的人参补气功效好而生津之效差，如果遇到这种典型的高热伤津病人，需要加强生津功效时，需要人参与沙参同用。这是我在跟邹德琛先生侍诊时学到的，在临床中偶有机会运用，疗效确定。曾遇一例高热月余的中年女性，诸治无效，辨为高热耗伤气津，给予竹叶石膏汤加沙参、玄参，服药当天热退，并且病人反馈说，这个方喝了感觉特别解渴。

一六九、伤寒无大热，口燥渴，心烦，背微恶寒者，白虎加人参汤主之。

“伤寒无大热”，就是伤寒后病人有热而热势不高，其突出的表现是“口燥渴、心烦”，这是津液不足，阳气内郁化热的表现。“背微恶寒”，而不是像太阳表证那样明显的恶寒。这种轻微的恶寒感是阳气怫郁化热而没有达到“大热”的程度时，偏于外层的阳气仍稍有不畅，体表还处于轻度的温煦不足状态，所以会有恶寒感。但津液不足、阳气郁蒸化热是这个人当下基本病理状态。用白虎加人参汤清热益气生津，服后阳热归位时，外层的郁滞也得到解除，则发热、燥渴、心烦与微恶寒同时得到治愈。

一七零、伤寒脉浮，发热无汗，其表不解者，不可与白虎汤。渴欲饮水，无表证者，白虎加人参汤主之。

病人伤于寒之后，表现为发热、无汗、渴欲饮水，且已经没有表证了。那就是一个里热伤津的状态，需白虎加人参汤主之。

“其表不解者，不可与白虎汤”在康平本中是小字注文。从内容上看，当前是在太阳篇，整体的内容讨论是以伤寒为主的病证和演变。在本处的太阳下篇，重点在讨论胃气和津液受伤的辨证。讲述的内容还没有进行到阳明病的辨识与鉴别，所以这里面没有必要加进来白虎汤的治疗禁忌内容。从原文所述的病情来看，还是承接上条，补充说明有内热伤津时则用白虎加人参汤。此处的病情根本就没有阳热初盛而津未伤、表现为身热有汗的白虎汤证。所以行文至此也完全没有必要提出来白虎汤的可用与否。这样看起来此句不是原文，很像是后人加入的学习笔记。

一七一、太阳少阳并病，心下硬，颈项强而眩者，当刺大椎、肺俞、肝俞，慎勿下之。

本条与142条的病情相同，不过是142条强调“慎不可发汗”，本条强调“慎勿下之”。太阳与少阳并病，就是太阳病未愈少阳病又起，这种情况下而有“心下硬”，说明偏外层的气郁压迫，结滞到了偏内的胃脘部，说明当前的二阳并病状态中以少阳病偏内的气滞为主，所以不能再向外发汗。但气滞只是发生在少阳的层面，而不是内在的阳明不降，所以也不能下之。汗下都会更乱气机，且伤津液，很容易引发坏病。刺大椎、肺俞，能疏解太阳肌表气机；刺大椎与肝俞能疏通少阳半表半里的气机。

一七二、太阳与少阳合病，自下利者，与黄芩汤；若呕者，黄芩加半夏生姜汤主之。

太阳与少阳合病，是机体的表层和表里之间层面都发生了气机郁滞。“自下利”，就是说病人的下利不是由于被用了下法或吃到了引发下利的东西等外来因素，只是因为太阳与少阳合病后引发的。这就说明是外面的气郁向内压迫到了大肠的区域，相对过多的郁滞之气迫扰大肠才导致了下利。据此可知，此时的下利，应当具有郁热蒸迫的湿热泻特点，如大便黏、臭味重等，而不会是葛根汤证那样没有运化的“水样便”急迫而出。气郁迫于下而致下利，这么严重的不通畅状态一般也会伴有腹痛，但腹痛不是必见之症。因为如果下利次数多，下利就缓解了气滞的郁迫，则不会腹痛。如果是如此病机而下利不畅，便次不多，就会伴有不同程度的腹痛。舌脉上也会有相应的郁滞、湿热之象。

黄芩汤方

黄芩三两　芍药二两　甘草二两（炙）　大枣十二枚（擘）

上四味，以水一斗，煮取三升，去滓，温服一升，日再夜一服。

黄芩擅清偏内的火热之邪，如清肺热、清大肠热，此处用之平息内迫之郁热。芍药舒缓腹部的血脉，使营气通畅。甘草配合二药缓和气机之郁迫。大枣“安中养脾助十二经”，保和胃气。腹部的郁迫之势解除，气血得到舒缓，则下利自止。

“若呕者，黄芩加半夏生姜汤主之”是说在上述自下利的黄芩汤证基础上病人还伴有明显的呕，也就是以干呕为主，基本上没有很多、很集中地吐出胃容物。这说明郁迫之气深重，下迫大肠，上犯于胃。就在黄芩汤解除郁热的同时，再加入半夏、生姜来和胃降逆。

黄芩加半夏生姜汤方

黄芩三两　芍药二两　大枣十二枚（擘）　半夏半升（洗）　生姜三两　甘

草二两（炙）

右六味，以水一斗，煮取三升，去滓，温服一升。日再夜一服。

服法中强调“夜一服”，因天黑后阳气内收，恐内在郁迫更甚，故入夜后服一次，药力也会随内收之势而更趋入内。

黄芩汤被后世医家称为“治痢之祖方”，无论是湿热泻还是痢疾，只要是偏于里层的阳热郁迫于内而表现为“自下利”者，都可以用此方为主来治疗。有一次在课间的时候一个男生来找我看病，说前几天不知道什么原因开始肚子疼，然后就腹泻，一天多次。他学习很好，自己开方，也吃了点西药，腹泻已减轻了很多。当前突出的感觉是腹痛，满肚子不舒服、有便意，但一天只大便两三次，量也不多。无发热、呕吐，舌苔特别厚腻、黄，口气味重，我就给他开了小量的黄芩汤，黄芩3克这个比例，又加了砂仁2克、陈皮4克，用开水泡服。后来他反馈说喝了第一剂腹痛、满腹难受就消除了，其他的症状都减轻，两剂喝完诸症皆消。这种病情的气机状态，很多情况下不需要大量久煎，有时候小量轻煎更有利于把郁滞的气机运行开，这要结合病人的体质、胃气、综合病情而定。

我曾经会诊过一例久泻的病人，也是用这个方法治好的。那是一个我校毕业的女生回老家时接治的病例，患者女，五十多岁，癌症晚期有转移，在当地治疗乏效。这位同学当时在南方读研，回老家时病人来求治。她给开方治疗效果很好，病人的临床症状有明显改善，整体气色也有好转。她开学返校后，病人出现了腹泻的症状，她在学校无法面诊，不便开方，就让病人在当地求治。几经治疗也没有止住，就电话咨询，让她继续开方。她再开方，按照以前对病人的了解，换了几个方子都无效，就咨询我。我了解到她之前开的方剂大多是以补益为主的，病人当前的主证是腹泻，一天拉好多次，但其声音较高亢，并且总是容易烦躁，便意频频。因为病人不方便来我处面诊，我没有见到病人，只根据学生的描述，想到可以用黄芩汤一试，就给开与原方，也是黄芩3克这个比例，病人吃了一剂就不腹泻了。与前面用小量大柴胡汤治发热腹泻的病例一样，这种病情肯定不可以用大量的药，因为病人之前是一个偏虚的状态，不可能短时间内变成整体的实热状态，她这种气机郁迫腹泻频频的状态其实是其正气虚、自我调整能力差，气机过于敏感的表现。用小量的药平复其气，一剂得愈，愈的只是她这种临时的气机紊乱状态，其素有的痼疾还需系统辨治，后续的系统治疗中，就不一定必须使用小量的药了，仍需“知犯何逆，随证治之”。

一七三、伤寒，胸中有热，胃中有邪气，腹中痛，欲呕吐者，黄连汤主之。

在经历了“伤寒”这一诱因的影响后，病人的“胸中”“胃中”“腹中”都出现了异常，这显然是三焦的气化整体都出了问题。原文中直接给出了定性的结论“胸中有热”，那我们在临床中应该能在舌脉等方面找到上焦有热的证据。“胃中有邪气”，所谓的“邪气”就是不正之气，也就是“正非其位”，这就是中焦的气机发生了紊乱。“腹中痛”，说明腹部有气机不通。从方中用了辛温的干姜、桂枝可知，这是腹中有寒。那么本条方证的基本病机就是上热下寒。突出的主证是腹痛和“欲呕吐”。欲呕吐就是恶心、胃中想往上反，但并没有达到已经呕吐的程度，这说明胃内并没有有形的邪实可吐，不过是整体的气机不通，使上焦气不得下，郁而化热。上热下寒，则夹在中间的胃脘部气机升降不利，因而就成了“邪气”。这种情况尽管原文没说有心下痞，但这类的症状应该也会有的。

黄连汤方

黄连　甘草（炙）　干姜　桂枝（去皮）各三两　人参二两　半夏半升（洗）　大枣十二枚（擘）

右七味，以水一斗，煮取六升，去滓，温服。昼三，夜二。疑非仲景方。

黄连汤的组成是把半夏泻心汤中黄芩换为桂枝。方名用黄连，且黄连用至三两，可知其为方中主药，其功用在苦降胸中之热。这里的桂枝去皮，应是现代的肉桂去掉外面的角质层粗皮。如果是现在通用的细桂枝去掉皮而剩下的木芯，用在这个方里就不合法度了。黄连配肉桂，也就是后世用以交通心肾的名方“交泰丸”，二药相配，能直接沟通内在的寒热。方中的其他成分与半夏泻心汤一样，全方的大法仍在于辛开苦降，恢复中焦的气机斡旋。

一七四、伤寒八九日，风湿相搏，身体疼烦，不能自转侧，不呕不渴，脉浮虚而涩者，桂枝附子汤主之；若其人大便硬，小便自利者，去桂枝加白术汤主之。

“伤寒八九日，风湿相搏”，“相搏”应是“相抟”，就是相互作用、相互纠结，主证为“身体疼烦，不能自转侧”。与下条风湿相抟“骨节疼烦”相比，本条所说的“身体疼烦”是强调周身的肌肉疼痛。“疼烦”是描述疼的程度，就是疼得很厉害，达到了令患者非常难受、情绪无法安宁、心烦意乱的程度。“不能自转侧”也是对这种严重肢体疼痛的描述，就是病人的身体有活动能力，在需要活动、不得不动时，他是能动的，但是因为活动时肢体的疼痛太厉害，不到不得已的时候他自己不敢动。这么严重的疼痛，肯定有严重的寒气收引因素。因为本论就是在讲伤寒，所以本条只写风湿相搏，其实是“风寒湿相搏”并且以伤寒为主，也就是《素问·痹论》中所讲的“风寒湿三气杂至，合而为痹也。……寒气胜者为痛痹”。“不呕、不渴”，是排除了少阳层面的气机郁滞和阳明胃家的津液不足，说明不是由严重的气郁或筋脉失其濡润而导致的身体不能转侧。“脉浮虚而涩”是气血偏于外倾，但脉搏不充实、不流利，这是肌腠间有寒湿凝滞、阳气不能充盈其间而循行不畅的体现。这种情况就要用桂枝附子汤来主治。

桂枝附子汤方

桂枝四两（去皮） 附子三枚（炮，去皮，破八片） 生姜三两（切） 甘草二两（炙） 大枣十二枚（擘）

右五味，以水六升，煮取二升，去滓，分温三服。

桂枝辛温，《本经》谓其能“利关节，补中益气”，本方用之能推动营卫之气从内到外畅行，起到温经通脉、通阳化气的作用，能把从内到外肌腠中的寒湿都温通开，使肌腠舒缓。肌腠的阻滞、紧张状态得到缓解，不再异常地牵拉关节，则身体疼痛缓解、关节活动度改善，所以能“利关节”。

附子温热，《本经》言其能主“寒湿痿躄拘挛，膝痛，不能行步”；《名医别录》谓其能“主治脚疼冷弱，腰脊风寒心腹冷痛”，与桂枝合用，可以温通全身之寒湿凝滞，从而解除风寒湿杂至而导致的身体疼痛。因为寒湿凝滞特甚，疼痛剧烈，故附子用至三枚，为全书中附子的最大用量。姜枣草和胃气生营卫，帮助恢复周身的气血运行。

“若其人大便硬，小便自利者，去桂枝加白术汤主之。”如果上述风寒湿痹的病人在有身体疼痛的主证同时，表现为大便硬，小便自利，就在上方的基础上去掉桂枝，加入白术来主治。这是为什么呢？我们看“小便自利”就是小便正常，“大便硬”而不是“大便难”，阳明篇中有“大便初硬后溏”这样的描述，说大便硬也就是说大便成形。那么这句话就是说上述的痹证如果大小便正常就用白术附子汤。那么，言外之意就是上述的痹证大小便都不正常，并且是大便不硬，小便不利。这种理解在仲景的原文里是否有其他证据呢？

《金匮要略·痉湿暍病脉证治第二》篇中说："太阳病，关节疼痛而烦，脉沉而细者，此名湿痹。湿痹之候，小便不利，大便反快，但当利其小便。”本处两条“风湿相搏”的条文也记录在《金匮要略》的这一篇中。这说明在《伤寒杂病论》原书没有被分散开之前，它们就是在一起讨论的主题内容。从主证上看，这两条也符合“湿痹之候”，据此可知，桂枝附子汤主治的风寒湿痹同时病人还有不同程度的大便溏薄、小便不利症状。

那么如果二便正常了就不用桂枝而用白术，这是什么道理呢？我们先看一下原文对此方的记载。

白术附子汤（注：本处为《金匮要略》所用之方名及方后注）

附子三枚（炮，去皮，破） 白术四两 生姜三两（切） 甘草二两（炙） 大枣十二枚（擘）

以水六升，煮取三升，去滓，分三次温服。初一服，其人身如痹，半日许复服之；三服都尽，其人如冒状，勿怪，此以附子、术并走皮内，逐水气未得除，故使之耳。虚弱家及产妇，宜减服之。

《神农本草经》谓："术，味苦，温。主风寒湿痹，死肌。”白术也能治风寒湿痹，与附子配合，正适于本方证。方后注中特别强调了服药后的反应，初服第一次时，病人可能会出现“身如痹”的感觉。《说文》曰："痹，湿病也。”作为症状的“身如痹”就是指因为寒湿凝滞所引起的周身疼痛或麻木。服第一次药后病人可能会感觉全身发麻或疼痛的范围更广泛。服药时间上要注意半日内就要服第二次，以使药力相续，这样在白天内服完三次。三次都服完之后病人会“如冒状”，就是病人看起来好像头目不清的样子，好像喝醉了酒那样头晕、行立不稳。这时候病人自己可能也会感觉头发沉、像扣了个帽子一样，但其意识是清醒的，不会真的像喝醉酒那样头晕或意识混乱。医生自己要知道此方服后会有这类的反应，并且还要嘱咐病人及其家属，出现了“身如痹”“如冒”这些反应不要惊慌。这是药力发挥作用过程中的一种反应，是“附子、术并走皮内，逐水气未得除，故使之耳”，即附子和白术走在皮内驱逐肌腠间的水气还没有除尽时的一种阶段性状态，是正确的药物反应，是一种很强的“排病反应”。“虚弱家及产妇，宜减服之”是说如果病人平素体虚、瘦弱，或者是产后受寒湿而有此证，服药的时候要减少每次服用的量，使反应的程度适度减轻，但全方的用量和比例不一定要减小。具体的用量要根据病人的胃气、服药的反应斟酌选定。如果病人对药物反应灵敏，一般宜小量用药。如果病人的反应不灵敏，但正气很弱，有时需要药物用量大，煎煮出来的浓度高，但服用的时候每次只服少量，这与整体上把药量减小而正常服用是有差别的。

这里面要特别注意“附子、术并走皮内，逐水气”这句话。这是仲景以此二药配伍应用时所取的功效。它们的作用层面是“皮内”，也就是肌肉层。因为附子是通行周身、散一切寒的，所以这个治疗层面主要是由白术引入的，而白术能治“死肌”，确实是善入于肌肉的层面发挥作用。

这样来看，在主证方面的差别，用桂枝与用白术时虽然主证都是身体疼痛，但用白术时应该是周身的肉疼得更为突出，而用桂枝时关节疼痛相对要明显一些。而在伴证上的差别，用桂枝时有小便不利，大便反快，也就是整体上的通阳化气功能被风寒湿邪困扰，所以用桂枝补中益气，从内到外推动、温通，以助气化；用白术时，二便正常，整体上的阳气运化津液没有被困，寒湿主要凝滞在肌肉的层面，所以不用从内向外通行的桂枝，而用功专入于肌肉的白术。如果风寒湿痹的病人无论二便状态如何，关节和肌肉都疼痛明显，那么桂枝和白术就要同时运用，如下条所示。

一七五、风湿相搏，骨节疼烦，掣痛，不得屈伸，近之则痛剧，汗出短气，小便不利，恶风不欲去衣，或身微肿者，甘草附子汤主之。

同样的风湿相抟，也就是风寒湿杂至，合而为痹。本条强调“骨节疼烦”，和上条相比，这个病痛的部位突出表现在关节。可能是少数的几个关节，也可能是周身各处的关节，这在不同的病人会有所不同。

“疼烦”，是指疼得严重到影响情绪的程度。“掣痛”就是牵引作痛、放射性疼痛，因为疼痛的部位在关节，关节一活动就牵掣着周边的组织作痛，甚至牵掣更远的关节同时疼痛。“不得屈伸”也是因为疼痛而不敢活动、下意识地处在某种被动的姿势上，而不是关节不能动。但是病程久的病人，会有关节的活动能力和范围受限。“近之则痛剧”，不是有人靠近病人他的疼痛就会加重，而是病人的关节剧痛，非常害怕别人碰触到他而引发疼痛，所以他会下意识防御别人，别人一靠近，他就会像关节疼痛加剧一样反射性地躲避或阻止别人靠近。有的病人甚至会一见到外人靠近自己就说：“别过来、别碰我，疼！”

这样严重的关节疼痛病人同时伴有“汗出短气，小便不利，恶风不欲去衣”，说明是阳气不足以温煦、固摄和气化于周身，所以要桂枝与附子同用。“或身微肿者”是说有的病人还会伴有身体轻微的浮肿，这是皮下、肌腠层面的水气未得温通气化，所以也要用白术与附子的配伍。甘草附子汤就是甘草加上这三味药组成。

甘草附子汤方

甘草二两　附子二枚（炮，去皮，破）　白术二两　桂枝四两（去皮）

右四味，以水六升，煮取三升，去滓，温服一升，日三服。初服得微汗则解，能食，汗止复烦者，将服五合，恐一升多者，宜服六七合为始。

桂枝、白术、附子合用，祛骨节、筋肉间寒湿。甘草“主五脏六腑寒热邪气，坚筋骨，长肌肉”，配合诸药修复筋骨之失养。本方是治疗风寒湿痹关节疼、身体痛的基本方剂，在临床中应用的机会很多。我在上学时刚刚学完中药、方剂的时候就找机会给别人开方，放假回老家后这种风湿关节疼痛的病人比较多，我当时就以中药学中的祛风除湿药为主选方用药，也时有疗效，但有的病人反应服药后胃疼。学习完了《伤寒论》和《金匮要略》我也没有注意到要应用本方，后来一位老师告诉我治疗这类痹痛，甘草附子汤是个首选的基本方，我才恍然大悟，意识到本方主治的病种、主证正是那些寒湿象明显的风湿痹痛。后来遇到此类病人，随证选用，经常会有较好的疗效。

举一个典型的医案。病人女，四十多岁，某年的六月份来诊。主诉为关节疼、周身痛，汗多，怕冷厉害。来诊时大家都穿单衣、半截袖了，她是头上系着毛巾、一身厚衣服，腰间还扎着小棉被。她说这种病情、这种穿着有好几年了，夏天一点空调都受不了，只能“全副武装”。此人身高体胖，语声洪亮，可知其身痛恶寒如此并非内脏虚衰，就是肌腠筋骨间风寒湿气杂至之证。首诊开与甘草附子汤，炮附子30克、桂枝60克这个比例，复诊时病人说服一剂后出汗就明显减少，所有的疼痛都减轻，头上的毛巾和腰间的小棉被都不用了。

之后以此方为基础，稍有加味，复诊几次都陆续改善，后来只剩一点症状好不利索，因为她家里一位老人住院，还有几个其他的亲属有病需要她照顾，就没有再来复诊，最后病情如何也不知道了，但来诊期间一直用此方为主，效果是很好的。还有一位老年妇女，早年为补贴家用在路边摆小摊，经常感觉受凉，后来一条腿一直发凉，到医院检查没有明确诊断，好多年这条腿都没有过温热感，即便是泡热水、睡热毯，这条腿也感觉不到温热。来我处就诊后，初诊开与甘草附子汤，初一服后即觉患肢有一股暖流从大腿走到足下，服几剂药后这条腿就与对侧一样温和了。

一七六、伤寒脉浮滑，此表有热，里有寒，白虎汤主之。

《金匮玉函经》中本条记载为“伤寒脉浮滑，而表热里寒者，白通汤主之。旧云白通汤，一云白虎汤者，恐非”。少阴篇中的白通汤条文，都是以下利为主证，并且是用于极度下利导致的低血容量休克早期，外周循环趋向衰竭、寸口脉微的极端状态，脉浮滑而用白通汤不合医理。

“脉浮滑”类似于洪大之象，会有用白虎汤的可能。但中间的这句“此表有热，里有寒”，按原文的逻辑，是讲不通的。因为前面第168条“伤寒，若吐若下后，七八日不解，热结在里，表里俱热……白虎加人参汤主之”和后面第350条“伤寒脉滑而厥者，里有热，白虎汤主之”都明显强调是里有热方可用白虎汤。我们看白虎汤的组成也肯定不适合治“里有寒”。所以只能怀疑其为衍文。本条在康平本中的记载为“伤寒脉浮滑，白虎汤主之”，没有中间的“此表有热，里有寒”这一句。

《金匮要略·痉湿暍病脉证》中的“太阳中热者”用白虎加参汤主治，其条文也是位于甘草附子汤证之后，怀疑《伤寒论》中这个部分出现白虎汤证是《伤寒杂病论》原书中对“太阳中热”病的讨论内容。否则，按原文的主题内容，在这里不应该出现白虎汤证。

一七七、伤寒，脉结代，心动悸，炙甘草汤主之。

太阳病下篇讲述的都不是典型的太阳病，而是伤寒之后在病情发展或治疗过程中出现的各种继发病症，所以前面以结胸、心下痞等病症为主题讨论了很多种病情。太阳篇进行至此，讨论的病情无论虚实，整体上看来是围绕着阳气、津液、胃气的基本状态在讲述，但毕竟也会有一些素有内伤杂病的病人在伤于寒后会引发出相应的病症，本条就介绍了这样一种内伤疾病：在伤寒后或伤寒解之后，病人出现以心悸为主证的一类病症，可以选用这个适应面很广的主治方剂——炙甘草汤。按照全书的一贯原则，如果病人伤寒后还有明显的表证为主要表现，那就需要先解表，只有心动悸、脉结代已成为了当前的主证，才可以考虑用炙甘草汤来治疗。书中以心悸为主证的方证有多条，但心悸的同时脉搏跳动并没有出现节律不齐，这种情况下的心悸往往是其他因素干扰到了心脏的搏动，导致了心率有所变化，但节律相对是稳定的。如果出现了脉结代，说明心跳的节律出现了失常，也就是心跳不是均匀的，而是出现间歇或心跳之间间隔的时间不一致，这就提示是心脏自身出现了问题。在仲景的时代，心脏自身出现的病变，大多属于气血大虚，不足以充盈脉道，运行无力，这种情况就要用炙甘草汤来主治。

炙甘草汤方

甘草四两（炙） 生姜三两（切） 桂枝三两（去皮） 人参二两 生地黄一斤 阿胶二两 麦门冬半升（去心） 麻仁半升 大枣三十枚（擘）

右九味，以清酒七升，水八升，先煮八味，取三升，去滓，内胶烊消尽，温服一升，日三服。（一名复脉汤）

这是《伤寒论》中唯一一个大补的方剂。炙甘草四两，取其“主五脏六腑寒热邪气，坚筋骨，长肌肉，倍力”的功用，强壮补虚。生地黄一斤，是指鲜地黄，而不是我们现在习惯称谓的“生地”。中药学中所说的生地黄，在仲景书中称为“干地黄”，如果我们在临床中没有鲜地黄可用，也可以用生地黄代替，但用量比例就不可以是“一斤”的十六两之数了。鲜地黄晒成生地黄的重量比大约是5∶1，所以用生地黄时，根据病人的舌脉、胃气情况，取三到四两的比例为宜。《本经》谓：“干地黄，味甘，寒。主折跌绝筋，伤中，逐血痹，填骨髓，长肌肉，作汤，除寒热积聚，除痹，生者尤良。”可见地黄善于补血通脉，鲜品功效更佳。麦门冬，《本经》谓：“味甘，平。主心腹结气，伤中伤饱，胃络脉绝，羸瘦短气。”本方取其主心中结气、羸瘦短气之功，与生地黄相配，滋补心血、通畅血脉。阿胶，《本经》谓其“主心腹内崩，劳极，洒洒如疟状，腰腹痛，四肢酸疼，女子下血安胎”，是滋阴补血而止血的要药，本方用之以补血。麻仁，即胡麻，《本经》载：“胡麻，味甘，平。主伤中虚羸，补五内，益气力，长肌肉，填髓脑。”胡麻，就是芝麻，也是滋补之佳品。用以养血，以黑芝麻为佳，入药时应捣碎。现在市面上能买到黑芝麻直接磨成的酱，亦可用黑芝麻酱适量和入此方的煎剂内服用。上四味药滋补内脏，以养阴血为主；人参大补元气；桂枝通阳化气，与诸养阴血药同用使血得补而能行；生姜、大枣同甘草和脾胃、生营卫、补一身诸经之不足。全方合用，以滋补甘缓为主，辅以辛温通脉。再用清酒与水同煎服，亦取酒之通脉之功，共同使心血得养、脉道通畅，则心动悸与脉结代之证即得治愈。

本方也具有明显的“专病专方”特点，以此方治疗心律失常的验案甚多。我在毕业实习的时候，所在中医院的急诊科副主任是一位西学中的老师，她是出于爱好自学中医的。我们转到急诊科时，她时常给学生们讲一些应用中医治疗的成功经验，有一次她跟我们讲，她在临床中遇到顽固的心律失常，都用炙甘草汤主治，疗效“百发百中”。我当时心里很不以为然，认为这是不辨证。后来自己临床了，遇到有阴血不足而心律失常的病人，用本方确实会有佳效，但也有看起来并不是典型的阴血不足状态而用此方有佳效者。有一次遇到一位中年女病人，以顽固的心律失常来诊。其人形体稍胖，面色暗黄，常便溏，时有浮肿，还有一个非常突出的症状是明显的足凉。我用苓桂术甘汤为主加减治疗几次，全身状态稍有好转，心悸与足凉毫无改善。劝其找其他中医就诊，她坚持让我再给想想办法，我实在辨不出是什么证了，就姑且开炙甘草汤原方一试，把滋补药的用量稍有减少。复诊时告知，服药后心悸就明显改善，三剂服完，足凉亦明显改善，看其舌象、肤色，仍是水湿之象。再开与炙甘草汤稍加减，过了很长时间后其又来复诊一次，说之前治疗后平稳了一段时间，这次是又有反复而来求治。其整体状态与之前看不出明显变化，再开与炙甘草汤仍然有效。这个病例到现在我也不清楚病机到底是什么，但从实际疗效可以推测，炙甘草汤应该确有对治某种心脏病的“专方”特质，还需在临床中进一步明确辨证，以精准施治。

一七八、脉按之来缓，而时一止复来者，名曰结。又脉来动而中止，更来小数，中有还者反动，名曰结，阴也。脉来动而中止，不能自还，因而复动者，名曰代，阴也。得此脉者，必难治。

这一条在《金匮玉函经》里没有记载。康平本中是低两格的条文。看其内容，就是对结代脉的讲述。我们参考《中医诊断学》中对于结代脉的规定来理解就好。

整个太阳篇至此结束。

总 结

进入太阳下篇，内容明显变得杂乱。整体上看还是在讨论与太阳病有关的内容，如太阳病治疗后出现的各种病情、属于广义太阳病的太阳风湿证等。在当时的生活环境下，以胃脘部疼痛不适为主要表现的疾病是常见、多发的病证，感受寒邪后也很容易引发这类病情的波动，所以下篇的内容主要是围绕心下痞硬、疼痛等病证展开的。

太阳下篇以症状为纲，先通过128至130条结胸与脏结证的比较示人“脘腹压痛”这样常见的症状可见于不同病种，需辨而治之。脏结之述略，或有佚文。131～141条论结胸证辨治，142～148条论结胸类似证辨治。149～158条论痞证辨治，159～167条论痞证类似证辨治。结胸与痞证为两大类以心下、胸胁、脘腹部硬满或兼有疼痛的病证，其区别在于疼痛之有无。162条列于此处，疑有脘腹硬痛之证，《本经》谓石膏可治“腹中坚痛”，《金匮要略》木防己汤治“心下痞坚”而重用石膏，或可作为旁证。156条示痞证兼津亏，以辛开苦降等法调气身体不应，则先与五苓散补津。157条示痞证时兼水气，调气时兼散水气即可。158条示气机逆乱特甚，重用甘草以缓之。痞证乃中焦气乱，此三方总示调和中焦气津之法，为临床常用之高效验方，相关验案不胜枚举，学者慎勿等闲视之。

168～173条论治太阳病变证，174～176条论治太阳病类似证，177条为气血大虚证。康平本《伤寒论》此条于“伤寒”后有“解而后”三字，可参。以此证置于太阳篇之最后，可示学者治外感时亦须识得内伤虚损之辨治。

总的来看，上篇的内容在开始的一段是太阳病的小概述，之后是围绕桂枝汤证展开太阳中风证脉证并治；中篇开始就讲述各种典型的太阳伤寒证，然后围绕着汗、吐、下、火法等当时常见治疗方法所引起的各种病情变化展开论述；下篇围绕“心下痞硬”症状展开，以胃气和津液为主要着眼点展开论述，桂枝附子汤后的内容都是杂病。这是通行的宋本《伤寒论》的内容编排顺序。我们现在没有足够的证据得知《伤寒杂病论》原书中是否就是把现行的《伤寒论》中三阴三阳篇的内容与《金匮要略》中诸杂病内容分别记载的，但现行的宋本《伤寒论》体例明确、逻辑清晰，我们初学者宜遵照原文的顺序学习，不宜跟随某些注释观点轻易改变原文的次序。

辨阳明病脉证并治

原文（179~262）

一七九、问曰：病有太阳阳明，有正阳阳明，有少阳阳明，何谓也？

答曰：太阳阳明者，脾约是也；正阳阳明者，胃家实是也；少阳阳明者，发汗，利小便已，胃中燥烦实，大便难是也。

宋本《伤寒论》中的三阴三阳篇除了阳明病篇，其他五篇都是以“之为病”的句式开始。《金匮玉函经》与《千金翼方》中均为本条与下条位置互换，以“阳明之为病，胃家实是也”为篇首。从阳明篇的内容来看，主要是在辨识“胃家”的气机和津液状态，且阳明篇讲述最多的方证就是承气汤系列，故以“胃家实”为阳明篇之提纲是适宜的。列出提纲后再就阳明病之主题展开问答才更为合理。

本条的提问是说阳明病又可以分为三类，其内涵有何不同？这种分法在后面的内容中再也没有使用，可能只是当时的一种习惯性分类方法，对进一步的辨证并没有更深的指导意义。“太阳阳明者，脾约是也”中，“脾约”这个说法还见于本篇第247条“趺阳脉浮而涩，浮则胃气强，涩则小便数。浮涩相搏，大便则硬，其脾为约。麻子仁丸主之”。原文中有相关的内容，以原文互参来理解是最接近原意的解释方法，所以我们可以用这一条的内容来理解“太阳阳明”。趺阳脉，就是足背动脉，是胃经的原穴所在之处，可以候胃经的气血状态。一般情况下，人的趺阳脉都是比较充盈、滑利的。“趺阳脉浮而涩”，是说切诊病人的足背动脉时诊得脉搏浮起而不滑利。“浮则胃气强，涩则小便数”，是以脉象来反推导致此脉象的身体状态。趺阳脉浮，可以推知病人胃气过强，有浮张之势；趺阳脉涩，可以推知病人有津液亡失，进而推测可能有“小便数”的病情。“浮涩相搏，大便则硬”是说导致这两种脉象的情况综合在一起而影响整体，就会出现大便硬的结果。“其脾为约”是对这一综合病理状态的进一步说明。《素问·厥论》说：“脾主为胃行其津液者也。”胃家的津液不足，阳气浮张，脾不能如常为胃行其津液，处于功能被制约的状态，所以说“其脾为约”，即本条所说的“脾约”。这样看，所谓的“太阳阳明”，其内涵包括“胃气强”的胃家实与“小便数”的津液不足两个方面。

“正阳阳明者，胃家实是也”，是说正阳阳明的内涵就是胃家实，也就是“胃气强”。从本篇的内容来看，这种“胃气强”既包括了整体上的阳明之气不能敛降而表现为全身阳气浮张的白虎汤证，也包括了胃家有痞满燥实阻滞而胃失和降的诸承气汤证，还包括了水饮内阻的猪苓汤证、寒邪内阻的吴茱萸汤证。其特点都是胃家有实邪而表现为气机不能敛降。

“少阳阳明者，发汗，利小便已，胃中燥烦实，大便难是也。”这是说由于发汗、利小便等伤津液的因素所导致的胃中燥、大便难就属于少阳阳明。通过本篇中“胃中必有燥屎五六枚也”，“汗出谵语者，以有燥屎在胃中”这样的描述可知，这里的“胃中”是指整个“胃家”之内，也就是整个消化道内，而不仅仅是现代解剖学意义上的胃中。“烦实”二字在《金匮玉函经》中没有，怀疑是衍文。因为“烦”作为症状，不能接在胃的后面，只能从“燥”后断句，从这里断开后“烦实”又不是一个词或词组，就得再把“实”单独断开，这样全句就成了“胃中燥，烦，实，大便难是也”。这样看，“烦”作为症状置于“胃中燥”和“大便难”之间很不通顺，不符合古人行文的习惯。“实”字置于诸症状之间，更是语义不通。

一八零、阳明之为病，胃家实是也。

典型的阳明病，其病理特征是“胃家实”。

从全篇的内容来看，“胃家”在人体形质方面的内涵是指整个消化道，“胃家实”就是胃家内有“实邪”。所谓“实邪”，就是体内有性质为相对有余的病理状态或致病因素。如承气汤证中的燥屎、栀子豉汤证中的郁热、猪苓汤证中的水饮、吴茱萸汤证中的寒凝，等等。正常情况下，胃家的气机以通降为和。在“胃家实”的病理状态下，胃失和降是其根本特征。以三阴三阳作为提纲来看待人体的气血津液功能状态时，“阳明”主要包括了胃家的气机敛降过程，所以以“胃家实”为特征的病理过程称之为“阳明病”。

阳为外，正常情况下三阳的气机都是从外向内运动，以固摄、降入为宜，三阳为病是都是阳气失其向内、降入之常态。如果人体在整体上都处于阳气亢盛、浮张的病理状态时，是三阳之气都不能回入。因为阳明居中，为阳气回入、和降的关要之处，如果最内层的气机不能和降，则整体的浮张之气就无处可回，所以这种整体的三阳之气都不能回入的阳气浮张状态，从根本上看也属于阳明病。因此，阳明篇第189条把“口苦咽干，腹满微喘，发热恶寒脉浮而紧”这样三阳脉证都有的病证，称之为“阳明中风”；第221条“阳明病，脉浮而紧，咽燥口苦，腹满而喘，发热汗出，不恶寒，反恶热，身重”也是三阳脉证悉具，因为汗出、不恶寒、反恶热，阳气浮张之势已足，就直接名之曰“阳明病”；第219条的“三阳合病”，因热势已盛，就直接用白虎汤清降。这样看来，从全身的气化角度而言，“胃家”的内涵还包括了整体的气机敛降。

明确的阳明病形成之后，其基本病理特征为整体的气机不降。这种不降既可以是整体的阳气亢盛，也可以是由各种因素导致的胃气不降。阳气亢盛与津液受损是一对互为因果的因素，津液不足又是导致肠燥便秘的常见因素，所以阳明篇的内容除了以胃家的气机状态为主要辨识对象，津液的状态也是一个重要的关注内容。

一八一、问曰：何缘得阳明病？答曰：太阳病发汗，若下，若利小便，此亡津液，胃中干燥，因转属阳明。不更衣，内实，大便难者，此名阳明也。

本条讲述阳明病的常见成因与基本内涵。

“伤寒一日，太阳受之”，外感伤寒，一般都是从太阳病开始。太阳病时发汗还是正确治法，但如果发汗太过或患者平素津液不足，发汗后病人就会处于一个津液亡失而相对不足的状态。泻下、利小便等方法也都会损伤人体的津液。如果太阳病患者经历了这些“亡津液”的事件之后，胃家的津液不足以自调，进入了“胃中干燥”的状态，其病理属性就从太阳病转变成了阳明病。

怎样判断病情已经转属于阳明了呢？一般情况下通过大便的情况就可以做一个基本的判断。“不更衣，内实，大便难，此名阳明也”，就是说只要有“不更衣，内实，大便难”这几种情况，都可以叫作阳明病。“更衣”是上厕所的委婉说法，“不更衣”就是讲平时该上厕所的时候没去、没有正常地去排大便，但主观上没有明显的不舒服。“内实”，就是能感觉到腹中不舒服，大便不够畅快，但还能便出来。“大便难”就是明显的便秘，或者大便干结难下，或者大便不一定很干，但极难排出甚至不用辅助的方法就排不出来。这三种情况就是大便排出不畅从轻到重的不同程度，这些情况都可以“名阳明”，就是说，只要见到大便排出达不到正常的通畅状态，就可以判断病人目前已经有了胃气不降，就可以称之为阳明病。但这时的阳明病不一定都是主证，不一定需要攻下法治疗。这只是一个初步的状态判断。

一八二、问曰：阳明病，外证云何？答曰：身热，汗自出，不恶寒，反恶热也。

上一条讲了通过内在的津液状态和大便情况判断阳明病的发生，学生就接着提问阳明病的外在表现如何？怎样通过外在的症状判断阳明病？

“身热”而不说“发热”，就是强调发热的体征，是摸得到的发烧，如果只说“发热”，还包括病人自己感觉发烧，但摸着或用体温计来量时，并没有体温增高。“汗自出”，强调不是吃药或用其他什么方法发出来的，而是病情发展中自己在出汗。“不恶寒，反恶热”，这是阳气亢盛、浮张于外的表现。外层的阳气没有被郁遏的状态，所以不恶寒。阳热过盛，所以病人恶热，喜凉饮或喜居凉处。这也就是后世一般所谓的气分热证或“气分大热”。这些都是典型的阳明病的外在表现。

一八三、问曰：病有得之一日，不发热而恶寒者，何也？答曰：虽得之，一日恶寒将自罢，即自汗出而恶热也。

这是接着上一条继续追问。上一条讲述了一般情况下典型的阳明外证，这一条补充阳明外证中的特别情况。

从本条的上下文来看，是弟子围绕着阳明病的成因、表现连续提问，所以这里的“病有得之一日”问的是“阳明病”。“不发热而恶寒”，不符合上条的阳明外证规定，所以才需要继续追问。没有外证为什么说其是“阳明病”呢？那肯定是有阳明里证且脉证俱足，也就是说有明确的脉证提示病人有阳气亢盛、浮张不降之势。比如病人有“不更衣、内实、大便难”，脉象明显变大或已有洪大之象。这种内在的阳气亢盛怎么会不发热而恶寒呢？答曰：“虽得之，一日恶寒将自罢，即自汗出而恶热也。”也就是说，这种阳气已亢而尚未发热，且感到恶寒的情况只是阳明病初期的一个阶段性过程，是阳气虽亢，但尚未能完全透达于外，还处于相对的郁遏状态，所以热未透出且稍觉恶寒。这种情况在一日之内就会转化成阳热透出的自汗和阳热亢盛的不恶寒而恶热，发展到典型的阳明外证阶段。这种情况下的恶寒不会如太阳病的恶寒那样明显，一般只能是169条所说的“背微恶寒”。

一八四、问曰：恶寒何故自罢？答曰：阳明居中，主土也，万物所归，无所复传。始虽恶寒，二日自止，此为阳明病也。

承接上面的讨论继续追问，这种情况下的恶寒为什么会自己消除呢？

“阳明居中，土也，万物所归，无所复传。”这是说阳明在形质上是人体的最内部，如果从外而起的伤寒发展到最内部的阳气都郁而化热，这病情也没有其他的部位再可以传变了，只能在阳明的层面上继续发展。

“始虽恶寒，二日自止，此为阳明病也。”是说，伤寒后如果病人阳气充足，继续在三阳的层面上都郁而化热，那么只能在开始阶段阳气呈郁滞状态时感到恶寒，这么充足的阳气只能在一日之内处于郁滞状态，到了第二日就会郁热亢盛、透达于外而表现为身热、汗自出等外证，恶寒自然就消失了。这种伤寒后始虽恶寒，二日恶寒自止，而只表现为身热、汗自出、恶热的病证，就是阳明病。

一八五、本太阳病，初得病时，发其汗，汗先出不彻，因转属阳明也。伤寒发热无汗，呕不能食，而反汗出濈濈然者，是转属阳明也。

本条讲述了两种阳明病的成因及其辨识。

一种情况是原来是太阳病，在一开始患太阳病时用发汗法治疗，但未达到“遍身漐漐微似有汗”的程度，汗出得不够彻底，因而转变成了阳明病。这是因为太阳病发汗，使气机外散，有汗出则表郁有所缓解。虽有汗出，但未能够达到有效的程度，整体上气津处于外出太过、敛降不及的状态，所以当前的主要病理状态已从原来的太阳病状态转变成了阳明病状态。

另一种情况是伤寒后，发热无汗，呕不能食，这很像是个典型的太阳伤寒证。但太阳伤寒证时的“呕逆”是整体气机努力外倾时胃气受到太强的气机外张影响而不能和降的一个同步反应，虽然会有明显的呕逆、不想吃饭，甚至吃了也会吐出来的程度。但不会达到“呕不能食”这种完全无法进食的程度。伤寒后呕逆达到了无法进食的程度，说明病人原来就有胃气和降不利的内在因素。在这种情况下，随着病情的发展，病人自发地出现了“汗出濈濈然”的表现，可知其整体的气机已能浮散于外，这种状态还兼见呕不能食，说明其一身内外的气机都处于敛降不及的状态，故可诊断其病情已经由初始的太阳伤寒转变成了阳明病。

一八六、伤寒三日，阳明脉大。

伤于寒之后，阳气自然会倾移到受寒之处去疏通寒凝。“伤寒一日，太阳受之”，一般情况下伤寒之后人体会先在体表进行防御，没有明确地引起体表的气机开合失常，就是没有发展到“太阳之为病”的程度。这种情况下只要肌表的气机不够通畅，人体就会继续向体表倾移营卫之气。如果这种虽受寒而未达到明确发病的状态，持续到三天还没有发展成为典型的太阳病，而脉象明显变大，这就提示倾移向外的阳气郁积过多，已有亢盛之势，就可以判断全身的气机已经演变成了阳明病的状态。

一八七、伤寒脉浮而缓，手足自温者，是为系在太阴；太阴者，身当发黄，若小便自利者，不能发黄；至七八日，大便硬者，为阳明病也。

病人伤寒之后，“脉若静者为不传”，现在“脉浮而缓”，是脉象已能浮起来，说明整体的机体已从“不传”的未病状态转为“传”的发病状态，身体发生了营卫向外倾移以解除寒气收引正邪交争过程，这时身体应该是有发热的。伤寒后脉浮，无论是发为太阳伤寒还是太阳中风，一般在身体发热的情况下手足也都是热的，而此时病人只是“手足自温”，说明阳气达于四末的过程中有阻碍因素。太阴的功能主要由脾主司，脾主四肢，脾失健运则湿邪内生，湿邪困阻四肢则阳气不能畅达于四末，因而周身发热时手足只能达到温热的水平。因此，根据脉浮而周身发热时手足只能达到“自温”的程度，就可以判断其体内有湿邪阻遏阳气。脉缓，也是湿气内蕴的脉象。“系”有“牵涉、关连”的意思。所谓“系在太阴”，就是说这种伤寒虽然脉浮属表，但它同时也牵涉、关联着太阴的问题。

“太阴者，身当发黄”，是说这种牵涉着太阴的表证，因为内有湿邪，阳气又抗争向外，则内在的湿邪很容易困阻阳气而形成湿热内蕴，湿热内蕴则会表现为身有黄色，甚至发为身目皆黄的黄疸病。“若小便自利者，不能发黄”，小便自利说明内在的湿气能被阳气运化开而排出体外，则不至于发黄。“至七八日，大便硬者，为阳明病也”，是说这种系在太阴的伤寒证如果小便自利，内在的湿气渐化，到了七八日，身体经过了“七日来复”的自然恢复过程，大便明显变硬了，说明内在的湿邪已除。因为内有湿时大便是溏或黏的，而此时“大便硬”，是肠道内已有“内实”，这时无论外在的脉浮发热是否存在，仅从胃家内部的变化，都可以认为已经演变成了阳明病。

一八八、伤寒转系阳明者，其人濈然微汗出也。

伤于寒之后，人体的阳气一定会自然地去调节。如果不能顺利调节到应有的循行通畅状态，从三阴三阳的角度看，转化到了哪种典型的“之为病”状态，就判断其为哪种病。如果伤寒后病人表现出“濈然微汗出”说明阳气在持续地外张，就可以判断病情已经转化成了阳明病。“濈然”是连续不断的意思，这是病人能明显地感觉到的出汗状态。这就有别于“常自汗出”“时发热自汗出”的桂枝汤证。太阳中风证也有出汗，但那只是身有汗，而达不到“濈然”的程度，有时候病人自已都不太清楚是否有汗，需要摸一摸皮肤湿润才知道是有汗的。“微汗”是指汗出细微，这有别于大汗淋漓的亡阳证，也有别于大汗出的阳明气分大热证。这种细微的、连续不断的汗出，是伤寒刚刚转化为阳明病的一种典型表现。

一八九、阳明中风，口苦咽干，腹满微喘，发热恶寒，脉浮而紧。若下之，则腹满，小便难也。

“阳明中风”是本篇出现的一个新概念，其症状表现是“口苦咽干，腹满微喘，发热恶寒，脉浮而紧”。“口苦咽干”是少阳病的提纲证，是营卫之气郁滞上焦时常有的特征表现；“腹满微喘”是肺与胃家的气机不降，是阳明病的基本状态；“发热恶寒，脉浮而紧”是表层的营卫郁闭之象，是太阳病的基本状态；可见“阳明中风”其实是三阳的气机都发生了郁滞。那为什么不叫“三阳合病”呢？因为这种三阳之气都郁滞不畅的状态是很不稳定的，在整体上会随时因为各种治疗或其他的干预因素而发生变化，在哪一个层面上都没有达到“之为病”的确定状态。在《伤寒论》各篇中的“中风”都有这种整体气机状态不稳的特征，这与《素问·风论》“风者善行而数变”的取象是一致的。之所以称为“阳明中风”，是因为阳气的郁滞已经波及了“居中”的阳明层面。如果从外到内的阳气都发生了郁滞，以“太阳”“少阳”名之则不能包括内层的阳明，而以"阳明"为名，且标定其为气机不稳的"中风"，因伤寒之初是从外受之，故言最内之阳明"中风"则可包含从外到内所有层面的气机郁滞。

这种三阳之气整体郁滞的状态，虽然称之为"阳明"，但主要的病变层面还只在气分，胃肠之内并无实邪阻滞，所以不应该用攻下的方法治疗，"若下之，则腹满，小便难也"。原本就有腹满，三阳气都处于郁遏状态，攻下之后，肠道内部的正气亏虚，外在郁滞的三阳之气内陷，所以腹满会加重成为明显的主证。原本就阳气偏盛，下后更伤津液，故小便难。

一九零、阳明病，若能食，名中风，不能食，名中寒。

本条进一步概括阳明病"中风"与"中寒"的基本特征。

阳明病，就是气机不降。这时如果病人能食，说明胃气尚能和降，则当前阳明病的气机不降主要是发生在气分上的阳热亢盛、气机浮张等变动之象明显的病证，可以笼统地称为"阳明中风"。如果病人不能食，则说明已经发生了胃失和降、形成了确定的"胃家实"。在仲景的时代，广大民众最常见、多发的"胃家实"状态是中焦虚寒，水谷难化而产生的寒湿、积滞等实邪内生。这种状态从中焦气化的角度看，其实是中焦的阳气不足，不能运化水谷、化生并输布精微，其实是太阴病。但如果以"阳明"的角度看，只要中焦有阻滞，胃失和降，都可以"名阳明"，所以也可以把这种状态称为"阳明中寒"。叫什么名字并不重要，名字只是在传递信息、表达思想时的一个符号，重要的是名字所指代的实际事件、生理病理过程。

一九一、阳明病，若中寒者，不能食，小便不利，手足濈然汗出，此欲作固瘕，必大便初硬后溏。所以然者，以胃中冷，水谷不别故也。

本条承接上文补充说明一种常见的阳明中寒证。

阳明中寒者不能食，同时还见有"小便不利，手足濈然汗出"的情况，这样就可以判断此患者的大便只是开头硬，后面则是溏薄不成形的。"此欲作固瘕"在康平本中是旁注。"瘕"的本义是女性体内生成的病理性结块，后来引申为所有的结聚成块类的疾病。"欲作固瘕"就是说这种情况下病人的大便将要开始结硬成块，在此句中是对大便初硬后溏症状的命名。之所以会这样，是因为病人中焦虚寒，运化水谷无力，水谷不别。中焦脾胃虚寒，饮入的水液不能被"游溢精气"直至进入到"水精四布，五经并行"的正常代谢过程而生成津液，“通调水道，下输膀胱”的过程不利，故有“小便不利”。未能运化的水液滞留在肠中，故便溏。脾主四肢、主肌肉，水液代谢不利，肌腠中水湿困阻，四末为卫气偏盛的部位，所以郁在四末的水湿能被蒸化开而表现为“手足濈然汗出”。全身的阳气被湿邪困阻，所以这种病人往往身上是无汗或者汗少，且周身困重，很容易体倦乏力。

这种情况在临床很常见。这种初硬后溏的大便情况之所以称之为阳明病，肯定是其存在着某种程度的大便不畅。在临床中经常遇到病人说自己有“便秘”，有的甚至就是以便秘为主诉来就诊，其大便情况就是只有开头干，后面不干，或后面溏、黏不畅。这类病人中也比较容易见到伴发的手足出汗，往往还是非常明显的手足多汗，且天越冷或手足越凉时出汗越多。这种情况用健脾通阳的方法大多会有较好的效果。这种中阳不足，水湿困阻肌腠的状态和67条水饮内生后“发汗则动经”把水饮发到肌腠层面的病位、病性有相同之处，所以我在临床中对于这种明显属于寒湿的便秘、手汗多的病人多以苓桂术甘汤为主方随证加减，大多能取到较好的效果。典型的病人在吃药后多会有明显的大便改善，甚至服药后腹泻，但病人会感觉便得很痛快，泻后感觉腹内松快、舒服，如果是伴有明显困重乏力的患者，在这样的腹泻后马上就会感觉困重减轻、体力增加。

一九二、阳明病，初欲食，小便反不利，大便自调，其人骨节疼，翕翕如有热状，奄然发狂，濈然汗出而解者，此水不胜谷气，与汗共并，脉紧则愈。

本条讲述了一种阳明病初期气津郁滞的状态通过太阳从表而解的自愈反应。

阳明病初期，食欲尚好，这说明不是“阳明中寒”，中焦有足够的阳气来维系脾胃的运化。如此则脾胃运化水液的功能也应该是正常的，这时反而小便不利，且大便自调，这就说明没有因为小便不利而导致水谷不分的便溏或初硬后溏；也不是因为津液不足导致的小便不利，因为那样会便秘。那么，为什么会出现小便不利呢？

在这种小便不利状态下，病人还伴有“骨节疼”，总感觉自己好像有点发烧。“翕翕”，就是像羽毛合拢起来捂得人微微发热的感觉。“如有热状”就是像是发热，其实并没有明显的发热。在这种微微热蒸的状态中，病人“奄然发狂，濈然汗出而解"，就是忽然暴发出明显的狂乱表现，同时伴随着周身持续地出汗，然后就诸症消失了。显然，这个激烈突发的汗出反应是一种自愈过程的表现。原文对此的解释是这是"此水不胜谷气，与汗共并"，意思是那些由于小便不利而留在体内的水分被"谷气"战胜了，最终形成了汗被发出体外。也就是说，这种小便不利的病情没有从小便通利得解，而是通过汗出而解。这样看来，原来的小便不利应是由于患者先前曾有某种程度的太阳气化不利，在中气运化不亏、营卫生成充足的情况下，机体会针对太阳层面还存在着小便不利的问题，在自愈调整中启动恢复太阳气化的机制，结果整体的太阳气化被修复，通过比"战汗"更强烈的"奄然发狂，濈然汗出"的过程，最终恢复了周身的气机通畅。

由此可知，这种阳明病初期、没有达到典型的胃家实状态时的"小便反不利"是病人原有太阳气化不利的表现。"脉紧则愈"，说明在内部的阳气蒸化津液欲从汗解的过程中，在未得汗出之前、整体太阳气化未得畅通的阶段内，病人会表现出浮紧的脉象。对于已经有了整体气机不降态势的初期阳明病，在内在的阳明脉证不显而有小便不利、脉象出现浮紧时，可提示机体正在从太阳的层面进行自愈调整。

一九三、阳明病，欲解时，从申至戌上。

申酉时辰，太阳西下，天地之阳气回收，人亦应之，所以此时是人体阳气收敛的时刻。阳明病本为阳气回入不及，故此时有"欲解"之势。"欲解"只是有此趋势，并不是已解。在人体欲解而不得解时，正邪交争的态势更加明显，外在的病证表现也会更加显著，因而会有"欲解时"反而典型病症更加明显的特征。因此，往往可以根据在"欲解时"病症加重来判断其病理属性，如240条"病人烦热，汗出则解，又如疟状，日晡所发热者，属阳明也"。《伤寒论》中强调日晡所发热的病证，几乎都是用以提示病人已处于严重的气机不降状态。这是因为日晡所是气机回降之时，因病人体内有实热阻滞或津亏不足以承载回入的阳气，回降的阳气反弹而出，故于此时发热明显。

一九四、阳明病，不能食，攻其热必哕。所以然者，胃中虚冷故也。以其人本虚，攻其热必哕。

"阳明病，不能食"则为中寒。"攻其热必哕"说明虽然内有虚寒，因为整体的气机不降，上部会有一些阳气郁而化热的征象。如果不能在整体上辨证，只看到“上热”的表面现象而用寒凉药去攻伐其热，病人就可能会随之出现“哕”的症状。哕，在仲景书中指的是“呃逆”症状，即膈肌痉挛引起的气从胃中上逆，喉间频频作声，声音急而短促那种“打嗝”。之所以会这样，是因为病人本有中焦虚寒。对于中焦虚寒的人，只去清其局部的郁热时可能会引起呃逆，这种呃逆是在久病或者重病之时，胃气衰败的一种表现。

一九五、阳明病，脉迟，食难用饱，饱则微烦，头眩，必小便难，此欲作谷瘅。虽下之，腹满如故，所以然者，脉迟故也。

句首直接标定为“阳明病”，就是说病人在整体上有气机不降的状态，如阳气亢盛或胃气不降。“脉迟”是气血运行不畅之象，说明此时的阳明病不是因为阳气亢盛，那么这种脉迟的阳明病肯定存在着某种胃失和降的状态。此时病人“食难用饱，饱则微烦头眩”，就是他有胃口，能吃饭，但不敢吃饱，稍微多吃一点就会感觉有点恶心、眩晕。“必小便难”中的“必”是连词，义为“则”，意思是对于一个脉迟，稍微吃多一点就恶心、头眩的病人，则可以推断其有小便不利的情况。能食而“微烦”，是胃气不降；饱则“头眩”，是能食而不能化，湿邪内蕴，清阳不升。湿阻清阳，说明体内有津液气化不利，故“小便难”。这种情况还很容易引发“谷瘅”，这是由于中焦运化不利且胃气不降时，必然会化生湿热，湿热蕴结，使肝胆疏泄不利，就会产生黄疸。在这种中焦湿热的状态下会有腹满的表现，但不宜用下法，“虽下之，腹满如故”，是说这种虚性的腹满如果用下法攻之，得下后腹满也不会减轻。“脉迟故也”是用脉象表示病机以说明当前病情的原因。一般情况下脉迟是阳气推动无力的表现，本条这个脉迟就是中焦气机升降失和，湿邪困阻清阳的表现。这种情况下的腹满其根本原因在于中焦运化不利，湿邪内生，下法损伤中气，会加重原有的运化不利，所以腹满不会因泻下减轻，反而还会有所加重。

一九六、阳明病，法多汗，反无汗，其身如虫行皮中状者，此以久虚故也。

“阳明病，法多汗”，是说一般情况下，人体能发生阳明病，其外证是“自汗出”的。现在病人有阳明病而身“反无汗”，并且“其身如虫行皮中状”，这是因为病人“久虚”的缘故。

名为阳明病，肯定会有大便不畅或者阳气外浮的征象。周身较大范围内有皮中像小虫子爬一样的感觉，就是一种弥漫的痒感。痒是气血不通畅的一种表现，但郁滞得不重。阳明不降的时候有这种较轻的郁滞，且无汗，就可以判断这种痒是一种筋脉失养的表现，也就是所谓的血虚风动。阴血虚而呈现出如此风动之象，不会是短时间内形成的，所以直接判断“此以久虚故也”。

虚则补之，此时大的治疗方向是滋补阴血，但本篇重点在于讲述外感病引发的整体气机失调态势的诊断与治疗，所以对于这种血分失养的慢性病情只讲述病证以资鉴别，并不在此处提出治法。

一九七、阳明病，反无汗而小便利，二三日呕而咳，手足厥者，必苦头痛。若不咳，不呕，手足不厥者，头不痛。

“阳明病”外证本应自汗出，故“无汗”曰“反”，无汗说明没有过亢的阳热透出来。“而小便利”，是强调“小便利”这个正常状态。小便正常说明病人没有津亏或水气内阻，则可知此时的阳明病没有津液异常的因素，那么这种阳明病就是由阳气不降所导致。阳气不降，又没有汗出，郁滞的阳气未得透出，这种状态经历了二三日后出现了“呕而咳”这样的胃气与肺气均上逆的表现，如果还伴有“手足厥”这种阳气不达于四末的表现，那么郁滞的阳气只能是一味地向上冲逆，就可能发展为阳气上冲到头部而郁滞不通，患者表现为“苦头痛”，即明显地以头痛为苦。“若不咳，不呕，手足不厥者，头不痛”，是补充说明如果没有肺胃的上逆而不呕不咳、阳气也能外达于四末而手不凉，则不会出现上冲头痛的表现。这是通过综合分析症状来教导我们辨识整体的气机状态，以“见病知源”。这条原文同时也显明了原书的命名逻辑：只要有整体的气机不降状态，就可以称之为阳明病。

一九八、阳明病，但头眩，不恶寒，故能食而咳，其人咽必痛，若不咳者，咽不痛。

本条还是通过症状的综合分析来辨识整体气机态势。

直接说“阳明病”，则前提是气机不降已经明确。“但头眩”是说只有头眩晕这个明显的主证。“不恶寒”“能食”都是正常状态，在此提出，说明当前的阳明病不是阳明中寒，而是气机上逆、状态不定的阳明中风证，故知此头眩为阳热上冲所致。“而咳”，是强调此阳热上冲时出现了明显的咳嗽主证，说明有邪热迫肺。咽喉部为肺之上窍，邪热上迫至肺，则很容易出现咽喉疼痛。也就是通常所说的“上火”。如果不咳，是热尚未迫肺，则咽不痛。

这两条原文都是通过综合辨识症状之间的相关性来教导我们从整体上理解患者的病证表现，从而“观其脉证，知犯何逆”。

一九九、阳明病无汗，小便不利，心中懊侬者，身必发黄。

阳明病而“无汗”，是热未得透出。“小便不利”或为津亏或为水阻。“心中懊侬者”，是胃、食管、胸膈这一区域黏膜有充血、水肿所导致的一种主观感受。无汗且小便不利，如果是津液不足的原因，病人一定还有“口大渴”等明确的伤津主证。此时没有明显的伤津主证，内有津而热未透，则易生湿热内蕴，故“身必发黄”。

二零零、阳明病，被火，额上微汗出而小便不利者，必发黄。

本条机理同上，“阳明病，被火”，则郁热更甚。若无口渴等明显的津亏主证，而有“额上微汗出而小便不利”，是郁热蒸迫津液不能正常气化为汗为尿，如此则可内生湿热而引发身黄。

二零一、阳明病，脉浮而紧者，必潮热，发作有时；但浮者，必盗汗出。

“脉浮而紧”是太阳伤寒的典型脉象，是气在肌表被郁闭的表现。如果是阳明病患者见此脉象，例如前面的阳明中风证，则非常容易出现潮热的症状。潮热，即热势如潮，就是发热有明显的波动性，像潮水上涌一样，忽然强势而至。“发作有时”是说这种如潮的壮热并不持续，而是按时发作。

在阳明病的状态下整体的阳气是不降的，此时“脉浮而紧”说明外层的气机还有被约束之象，综合起来看，当前在整体上就是一个三阳的气机都被郁遏的阳明中风状态。整体的阳气向外浮张，且最外层还有一定程度的闭阻之势，则体内的阳气一定处于一个郁滞逐渐加重的渐进状态，郁滞轻时，发热不甚，郁到了一定程度化热渐重，就会汹涌而出，热势如潮。之所以“发作有时”，是因为人体的气机受天时影响，尤其在外感病时，天时的影响占有极大的比重，相应的天时影响使病人的气机郁遏达到极严重的程度时，郁遏之气才会发起强盛如潮的反弹。所以在阳明病中，往往都是“日晡所”发潮热。

“但浮”，就是讲如果在阳明中风的状态下，脉只是浮起，但不紧，说明外层的气机已经没有被闭阻的状态了，这种情况下阳气不会一直郁在体内，则很容易有“盗汗出”的症状。盗汗就是睡着了之后出汗，这是因为脉浮的阳明病患者，其气机整体呈外出之势，人睡觉的时候卫气在整体上是以回入到内脏为主的，此时病人虽能入睡，但整体的气机外张之势并没有解除，那么在睡着后表层的卫气减少，肌表的固摄、卫外功能更弱，不足以调控此时的气机外出之势，则非其正位的浮张之气就会蒸迫津液外出而为汗。

临床中有盗汗症状的儿童较多，很多就属于阳明中风的状态。在临床中凡是小孩来看病，无论主诉是什么，只要有食积之象，我都会问一下有没有睡着后出汗的情况。家长一般都能观察到这个现象，很多家长能清楚地描述出患儿的出汗情况。比如有的是刚一睡着就出汗，有的是睡一会或睡着一个多小时后才出汗；有的出半个小时就不出了，有的持续出半宿，每天枕头都能湿透。这些不同的情况不仅仅是因为食积的程度不同所导致，还要结合来诊时的具体病情综合分析。比如睡着后马上出汗通常是有营卫不和的表虚证，睡觉后很久才出汗往往是其营卫调节功能较好，只有在睡得很沉、卫气沉入时，才被内在的积滞反弹而出。盗汗的程度与持续时间则与表虚或食积内热的程度有关。

二零二、阳明病，口燥，但欲漱水不欲咽者，此必衄。

本条讲述了阳明病热入血分的一种情况。

阳明病时口中干燥，一般是津亏的表现。如果是津亏，病人会有“渴欲饮水”甚至是“欲饮水数升”之类的表现。但此时患者虽然口燥，却表现为“但欲漱水不欲咽”，就是病人只想喝一点水滋润一下口腔，并不想把水咽下去。也就是说，患者只是口腔中干燥，但并没有渴的感觉，并且主观上还会有意无意地拒绝饮水，不想把水喝下去。这样就可以判断他很可能会出现衄血。一般是鼻出血，也可能会有口腔内小量的渗血。

《金匮要略》言：“病人胸满，唇痿舌青，口燥，但欲漱水不欲咽，无寒热，脉微大来迟，腹不满，其人言我满，为有瘀血。”说明血瘀的病人望诊可见唇舌这些毛细血管丰富的部位会有明显的青暗、枯痿等不润泽之象，同时主观上有“口燥，但欲漱水不欲咽”的感觉，这就提示此时的“口燥”是血失濡养的一种特征表现。本条阳明病患者未见明显的阳热伤津之象，而见典型的血失濡养症状，故知是阳热之邪主要向内灼伤血液，可能是病人平素就有血分容易积热的因素，如过食肥甘辛辣之类，热扰血分，则很容易出现衄血，故曰“必衄”。

二零三、阳明病，本自汗出，医更重发汗，病已差，尚微烦不了了者，此必大便硬故也。以亡津液，胃中干燥，故令大便硬。当问其小便日几行，若本小便日三四行，今日再行，故知大便不久出。今为小便数少，以津液当还入胃中，故知不久必大便也。

阳明病，本来其外证就是自汗出，在治疗的过程中又被医生使用了汗法。这种情况下，虽然原有的发热、汗自出等症已经消除了，但是病人还感觉有点心烦或恶心，还有点没力气、没精神、没胃口等没有好利索的感觉，“此必大便硬故也”，是说这很可能是因为肠内有大便干燥的缘故。因为出汗过多，亡失津液，胃肠中津液不足，就会导致大便干燥。这时候虽然病人还感觉有不舒服，但先不要着急用药，要充分重视病人的自愈转归，通过详细了解其小便的情况来判断其津液来复的程度。

“当问其小便日几行，若本小便日三四行，今日再行，故知大便不久出，今为小便数少，以津液当还入胃中，故知不久必大便也。”这一段文字在康平本中为小字注，内容很直白，展现了古人朴素而精要的整体诊疗思想。

二零四、伤寒呕多，虽有阳明证，不可攻之。

本条提示了一种“不可违逆人体气机总体趋向”的治疗原则。

伤于寒之后，病人表现出明显或频繁的呕证，则虽有明确的阳明病症状，也不可以用攻下法来治疗。

《说文》曰：“攻，击也。”“攻”本义就是攻击、攻打。《伤寒论》全部398条原文中，总共出现28个“攻”字，除了第116条“火气虽微，内攻有力”中是“攻伐、伤害”的意思，其余都是“治疗”的意思。通看所用这些“攻”字的语境，其表达的“治疗”都有正面攻击、直接对治的含义，而没有“和之”的意味。故知本条中的“不可攻之”是针对阳明证而言的直接攻下治法。

伤寒呕多，提示伤寒后机体在自身调节的过程中有明显的气机上冲之势，这时即便体内有可下之证，也不能用下法与机体最明显的气机走势直接对攻。因为这样会对整体的气机造成更大的冲击，不符合中医学因势利导的基本治疗原则。这是从治则的角度提示我们治疗的对象始终是整体的人，而不是具体的病。时刻要在整体上“知犯何逆”，才能以具体的病情为线索“随证治之”。

二零五、阳明病，心下硬满者，不可攻之。攻之，利遂不止者死，利止者愈。

“心下硬满”是病位比较高，不宜用直接攻下的治法，可以随证选用相应的诸泻心汤、柴胡剂等以调和功能为主的方药，只有有燥屎，出现明显的腹胀满、绕脐痛等症时，才能直接用攻下法。病位高而直接攻下，如果出现了“利遂不止”，就可能会因为下利不止，中阳亡失而导致死亡；如果下利能止住，中气能固守，则可向愈。

二零六、阳明病，面合色赤，不可攻之，必发热，色黄者，小便不利也。

“面合色赤”就是满脸通红，这是阳气郁蒸于头面部的表现。气郁在上，不可直接用攻下法攻里。

此句中“必发热”的“必”是“倘偌、假如”的意思，如《史记·廉颇蔺相如列传》中的“王必无人，臣愿奉璧往使”。在这种阳气郁蒸的状态下，假如病人有发热，且有明显的身面发黄或黄疸，他就会有小便不利的表现。这是因为内在形成了湿热困阻，津液气化失其通利。

这就提示我们，在见到阳明气分郁热时，一定要注意有无内生湿热之势，小便的情况一定要注意询问。即便没有明显的小便不利，如患者已有舌苔黄腻、大便黏滞等内湿之象，治疗时也不可一味清热，还需酌情配合茵陈蒿等利湿之品，使湿不蕴热，则气机易复。

二零七、阳明病，不吐不下，心烦者，可与调胃承气汤。

“不吐不下”，在以往的注解中有两种理解，一种认为是讲治法，意思是未经过吐法和下法；一种认为是讲症状，意思是没有呕吐和下利。经考察，在明确的仲景原文中“吐”字既可以表示治法，也可以表示“呕吐”症状；“下”字则只用于表示治法，而不用于表示“下利”症状。只有在大承气汤方后注中对药后有效的反应描述为“得下”，其意思是服药后得到了排出大便的结果，排出的也是原有的硬便或燥屎，而不一定是“下利”。故知原书中用“不吐不下”所指的是病人未被用过吐法和下法。

前提是阳明病，则知其有气机不降。未经过扰动中焦气机的吐、下等治疗方法，只表现为明显的“心烦”主证。这个“心烦”的主要内涵应是恶心，也包括心情的烦乱。这是胃气不降的基本表现，故可与调胃承气汤调和、顺承胃气。与“主之”相比，“可与”表达的是一种温和、建议的语气，意在提示治疗的基本方向，而不是确定不移地只用某方某药。

二零八、阳明病，脉迟，虽汗出，不恶寒者，其身必重，短气，腹满而喘，有潮热者，此外欲解，可攻里也。手足濈然汗出者，此大便已硬也，大承气汤主之。若汗多，微发热恶寒者，外未解也，其热不潮，未可与承气汤，若腹大满不通者，可与小承气汤微和胃气，勿令至大泄下。

前提是阳明病，说明已有了胃气不降的“不更衣”“内实”或“大便难”等情况。这时脉是迟的，迟是气血运行缓慢的表现，在阳气不足的寒证中容易出现。此时有“汗出”，如果确实是阳气虚导致的汗出，那就是阳虚已达到不能固摄肌表的程度，病人必然会有恶寒怕冷的感觉。但此时虽汗出而“不恶寒”，说明不是阳气虚。那么为什么会脉迟呢？一定是有某种阻滞因素让气血运行不畅。这时还伴有“身重、短气、腹满而喘”，全是气机不畅，且不能下降的表现。仅看这些症状，还有点像水气弥漫周身运行不畅的表现。事实上，一身气机不畅时水液肯定也存在着某种程度的不畅，但这种整体的状态并不一定是导致当前脉证的主要因素。此时病人还“有潮热”，就是体温很快就升到高热。既汗出又有高热，即便之前有一定程度的外层气津不利，也随高热汗出得以解除了，所以说“外欲解”。由此可知前述脉证不是由水气郁滞而来。那么这个“潮热”和周身的气机不降，只能是胃家有实邪阻滞所致，故“可攻里”。此时如果病人有“手足濈然汗出”，即手足心不停地出汗，就说明肠内已经形成了干硬而难以排出的燥屎。因为四末是人体的最外端，只有内在的阳气毫无通降之路，郁滞到了最高的级别，才会逼迫津液到达最远的部位。这时才能用大承气汤攻下燥屎，承顺胃气。如果病人还有点恶寒的感觉，说明外在的气机还有不畅，阳气不是完全郁在内部，他的发热也达不到如潮汹涌的程度，这是不可以用承气汤的。如果仅以腹部严重的满闷不舒为主，没有潮热和手足不断地出汗，只能用小承气汤来通降一下胃气，只需胃气降下即可，不可让病人出现严重的腹泻，以免损伤胃气。

本条重点讨论了可下之证的辨识要点。因燥屎而导致的火热内郁是使用大承气汤的内在依据，“潮热”和“手足濈然汗”是辨识大承气汤证的重要标识。

大承气汤

大黄四两（酒洗） 厚朴半斤（炙，去皮） 枳实五枚（炙） 芒硝三合

右四味，以水一斗，先煮二物，取五升，去滓，内大黄，更煮取二升，去滓，内芒硝，更上微火一两沸，分温再服。得下，余勿服。

大黄，《本经》言其“味苦，寒。主下瘀血，血闭，寒热，破癥瘕积聚，留饮，宿食，荡涤肠胃，推陈致新，通利水谷，调中化食，安和五脏”，《名医别录》谓其能“平胃，下气，除痰实，肠间结热，心腹胀满”。以其“荡涤肠胃，推陈致新”之功效，为通降胃家之要药。

厚朴，《本经》言其“味苦，温。主中风，伤寒，头痛，寒热，惊悸气，血痹，死肌，去三虫”，《名医别录》谓其能“主温中，益气，消痰，下气，治霍乱及腹痛，胀满，胃中冷逆，胸中呕逆不止”，为下气除胀满之要药。

枳实，《本经》言其“味苦，寒。主大风在皮肤中，如麻豆苦痒，除寒热结，止痢，长肌肉，利五脏”，《名医别录》谓其能“除胸胁痰澼，逐停水，破结实，消胀满，心下急，痞痛，逆气，胁风痛，安胃气”，亦为消痞除满之要药，与厚朴同用，功擅通降胃家气滞。

芒硝，《本经》言其“味苦，寒。主百病，除寒热邪气，逐六腑积聚、结固、留癖”，《名医别录》谓其能“主五脏积聚，久热胃闭，除邪气，破留血，腹中痰实结搏，通经脉……推陈致新”，为软坚散结、攻逐实邪积聚之要药。

这四味药都有功效突出、药力强悍的特性，组合在一起且用量很大，使得全方具有极强的攻下力量。后面还有很多要用大承气汤的条文，要把相关的原文结合在一起理解，明确辨识出病人具足了大承气汤的内在状态，才可以使用此方。

全方的煮法是先加入一斗水只煮厚朴、枳实二味药。待水煮到只剩下五升时再下入大黄，再煮到药汁剩二升时结束。滤出药液，把芒硝化在药汁中，再烧沸一下，煎药结束。最后剩下的这二升药液分两次喝。喝药后有大便排出，则后面的药就不要再喝。这种攻下的药一般应空腹喝，而不要在饭后不久就喝。如果是病情危急，则不在所限，尽早煎好药即可服用。如服完第一次药并

未大便，第二次药一般应在上次服药后的4个小时后温服。具体时间也要结合病人的吃饭时间。

小承气汤

大黄四两　厚朴二两（炙，去皮）　枳实三枚（大者，炙）

上三味，以水四升，煮取一升二合，去滓，分温二服。初服汤，当更衣，不尔者，尽饮之；若更衣者，勿服之。

小承气汤大黄仍用四两，但不用后下。虽然不强调后下，但看此方后注的煎法，其煎煮时间没有大承气汤的用时长，所以其攻下之力并不弱。此方不用芒硝，可知病人没有燥屎。大、小承气的“大小之别”主要在厚朴上。大承气汤用八两，小承气汤只用二两。枳实用三枚，比大承气汤少两枚，还特别强调用“大者”。枳实的功效特点是体积越小则其消痞、下气功效越强；体积越大，则功效越缓。所以三枚大者在重量上可能与五枚小者相差无几，但破气通降的功效却要缓和很多。小承气汤每次只服六合，总的摄入量也小于大承气汤。整体而言，小承气汤只有大黄的“荡涤肠胃，推陈致新”之功不逊于大承气，而整体的消痞除满、通降气机之功，则比大承气缓和了很多，故称其为小。服法时间及注意事项与大承气汤相同，都是要特别注意“中病即止”，只要大便得通，胃气已降，就停药。否则会降泄太过，伤人胃气。

二零九、阳明病，潮热，大便微硬者，可与大承气汤，不硬者，不可与之。若不大便六七日，恐有燥屎，欲知之法，少与小承气汤，汤入腹中，转矢气者，此有燥屎也，乃可攻之；若不转矢气者，此但初头硬，后必溏，不可攻之，攻之必胀满不能食也。欲饮水者，与水则哕。其后发热者，必大便复硬而少也，以小承气汤和之。不转矢气者，慎不可攻也。

阳明病，有潮热，说明内在的阻滞之势已甚。虽“大便微硬”，也可与大承气汤速降其热。如果大便不硬，则虽有潮热也不可与大承气汤。同理，如果只是大便微硬，而无潮热，也无需用大承气汤。要里实与热势俱盛时，才可用大承气。本条有潮热而大便微硬，是实热之势初盛，故“可与”大承气，但并没有达到需要大承气汤“主之”的程度。

如果这种实热初盛的阳明病患者经历了六七天不大便，那么就要考虑其是否已有“燥屎”形成。在无法准确辨证之时，可以先给与小承气汤试探性治疗，如果没有燥屎形成，服小承气一般也能取到攻下大便的效果。如果服小承气汤后仅仅排气却没有大便排出，就可以说明体内确有燥屎形成，可以用大承气汤攻之。如果服用小承气汤后，连矢气都没有排，就可以判断此六七日不大便的病人并没有形成有形的硬便，其此时即便能排出大便，也是那种只是开头坚硬后段就不成形的情况。这种情况说明患者素体是中焦虚寒的，不可用大承气汤强行攻下，若用攻下之法，则会大伤中气，而导致患者腹胀满、不能食。严重者还会出现病人想喝水，但喝完水就出现低沉的呃逆，这是中气大衰的表现。

“其后发热者”是指这种大便初硬后溏的“阳明中寒”患者，在继续的病情发展中，如果出现了发热，说明其中气来复，阳热已能蓄积至气分发热。“必大便复硬而少也”，是说其大便会由原来的初硬后溏转变为大便硬，且便次减少，可能又回到了原来的六七日不大便状态。这种情况可“以小承气汤和之”。“不转矢气者，慎不可攻也”，是说用了小承气汤后的观察方法还同上述，只要病人服药后没有排气，就一定要注意不可单纯地使用攻下的方法。

二一零、夫实则谵语，虚则郑声。郑声者，重语也。直视谵语，喘满者死，下利者亦死。

本条讲述了阳明病危重证的几种表现。

胃气不降而上逆甚，浊气上扰心神，则可因神乱而表现为语言混乱。在《伤寒论》的辨证体系中，这是阳明病明确形成的一个特征表现。阳明病常见的神乱而语乱为谵语，就是明显的胡言乱语，如未见言见、未闻曰闻、内容怪诞且伴有神情异常。这是阳明实证的表现，一般语声也会明显增高，严重时还会伴发一系列明显的神志不清表现，如不认识家人、无意识动作等。

还有一种虚性的神乱而语乱表现，叫作“郑声”，即语言重复，语声低弱，若断若续，也是意识障碍的表现。这种表现不一定出现在阳明病中，在此是作为语言异常的表现与谵语并列提出以作鉴别，教导我们要与谵语区分开来，不要认为一切乱语都是谵语。

如果病人谵语的同时还“直视”，就是看起来眼球不转，且眼神空洞，这是意识丧失、瞳孔固定的危象；同时还有“喘满”，也就是呼吸困难且表浅，这是意识丧失时呼吸衰竭的表现；这些都是生命指征正在丧失的表现，故知病人已处于濒死状态。这个状态下的“下利”描述的不是普通的腹泻症状，而是大便失禁，是病人已经进入到重度昏迷的表现，不能得到及时有效的救治，患者也会很快死亡。

二一一、发汗多，若重发汗者，亡其阳，谵语，脉短者死，脉自和者不死。

本条承接上文，讲述了一种通过脉象判断阳明危证转归的方法。

病人被过度发汗，会亡失阳气，亡阳的过程中同时也在亡失津液，谵语的出现说明阳气和津液的快速衰竭所导致的“五脏元真通畅”不能维系，已达到了心神失养的程度。此时病人脉短，说明气血循环没有恢复之机，则神失所养，会很快进入重度昏迷而死亡。若脉自和，说明循环有恢复之机，气血能阴阳相贯，阴阳不相离绝，则不死。

二一二、伤寒若吐若下后不解，不大便五六日，上至十余日，日晡所发潮热，不恶寒，独语如见鬼状。若剧者，发则不识人，循衣摸床，惕而不安，微喘直视。脉弦者生，涩者死，微者，但发热。谵语者，大承气汤主之。若一服利，则止后服。

伤寒若吐若下后不解，可知治不得法，徒乱人体自愈之机，且损伤中气。之后出现了“不大便五六日”就可以判断已病属阳明。“上至十余日”就是病情延续了十多天，病人还是没有大便，且出现了“日晡所发潮热”，可知内热已炽。“不恶寒”可知已无外证，同时还有“独语如见鬼状”，即没有人与其交流，病人自已在那胡言乱语，表情动作也异于常态，好像见了鬼似的，这就是谵语。不大便十余日而潮热、谵语俱现，可知病人燥屎已成，需用大承气汤主治。

“若剧者”，是说这种燥热内结的状态如果出现于很严重的病程中，会一发作直接就进入谵妄状态，表现为“发则不识人，循衣摸床，惕而不安，微喘直视”，这是典型的高热神昏表现，需急用大承气汤攻下，祛除燥热之邪以防其继续灼伤阴血。“脉弦者生，涩者死；微者，但发热”这一段文字在康平本中是旁注，以脉象来判断上述高热神昏证的愈后转归。此时脉弦，说明只是邪气内伏，津液未竭，故用大承气汤急救可生；如果脉涩，说明病人阴津已亏，虽用急下，恐无水行舟，未必可救。后世有增液承气汤，于此时施之或能救之。《范文甫专辑》一书中多有此类医案，可供参考。“微者，但发热”是相对前面的“剧者”而言，说的是这种误治所致的燥热内结状态如果发生在不是很危重的病情中，就会只表现为发热和谵语。无论是“剧者”还是“微者”，只要不大便日久而潮热与谵语俱现，就要用大承气汤急下存阴。

附：谵妄

谵妄是指一组综合征，又称为急性脑综合征。表现为意识障碍、行为无章、没有目的、注意力无法集中。通常起病急，病情波动明显。该综合征常见于老年患者。患者的认知功能下降，觉醒度改变，感知觉异常，日夜颠倒。谵妄并不是一种疾病，而是由多种原因导致的临床综合征。

有些疾病并非发生在大脑，但却能影响大脑功能，也可以引起谵妄，例如肺炎、肾炎。谵妄的发生可由易感因素与促发因素共同作用引起。

谵妄的发生往往先具有一定的易感因素，例如年老、认知障碍（如痴呆）、躯体情况差（如心衰、癌症、脑血管病）、抑郁症、视听障碍、营养不良、水电解质失衡、药物及酒依赖等。在有一种或多种易感因素存在的情况下，大脑功能被削弱。这时，影响大脑内环境，导致脑内神经递质、神经内分泌和神经免疫损害的急性变化都成为促发因素。

二一三、阳明病，其人多汗，以津液外出，胃中燥，大便必硬，硬则谵语，小承气汤主之。若一服谵语止者，更莫复服。

阳明外证，汗出过多，则胃肠中水分不足，大便干硬。如果大便干硬未得到及时改善，在患者整体津亏的状态下，就很容易结滞于肠中形成典型的胃家实状态。胃气不降且津亏，又很容易形成气郁化火上扰清窍而生谵语。同时，便秘难下，必有浊气内生。“中焦受气取汁变化而赤”乃生血。胃家燥热浊气内结，必扰及血，“血舍神”，血被浊热迫扰，则神亦被扰，故有神乱而谵语之证。可见，谵语的出现是胃家实的综合结果，故对于辨识阳明病有特征性的意义。仅有谵语而无潮热，说明胃家燥结尚不甚重。以小承气汤使大便得下即可解除。如药后大便通而谵语止，必须停药，不可再服。再服则又伤津液，更伤中气。故知用承气汤只是急者先治以恢复气机，胃气通降后还当酌情以生津益胃之法调理善后，才能最终帮助病人恢复健康。

二一四、阳明病，谵语，发潮热，脉滑而疾者，小承气汤主之。因与承气汤一升，腹中转气者，更服一升。若不转气者，勿更与之；明日又不大便，脉反微涩者，里虚也，为难治，不可更与承气汤也。

“阳明病，谵语，发潮热”一般是内有燥屎之象，当用大承气汤急下。病人“脉滑而疾”，脉滑则说明内在津液并没有到枯槁的地步，故不用峻猛的大承气汤；“而疾”说明热势很盛，故用小承气汤通降胃气，泄其热实。服药后病人腹中转气，就是腹中有窜气声、有矢气排出，说明内在的大便成形且硬，若没有大便排出，则可在当时再服第二次药，继续攻下。如果服小承气汤后病人腹内不转气，说明可能大便还没有完全结硬，当天就不要继续服用，以免伤其胃气。停药观察到明天，如果脉证同前，则可再服；如果到了明天仍然不大便，但脉象转变为有点涩象，说明内在的阴津有亏，而之前的实热尚在，体虚而有实象，病情复杂，这时的治疗已不能单纯地用承气汤攻下，而要精准地辨识实热与津亏比例而斟酌用药，还要考虑患者胃家的承受、运化能力，这在诊断与选药及用量上都是有难度的，所以说“为难治”。

二一五、阳明病，谵语，有潮热，反不能食者，胃中必有燥屎五六枚也，若能食者，但硬耳，宜大承气汤下之。

阳明病，谵语的神昏之象与如潮的大热并见，已然是危重之证。一般情况下，一过性地进入此危重状态者，因胃中有热，往往还是能食的，如果此时病人反不能食，则知其胃气不降、浊气上扰之势太甚，即可判断其肠内已有燥屎形成，宜大承气汤急下存阴。如果已有谵语和潮热，但病人尚能正常饮食，说明内在只是大便已结硬，还没达到燥屎的程度。这时要参考上一条的内容，观其脉证，如津液尚足，就缓缓调治，以保胃气、存津液为要。如果阴津已亏，仍要以大承气或增液承气之类之法急下存阴。

这里需要注意以下两个问题：

一是本条中讲的“胃中有燥屎”，胃中，就是胃家。因为成形的大便只能在大肠中，这一点古人是知道的，所以这里有一个古今词意不同的情况。

二是《伤寒论》中所说的“燥屎”，是特指一种在肠内干燥的粪块，其内部已经严重脱水，使得整体粪块坚硬异常，常规的方很法难攻下。我在大庆中医院实习的时候，曾听到过一例李昌武主任的病案：一位妊娠8个月的孕妇，因严重的便秘引发急症，住院后常规处理未能通下大便，病势危险。医院建议手术治疗，对病情的评估是能保大人脱险，但胎儿风险极大。病人不接受手术，转而找中医治疗。因病人有怀孕，先前的中医不敢攻下。后找到李主任，据其病情开与增液、活血、攻下之剂。服后大便得下，病人家属描述，排出的粪块砸在便盆上"当当作响"，质地坚硬，用石头砸都砸不碎。续后调治，母子俱安，如期分娩。这种燥结严重的硬粪块就是"燥屎"。有人在临床中观察过这种燥屎，发现其内芯区域已基本脱水、坚如砂石。

这种燥屎本身就是由于胃家津液不足而形成，其一旦形成，又会引发极强的化燥化热，更伤阴津。严重时会导致病人快速进入谵妄状态而危及生命。所以阳明篇中有很多条文都是在教导学人辨识燥屎，一旦确诊，便当急下以存阴。《伤寒论》的攻下原则是非常明确的，务必要"屎定硬"才可攻之。而普通"但硬"的大便干燥，如一般所说的大便干结、大便干硬如球，都没有达到"燥屎"的程度，如无明显的潮热、谵语之势，是不需用大承气汤的。

二一六、阳明病，下血谵语者，此为热入血室，但头汗出者，刺期门，随其实而泻之，濈然汗出则愈。

本条讲述一种热入血分的阳明病辨治。

血得寒则凝，得温则行，得邪热迫扰，则妄行而异常出血。阳明病，而见下血谵语，则知是内热已扰及血分。下血，可能是大便出血，在妇人也可能是非经期出血。这里没有强调妇人，可知"热入血室"一词非妇人专用，在此仍可笼统地理解为热入血分。

"但头汗出"，是因为邪热内结于血分，则其于气分熏蒸津液之势相对较轻，故只能蒸津上出于阳气旺盛的头部，而不能蒸腾到周身自汗出的阳明外证水平。同时，如此偏轻的热郁也能蒸到但头汗出，也说明病人的津液尚足。热主要结于血分，故用针刺法泻肝经之募穴期门，既可解除肝血中所蕴之热，又可畅通半表半里层面的三焦气机。郁热得泄，气机得畅，则津液亦得以随之畅行，三阳层面的气津系统从不畅恢复到畅通，人体就会出现"濈然汗出"的自愈反应。

二一七、汗出谵语者，以有燥屎在胃中，此为风也。须下者，过经乃可下之。下之若早，语言必乱，以表虚里实故也。下之愈，宜大承气汤。

本条讲述了一种平素表虚里实的病人在燥屎内生时的辨治要点及注意事项。

从209、215条的讲述可知，单纯的阳明病要有谵语且有潮热时才能判断内有燥屎。而本条只强调“汗出谵语”的主证就明言“以有燥屎在胃中”，可知其重点不在于讲述燥屎的判断，而在于讨论有燥屎且有“汗出”主证时的综合病情辨治。病人只要内在已有硬便，如未能正常排泄，又逢整体有津液亡失，就很容易形成燥屎。一旦燥屎形成，又会进一步导致胃家严重的化燥化热，使患者整体进入伤津与燥热的恶性循环，故需急下存阴，宜大承气汤。句末的“下之愈，宜大承气汤”是《伤寒论》一贯的主治方剂后置的倒装文法，本应接在“此为风也”之后。“此为风也”在康平本中是旁注，提示了本证中汗出的由来，即此时外在的汗出多并不是单纯的阳明外证，而是病人素有“表虚里实”的整体状态。也就是说，这是一个平素有大便不通的病人，因表虚而患有汗出多的病证。在病情的发展过程中，因汗多伤津，内在的便秘转变成为燥屎，则病人就会出现谵语。但因其表虚汗出，外在没有郁遏之势，所以内生的燥热并未形成如潮之势，这种情况下，只要出现谵语，能确定内有燥屎，就要攻下燥屎，宜大承气汤。

“须下者，过经乃可下之”是提示这种平素表虚的病人，虽有燥屎内生、有可下之证，但一定要整体考虑，确定没有表证，且燥屎已经形成时，才可攻下。例如平素表虚而患有汗出主证者，最常见的就是太阳中风证。如果太阳中风病人同时有多日不大便的里实证，虽然里实当须下之，但还须遵从先表后里的原则，“过经乃可下之”，即一个自愈周期之后，待表证已解，乃可攻里。“若下之早，语言必乱”是指表证未解之时，即使大便数日不下，在燥屎形成之前，也不可先下。“若下之早”，机体自发向外解表的气机受挫，必然会引发继续的向外抗争之势，则整体的气机不降状态之势加重，这就会进一步加重原有的“内实”，更容易引发浊热上冲的“语言必乱”，即谵语。“以表虚里实故也”说的就是这种患者发病前的病理特征。其本有表虚里实，故表证未解时下之过早会使表虚更难康复，里实也反而被加强，所以治疗必须遵守先表后里的治疗次序。如燥屎已成，谵语已现，说明浊热上冲之势已盛，则虽仍汗多，但已不是单纯表证，故需急下存阴，宜大承气。

二一八、伤寒四五日，脉沉而喘满，沉为在里。而反发其汗，津液越出，大便为难。表虚里实，久则谵语。

本条在康平本中与上一条同为一段，补充说明了一种“表虚里实”的病情。伤寒四五日而脉沉，说明气未能达表，机体自身没有形成从表而解的自愈态势。喘满是肺气不降的表现，喘满而不咳，也提示机体没有发动向外宣发的气机状态。中医的治疗在于因势利导，随顺身体自发的气机态势助其通畅。此时病人气机全无外宣之势而发其汗，故谓之“反”，即治疗失误。汗出伤津，“脉沉而喘满”，提示病人体内本有阻滞的因素，从而使气机不降，再加以伤津，则内在的阻滞因素必有化燥之势。气不降且内化燥，则“大便为难”，是为“里实”。汗出伤津的同时也更伤本来相对不足的肌表之气，外层的气津皆损，故曰“表虚”。这种表虚里实的状态如果长时间得不到缓解，一身的气机必然会更加不通畅，营卫滞涩，气津难复，久则郁热内生更加化燥，就会出现谵语。

二一九、三阳合病，腹满，身重，难以转侧，口不仁，面垢，谵语，遗尿。发汗则谵语，下之则额上生汗，手足逆冷。若自汗出者，白虎汤主之。

“三阳合病”即太阳、少阳、阳明这三个层面的气化功能同时失常，患者由内到外的阳气都处于相对有余的紊乱状态。“腹满，身重，难于转侧”是一身气机极度壅滞的表现。腹满，主要是阳明病气机不降的表现；身重，主要是太阳病气机壅滞的表现，如大青龙汤证的“身不疼但重”；难以转侧，主要是少阳气机不利的表现，如《灵枢·经脉》所说“胆足少阳之脉……是动则病口苦，善太息，心胁痛，不能转侧”。“口不仁”，即口舌感觉异常，味觉减弱，食不知味。《灵枢·脉度》谓“心气通于舌，心和则舌能知五味矣……脾气通于口，脾和则口能知五谷矣”，由此可知口不仁是胃气不降，脾胃不和，邪热上扰心神的表现。“面垢”即病人的面部看起来像有污浊油垢一样，这是胃家邪热熏蒸，体内的湿浊随经上泛于面部的表现。“谵语”是热扰神昏的表现。“遗尿”就是尿失禁，病人不能自主控制排尿。遗尿可以发生在很多性质不同的病情中，本条中的遗尿和谵语一样，也是高热神昏的表现。

“发汗则谵语”是突出强调这种高热亢盛的状态不能用发汗法，因为高热伤津，且“壮热食气”，三阳壅滞而致大热的情况如果发汗则更伤津液，且使阳气更加浮散，病人就会迅速转入更加严重的高热神昏状态，从而表现出更加明显的谵语。原本病证中就有谵语的表现，但谵语不是明显的主证时，只是高热有谵妄的趋势。发汗后表现以谵语为突出的主证时，就是进入明显的谵妄状态了。这种高热谵妄的状态不能及时解除会危及生命，所以行文至此马上先强调虽有太阳气机壅滞，但绝不可以用大青龙汤之类的发汗之法治疗。

“下之则额上生汗，手足逆冷”是特别强调这种三阳合病而阳热亢盛浮张的气分大热证也不可以用下法。因为阳气亢于外，则内在相对不足，如果误用下法，里气更虚，内外之气不相顺接，浮张外出的阳气就会变成有出无入的亡阳状态，病人就会出现额头上汗出如豆，随擦随出，这是阳气脱散的危重表现。同时手足逆冷，就是手脚都极凉，凉过腕踝关节，这也是阳气亡失，气血无力达于四末，全身的气血循环趋于中断而欲阴阳离绝的危证。

“若自汗出者，白虎汤主之”，是接着前面的整体症状继续讲述辨治要点。如果在三阳合病，阳气壅盛的状态下，没有被误用汗法、下法等误治，病人自发地汗出，说明整体上阳气已处于蒸腾外散的状态，体内已没有明显的壅滞。这时就要用白虎汤来主治。

白虎汤方

知母六两　石膏一斤（碎）　甘草二两　粳米六合

右四味，以水一斗，煮米熟，汤成，去滓，温服一升，日三服。

《本经》谓“知母，味苦，寒。主消渴，热中……补不足，益气”，《名医别录》谓其能“疗伤寒久疟烦热”。此药养阴清热力强，擅治大热伤阴之烦热、口渴等证。本证邪热亢盛必伤阴津，故用知母清热的同时养阴生津，寓预防于治疗之中。

石膏在本方中为生石膏。《本经》谓其“味辛，微寒。主中风寒热，心下逆气惊喘，口干，苦焦，不能息”，《名医别录》谓其能“除时气头痛身热，三焦大热，皮肤热，肠胃中结气，解肌发汗，止消渴烦逆”。此药最擅解除阳气亢盛导致的高热伤津、口中焦干。与知母同用，为清解气分大热之经典配伍。

知母六两，生石膏一斤，用量甚大，因为此证为一过性的纯实热证，非重用不足以清降大热，生石膏性寒而味辛，可重用于亢盛之热而无凝滞之弊。粳米、甘草顾护胃气，安中补津，配合知母、石膏清降周身之大热。经方中使用矿石类的药物时，经常与谷类同用，这是因为谷类养胃，可缓金石类药的重坠难化之性；同时，谷类食材与矿石同煎，会更好地提取出矿石中的药效。五谷有五行属性，用药时亦需取其与病机相合之性。本病为气分大热亢盛，一派火热宣散之象。治疗时不可对攻其旺气，只宜引导转化，使其热势转衰，故用性寒而味辛的石膏，随热势从外层清解，而不用苦寒之药直折其热。譬如盛夏之气只能通过秋气之敛降才能归于平复，而不可直接进入冬气的寒凝状态，如果天气从大热骤然降温到极寒，则地表的生物必然难以适应。同理，人体在阳热浮张时如给予直接压制，会导致体内不同层面的气机发生强烈的冲击、对抗，相应的脏腑也会遭受冲击而难以适应。石膏辛寒，清中有透；知母苦寒，而其体多毛，也有透散之象。二药相伍，能清气分大热使肺气得以凉润肃降，使整体气机从炎上属火之势转入凉降属金之势，故选用五行属金的粳米使全方药势一致。而《金匮要略》中的厚朴麻黄汤，因其方以取宣散之势为主，故在用石膏的同时，选用属木的小麦组方，而不用粳米。粳米为禾本科草本植物粳稻的种子，又称大米，主要产于中国东北，米粒较短圆、黏性较强。现在全国都可以种植粳米，但临床中需用粳米时，宜选用北方产品，以北方得天地收藏之气较多，所产的粳米收敛之性更足。

二二零、二阳并病，太阳证罢，但发潮热，手足漐漐汗出，大便难而谵语者，下之则愈，宜大承气汤。

此处的“二阳并病”是指伤寒后初为太阳病，在病情发展的过程中，逐渐出现了整体的气机不降态势，并发了阳明病。在继续发展的过程中，“太阳证罢”，就是外在的气机被收引、约束的状态已经消失。只表现为热势如潮，手足不断地出汗，大便难。“而谵语”是强调谵语这个症状，说明谵语已经成为病人当下很明显的一个表现。这就可以判断病人内在的浊热上冲之势已甚，当用攻下法，攻除大便，通降浊热，宜大承气汤。

上条自汗出，是周身汗出，为热越于外。本条只是手足不断地出汗，周身无汗，是热聚于内，蒸迫胃家之象。因为脾主四肢，脾胃同处中焦，中焦虚而阳明中寒时，手足汗出为四末阳气不足以固摄，故冷汗出。中焦实热内阻时，胃家实热内蒸，热不得越，蒸迫于脾的内热只能在卫气最旺的四末得以透出。

这与小儿食积时手心热机理是相同的，因为小儿经脉通畅，内有积热则可透达于外。成人相对腠理滞涩，不如小儿经脉通畅，只有很强的内热才足以蒸迫津液从手足外出。所以“手足漐漐汗出”也是阳明篇判断实热内结的一个典型症状。

二二一、阳明病，脉浮而紧，咽燥口苦，腹满而喘，发热汗出，不恶寒，反恶热，身重。若发汗则躁，心愦愦反谵语；若加温针，必怵惕烦躁不得眠；若下之则胃中空虚，客气动膈，心中懊憹，舌上胎者。栀子豉汤主之。

二二二、若渴欲饮水，口干舌燥者，白虎加人参汤主之。

二二三、若脉浮发热，渴欲饮水，小便不利者，猪苓汤主之。

此三条内容连续，主题一贯，在《金匮玉函经》和康平本中都是连为一条。这一段讲述了一种状态不稳定、具有多种转归可能的“阳明中风”状态，并列举了几种常见的病情转归。

前提是“阳明病”，说明整体的气机状态是阳气壅滞在外，降入不及。这时脉象表现为浮而紧，浮是阳气盛于外，紧是阳气尚有约束、郁滞之象，这说明在外的阳气不畅，是太阳的气机不利。同时又有咽燥、口苦，这是少阳气机不利、三焦层面的阳气郁而犯上的常见表现。又有腹满、喘促，这是内在的阳明气机不降之证。此时发热，有汗出而不恶寒，说明太阳的约束已经不重，在太阳的层面上没有形成僵持的交争状态，所以不足以称其为太阳病。恶热，说明阳气郁积化热之势已重。身重，与219条三阳合病的“身重”一样，是周身阳气壅滞严重时出现的一种感受。这种阳气亢盛于外，三阳的气化都不能维持正常的状态，与189条“阳明中风，口苦咽干，腹满微喘，发热恶寒，脉浮而紧”描述的一样，是一种气机状态高度不稳定的“阳明中风”证。这种情况下不但机体自身会随时发生某种转变，而且更容易被不当的治疗干预引发更严重的失调，所以不可冒然使用各种强烈干扰气机的治疗方法。

此时如误用汗法，就会激发阳气更加向外郁积化热，扰动心神，出现躁动不安，神识昏蒙，说胡话的谵妄表现。愦，本义为心乱。“心愦愦”，是心中糊涂、昏愦不安的表现，在本条中与谵语一样，是高热神昏的表现。

如果误用烧针法之法，病人就会出现惊恐不安、烦躁、想睡觉而无法入眠的表现。“怵惕”是恐惧、警惕的意思，用于描述病情，指的是一种惊恐不安的状态。气机紊乱则惊，心神不安则恐，这是烧针强烈地激动阳气、扰乱气机，扰动心神的表现。

如果误用下法，一种可能是如189条所说，会陷下气机并伤津，引起“腹满、小便难”。如果病人气津不亏，用下法后没有严重地陷下阳气，只是引发了轻度的气机向内、向下倾移，就会出现一方面“胃中空虚”，即下后胃家营卫不足；另一方面“客气动膈”，即从外周下陷的阳气郁滞于胸膈部位，变成“非其位”的“邪气”。这种热扰胸膈的状态就会导致“心中懊憹”的症状。此时如果“舌上胎者”，即病人舌上有明显的舌苔，就说明胃家津液未伤，且中气还能维持基本的运化，使胃气上蒸于舌。这种情况只需用栀子豉汤清利胸膈郁热即可。

“若渴欲饮水，口干舌燥者，白虎加人参汤主之”是承接221条讲在阳明中风的前提下，如果病人出现了口渴而想喝水、口干舌燥的症状，说明当前的主要问题是内热炽盛，灼伤津液，就要用白虎加人参汤来主治。白虎加人参汤为白虎汤原方中加入人参二两。《本经》谓“人参，味甘，微寒。主补五脏，安精神，定魂魄，止惊悸，除邪气”，《名医别录》谓其能“调中，止消渴”。此药最擅大补元气，生津止渴。本证为大热耗气伤津，故在白虎汤中加入人参，在清解里热的同时益气生津。

“若脉浮发热，渴欲饮水，小便不利者，猪苓汤主之”，还是在221条阳明中风的前提下，如果病人在脉浮发热、渴欲饮水的同时有小便不利的症状，但并没有明显的“口舌干燥”，提示这些症状并不是严重津液不足的表现，而可能是三焦气化不利，水气内阻的结果。这就要用猪苓汤来主治。仅从本条文中的症状描述并不足以得出这个结论，通过“以方测证”的方法才能确定这种病机的存在。

猪苓汤方

猪苓　茯苓　阿胶　滑石　泽泻各一两

右五味，以水四升，先煮四味，取二升，去滓，内下阿胶，烊尽，温服七合，日三服。

全方均用等量，均匀发挥其用。猪苓、茯苓、泽泻皆长于渗利水湿，三药合用善清三焦水道之水停湿阻。《本经》谓“滑石，味甘，寒。主身热，泄澼，女子乳难，癃闭。利小便，荡胃中积聚寒热，益精气”。此药善于利水，荡涤胃中湿热。与前药同用，清利三焦水气阻滞及其郁生之湿热。单纯的水湿内阻导致的口渴，是津液不能上承，体内并无津亏，所以病人会表现为渴而不欲饮。本证中病人渴欲饮水，说明已有津液不足，因为毕竟在阳明中风状态下邪热会灼伤津液。此时的病机稍显复杂，一方面是内有水湿郁阻，与三阳之气浮张互相影响，使气机回入不利；另一方面是三焦气化不利，阴津化生不足，且邪热蕴蒸，更伤津液，也使阴津不足。所以在用了小量的四味利水药清除三焦水湿阻滞的同时，再用阿胶滋补阴津。《本经》谓“阿胶，味甘，平。主心腹内崩，劳极……女子下血”，可知此药善治各种阴精不足、固摄无权的内出血证。《本经》中记载此药为黄牛皮所制，现在则多用驴皮制药。《本草新编》说：“阿胶原取阿井之水……其性急而下趋，清而且重，乃济水之所注，取其去浊以祛逆痰也。”可见熬制阿胶的关键在于阿井之水，而不在于取用之皮。凡皮皆有收敛之用，故知皮属金；阿水质重，性善下趋，故其润下之势最足。以阿水制皮而为阿胶，其收敛趋下之性最佳，善入内脏而止血，故能主治“内崩”“下血”。又因其为血肉有情之品，故有滋补之效。本方取其滋补之功的同时，更重在取其敛降之能。这样诸药合用，共使水湿去而阴津养，三焦通且气机降，故能愈此水阻津伤之阳明病。

从这一段的讲述可知，在阳明中风的状态下，素体津液不亏、中气充足的患者就容易转化为阳郁于上、胃气轻度失和的栀子豉汤证；平素津液不足、阳气偏旺的患者，就容易转化为大热伤津的白虎加人参汤证；平素三焦水气不利的患者则易于转化为猪苓汤证。这三种情况是阳明中风状态下常见的病情转归，清代医家柯琴称此三方为治疗阳明病的“起手三法”。

二二四、阳明病，汗出多而渴者，不可与猪苓汤。以汗多胃中燥，猪苓汤复利其小便故也。

本条承接上文，强调若无三焦水阻者不可用猪苓汤。

阳明病汗出多而渴，为津液亡失的表现。这种情况下，很容易出现浮脉且伴有小便不利的症状。这样看起来就与上条“脉浮发热，渴欲饮水，小便不利”的猪苓汤证很类似。但猪苓汤证的内在具有三焦水气不利，所以一般是病人不出汗，或有汗也只是“但头汗出”或上身有微汗，而不会出现本条的“汗出多”。猪苓汤证虽渴欲饮水，但渴不是主证，不会达到“口干舌燥”的程度，小便不利是其主证。而本条言“而渴”，是强调渴为当前明显的主证，为辨证要点。这是恐有学人不解“见病知源”，只知“观其脉证”去收集“证候群”而不能“知犯何逆”，故于猪苓汤证后紧接着提出此类似证以资鉴别。

“以汗多胃中燥，猪苓汤复利其小便故也”是追加解释，说明汗多伤津使胃中燥，故不可用利小便而更伤津的猪苓汤。从这句话中也可以看出，猪苓汤的功效是以利小便为主，阿胶之润并不足以恢复津液之伤，其敛降之性才是组方的关键，其滋补之功仅仅是使全方利水时不更伤津液，水阻去而三焦气化恢复，则津液自然可以化生，非必用滋补之品以生阴津也。

二二五、脉浮而迟，表热里寒，下利清谷者，四逆汤主之。

本条仍是承接前文继续讨论阳明中风状态下需要注意鉴别的一种情况。

在脉浮、外表有热的阳气不能回入状态下，虽发热但脉搏却没有达到与发热相应的跳动次数，且病人大便稀薄甚至腹泻，粪便中有未消化的食物，这就不是阳明中风，而是典型的中焦虚寒，阳气外脱了，要用四逆汤回阳救逆。服四逆汤后中阳得复，运化正常，则外在的营卫之气自然能循环入内，这就是所谓的“回阳”。这样不但能解救中气的不足，同时也能解除外在的热象。

这种里寒外热证是阳明中风状态继续发展时的另一种可能结果。因为人体的阳气不可能一直处于亢盛状态，热极生寒，阳极生阴。三阳之气浮张亢盛是一个“壮火食气”的状态，会严重地消耗机体的阳气，外在消耗太多，内在的阳气无以为继，体内就会进入阳虚生内寒的状态。脉迟与下利清谷即是典型的内寒脉证。

二二六、若胃中虚冷，不能食者，饮水则哕。

这是接上文继续讲述中焦虚寒证的辨识。

下利清谷的中焦虚寒病人达到了没有食欲、不能吃饭的程度时，会出现饮水则哕，即喝水后呃逆不断的现象，这是胃气衰败的表现。

二二七、脉浮发热，口干鼻燥，能食者则衄。

本条接前文，讲述了阳明中风的另一种转归。

“脉浮发热”，在此语境中，还是指阳明中风，三阳之气浮张的状态。这种情况除了可以转化为前述热郁胸膈、大热伤津、水阻不下及热极生寒、胃气衰败等病证外，还可能转化为热盛动血。前面已经讲过，阳气郁而化热，如果向内扰及血分，即是热入血室；若与血结滞甚至迫血妄行，造成离经之血停蓄，则为蓄血。本条病机阳热上浮外散，故其邪热迫血妄行时表现为鼻衄。在出现鼻衄之前，口腔、鼻腔内黏膜下毛细血管丰富处，会先感到干燥。同时病人还能正常饮食，说明这种口干鼻燥不是因为胃家的津液大伤所致，而是其浮张之热主要伤及了血分，因而可以判断其将有鼻衄发生。如果能正确判断，则虽然尚未有鼻衄出现，但见有此种口干鼻燥，治疗时就要在清透其热的基础上酌加凉血之品。

二二八、阳明病下之，其外有热，手足温，不结胸，心中懊侬，饥不能食，但头汗出者，栀子豉汤主之。

阳明病下之后，其外有热，就是仍有阳明外证之身热，其热并未因下法而减，这就说明下法并非正确治疗。患者在整体上以阳明外证为主，身有大热时，应当以辛寒的石膏为主来治疗，不可只用攻下。

一般情况下阳明病身热时手足也是热的，此时用下法后身热未去而“手足温”，说明下后内在的阳气受损，引发了一定程度的气机内陷，使阳热不能如常地透达四末。“病发于阳而反下之”，有可能会“热入因作结胸”，但病人并无结胸，说明误下的过程并未导致明显的黏膜刺激，而只是影响了整体气机，形成了“胃中空虚，客气动膈”的局面。这样就会造成胸膈、胃上口区域的黏膜充血，出现心中懊侬的感觉。“饥不能食”就是病人自我感觉肚子里面发空，但并不想吃东西。这种感觉与心中懊侬的感觉是混杂在一起的，就是一边觉得腹中饥，一边又烦乱不安、吃不下饭。“不能食”不是“不欲食”，“不欲食”是心里完全不想吃饭，见到或闻到饭味会有厌恶感。此证中的“不能食”，是并不厌恶食物，只是因为心胸、胃口处难受，恶心、窒闷，反射性地不想进食甚至无法进食。这都是热扰胸膈，胃气不能和降的反应。“但头汗出”也是这种局限的热邪郁蒸于上的表现。这种综合的病情可用栀子豉汤主治。

本条的“不结胸”在康平本中为“小结胸”，可资参考。因为热郁胸膈的程度重时会表现为“胸中窒”或“心中结痛”，类似于小结胸病。小陷胸汤的主证是“正在心下，按之则痛”，病位局限，不按压时疼痛不显，主观上的不适感不太明显；栀子豉汤的主证是“心中懊侬”“胸中窒”或“心中结痛”，病位扩大且相对偏上，主观上的不适感非常显著。

二二九、阳明病，发潮热，大便溏，小便自可，胸胁满不去者，与小柴胡汤。

“阳明病，发潮热”，说明有明显的气机不降。“大便溏，小便自可”说明津液未伤，内无燥结。那么是哪里的阳气郁遏产生了如潮的热势呢？“胸胁满不去者”是病人的主观感受，提示气机壅滞在膈以上的胸胁区域，降不下来。“满不去”，提示郁滞持续且程度严重。这种严重的气机郁滞必然会郁而求伸，所以会表现为郁极时热势高，伸展后热势减，热度高时，也有如潮上涌之象，故谓之“发潮热”。又因其在整体上属阳气不降，故可称之为“阳明病”。无论怎么描述与命名，只要其主要病机是阳气郁滞于胸胁区域不得下行，即是柴胡剂的主治类证，故可“与小柴胡汤”。

二三零、阳明病，胁下硬满，不大便而呕，舌上白胎者，可与小柴胡汤。上焦得通，津液得下，胃气因和，身濈然汗出而解。

本条有“不大便而呕”的气机不降之证，即可以名之曰阳明病。“而呕”是强调呕为主证。此时又有“胁下硬满”，说明气机在胁肋部有明显的郁滞。患者舌苔白，说明其胃气能正常蒸津液上达为苔，可知此时之“阳明病”并非胃中有燥热，其气机不降的原因只在于“胁下硬满”，故可与小柴胡汤。“上焦得通，津液得下，胃气因和，身濈然汗出而解”是说服用小柴胡汤后的反应。胸胁部居膈上属上焦，此处气机郁滞，即为上焦不通。服小柴胡汤后，柴胡疏理三焦之气，配以黄芩清降，则上焦之气得以下行，故曰“上焦得通”，气帅津行，上焦气下，则“津液得下”，气津皆下，因而胃之和降自然恢复，故曰“胃气因和”。三阳的气津从不畅恢复到通畅而能正常循行时，人体会自然表现为周身均匀地出汗。

《伤寒论》中所说的“发汗”作为治疗的方向时，主要是指向外宣散的治法，但其目的是帮助人体恢复营卫、津液正常运行代谢的状态，促发其“身濈然汗出而解”的自愈过程，而不是一味地宣散温通，只要发出汗来就叫“发汗”，那样有时会叫“迫劫”“强责”。所以，只用宣发，并不一定会“身濈然汗出而解”，要取得这样的效果，也不一定必须使用宣发之剂，关键是要因势利导地恢复机体气津的正常态势。此处的“身濈然汗出而解”就不是小柴胡汤“宣发”出来的，而是原文明确表述的“上焦得通，津液得下，胃气因和”后的自然结果。既然服小柴胡汤有此效果，那么用原文的逻辑来表述小柴胡汤的病机就是“上焦不通，津液不下，胃气不和”，我们可以把这种病机状态总结为“少阳枢机不利”，也可以称之为“上焦气机不降”或“甲木不降”，甚至是“肝郁气滞”，无论叫什么，要知道其所指的具体病位、病性，知道病人的身体具体发生了什么才有意义。如果脱离了病人具体所处的实际状态，而只抽象地谈论病机，那就可能随时在概念中迷失，进而在面对病人时无法具体落实。

20世纪70年代初，日本津村顺天堂（后更名为津村株式会社，以下简称津村）制成了小柴胡颗粒制剂，标志着汉方走向现代化。津村对于小柴胡汤制剂的早期研发思路是以现代西医疾病为出发点，以“以病代证”的方式申请新用途专利，例如将小柴胡颗粒用于慢性肝病的治疗。东洋医学研究所发表了“津村小柴胡汤颗粒对慢性肝炎有治疗效果”的报道后，小柴胡颗粒剂开始盛行，并成为日本最畅销的汉方药，直到1994年的“小柴胡汤颗粒副作用致人死亡”事件。自20世纪90年代初起，不断爆出小柴胡颗粒有副作用的新闻，1991年4月日本厚生省向医师、药师下达了要注意小柴胡汤导致间质性肺炎的通告。1994年1月至1999年12月间，日本报道了因小柴胡颗粒的副作用发生了188例间质性肺炎，其中22人死亡。

间质性肺炎是主要累及肺脏间质（肺泡与肺泡之间的疏松网状组织），以炎症和纤维化为主的一类疾病。通过本条的记载，我们可以明确地得知小柴胡汤的功效是把郁滞于上焦胸腔内相对有余的阳气与津液疏利下来。无论是什么病，只要病人上焦阳郁不通，津液不下，就可以用小柴胡汤。反之，如果病人上焦没有郁滞有余的阳气和津液，就不是小柴胡汤证。如果无柴胡证而用柴胡汤，它固有的功效依然是拉动上焦的气津下行，长期服用，必然会持续地减损上焦的气津，肺间质就会失其固有的温润之养，因而发生纤维化改变。可见，这些病例并不是因为小柴胡汤的“副作用”，而是因为其本有的功效。事件的发生是由于他们用药不当，而不是药物本身有问题。

二三一、阳明中风，脉弦浮大而短气，腹都满，胁下及心痛，久按之气不通，鼻干，不得汗，嗜卧，一身及目悉黄，小便难，有潮热，时时哕，耳前后肿。刺之小差。外不解，病过十日，脉续浮者，与小柴胡汤。

“阳明中风，脉弦浮大”，脉弦是少阳气机不畅之象，脉浮是太阳气机壅滞之象，脉大是阳明气机亢盛之象，可见本证仍是一个三阳之气都处于郁遏不畅的不稳定状态。

“而短气”，强调在这个状态下短气是突出的主证，这提示气机壅滞的程度非常严重。

“腹都满，胁下及心痛”，提示阳明胃家和胁肋部的少阳气机都有明显的郁滞。“久按之气不通”语义不详，疑似用了某种按摩方法操作虽久却未能疏通郁滞的气机。“鼻干”是津不上承的表现。

“不得汗”，是用了某种发汗的方法，但病人并没有出汗。《伤寒论》中单纯表示无汗的症状就用“无汗”或“不汗出”，用了治疗方法而未达到预期效果时用“不得”来表示，如104条“下之以不得利”、114条“以火熏之，不得汗”。

“嗜卧”，也是一身气机极度壅滞时的一种表现。与前面三阳合病时的“身重”相似。“一身及目悉黄”，这很明确是病人出现了黄疸。“小便难”见于黄疸，说明体内已形成严重的湿热蕴蒸。“有潮热”，是湿热内阻，三阳气机郁滞的表现。“时时哕”，即频发的膈肌痉挛。这是中上二焦湿阻气滞严重，内部的脏器、组织有充血、肿胀，膈膜出现了某种程度扭曲的反应。“耳前后肿”，胃经行于耳前，三焦经和胆经都“从耳后入耳中出走耳前”，此处肿也是胃家及少阳气机壅滞的表现。“刺之小差，外不解”，是指针刺后气机得以畅通，内在的腹满、黄疸等病情稍有缓解，但外在的发热没有解除。“病过十日，脉续浮者”，这个状态持续了十日左右，脉象还是浮的，说明整体的状态还是以三阳气机郁滞且向外浮张为主，内在的湿热并没有继续深化而演变为内伤杂病。这种情况下虽脉浮，但不是单纯的表证，不可发汗更伤津液；有湿热内生且病时已久，不是单纯的邪热亢盛也不可用白虎汤；脉浮说明内在的湿热蕴结已不明显，故可以用小柴胡汤来疏理少阳的气机，以期“上焦得通，津液得下，胃气因和，身濈然汗出而解”。

二三二、脉但浮无余证者，与麻黄汤；若不尿，腹满加哕者，不治。

本条接上文继续讨论阳明中风内生湿热后的两种可能的转归。

一种可能是病人的自愈能力很好，在上述病情发展十余日后，只剩下脉浮发热，其他的症状都自行消除了，那就是一个简单的表证，可以用麻黄汤之类的解表法来治疗。

另一种可能是病人的自愈机能很差，在病情发展过程中，又出现了小便不通、明显的腹满和呃逆持续存在。这是机体的津液气化功能已不能正常运作，且胃气衰败的表现。到了这种程度，病人自身的气化功能已衰竭，外在的医疗帮助就很难取得效果了。

二三三、阳明病，自汗出，若发汗，小便自利者，此为津液内竭。虽硬不可攻之，当须自欲大便，宜蜜煎导而通之。若土瓜根及大猪胆汁皆可为导。

阳明病外证本自汗出，若医生再用发汗法，此为误治。汗出过多，人体会有一个自动的调整机制，在汗多时则尿少。但此病人虽汗出多而小便自利，说明其调整津液的内在机制有所失常，因此过多的出汗会导致体内津液耗竭。这种情况下，虽然有大便干硬，也不可直接用攻下的方法，以免再伤津液。如果病情没有发生其他的演变，仅仅是便干、便秘，应当等到病人有便意，临去大便的时候，用蜜煎导的方法来治疗。土瓜根的汁和大的猪胆汁也可以用来灌肠以导出干硬的大便。

蜜煎方

食蜜七合

上一味，于铜器内，微火煎，当须凝似饴状，搅之勿令焦著，候可丸，并手捻作挺，令头锐，大如指，长二寸许，当热时急作，冷则硬。以内谷道中，以手急抱，欲大便时乃去之。

又大猪胆一枚，泻汁，和少许法醋，以灌谷道中，如一食顷，当大便出宿食恶物，甚效。

蜜煎的制法，就是用蜂蜜制作栓剂肛门给药。土瓜根为何药现在已不确定，应该是一种富含汁液的块根，以其汁来灌肠可以润肠通便。有临床报道用猪胆汁和醋灌肠治疗严重的便秘，效果理想。早在汉代时就有这些成熟的外治法，说明古人对人体是非常了解的。现代医学在这方面更有优势，临床中需要用这类物理疗法的时候，可以有更多的选择。

二三四、阳明病，脉迟，汗出多，微恶寒者，表未解也，可发汗，宜桂枝汤。

典型的阳明病，一般是胃家有燥热实邪等太过之证。但在阳明中寒证内有虚寒的状态下，只要有“不更衣、内实、大便难”等胃家和降不利的表现，也属于广义的阳明病。本条阳明病脉迟，提示阳气处于一种运行迟滞的状态，同时又有汗出多，微恶寒，说明病人有表证未解。有汗为表虚，表虚而脉迟，可知此时的阳明病没有内热壅盛，只是一个平素偏于阳明中寒的体质者又有了太阳中风的表现。表里证同在，当先解表，有汗，故宜桂枝汤。

二三五、阳明病，脉浮，无汗而喘者，发汗则愈，宜麻黄汤。

本条接上文继续补充平素处于阳明状态的病人在有表证时当先解表。

阳明病脉浮，外证当有自汗。现“无汗”，提示外有约束，气不得宣散，有表闭未解；“而喘”，强调当前喘是主证或辨证的要点。表闭而导致肺气不宣，一般情况下肺气自欲外出时会发为咳嗽。但表闭太甚，肺气极欲宣发而不能，其宣散之势持续不减，肃降之势因之而不及，则发为喘。可见，表闭而有喘，是表闭太甚之象，当发汗宣表，故宜麻黄汤。本条与36条“太阳与阳明合病，喘而胸满者，不可下，宜麻黄汤”的病机状态是一样的。

二三六、阳明病，发热汗出者，此为热越，不能发黄也；但头汗出，身无汗，剂颈而还，小便不利，渴引水浆者，此为瘀热在里，身必发黄，茵陈蒿汤主之。

阳明病发热汗出，热随津出，未蕴结于内而生湿热，则不能发黄。如果阳明病时外证不能自汗出，只是头部出汗，颈部以下的躯干四肢都没有汗，同时有小便不利。这种情况通常有两种可能：一是体内津亏，不足以有通利的小便。津液不足，所以只有头部这个阳气集中的“诸阳之会”区域才被蒸出少量的汗来。二是体内的津液与阳所蕴结在一起，成为性质黏滞的湿热之邪，严重地郁滞了气机，使阳热不能发越出来，所以只有头部阳气集中的部位才能发越出来少量的汗。本条中病人“渴引水浆”，是已经喝了很多水，且小便不利，说明体内不缺水。身无汗，阳热不得外越而与水液蕴结内生湿热，阻滞中焦，就可能导致黄疸的发生。这种湿热蕴结而发的黄疸可用茵陈蒿汤主治。

茵陈蒿汤方

茵陈蒿六两　栀子十四枚（擘）　大黄二两

右三味，以水一斗二升，先煮茵陈，减六升，内二味，煮取三升，去滓，分温三服，小便当利，尿如皂角汁状，色正赤，一宿腹减，黄从小便去也。

《本经》谓："茵陈，味苦，平。主风湿寒热邪气，热结黄疸。"此药为多年生草本或半灌木菊科植物茵陈蒿在初春时于陈年的根茎部发出的嫩芽，气清香，全体密被白色茸毛，绵软如绒。得春气升发之性而善入腠理清利湿热胶着，为治热结黄疸之专药。方中用至六两，可知对于典型的热结湿阻而导致的黄疸，用量需大。

栀子"味苦，寒。主五内邪气，胃中热气，面赤，酒疱，皶鼻，白癞，赤癞，疮疡"，本药虽苦寒而性善通行表里，能清十二经之热。大黄能"荡涤肠胃，推陈致新，通利水道，调中化食，安和五脏"。二药相伍，善于清除胃家郁积之热而和胃气，解除湿热内生之因。茵陈善于清除腠理中蕴结之湿热而祛黄。三药合用，能相互助益，使湿热化除，黄疸消退。

煎药时需先煮茵陈使药力深入。分三服，药后小便当利，说明服药前患者还有某种程度的小便不利，药后小便就会变得通畅。服药后尿如皂荚汁状，色正赤，就是服药后病人的小便沫多，颜色红褐，这是导致黄疸现象的胆红素从小便排出的表现。一宿腹减，是说病人也有小腹满的症状，在小便有这种颜色变化后，一宿之内小腹满闷不舒的感觉就会减轻。这都是服药后湿热得化、气机得畅的表现。

二三七、阳明证，其人喜忘者，必有蓄血。所以然者，本有久瘀血，故令喜忘。屎虽硬，大便反易，其色必黑者，宜抵当汤下之。

本条讲述了一种胃家有内出血时的辨治要点。

阳明病，提示病人有某种胃家实的内在状态。此时患者表现"喜忘"，也就是非常明显的健忘。就可以判断其体内有蓄血，也就是不能再进入循环的停蓄之血。之所以能做此判断，是因为病人平素就有瘀血，也就是通过其他的脉证可以判断病人平素有瘀血内生，所以才会在阳明病的状态下出现喜忘的表现。《素问·调经论》谓"血并于下，气并于上，乱而喜忘"，意思是人体的气血在循行、分布发生偏颇时，如果血过多的并拢在下部，气过多的分布在上部，患者就会表现为烦乱而喜忘这类神失所养的表现。

“屎虽硬，大便反易，其色必黑者”，是说这种平素有瘀血的阳明病喜忘患者如果有虽然大便很硬，却颜色漆黑，排便异常通畅的情况，就宜用抵当汤之类能攻除体内蓄血的方剂来治疗。这种大便在现代临床中称之为“柏油便”，是消化道有大量陈积性内出血的特征表现。对于这种体内有大量离经之血停蓄的情况，中医学的原则是先祛除死血，才能有利于新血生成。又加之当前的病情属阳明病，所以宜用抵当汤类的攻逐瘀血之剂来治疗。

附：柏油便

柏油便又称为黑便。上消化道或小肠上段出血并在肠内停留时间较长，因红细胞破坏后，血红蛋白在肠道内与硫化物结合形成硫化亚铁，使得粪便呈黑色，更由于附有黏液而发亮，类似柏油，故称柏油便。当患有消化性溃疡、出血性胃炎、糜烂性胃炎、食管癌、胃癌、肝硬化等消化道疾病或再生障碍性贫血、白血病、血友病等血液病时，就会出现上消化道出血而使大便发黑而成柏油样。幽门以上部位出血多有呕血伴有柏油样大便；幽门以下部位出血则常只有柏油样便而无呕血。所以胃溃疡，胃炎大出血时可呕血伴有柏油便，而十二指肠溃疡出血常单纯有柏油样便，少有呕血。治疗宜查找引起柏油样便的原发疾病，针对病因进行治疗。

上消化道出血可出现柏油样便，但柏油样便不一定是上消化道出血，如服用活性炭、丽珠得乐、胃必治、枸橼酸铋钾口服液、果胶铋、铁剂等药物，或食用桑椹、苋菜、黑米、动物血制品、猪肝等食物时，也会出现柏油样便。

二三八、阳明病，下之，心中懊侬而烦，胃中有燥屎者，可攻。腹微满，初头硬，后必溏，不可攻之。若有燥屎者，宜大承气汤。

本条在康平本的记载为：

> 阳明病，下之，心中懊侬而烦，胃中有燥屎者，宜大承气汤。（注：若有燥屎者，可攻，腹微满，初头硬，后必溏者，不可攻之）

阳明病下之未解，仍有“心中懊侬而烦”的表现，提示胸膈以上还有明显的郁热。这时要注意区分为什么下之后仍有郁热在上的情况发生。

如果是因为病人已有燥屎生成，普通的下法不足以攻下之，则下后“胃中空虚”，外层的郁热内陷，导致了“客气动膈”的局面，就会“心中懊侬而烦”，这就要先用大承气汤攻下燥屎，使胃气通降。如得下后证仍不解，再议后续之治疗。

如果下后腹微满，攻下的大便只是开头硬，后面的部分不太成形，这说明患者是一个阳明中寒的状态。这种状态下后也可能会形成“胃中空虚，客气动膈”的局面而有“心中懊侬而烦”的表现，这时就不可以再用攻下了。要知犯何逆，以法治之。

二三九、病人不大便五六日，绕脐痛，烦躁，发作有时者，此有燥屎，故使不大便也。

本条补充说明一种内有燥屎的临床表现。

病人不大便五六日以上，有明显的绕脐腹痛、烦躁，且这种腹痛呈阵发性，就提示可能存在燥屎。这种腹痛是燥屎引发了人体的排便反射，使内部的乙状结肠和直肠收缩，外部的腹肌收缩，增加腹内压力以共同推动粪便外出，但粪块太过燥结，无法排出，则这一系列的压力被反弹回来，就会聚到脐周的区域，引发此处的疼痛。这种内有燥屎的情况，通过腹部触诊也可以在乙状结肠区域摸到明显的硬块。

二四零、病人烦热，汗出则解，又如疟状，日晡所发热者，属阳明也。脉实者，宜下之；脉浮虚者，宜发汗。下之，与大承气汤；发汗，宜桂枝汤。

“病人烦热，汗出则解”，这是表气郁闭的特征表现，汗出解后，病人又出现“如疟状”，即阵发性的恶寒发热，并且只在“日晡所发热”，这就提示当前的气机状态是阳气降入不及，所以说“属阳明也”。气机状态已属阳明，脉又呈实象，说明是外已解，内有胃家之实阻滞才使气机不降，故宜承气类方下之。如果气机不降，而脉仍浮虚，说明表证仍在，当先解表。42条“太阳病外证未解，脉浮弱者，当以汗解，宜桂枝汤”为外证未解而脉呈虚象者之辨治通则，故宜桂枝汤补充营卫为主以治之。此处可与第23、25、27条的表郁轻证互参。

二四一、大下后，六七日不大便，烦不解，腹满痛者，此有燥屎也。所以然者，本有宿食故也。宜大承气汤。

“大下后”，必然有津液大伤。“六七日不大便”且“烦不解”，就是持续地感到恶心、烦乱不安，这是邪热上冲之势严重的表现。“腹满痛”是严重的腹气不通、胃家不降的表现。津大伤而燥热甚，故知有燥屎内生，宜大承气汤。“所以然者，本有宿食故也”在康平本中为旁注，提示素有宿食者易变生此证。

二四二、病人小便不利，大便乍难乍易，时有微热，喘冒不能卧者，有燥屎也。宜大承气汤。

“病人小便不利”，津液少或者津液气化不利都可能出现。“大便乍难乍易，时有微热”，也可以提示可能有胃家津亏，燥热外浮。“喘冒不能卧”，就是喘促憋气严重到无法平卧，且伴有头目不清的感觉，这是当下最突出的主证，是严重的浊气上冲的表现，这个主证再参考二便的状态，就可以判断内在已有燥屎形成，宜大承气汤。

二四三、食谷欲呕，属阳明也，吴茱萸汤主之。得汤反剧者，属上焦也。

“食谷欲呕”，是指吃完饭就有点恶心、有反胃感，但只是有这种感觉，并不会像“喜呕”“呕逆”那样呕得非常厉害，也不会吐出来。这个症状描述突出了两个特点，一是食谷后发生，也就是吃东西后才有呕恶感，不吃东西则没有，不像“喜呕”那样与进食无关；二是仅仅是“欲呕”，就是泛恶欲呕，呕逆之势较轻。食谷则欲呕，这本身就是明显的胃气不降之象，故曰“属阳明也”。这种呕在没有进食时并不发生，说明平常的情况下胃气和降还能维系。进食后才有反应，且上逆之势并不重，提示仅仅是因为进食后胃气需进行受纳腐熟时才表现出来受纳无权、不能和降之象，这说明胃气相对不足或功能受阻。“食谷欲呕”虽然未达到“不能食”的程度，但进食后即表现出不能容纳之象，也可以认为其偏属于阳明中寒证。以方测证，亦可知此为中焦虚寒之证。

吴茱萸汤方

吴茱萸一升（洗） 人参三两 生姜六两（切） 大枣十二枚（擘）

右四味，以水七升，煮取二升，去滓，温服七合，日三服。

《本经》谓“吴茱萸，味辛，温。主温中，下气……逐风邪，开腠理”，此药味辛且极苦，温中散寒而尤善降气，为治中寒气逆之要药。重用生姜，也是温胃降逆；人参、大枣补气补津和脾胃。

吴茱萸汤在《伤寒论》中出现三次，除了阳明篇的本条外，还有少阴篇的309条“少阴病，吐利，手足逆冷，烦躁欲死者，吴茱萸汤主之”和厥阴篇的378条“干呕，吐涎沫，头痛者，吴茱萸汤主之”。我们知道，同一首方，相同的药物组成，就有其相对稳定的综合功效，对人体产生相同性质的影响。所以，这三处使用吴茱萸汤的方证，治疗的都是病人内在与之相应的同一种病机，这也就是所谓的“异病同治”，其内在的“同”也就是“知犯何逆”之所在。那么，是一个什么样的病机，会产生这三类表现的病情呢？

我们先看这三条原文中的共同之处。

本条有“欲呕”，309条有“吐”，378条有“干呕，吐涎沫”，都有气机的上逆，所以都用吴茱萸汤降逆。以呕吐为主证的气机不降称之为阳明病是名实相符，为什么309条称之为少阴病呢？该条的主证是“吐利”，并且伴有“手足逆冷，烦躁欲死”，也就是在上吐下泻的同时，病人手足凉过腕踝，前臂、足胫都是凉的，还伴有极度的烦躁不安、痛苦难耐。这里的“烦躁欲死”是对病人主观感受的描述，是指病人的在吐利的同时伴有严重的恶心、冲逆感，使病人无法安宁而心烦意乱、痛苦不堪。这是阳气不能达于四末，郁滞于胃家深处上冲下迫的表现。因为单纯的内寒也可以引起吐利、四逆、烦躁，但那是即将亡阳的表现，病人在整体上是一个静象，出现了烦躁也是失神的无意识动作，内在已经没有足够的阳气，不会形成明显的烦躁不安之象。而此处的“烦躁欲死”是一种强烈的烦躁不安表现，是明显的气机逆乱、阳气郁而求伸之象。其吐利，也是这种气机逆乱，冲犯胃肠的结果。

那么，是什么样的机制会引起机体这么强烈的气机上逆呢？

以方测证，可知此证为寒气凝阻气机。如上所述，单纯的虚寒证显静象，而本方证的“烦躁欲死”是个明显的动象。“食谷欲呕”也是明显的动象。如120条过吐伤中的“朝食暮吐”，早晨吃了到晚上才吐出来，病人会感觉一整天腹中痞闷不舒，但并没发生及时、明显的反应，这是个静象。而本证食入了就想呕，明显是内在的气机受触动马上就有能力反应的表现。378条“干呕，吐涎沫，头痛”更是明显的上逆动象。干呕，就是没有胃内容物吐出，只是表现出呕的反应，这本身就是一种强烈的气机上逆之证。“欲呕”，主要还是一种主观感受，病人觉得一阵阵甚至是持续的呕恶感，“干呕”就是病人已经有连声作呕的表现了。“干呕，吐涎沫”连起来描述，说的是病人连声作呕许久之后，会呕出少量的黏涎。这是持续的气机冲逆上迫，在一定程度上疏通开了局部的经腠，局部腠理间停蓄不化的水液得以排出的表现。此证伴有头痛，可以是颠顶痛，也可以是偏头痛，如197条“阳明病，反无汗而小便利，二三日呕而咳，手足厥者，必苦头痛，若不咳不呕手足不厥者，头不痛”所示，是气机上逆，冲犯于上的表现。

这三条吴茱萸汤证都以明确的气机上逆表现为主证，我们在临床中如果遇到与此描述相同的病证，再确定病性整体属寒，应用此方一般应该会有很好的疗效。但这样我们“见病知源”了吗？“知犯何逆”了吗？吴茱萸汤只能治疗这三种病证吗？这种原书三处出现且主治证不尽相同的方剂，其“方证”不“唯一”，正好可以作为“见病知源”的切入点，所以我们不妨尝试“思求经旨，以演其所知”，继续寻求此强烈的气机上逆是何道理。

首先要在仲景书中寻找其他的依据。我们看仲景书中还有两处使用吴茱萸，一处是厥阴篇“手足厥寒，脉细欲绝者，当归四逆汤主之。若其人内有久寒者，宜当归四逆加吴茱萸生姜汤”，据此可知吴茱萸加生姜治“内有久寒”，可证前述吴茱萸汤证的病机为寒凝于内而引起的气机上逆。但这还不足以说明为什么寒凝没有引起“阴静”之证，反而出现了“阳躁”之象。另一处是《金匮要略》中的“妇人杂病脉证并治”篇中的温经汤证。原文为“问曰：妇人年五十所，病下利，数十日不止，暮即发热，少腹里急，腹满，手掌烦热，唇口干燥，何也？师曰：此病属带下。何以故？曾经半产，瘀血在少腹不去。何以知之？其证唇口干燥，故知之。当以温经汤主之”。温经汤的主药就是吴茱萸。全方中众多益气养血滋润之药，唯吴茱萸纯属温经散寒之品。本处先不展开解释这段条文，只看原文中对该病证病机的解释为“此病属带下”“瘀血在少腹不去”。那么“带下”又是怎样的一类病证呢？在此条的上面有一大段讲述带下病的原文：

“妇人之病，因虚、积冷、结气，为诸经水断绝。至有历年，血寒积结胞门，寒伤经络。凝坚在上，呕吐涎唾，久成肺痈，形体损分；在中盘结，绕脐寒疝；或两胁疼痛，与脏相连，或结热中，痛在关元，脉数，无疮，肌若鱼鳞，时着男子，非止女身；在下未多，经候不匀。

冷阴掣痛，少腹恶寒，或引腰脊，下根气街，气冲急痛，膝胫疼烦，奄忽眩冒，状如厥癫，或有忧惨，悲伤多嗔。此皆带下，非有鬼神。久则羸瘦，脉虚多寒。三十六病，千变万端，审脉阴阳，虚实紧弦，行其针药，治危得安，其虽同病，脉各异源，子当辨记，勿谓不然。”

大意是妇女因为虚、积冷、结气等因素导致的月经中断，年久失治，血寒瘀结在子宫区域，寒邪伤及了这个区域的经络。“寒伤经络”而引发了后面“在上”“在中”“在下”等一系列复杂的病证表现，这些都属于“带下”病。虽然脉证表现大不相同，但它们是“同病”。接下来就以上述的“妇人年五十所，病下利”为例，讲述了瘀血在少腹的“带下病”的主治方：“当以温经汤主之”。所有这些病都属“带下”，而记载于“妇人杂病脉证并治”篇，可见，这里的“带下”也就是“妇人杂病”的总称。关键是这些妇人杂病都是“血寒积结胞门，寒伤经络”导致的“同病”。明明脉证各异，却谓之“同病”，这就提示它们的病机相同。那么，这个能由吴茱萸主治的共同病机就浮现出来了：就是胞门处的某个经络被寒邪所伤。那么什么经络受伤会导致一身上下复杂的病变，并且还以妇人为多发、常见，且“时着男子，非止女身”呢？

经络之说，《内经》之中记载甚详。按《汉书·艺文志》的记载，汉代医家整体上分为“医经家”与“经方家”两派，现在有一种观点认为《伤寒论》是“神农学派”或源于《神农本草经》，属于“经方家”学派；《黄帝内经》属于“医经家”学派。二者分属于不同的派别，因而是不可通约的，甚至以《内经》的认识来理解《伤寒论》就是错误的。这种观点很值得商榷，两派的差别在于治疗手段不同，并不是其对人体的认识也有着迥异的差别。《神农本草经》中就有“大枣……安中养脾，助十二经，平胃气，通九窍，补少气，少津液”这种脏腑、经络的概念，也有“水靳（芹）……止血养精，保血脉，益气，令人肥健”，“蜚虻……通利血脉及九窍”，“吴茱萸……主温中，下气”，“石斛……下气，补五脏虚劳”等精、气、血、血脉、五脏的概念，全书药物的四气五味原理更是与《内经》如出一辙。《金匮要略》中这种脏腑、经络、气血等“医经家”概念更是多有明文记载，怎么可能仲景书就不能用《内经》来解释呢？我们需要警惕的是脱离实际的“以经解经”，那只是从头脑到头脑、从理论到理论的文字游戏，基本上会把学者带偏。但学习古人的典籍、探寻古人的思维方式，借鉴同时代的著作是非常必要的，现代的中医学人完全没有必要把《内经》与《本经》《伤寒杂病论》人为地割裂开来。

参考《内经》中关于十二正经与奇经八脉的记载，能经过胞门、遍布周身、发病可波及内外上下的经脉，只有冲脉。且《素问·骨空论》云："冲脉为病,逆气里急。"冲脉发病的最基本特征就是气机上逆。可见，冲脉为病可以作为仲景书中所有吴茱萸应用的一元化解释。所以元·王好古《汤液本草》中吴茱萸条下云："冲脉为病，逆气里急，宜此主之。"

以冲脉为病的角度再来看这几条吴茱萸汤证的条文，就显得很清晰明了。《难经·二十七难》言："冲脉者，起于气街，并足阳明之经夹脐上行，至胸中而散也。"冲脉受寒，气机凝滞而求伸，故有上逆之势，因其在腹内与胃经相并，冲气郁迫较轻时，胃气因自家未病，在平时还可以维系本有之和降。进食后胃气相对壅滞，则并行相犯的上冲之气就显得相对明显，所以有"食谷欲呕"的特征表现。"得汤反剧者，属上焦也"，是补充说明如果服用吴茱萸汤后反而呕逆得更加严重，说明是冲脉的上部受寒。《灵枢·海论》谓："冲脉者，为十二经之海，其输上在于大杼。"《灵枢·逆顺肥瘦》谓："夫冲脉者，五脏六腑之海也，五脏六腑皆禀焉。其上者，出于颃颡，渗诸阳，灌诸精。"冲脉的上段部分被寒邪凝滞，服吴茱萸汤后寒邪得散，身体随势发动了"其在上者，因而越之"的祛邪反应，所以表现为呕逆加重，甚至会呕出黏涎。这是服药后的排病反应，得呕吐后则邪去正安，并不是服药有误。

《灵枢·动输》谓："冲脉者，十二经之海也，与少阴之大络，起于肾下，出于气街，循阴股内廉，邪入腘中，循胫骨内廉，并少阴之经，下入内踝之后，入足下；其别者，邪入踝，出属跗上，入大指之间，注诸络，以温足胫。"如果冲脉受寒，其凝滞程度严重，则引发的冲气上逆之势也重，就会在迫及胃家而吐利的同时，因其严重的冲逆之势使病人呕逆剧烈、气息难安、窘迫难耐而有"烦躁欲死"的感觉。同时，如此严重的寒凝气滞使冲脉不能正常"温足胫"、气血不能正常达于四末，故有"手足逆冷"之证。因严重的吐利使气血不能正常外行温养四末，在整体上属"阴出"不及之病，且吐利、烦躁如此，心肾相交的机能必然失和，故可称之为少阴病。

"干呕，吐涎沫，头痛者，吴茱萸汤主之"置于厥阴篇中，并没有说其为"厥阴病"，只是因其有"干呕"的主证而置于该处以示病同而"源"异。因冲脉“其上者，出于颃颡，渗诸阳，灌诸精”，故冲脉受寒而上部凝滞时就可以有头痛。“干呕，吐涎沫”正是冲脉受寒严重时从上部排病的典型表现，所以见此证时正宜用吴茱萸类方助之以祛疾。这种典型的“冲脉为病”我曾遇到一例，是我的一位年轻同事。她在刚上大学时参加军训期间来月经，训练中教官要求集体休息时让大家原地就坐，她所在之处刚好有一小片水湿，她一坐下就感觉一股凉气钻入肚子里，但当时害羞，不敢向教官报告。就强忍着坐在凉湿处一段时间。从此之后就开始出现严重的痛经，每次来月经时都小腹剧痛，且伴有偏头痛，痛到一定程度就干呕，每次呕到最后都能吐出一些黏涎。这种情况一直到研究生毕业工作，每次月经均是如此，疼痛和呕到了最厉害的程度时，月经也基本上过去了，经停后则诸症皆无。下次月经期仍是先腹痛，然后头痛，干呕吐涎沫。根据她的病情，我给她开温经汤原方，嘱月经前几天开始吃，来月经期间也继续服。她服药当次月经期间诸症明显减轻，但嫌汤药难吃，见好就停药。如是则下次仍然诸症如前，有时会轻一点，吃原方仍然有效。这样反复几次后我就建议她不来月经时也继续吃原方，她选了一个假期有空闲的时间买来五剂温经汤，在经间期开始吃。但吃了四剂后出现和经期一样的偏头痛和干呕、吐涎沫。其母甚是担心，就让她停药了。停药后这些症状自然消除。开学后她才向我反馈这件事，我认为这个反应就是“得汤反剧”，是药物帮助身体发动了祛病反应，就建议她再吃。她说药太难吃，不想吃了。其母告诉她一个方法，就是来月经时喝羊肉汤，她当月喝了羊肉汤，结果确实没有发作痛经这一系列表现，问我以后每次来月经时就喝羊肉汤是否可以。我觉得可以一试，就没再建议她吃药。后来时而在单位遇到，谈及此事，她说没有再犯过那么严重的痛经，只有来月经前受凉了才会痛，喝点红糖水之类的也能缓解。

这个病例在我看来，只能用冲脉受寒来解释。否则无法理解为何因为一次经期受寒湿后每次月经都偏头痛、干呕、吐涎沫。《素问·上古天真论》云“太冲脉盛，月事以时下”，可知来月经时冲脉是开放的，此时寒入胞宫，可直接使冲脉受寒，故在痛经的同时还有“逆气里急”的冲脉病证。

《灵枢·海论》谓：“人有髓海，有血海，有气海，有水谷之海……胃者水谷之海……冲脉者，为十二经之海……膻中者，为气之海……脑为髓之海。”这一段髓海、气海、水谷之海都是前后文名称相同、内容相应，只有血海的相应位置处言“冲脉”，后面讲述四海太过、不足的病症时仍用血海，可知原文的语意中，冲脉即为血海。这与“太冲脉盛，月事以时下”的认识也是一致的。从《内经》中对冲脉循行部位的描述看，几乎所有体表较大的动脉搏动处都是冲脉的经行之处，这也与冲脉为血海的描述一致。由此可知，周身的动脉血管系统是冲脉的结构与功能基础，这种理解也符合“夫冲脉者，五脏六腑之海也，五脏六腑皆禀焉”的认识。可见，冲脉是调控人体“神机”系统的重要组成部分。冲脉为病较重，波及周身气血状态时，即为少阴病；其发病较轻，只是冲逆了胃家的和降，则可称之为阳明病。冲脉为血海，凡是血循增强、加速的状态，就是冲脉相对开张的状态，此时受寒，则易导致寒入冲脉，如月经期受寒或吃凉食，运动到大汗、心率加快时冲凉或饮冷，性生活后受凉或饮冷，等等。如有此类诱因而发病，久治乏效，而寒象明显，就可以考虑为“内有久寒”，随证加用吴茱萸、生姜以治其冲脉寒凝。

二四四、太阳病，寸缓关浮尺弱，其人发热汗出，复恶寒，不呕，但心下痞者，此以医下之也。如其不下者，病人不恶寒而渴者，此转属阳明也。小便数者，大便必硬，不更衣十日，无所苦也。渴欲饮水，少少与之，但以法救之；渴者，宜五苓散。

“太阳病，寸缓关浮尺弱”在康平本中“寸、关、尺”三个字是旁注。太阳病，整体上脉有浮缓、浮弱之象，这是一个桂枝汤证。“其人发热汗出，复恶寒”，也是桂枝汤证。典型的桂枝汤证一般会有不同程度的“鼻鸣干呕”，但此证中病人“不呕，但心下痞”，这就可以推断是因为被之前的医生用了下法。不呕，说明气机外倾解表之势没有在整体上引发胃气和降的不足；但心下痞是中焦气机无力斡旋的表现。《伤寒论》中有“心下痞”的方证中，益气生津的人参使用率最高，这也提示中气与津液不足导致胃蠕动无力是当时形成痞证一个常见的原因。结合当时的医疗背景，见到太阳表虚证胃气本应上逆而未上逆，只是心下痞时，就知道有误下这种损伤中气并使气机下陷的治疗经历。

“如其不下者，病人不恶寒而渴者，此转属阳明也”，是说这种表虚的病人如果没有经历误下，自然发展过程中发热、汗出等症还在，但是不恶寒了，这就提示表层的气机不再郁滞了，“而渴”，是强调有明显的口渴，这说明津液不足已经成了病人当前的主要问题，这种情况下病情就转化成了阳明病。这种发热汗出津液有亏的状态下病人还“小便数”，这也是整体上卫气固摄无力的表现。汗出、小便数，津液一直在亡失，就会出现“大便必硬”的结果。这种状态下，病人可能会“不更衣十日，无所苦也”，就是十天没有大便，也没有不适的感觉。这是因为病人整体上是一个营卫津液都不足的状态，此时的不大便只是津液不足的自然结果，内在还没有形成燥热。整体上营卫之气还是以外散不摄为主，内在的营卫相对不足，胃家并没有形成实性的气滞，所以虽久不大便但无所苦。这种情况下也不可以用攻下的方法去通大便，而是要先恢复人体的津液与正常的气机运行。

“渴欲饮水，少少与之，但以法救之”，是说如果病人有口渴而欲饮，就少少温服，或配合随证用药，使津液得生即可。如果有明显的口渴，单纯的饮水不能缓解，就说明体液的流失已经导致了水电解质代谢紊乱，就要用五苓散来帮助恢复三焦的气津代谢。

本条以这种营卫、津液都不足的病人的常见病情转归，再次提示了胃气与津液在病情发展中，尤其是在阳明病形成过程中的重要意义。

二四五、脉阳微而汗出少者，为自和也，汗出多者，为太过。阳脉实，因发其汗，出多者，亦为太过。太过者，为阳绝于里，亡津液，大便因硬也。

“脉阳微”，即寸脉微，这里的“微”与后面的“实”相对，应该不是在说一种固定的“微脉”，而是与实脉相对的，偏虚、偏弱的脉象。提示人体外周或上部的阳气不足。此时“汗出少”，说明阳气虽微，但还没达到不能固摄的程度，还在自愈机能的范围内，所以“为自和”；如果这种情况下“出汗多”，说明阳气已固摄无力了，这是卫气亡失太过的象，故曰“为太过”。

“阳脉实”，即寸脉实，如大、浮、数、紧等。提示外层气机郁遏，因而可用发汗法。但有效的“发汗”一定是帮助身体达到气津通畅后而呈现出“遍身漐漐，微似有汗”的状态。如果没有“扶阳气、存津液”的观念，以为只要发汗，就能治病，为了发汗而发汗，汗出太多，就会使内在的营卫之气耗竭，同时亡失津液。这样就会导致大便干硬，也可能会发展成为阳明病。

二四六、脉浮而芤，浮为阳，芤为阴。浮芤相搏，胃气生热，其阳则绝。

“脉浮而芤”，就是脉体浮起，但按之中空。“浮为阳”，脉浮为阳气浮张于表；“芤为阴”，脉管的中空感提示患者内在的津液、精血有亏。“浮芤相搏”，是用脉象来代指病机，指这种阳气浮张的状态与阴液不足的状态交互作用。这样就会导致“胃气生热”的结果，即胃家燥热内生，形成了阳明病。这只是可能的结果之一，并不是唯一的转归。“其阳则绝”看起来是一句补充说明的话，在此处不明“其阳”应象所在，不解其意。

二四七、趺阳脉浮而涩，浮则胃气强，涩则小便数。浮涩相搏，大便则硬，其脾为约。麻子仁丸主之。

“趺阳脉”指的是足背的动脉，是胃经循行之处，此脉可以更直接地体现胃气的情况。“趺阳脉浮”“浮则胃气强”，是说诊得趺阳脉浮则可提示患者的胃气强盛。“而涩”是重点强调趺阳脉的涩象。一般情况下，较为健康的人的趺阳脉都比寸口脉明显，且有滑利之象。趺阳脉有涩象，提示胃家有津亏血少等阴液不足的内在状态。“涩则小便数”是通过脉象直接推测导致此脉象的诱发事件。即诊得趺阳脉涩，就可以推测患者可能有小便数这类的亡失津液等诱因，而导致了胃家的阴液不足。“浮涩相搏，大便则硬”指的是胃家的阳气旺盛与津液不足状态交互发生作用，就会导致大便干硬的结果。这种胃家津亏的大便硬在临床中的常见表现是大便干结成块，儿童和老年人较为常见，古书上描述为大便如“羊屎状”，就是一个一个的硬块，而不是正常的条状，有的病人还会形容为大便一颗一颗的“像算盘珠”，这种情况可用麻子仁丸主治。“其脾为约”是此证的总结，详见179条的解释。

麻子仁丸方

麻子仁二升　芍药半斤　枳实半斤（炙）　大黄一斤（去皮）　厚朴一斤（炙，去皮）　杏仁一升（去皮尖，熬）

右六味，蜜和丸如梧桐子大，饮服十丸，日三服，渐加，以知为度。

麻子仁又称胡麻仁，就是现在的芝麻。《本经》谓其“味甘，平。主伤中虚羸，补五脏，益气力，长肌肉，填髓脑”，其油脂多，有良好的通便效果。若是病程较短的此类便秘，有的只喝一大口芝麻油就有良好的通便作用。大黄、厚朴、枳实主降胃气，有小承气汤之义。杏仁也是油脂多而能润肠通便，且下气利肺，助大肠之气化。芍药“主邪气腹痛，除血痹”，能通畅腹部的气血。因为便秘肯定会导致肠壁、肠系膜区域的血液循行不畅，所以用芍药除腹内之血行不畅，芍药本身也有通便的作用。诸药打粉，和蜜为丸，从小量开始吃，吃到大便通畅为度。现在市面上有“麻仁丸”的中成药就是用此方制成，但用的是火麻仁。还有一种“麻仁滋脾丸”为此方加味制成，也是用的火麻仁。以前我遇到过老年的便秘患者，服麻仁滋脾丸则有效，停药即便秘如前。推测可能是火麻仁没有芝麻的补益功效，所以远期疗效不好。

二四八、太阳病三日，发汗不解，蒸蒸发热者，属胃也。调胃承气汤主之。

太阳病三日，是正邪相争之势强旺的阶段，此时发汗后病不解，反而表现出“蒸蒸发热”，就是热势蒸腾，热度较高的状态。这说明整体状态已经从太阳病的表气郁遏闭阻状态转变为阳气蒸腾外出状态，转变为阳明病了，所以说“属胃也”，要用调胃承气汤主治。

如果只是汗出、蒸蒸发热，阳气高盛于外，应该用白虎汤。此处用调胃承气汤，说明其热是从内部上蒸而出，所以会有明显的面红。其蒸蒸发热应当是类似于潮热的上蒸之势，相应的脉为滑数或滑疾，而不是像白虎汤证的脉洪大或脉浮滑。总之，这里只是提示一个病机转化时的主证，真正在临床中选用方剂，必须要参考整体的脉证，不是简单地见到某证或某“症候群”就可以直接照搬原方。

二四九、伤寒吐后，腹胀满者，与调胃承气汤。

伤寒一日，太阳受之。伤寒从外来，气机会自然趋表以解外。所以没有明确的内在可吐之证成为主证时，伤寒后是不可以用吐法的。如果被误用吐法之后，出现了腹胀满的主证，说明吐法引动人体的胃气上逆太过，腹部的气机通降不利了。这种情况按阳明篇前面的法度，应该用小承气汤，但本条谓“与调胃承气汤”，存疑。

二五零、太阳病，若吐，若下，若发汗后，微烦，小便数，大便因硬者，与小承气汤和之愈。

太阳病经过了吐、下、发汗等治疗后，病人“微烦”，说明有轻度的阳热上扰，胃失和降。“小便数，大便因硬者”，提示有津液不足。那么，这是一个太阳病治疗不当，病人津液受伤而导致的轻度的燥热内生。这种情况按本篇的法度，应该用调胃承气汤。

本条与上条在康平本中合为一段，为低一格的条文。此段文字在《千金翼方》阳明病篇中缺如。疑为后人文字，在用方处有不当。

二五一、得病二三日，脉弱，无太阳、柴胡证，烦躁，心下硬，至四五日，虽能食，以小承气汤少少与微和之，令小安，至六日，与承气汤一升。若不大便六七日，小便少者，虽不能食，但初头硬，后必溏，未定成硬，攻之必溏。须小便利，屎定硬，乃可攻之，宜大承气汤。

“得病二三日”，未言何病，可能初发为伤寒，其后的转归没有形成典型的某种“之为病”。“脉弱”，是正气不足，故未能与邪气抗争成为某种典型的病证。此时“无太阳柴胡证”，即没有出现典型的太阳病及柴胡证。有观点认为此处“太阳柴胡证”为一个词，义为太阳病柴胡证。考仲景书中，或曰太阳病，或曰太阳中风，或曰桂枝证，而未有“太阳桂枝证”这种表述，可知此解不合原书体例，故此处宜理解为“无太阳、柴胡证”。这种描述可以指示病位，即病者脉弱，气机没有在表层及半表半里层发生明显的郁滞。

此时“烦躁，心下硬”，即病人烦躁、胃脘部硬满，这是胃气不降、郁热上扰的表现。“至四五日”是承接前文“得病二三日”而言，即发生了烦躁、心下硬的后一二日。“虽能食，以小承气汤少少与微和之，令小安”，这里的“虽”字不是“虽然”义，因为能食，是阳热有余，正宜用下法，后面用小承气汤没有转折的语义。“虽”字在古代有“假设”的意思，如《康熙字典》谓：“《礼记·少仪》：虽请退可也。《疏》：虽，假令也。当此时假令请退则可也。”所以此句的含义是：得病四五日而以烦躁、心下硬为主证的患者，假如其能食，就可以用小承气汤少少服之微和胃气，以稍稍平复其烦躁。“至六日，与承气汤一升”，是指第五日服了小量的小承气汤，症状稍得缓解，而没有不良的反应，到了第六日就可以服用常规的剂量。这就是所谓的“伤寒下不厌迟”，体现了全书谨慎使用攻下法，以免伤人中气的一贯思想。

“若不大便六七日，小便少者，虽不能食，但初头硬，后必溏，未定成硬，攻之必溏。须小便利，屎定硬，乃可攻之，宜大承气汤。”这是继续说明可下与否的判断要点。上述病情中，如果病人六七日无大便，小便也少者，说明体内津液没有过度亡失。此时假设患者不能食，说明其属阳明中寒，其大便会是开头硬后面不成形的情况，而没有完全结成硬便，所以不可用攻下法，如果攻之，大便必溏。必须要等到病人中气来复，能够正常游溢精气、运化水液而小便通利，大便完全结成硬便时，才可以使用攻下之法。只有确定为大承气汤证时，才宜用大承气汤。大小承气汤的选用可参考209条的内容。

二五二、伤寒六七日，目中不了了，睛不和，无表里证，大便难，身微热者，此为实也，急下之，宜大承气汤。

伤寒六七日，如果是单纯的外感病，这个时段还在一个自愈周期之内，一般会随着整体气机的状态，呈现出三阴三阳的某种病情。但本条中，伤寒六七日后就出现了“目中不了了，睛不和”的特殊表现，即患者瞳孔固定、散大，看起来眼睛发直，目中无神。这是一类食物或药物中毒的特征反应，常见于曼陀罗、颠茄、麻黄碱等中毒。可能是患者服用过量的药物或食用此类植物的根、茎、果实引起的中毒。这种情况的一般处理原则是去除病因，加速排泄，延缓吸收，然后再随证处理。这种情况下病人没有明显的表里证，只是表现为大便难，身微热，其内在的毒素也是可下的实邪，故曰“此为实也”，要赶紧用下法排除其内在的毒素，宜大承气汤。

二五三、阳明病，发热汗多者，急下之，宜大承气汤。

“阳明病发热汗多”，这是阳明外证的基本表现，如果仅是如此，也有可能是白虎汤证。本条讲要“急下”，那就说明内在一定还有可下之证，这需要参考前面的相关条文来辨识。如此，这一条就可以解读为：内有可下之证的阳明病，如果患者发热汗多，就要“急下之”。可见《伤寒论》既有“下不厌迟”，又有“急下存阴”，下迟与下急都是“随证治之”，务在“保胃气、存津液”而已。

二五四、发汗不解，腹满痛者，急下之，宜大承气汤。

“发汗不解，腹满痛者”，没有说明发汗的前提，在本篇首先考虑是本为阳明病而反发汗伤津，故阳明病不解。也有可能是太阳病应发汗而汗出不解。无论是哪种情况，已发过汗，表气不郁，而以腹满痛为主证时，都要考虑先治其满痛。而此处强调“急下”，应该是患者内有极重的胃家实，如肠梗阻等危急重症。这时即便有表证，身体也没有能力发动营卫外趋解表了，所以会发汗不解。此时务必先通其里以救急，宜大承气汤。

二五五、腹满不减，减不足言，当下之，宜大承气汤。

“不足言”，意思是不值得一提。“腹满不减，减不足言”描述的是病人以强烈而持续的腹满为主证，即便是治疗或其他因素使腹满有所减轻，这个减轻程度也不足以缓解患者的痛苦。《素问·标本病传论》例举了多种病证的标本先后治则，其中对于腹满和大小便不利，无论其为标还是为本，都要先治。说明这三个症状的出现对整体气机具有关键的影响。无论何病，腹满到了这个程度，都要优先治疗。因为这个状态如果不予解除，想调动其他部位的气机也是行不通的。解除腹满未必都用下法，此处言“当下之，宜大承气汤”，说明是内有可下之实证。具体的脉证还需参考全书中的大承气汤证来辨识，本条重在突出强调“腹满不减”这个主证“当下之”。

二五六、阳明少阳合病，必下利；其脉不负者，为顺也；负者，失也；互相克贼，名为负也。脉滑而数者，有宿食也。当下之，宜大承气汤。

本条中从“其脉不负”到“名为负也”这一段论脉的文字与全书的体例差异甚大，在康平本中都是注文，暂忽略。看其他的脉证描述，是在介绍另一种可下的阳明病。

太阳与阳明合病可致下利，太阳与少阳合病可致下利，阳明与少阳合病也可致下利，其机制都是阳气与津液不能维系正常的运化状态，差别只在于气津郁滞发生的部位不同。阳明与少阳合病，阳气郁滞都发生在较深的层面，不会像太阳与阳明合病那样水液完全没有开始运化就被郁迫而出，所以其下利表现不会如葛根汤证那样是痛快排出的水样便，而会因阳气郁滞于内，蒸迫胃家津液而内生湿热、陷阻气机，表现为大便黏滞臭秽、泻下不畅但便次频多。此时可先通下胃家的实邪以恢复中气运化，“脉滑而数者，有宿食也”是补充说明此类下利时可见到宿食的脉象，提示这种下利比较常见于平素有宿食积滞的病人。

内有食积，在伤寒等诱因下发生了阳明与少阳合病的下利，说明整体的气机在偏于内部的层面上发生了郁滞，向下郁迫于大肠。所以可以用大承气汤的方义，顺其势向下攻除郁热，解除内在的郁迫。如果是单纯的“宿食”积滞，而没有郁热下迫，则应酌情选用消导之剂以消食和胃为主，而不可以直接用大承气汤攻下。所以此处“当下之，宜大承气汤”还是一贯的主治方后置体例，应该接在“必下利”之后，所治的主证是“下利”，不可理解为此处是用大承气汤治疗“宿食”。

二五七、病人无表里证，发热七八日，虽脉浮数者，可下之。假令已下，脉数不解，合热则消谷喜饥，至六七日不大便者，有瘀血，宜抵当汤。

二五八、若脉数不解，而下不止，必协热而便脓血也。

《金匮玉函经》《千金翼方》与康平本中这两条都是合为一段。讲述了一种热入血分的病证辨治。

“病人无表里证”，就是病人没有典型的恶寒、不大便等足以支持诊断表里证的症状。但却“发热七八日”，没有表里证，就提示没有阳气在表或在里郁而化热，那么这个发热的主要原因可能就是阳热郁结于血分。这种情况下的脉浮数是血中有热充斥脉体的表现，所以“脉虽浮数者，可下之”，因为大黄“苦寒，主下瘀血，血闭，寒热”，用以大黄为主药的下法就能清除血中之邪热。

“假令已下，脉数不解”，这是在推测病情的发展变化情况：假设用了下法之后，病人的脉数还没有解除，这就说明血热未去。此时“合热则消谷喜饥，至六七日不大便”，“合热”一词，含义不清。据文义推理，原来是“脉浮数”，此处假设是得下后“脉数不解”，似有“浮”象已消失的含义。如此则“合”可以取“聚拢”之义，“合热”即可理解为下后充斥血脉系统中的郁热内陷于胃家，因而出现“消谷喜饥”，就是食欲亢进、消化快、总想吃东西，这是胃中有热的表现。但这种胃热也属于不能消食的“客热”，食量应该不会有明显的增多。这种状态下病人再连续六七日没有大便，就说明已经从原来的只有血热而“无表里证”演变成了既有血热又有阳明实热证。这说明之前的血热并不是单纯的热入血分，否则在下之后应该会有缓解。下之不解，说明血分已形成较重的瘀滞停蓄。下后津液受损，而原有的血分结热未除，所以会演变成蓄血兼阳明病，宜用抵当汤来攻除蓄血、通降阳明。

接下来说“若脉数不解，而下不止，必协热而便脓血也”是补充说明假设的另一种情况，就是脉数发热持续存在，用了下法也不缓解，病人就有可能会在发热的同时出现“便脓血”的症状。这与蓄血诸证中的“血自下，下者愈”是一个道理，既是邪热迫血妄行的一个症状表现，同时也是机体排除结热败血的一个方式。如果便脓血后仍没有自愈，还可以考虑用抵当汤来治疗。

二五九、伤寒，发汗已，身目为黄。所以然者，以寒湿在里不解故也。以为不可下也，于寒湿中求之。

“伤寒，发汗已，身目为黄”，描述了一个自然的发病过程，就是病人伤于寒，以发汗法治疗本为正治，但发汗后患者“身目为黄”，这个“为”字明确地提示了黄疸的出现与发汗有明确的相关性。接下来解释说“所以然者，以寒湿在里不解故也”，这与前述伤寒“系在太阴，太阴者，身当发黄”的机理是一样的。病人平素有“寒湿在里”，伤寒后阳气又抗争向外，当时的发汗法一般也是用温热之法。如果汗出不得法，可能肌表的气机会有所宣畅，但内在的湿邪未能短时间化开，则很容易困阻被动员起来的阳气，因而形成湿热内蕴，引发黄疸。“以为不可下也，于寒湿中求之”，是在提示治疗原则。湿性重浊，难以速祛，故不可简单地用攻下之法去治疗。应该治病求本，解除其内在生湿之源方为正治。

二六零、伤寒七八日，身黄如橘子色，小便不利，腹微满者，茵陈蒿汤主之。

伤寒到了七八日间，周身发黄像橘子皮的颜色，这是一个典型的湿热黄疸。小便不利和腹微满都是湿热内蕴、中焦气化不利的表现，茵陈蒿汤最擅长治疗此证，具体解释见236条下。

二六一、伤寒身黄发热，栀子檗皮汤主之。

栀子檗皮汤方

肥栀子十五个（擘） 甘草一两（炙） 黄檗二两

上三味，以水四升，煮取一升半，去滓，分温再服。

本条表述过于简单，只给出了身黄与发热的主证。所以病机需以方测证而知。

檗皮，即是黄柏。《本经》谓其“味苦，寒。主五脏肠胃中结热，黄疸，肠痔，止泄利，女子漏下赤白，阴阳蚀创”。此药善于清人体偏内偏下部位的结热。栀子也是苦寒药，其质轻性动，“主五内邪气，胃中热气面赤”，善于清偏上部位的郁热。二药相伍，清上彻下，以一两甘草居中调和，可使全方能遍清三焦之热。此方长于清热而兼能燥湿，可推测此证之病机为热重于湿。本方的主证是身黄，发热只是在伤寒后引发身黄时可见，并不是必见之证。《千金翼方》中本条记载为：“伤寒，其人发黄，栀子檗皮汤主之。”即无发热之证。

二六二、伤寒瘀热在里，身必发黄，麻黄连轺赤小豆汤主之。

麻黄连轺赤小豆汤方

麻黄二两（去节） 连轺二两（连翘根是） 赤小豆一升 杏仁四十个（去皮尖） 生梓白皮一升 生姜二两（切） 甘草二两（炙） 大枣十二枚

上八味，以潦水一斗，先煮麻黄再沸，去上沫，内诸药，煮取三升，去滓，分温三服，半日服尽。

本条也是只给出主证而提供了另一个治身黄的方剂。

伤寒时本应阳热外达，如果有湿邪郁滞使热不得越，就有可能会引发身黄，这是发黄的基本病机。此处为何要用麻黄连轺赤小豆汤呢？这还需要以方测证来推求。

麻黄“发表出汗，去邪热气”，善于开腠理而解表。

连轺在原文中注为“连翘根”，但据邹澍《本经疏证》与丹波元坚《伤寒述义》考证，连轺就是连翘。当前药市上一般没有连翘根入药，临床中用此方时都是以连翘入药，以此方为主治疗有效的医案报道也基本上都是用连翘入药。连翘为木犀科植物连翘的干燥果实。连翘早春先叶开花，枝干丛生，小枝黄色，拱形下垂，中空。《本经疏证》的作者彭澍认为：“凡草木禀地力偏厚，锐欲接于天，则乔耸而瘦。禀天气偏厚，频资溉于地，则圆短而大。禀天地之气俱厚，则高大，禀天地之气俱薄，则丛生。”连翘枝丛而下垂，中空而先开花，一派天气轻清之象。其根为交通天地之处，有其象则有其气，故知以根入药有交通天地之功。相应于人体，即是沟通表里气机之效。以果实入药，清轻上浮，能散肌表的郁热。《本经》谓其“味苦，平，主寒热，鼠瘘，瘰疬，痈肿恶疮，瘿瘤，结热”，清轻浮散，味苦能降，亦有开合肌表，助表里气机通畅之功。

赤小豆质重属水，善行于内。《本经》谓其“下水肿，排痈肿脓血”，能清利内在的水湿。杏仁下气，助麻黄以宣利肺气而和表。梓白皮为紫葳科植物梓的根皮或树皮的韧皮部，具有清热利湿，降逆止呕，杀虫止痒之功效。很多地方的药店不备此药，一般可用桑白皮代替，取其降利之功相近。其入药部位的“白皮”就是树内贴着树干的白色部分，也是沟通上下内外之处。姜枣草和胃安中。

通看本方有个显著的特点，就是以麻黄为首，使气达表，再用诸沟通表里、下气利湿之药使湿从内而化。煎药所用的“潦水”也是这种取象。“潦”的本义是雨水盛大的样子，《说文》谓“潦，雨水大皃（貌）”，潦水本义就是很大雨水，后来又泛指雨后的积水。雨水降落后，积于湖则为湖水，入于河则为河水，所以特别强调取用雨水时，就是它还没有别的归属，刚刚下来就被收集到的雨水。也就是所谓的“无根水”——直接用容器在大雨中或从屋檐下接到的未落到地面的雨水，这显然是取用其趋向于亲和地气之势。由此可知，本证的病机为湿热蕴结的范围广泛、充斥内外，并且以外层的郁滞偏重，使气机出入无权，水液代谢无力自复。治疗的方向是宣畅气机出入之道，恢复机体“通调水道，下输膀胱”之能，从而解除“瘀热在里”的发黄之因。这也就是本方的功效之所在。

因为本条中有“瘀热”一词，就有观点认为其病机必有瘀血，其临床证据为黄疸病必入血分。我们知道《金匮要略》中有专论黄疸的篇章，有“疸”这个专用词。所以在原文中没有说“谷疸”“身目为黄”时，只说“身黄”并不是特指黄疸，还包括了黄疸以外的有皮肤发黄的病情。并且古文中多有同音通假的现象，本方中并无化瘀之药，所以这里的“瘀”通“郁”。如钱潢《伤寒溯源集》所说：“瘀，留蓄壅滞也。言伤寒郁热与胃中之湿气互结湿蒸，如沼泽中淤泥，水土泥泞而不分也。”

“以方测证”是学习仲景书的有效方法，可以由此来推寻简单方证的病机。此方法还适用于学习前人医案、揣摩用药得失。所有这些学习、探求，最后还需再落实到临床实践中才有意义，所以，还要在临床中验证以上的方证推测。据以上推断，此病机的患者除了主证发黄外，也会有小便不利，还可能会伴有颜面浮肿，四肢肿胀；或平素皮脂多、头面甚至周身痤疮；或有湿疹等湿热泛溢之证。有研究显示，现代人以此方为主的有效医案报道中，其所治病种包括了以皮肤瘙痒、水疱、糜烂、渗出等为特征的皮肤科疾病，如荨麻疹、急性湿疹、红皮病、脂溢性皮炎、寻常性痤疮、水痘、玫瑰糠疹、病毒性疱疹、过敏性皮炎、皮肤瘙痒症、狐臭等；以发热、水肿为主要表现的泌尿系疾病，如急慢性肾小球肾炎、肾盂肾炎、尿毒症、非淋球菌性尿道炎、淋病、膀胱炎等；以湿热黄疸、小便不利为主要表现的消化系统疾病，如急性传染性黄疸型肝炎、重型病毒性肝炎、术后黄疸、胰头癌、妊娠期黄疸等。日本医家尾台榕堂之《类聚方广义》谓此方治“疥癣内陷，一身瘙痒，发热喘咳，肿满者……有奇效”。这就是所谓的“经方扩展应用”，这必须是在“见病知源”的基础上才可能展开，也只有这样，才能显示出经典的意义所在。

本篇治黄三方，以方测证，三者的病机都是湿热充斥内外。其差异在于：茵陈蒿汤证湿热并重，病位弥漫；栀子檗皮汤热重于湿，病位偏内；麻黄连翘赤小豆汤湿重于热，病位偏外。这种相对的差别要在临床中综合具体的脉证证据才能做出判断，在所有的湿热发黄证中，都可以借鉴此三方的组方原则，酌情选用方药。

总 结

第 179 ～ 202 条为阳明病概论。第 179 ～ 181 条先阐明概念：凡诸内在有亡津液而气不降者，皆可“名阳明也”，即有此状态者皆可统称为阳明病。第 182 ～ 184 条补充阳明外证。第 185 ～ 188 条辨伤寒转为阳明之脉证。第 189 ～ 202 条示阳明病有内外、虚实、寒热、燥湿之别。中风为外，为三阳之气皆乱之高度不稳定状态；中寒为内，亦为内虚寒证。然则何以皆名阳明？以其气津不降故也。197 条以咳呕厥与头痛之并发与否辨气水是否上逆，198 条以咳与咽痛之并发与否辨气水是否上逆，总示阳明病以“不降”为根本病机。发黄，是气与水胶着弥漫，亦必不降。阳明病深，营血郁遏，故有衄证。203 ～ 206 条论攻下禁忌证。207 ～ 209 条辨承气法。承气者，顺承胃家之气也。此三条详辨三承气汤之用，凸显“保胃气”之大旨。210 ～ 220 条辨谵语证。221 ～ 223 条柯韵伯所谓之“阳明起手三法”，为阳明中风之气机不稳状态下的三种常见转归。或单纯的气郁遏在上、或津伤气浮、或水气内阻，究其要，皆气津不降。224 条追加鉴别，恐学者不能知犯何逆，但依“症候群”而处施治也。225 ～ 226 条示阳明气不得降，亦有内生虚寒之机。221 ～ 237 条辨阳明病诸方证，此诸气不得降之证，虽皆名阳明，治则迥异。故知名者示其要，治需详其机，必观其脉证，知犯何逆，方可随证治之。

238～242条辨燥屎证，以燥屎非简单之便秘，乃凶险之证，故详论之。243～247条示阳明病有虚实寒热之异，“但以法救之”。248～256条讲下法的辨证应用。259～262条论发黄证辨治，发黄证病机与胃家与津液关系最为密切，故列于阳明病篇。

辨少阳病脉证并治

原文（263~272）

二六三、少阳之为病，口苦、咽干、目眩也。

少阳病明确形成的状态下，患者一般会有明显的口苦、咽干、目眩等症状。目眩，就是眼花，视觉变模糊的一种感觉。这一组症状有两个明显的特点：

首先都是主观感受。也就是这些都是患者自己感觉到的，不是外在的方法可以检查得到的。这体现了传统中医的一个特点：完整地接受患者的主观感受。在整体观念的视野下，病人呈现出来的所有信息都有其诊断意义，所有的主观感受都是患者形、气、神状态的综合反映，都有其生理、心理层面的诊断意义。

其次它们都出现在人体上部的孔窍、黏膜。这体现了少阳病的基本病位、病性特征，即营卫之气郁滞在黏膜层面，性质为“炎上”，也就是气郁化火、其势向上。

本讲稿是以阳气与津液的升降出入状态来理解三阴三阳。整体上看，气津降、入为阳，降入的过程、状态失常为阳病；气津升、出为阴，升出的过程、状态失常为阴病。既然有气机升降出入的动态变化，就必然要涉及其变化所发生的部位。经方大家胡希恕先生就是以人体的部位来分类《伤寒论》的病证，以此进一步划分阴阳属性而解读三阴三阳的辨证体系。这种认识与其卓越的临床疗效必然有着内在的联系，值得我们用心体会。原文摘录如下：

“表指体表，即由皮肤、肌肉、筋骨等所组成的机体外在躯壳，则谓为表，若病邪集中地反应于此体部，即称之为表证。

里指机体的极里面，即由食管、胃、小肠、大肠等所组成的消化管道，则谓为里，若病邪集中地反应于此体部，即称之为里证。

半表半里指表之内、里之外，即胸腹二大腔间，为诸多脏器所在之地，则为半表半里，若病邪集中反应于此体部，即称之为半表半里证。”（《胡希恕讲伤寒杂病论》）

整体上看，发生在表层的气化失常，阳气的状态呈太过之象为太阳病，呈不及之象为少阴病；发生在以消化道内为主的最里层的气化失常，阳气的状态太过为阳明病，不及为太阴病。在此表里之间的层面，即可称之为“半表半里”。对于“半表半里”这个概念及其内涵在中医学者中有着诸多不同的意见，因为在《伤寒论》中并没有这个概念，这是金代成无已最早提出的，后世医家沿用此概念时所指不一，所以显得这个概念歧义纷呈，似乎不是一个好概念。但人体发病必然要发生在某个部位、某个层面，病位总是要有的，叫什么名字并不重要，重要的是要知道其在人体中到底所指的是什么。所以，我们有必要厘清少阳病的病位，看看它属于整体中的哪个层面。

我们先依据原文来考察一下少阳病的病位。

少阳篇第266条谓“本太阳病不解，转入少阳者，胁下硬满，干呕不能食，往来寒热。尚未吐下，脉沉紧者，与小柴胡汤。”明确指出了病“转入少阳者”可用小柴胡汤来治疗。据此可知，小柴胡汤可治疗少阳病。那么，小柴胡汤所治的部位，就是少阳病的病位。

或有问曰：此条明言有“胁下硬满”，何不谓少阳之病位即是胁下？我们都知道，症状所在的部位并不一定是“见病知源”、治病求本时所要治疗的根本病位。如果是这样，那么“头痛治头，脚痛治脚”就是最基本、最正确的治疗原则了，显然事实并非如此。因为人体是一个有机的整体，经络气血内外相贯，筋骨皮肉左右相连，所以经常有病位在此而病证在彼的发病表现，而《内经》中也有“病在上者下取之；病在下者高取之”，“故善用针者，从阴引阳，从阳引阴，以右治左，以左治右”等洞察整体的治则治法。

前面第230条已经明确指出，服小柴胡汤后可有“上焦得通，津液得下，胃气因和”的效果，那么小柴胡汤的病机就是“上焦不通，津液不下，胃气不和”，可见小柴胡汤证的病位就是上焦。上焦的气与津液不能顺畅地下行，所以会有胸胁苦满、心烦喜呕等证。前文已述：小柴胡汤所治的部位，就是少阳病的病位。故知少阳病的病位就是上焦。所谓“上焦”，就是三焦的上部。但“三焦”在后世的中医学中也是多有争议的概念，当前的中医理论对此更是莫衷一是。所以，还需要进一步厘清三焦的概念。我们需要明确在中医经典语境中的三焦落实到人体中具体指的是什么部位。

《灵枢·本输》在讲述六腑与五脏关系的一段文字中，专门讲到了三焦的部位和功能，全段原文如下：“肺合大肠，大肠者传道之腑。心合小肠，小肠者受盛之腑。肝合胆，胆者中精之腑。脾合胃，胃者五谷之腑。肾合膀胱，膀胱者津液之腑也。少阳属肾肾上连肺（《针灸甲乙经》此处少一“肾”字，即其原文为“少阳属肾上连肺”），故将两脏。三焦者，中渎之腑也，水道出焉，属膀胱，是孤之腑也。是六腑之所与合者。”大意是：肺与大肠相合，大肠是转送糟粕的器官。心与小肠相合，小肠是受盛精华奉养周身的器官。肝与胆相合，胆是储存着“精汁”，能将如沤池一样的中焦转为清净的器官。脾和胃相合，胃是受纳水谷的器官。肾和膀胱相合，膀胱是集中气化津液的器官。手少阳三焦经连接着位置最上的肺脏与位置最下的肾脏，三焦就是居于中间像沟渠一样的结构，是体内水液的通行之道，连接到膀胱，是一个没有配偶的孤独之腑。这就是六腑与内在五脏相配合的情况。

讲前五脏五腑时都是直接两两相合，讲到三焦时，先说“少阳属肾上连肺（取《针灸甲乙经》文）”。“属”字的本义是“连接”，在体内起连接作用的就是经络。所以此处的“少阳”是指少阳经。足少阳经属胆，本段的主题是讲述“六腑之所与合”，在六腑中，前面已经讲过胆了，行文至此只剩下三焦没有讲，故知此“少阳”是指手少阳三焦经。讲三焦时先讲三焦的经络连接上下两脏，然后再说三焦是“中渎之腑”。“渎”，本义是小的水沟、水渠。在这里说“中渎”，依文义就是指从肺到肾这个区域中间的小沟渠。这在人体是什么呢？只能是内脏之间的缝隙，也就是解剖学所讲的胸腔与腹腔及其内部所有脏器之间的缝隙。实体的脏腑都装在这个大的体腔之内，所以称之为腑。这个腑没有与之相联的实际内脏，所以说它是“孤之腑也”。可见，胡希恕先生所说的“表之内、里之外，即胸腹二大腔间，为诸多脏器所在之地”的“半表半里”，即是经典意义上的三焦。胡老在同篇文章中还说“半表半里证亦和表、里证一样，而有阴阳两类。《伤寒论》所谓为少阳病，即其阳证的一类。”也就是说，在半表半里证中属阳的一类即为少阳病。三焦病证再分阴阳，从病位上讲，上为阳；从病性上讲，气郁化火也为阳，所以少阳病就是三焦中属阳的病，也就是上焦气滞，下行不畅，郁而化火，内迫上扰而导致的一类病证。可见胡老的这种分类方法与230条所提示的少阳病位为上焦不通是完全吻合的。因为全书中多用“表”“里”来表述病位，对于三焦这个既不属于表也不属于里的部位，用“半表半里”来表述与原文甚为吻合，可谓是一个很好的诠释方式。

《灵枢·终始》中提出了一个针刺治疗时的基本原则为“在骨守骨，在筋守筋”，即病位在骨时，针刺治疗时要从所选的穴位上刺到骨膜的层面；病位在筋时，针刺治疗时就要刺在筋的层面。同理，在皮守皮，在肉守肉。所以《素问·刺要论》中还有“刺皮无伤肉……刺肉无伤脉……刺脉无伤筋……刺筋无伤骨”等告诫，反复强调针刺治疗时必须要刺在病变的层面。这揭示了人体病变时的一个基本规律，即如果病变的发生有相对明确的病位层次，则全身的这个层次都会受到影响。所以在针刺非病变部位的穴位时，只要刺到病位的层面，也会对病变处起到调节、治疗作用。例如骨关节炎，发病时经常是多处关节俱病，此时针刺就需要刺到骨膜，如《灵枢·官针》所说“短刺者，刺骨痹，稍摇而深之，致针骨所，以上下摩骨也”，这种情况通常要选用相应经络的井穴。对于一些发病时间短而疼痛明显的此类病人，往往在一个井穴上刺到骨膜，稍加行针，即可有周身关节疼痛马上消失的效果。同样，在皮表出现的痒疹、红肿等病变，只有浅刺在皮时，才会取得显著的效果。我们知道，在皮、在肉、在筋、在骨等所谓的相同病位层次其实是它们有相同的组织结构。也就是说，在某个病位上发生的病变，其影响会波及全身范围内的相同组织。据此原理来看“少阳之为病”，结合解剖学的知识，我们知道三焦之内所有的“中渎”——组织结构间的缝隙，都是由黏膜相互形成的。所以这个区域内出现了气郁化火，其影响一定会在身体的黏膜系统上有所反映。火性炎上，故有上部孔窍诸黏膜处的“口苦，咽干，目眩”等病证表现。

二六四、少阳中风，两耳无所闻，目赤，胸中满而烦者，不可吐下，吐下则悸而惊。

少阳中风，就是在少阳病位上发生的范围较广、状态不稳、变动之象明显的气机郁遏状态。这种情况下比较常见的症状是“两耳无所闻，目赤，胸中满而烦”。“闻”的本义是“听到”，表示其人主动、用心地去听，并且心有所知。“两耳无所闻”，字面上的意思就是患者听不到他想要听的对象。如果是长期耳聋，患者已知道自己听不到声音，他不去主动地听，就谈不上“所闻”了。较轻的耳鸣没有严重地影响听力，也称不上是“无所闻”。所以，“两耳无所闻”主要是指暴发的耳聋和严重的耳鸣。“目赤”，就是白眼球有明显的红血丝。“胸中满而烦”是指病人自觉胸中满闷，伴有明显的心烦。《灵枢·经脉》言：“三焦手少阳之脉……布膻中，散络心包，下膈，循属三焦……其支者，从耳后入耳中，出走耳前，过客主人前，交颊，至目锐眦。是动则病耳聋浑浑焞焞，嗌肿，喉痹。”大意是：手少阳三焦经的经气布满于胸部的膻中区域，并外散连络于心包络，下行到膈膜下，依次连属到整个三焦的区域……它的一条分支从耳后进入耳中，行出于耳前，经过上关穴，交会于面颊区域（《说文》谓：“颊，面旁也”，即面部的两侧），抵达外眼角。三焦经的经气发生变动时则会出现耳聋、耳中轰鸣，咽肿，喉部肿痛等症状。据此可知，少阳中风的症状都属于三焦经的“是动病”，是三焦经气郁化火，郁遏胸中，循经上扰的表现。据第48条谓“面色缘缘正赤者，阳气怫郁在表”，可知本条之“目赤”，为“阳气怫郁”在半表半里。一在皮肤一在黏膜，病性同而病位异，这种能明确提示病性与病位的症状，即是所谓的“主证”。

“主证”也不是《伤寒论》提出的概念，但作为仲景精要辨证的总结，这个概念能很好地体现原著的宗旨。熟读熟背原文，加以整体、动态的理解，非常有益于培养、形成临床中“抓主证”的能力，所以历代医家都非常强调深入学习仲景原著是提高临床水平的重要途径。如不能熟读深思原文，只满足于学习某医家的讲解，则大多只会获得该医家的理解、思维方式及经验，这也是注解永远不能取代原著的基本原因之一。

“不可吐下，吐下则悸而惊”是强调少阳中风的治疗禁忌。前面的太阳与阳明篇已集中讲述了在表与在里的病证辨识与治法，大法是在表宜汗、在里宜下。本证明显病不在表，不可发汗。在当时的医疗背景下，医生见到不可汗的发热类病证，往往会选用吐法或下法。所以此处马上先申明禁忌："不可吐下"。因为病不在消化道之里，也没有有形的实邪需攻除，所以不可用吐、下之法。吐下后中气受损，心胸区域的上焦之气后继不足，心气推动无力，就会反应性地加快搏动以维持血脉的运行，故有心悸之证。吐下之法都是强力推动气机的方法，三焦为气化之场所，本应气机和畅，现上焦气郁，又被强力扰动，则会引发整体的气机紊乱，气乱则神难以驭之，再加以心悸之动，故心神也相对难安，稍有刺激即受其惊矣。所以会"吐下则悸而惊"。

二六五、伤寒，脉弦细，头痛发热者，属少阳。少阳不可发汗，发汗则谵语，此属胃，胃和则愈，胃不和，烦而悸。

伤寒之初，太阳受之。如果在太阳层面发病，则脉或缓或紧而必浮，这是气机外倾、郁滞于表所呈现出来的必然现象。如果伤于寒后而脉不浮，只见弦细，说明气血有所郁滞，但没有郁在体表。弦也是一种绷紧、牵引的象，但没有紧脉紧的程度重，提示脉管稍有紧张；脉细则提示气血没有充分、广泛地抗争于肌表而使脉管达到正常的充盈水平；弦细并见，是一种脉管内敛的状态。所以，伤寒后脉呈弦细，可以提示患者在整体上没有反应为气血外达肌表，而是相对深层的气机被收引、郁滞，引发的是筋膜系统的绷紧，从而导致了气血在三焦的层面上运行不畅。在此状态下还有"头痛发热"，说明阳气郁而化热，冲犯于头部，是上部的经气不能畅通下行，故曰"属少阳"。也就是说，"脉弦细，头痛发热"是典型的少阳病脉证。

承接上一条少阳病"不可吐下"的治疗禁忌，本条继续补充强调了"少阳不可发汗"，意思是少阳病不可用单纯的辛散之法趋动气津至肌表作汗。因为被收引、郁滞的病位并不在表。"发汗则谵语，此属胃"是说如果误用了发汗法后病人出现了谵语，这种情况就属于阳明病，也就是179条所讲的少阳阳明。这是因为少阳的气机已经不畅，再发汗后气机外倾而津液被耗，则气机回入的过程必然有所不及而进入阳明病的状态。如果患者已经出现谵语，就可以明确地判断已经出现了"胃家实"。"胃和则愈，胃不和，烦而悸。"是继续说明这种少阳误治的转归。如果患者的胃气素来较为和畅，则此一过性的少阳阳明证可以待其津液自和而愈；如果平素就胃家不和，经此误治后就会出现气机不降，郁而化热，上扰于心的心烦、心悸等症状。这种情况一般是由于患者平素就有心血不足的倾向，所以再遇濡养不足、邪气冲犯时就会表现出明显的症状。

二六六、本太阳病不解，转入少阳者，胁下硬满，干呕不能食，往来寒热。尚未吐下，脉沉紧者，与小柴胡汤。

“本太阳病不解，转入少阳者”，意思是原来是太阳病，未能得愈，营卫的郁滞从太阳的肌表转而进入了少阳的上焦层面。这种情况就会出现“胁下硬满，干呕不能食，往来寒热”，胁下就是胁部的下面，也就是躯干侧面以第十一肋游离端（章门穴）为中心的一个区域，也叫季胁、季肋。章门穴是肝胆经的交会穴，又是“八会穴”之“脏会”，肝胆经之气在此处汇合，五脏的气血也在此汇合，此处是肝胆疏泄一身气机的要冲之地。上焦之气以下行为顺，现上焦气郁滞不畅，下行至此，不能疏利此要冲之地反而成为“添堵”的因素，致使此处的气血都陷于郁滞之境，因而表现为局部的硬满。气机不降，势必反弹而上冲，故有干呕不能食。往来寒热还是气机郁而求伸的表现。这种情况在没有经过吐下等强烈影响气机的治法时，诊其脉相对于原本太阳病的脉象变得“沉紧”了，就可以用小柴胡汤来治疗。

这里还要强调一下，仲景书中讲述的脉象，不是现代已经术语化了的脉象，而是就所述的病情对其脉象所做的基本描述。有时是静态地描述某种脉象，如“太阳之为病脉浮”“伤寒脉弦细”，相当于脉学术语上的脉象概念；有时是描述脉象的动态变化，如第4条的“脉数急者，为传也”，143条“得之七八日，热除而脉迟”，只是脉象与之前的状态相比已有“数急”“迟”的变化趋向，并不是诊得了脉学术语上讲述的“数急脉”“迟脉”。所以，一定要结合上下文的语境来理解书中的脉象描述。本条的“脉沉迟”也属于第二种情况，在“本太阳病不解”的前提下脉有沉紧之象，就是说与原本太阳病的浮脉相比，脉位变沉、脉象变紧、脉管有内敛之势，这种脉象也就是上一条所说的“脉弦细”。

二六七、若已吐、下、发汗、温针，谵语，柴胡汤证罢，此为坏病。知犯何逆，以法治之。

这是承接着上一条讲，如果患者已经被用过“吐、下、发汗、温针”等强烈干扰气机、耗伤津液的治疗方法，因而出现了谵语的症状，这就不是柴胡汤证了，而是病情发生了转变。要观其脉证，知犯何逆，选择相应的方法来治疗。

二六八、三阳合病，脉浮大，上关上，但欲眠睡，目合则汗。

“三阳合病，脉浮大”，提示周身的气血处于明显的外倾、浮张状态。“上关上”，是补充描述这种整体浮大的脉象中，在关部的上面，也就是寸关之间的部位，上冲之势最明显，这个脉象对应的是表里之间，也就是在少阳的区域郁遏得最明显。正常情况下，只要人体的阳气外倾，回入不足，机体就会发动自愈的调整使其内入，人就会自然地“欲眠睡”、想睡觉。如果想睡就睡着了，这种状态就会在睡眠中自然缓解，睡一觉或睡几天好觉就自愈了。“但欲眠睡”意思是总想睡觉，这说明阳气不能回入的程度很重。这种情况下如果患者的自愈机能还好，也是能睡着的，但是会有“目合则汗”的表现，也就是刚睡着就出汗。这是因为睡着后卫气入于体内，肌表的固摄功能减弱，因而此病态下郁遏向外的营卫津液在入睡后更加失其固守，所以刚睡着汗就会出来，这也属于一般所谓的“盗汗”。这种三阳合病的盗汗一般会以头面、胸背部为主，腹部以下很少或者没有明显的汗出，而阴虚盗汗除了在头颈部出现汗较多，往往还伴有腰以下、膝以上的出汗，并且一般不会是“目合则汗”，而是在睡觉了一段时间后，多在半夜后才开始出汗。

这种三阳合病的盗汗在临床中比较常见，最多的是见于儿童。有很大一部分来诊的孩子家长都明确发现其睡着后出汗，有的是睡着就出，有的是睡后半个小时左右或者更晚才出。这类孩子无论其来诊的主诉是什么，都要整体考虑其三阳的问题：是否有表证未解、是否有食积、是否有过多的心理压力。很多人认为小孩子是没有心理压力的，其实并不尽然。儿童是比成年人的情志病少，但在其成长过程中，还是会受到环境影响而产生由心理到躯体的问题。例如我在临床中遇到过因家长指导写作业而紧张、注意力无法集中的；有害怕老师批评而不敢上厕所的；有因为奶奶指定饭量而经常哭着吃饭的；有因为老师没有提问到而生气大哭的……我们在治疗儿童的时候往往也要注意到这方面的因素并提醒家长，否则只靠用药，最多只能取得短期疗效。在我的门诊中就有一些儿童是“老病号”，在很长一段时间内总是反复生病，每次治疗最好的结果就是当时有效，有时吃药也没有效果。还时而会有主诉只是发热、咳喘等常见病证，但多方治疗都毫无效果的儿童。这些情况往往都有多方面的因素在影响，并不是所有的疾病只用针药等外在的医疗方法就能够治愈。

二六九、伤寒六七日，无大热，其人躁烦者，此为阳去入阴故也。

“伤寒六七日”，是一个自愈的周期基本结束。病虽未愈，而“无大热”，说明外周郁滞的阳气不多。阳郁不甚，但其人躁烦，说明郁滞的阳气有向内扰及脏腑的趋向，所以说“此为阳去入阴故也”，即病势由外向内发展。

二七零、伤寒三日，三阳为尽，三阴当受邪，其人反能食而不呕，此为三阴不受邪也。

这是承接上一条继续讲伤寒三日后的传变与转归情况。

“伤寒三日，三阳为尽”是讲一般情况下，人体外感伤寒之后，在三天之内会演变为三阳中的某种“之为病”。如果三天之后也没有演变为某种三阳病，有一种可能就是患者的正气抗邪能力不足，因而会演变为三阴病中的某一种。如果伤寒三日，典型的三阳病证并未出现，患者反而胃口好转、饮食正常，原有的欲吐、呕逆等病情也自然消失了。这就提示患者自愈能力很好，三阴不受邪。伤寒后阳未病而阴不受，说明没有进入临床期就阴阳自和而自愈了。

二七一、伤寒三日，少阳脉小者，欲已也。

伤寒一日，太阳受之，而未发展到“之为病”的程度，患者在整体上处于一种前驱的“亚临床”状态，这种状态可能发展为某种“之为病”，也可能发展为自愈。这些不同的转归也会在脉证上体现出来。“伤寒三日，少阳脉小者”，讲的就是伤寒三日可能会演变为少阳病，此时诊得病人有少阳脉，也就是脉弦细，但脉形与脉势都相对更小些，这就提示少阳层面的郁滞之势正在减弱，所以可判断为病势欲已。

二七二、少阳病，欲解时，从寅至辰上。

寅卯时太阳从初升到完全升起来，是天地间的气机郁而得伸，阳气逐渐畅通的时段。人亦应之，这个时段内也容易把郁遏的气机运行畅通。少阳病在整体上属三焦气机不畅，在这个时段内，整个三焦的气化场所都得到天地之气的共振而运行舒展，所以少阳病会有欲解的趋向。与前面讨论过的欲解时症状加重的原理一样，如果机体内自愈的条件尚不具足，此时阳气运行增旺且态势向上，在整体的升降未能恢复时，反而在寅卯时内上焦的阳气郁遏更重，所以在临床上常见的少阳病之口苦、咽干等阳热上扰之证，大多是出现在凌晨及刚睡醒的时候。

总　结

263～266条为少阳病概论，提示少阳病之总体病机为营卫之气郁于胸膈之上不得降入。267～270条论少阳变证。人身之气，居阳者欲入于阴；居阴者欲出于阳。如此行之不能或不畅者，即谓之病。268条三阳合病，为气郁于阳；但欲眠睡，为气欲入阴也；目合则汗，为虽眠而气仍不能尽入；故知盗汗非必阴虚也。少阳居表里之间，为阴阳出入之枢纽，269条阳欲入阴不畅则躁烦，270条阳入于阴而能畅行则三阴不病，所谓“正不当位则为邪”，乱贼安则为顺民也。最后两条讲欲解之脉与欲解时。脉小者病退，以气郁之势减故。寅卯辰时天阳畅升，人亦应之，故病欲解。

辨太阴病脉证并治

原文（273~280）

二七三、太阴之为病，腹满而吐，食不下，自利益甚，时腹自痛。若下之，必胸下结硬。

因外感而影响人体“太阴”的气化过程，形成了明确的太阴病时，一般会表现为腹满、呕吐，吃不下饭，自发腹泻，并且发生腹泻后上述的这些症状还会更加严重，时而还会自发腹痛。这种情况如果误用下法，就很可能会导致病人出现上腹部拘挛、痞硬之类的体征。

内为阴，太阴从部位上讲是人体的最里面，与阳明是同一个部位。在整体的气机运动中，内在的气向外出，外在的气向内守，二者处于一定程度的动态平衡，即为正常状态。如果这个平衡状态被打破，机体的正常功能状态不能维系，则为病理状态。太阴为最内，其正常气机向外，也就是把内在生成的营卫津液敷布、充养到外周。人体内与这一过程相关的气化内容，也就是以脾主运化为主的生理功能，即为太阴。这一过程失常，即为太阴病。

“腹满”，是内在气机壅滞，脾失健运的表现。《素问·异法方宜论》言“脏寒生满病”，说明有一类腹满主要是由中焦有寒引起的。很多人在讲解太阴病时都强调这是一个脾虚或脾虚寒证，这有其合理性，但这并不是仲景以三阴三阳为纲来动态辨识病人整体状态的思路，不能表达出外感引发的一过性气机紊乱在这个“脾虚证”基础上的发病特征。“而吐，食不下”是强调有明显的呕吐以至于无法正常进食的症状，这显然是一个临时出现的气机紊乱表现，而这才是“太阴之为病”的主要内涵所在。“腹满而吐、食不下”以“中诊学”的角度看，并不是典型的脾虚证表现，而是一个明显的气滞、气逆表现。可见，本条太阴病的提纲证是在描述一个一过性的气机紊乱状态，而不是在总结一个静态的里虚寒证。

从阳明篇的规定来看，“腹满而吐，食不下”明显属于“阳明中寒”证，那么为什么不叫它阳明病呢？再看后面的描述“自利益甚，时腹自痛”，虽然阳明病也会出现下利和腹痛的表现，但是单纯的阳明病，其整体状态是降入不及，这种状态下出现了下利，是胃肠中的水谷不能被吸收利用，不能进入人体为用，其在胃肠中相对有余，下利是机体解除自身负担的自愈反应。因其相对有余，所以下利也是有余之象，如腹泻势急、喷射样水泻，泻利通畅，泻后病症有所缓解。这种情况下伴随的腹痛也是实性腹痛，如拒按、按之痛剧，整体的病症大多会在泻后减轻，只要没有继续的干扰因素，很多病人会在腹泻几次后逐渐自愈。而太阴病的下利，其基础为中虚固守无力，所以在伤寒侵及胃家时，中焦运化无力，水谷未得运化就因无力固摄而泻利于外。因其本质为固摄无力，故其下利亦呈现不足之象，如腹泻势缓，便溏不畅，泻后更加乏力不适，也有时泻后病人会感觉症状似有缓解，但稍后就发现并无缓解，整体的病情会因为下利后中气更虚而“益甚”。这种情况下伴见的腹痛也多为虚性腹痛，如喜温喜按，得温痛减。在内的营卫津液本当外行敷布奉养周身，此时因下利而不能奉养，为最内的正气外出不及，故称之为太阴病。

“若下之，必胸下结硬”是说中气已虚，如果误用下法，使中气更虚则会出现“胸下结硬”，也就是131条所说的“病发于阴而反下之，因作痞也”。“胸下”就是指身体前面肋弓下的上腹部区域，“结硬”就是触之有板结、痞硬等不柔和的感觉。这是中焦的营卫之气不足，胃及周边的组织失其温通与濡养，胃蠕动无力的表现。病发于阴，下之更伤气津，故有此证。人参益气生津，在仲景书中凡虚性的心下痞硬类主证，所治方中都用人参，这是一个非常典型的“药证”，仲景时代的人参品种现在或已消失，不可得见，临床中用市面上可得的人参与党参也能取得相应的疗效。

二七四、太阴中风，四肢烦疼，脉阳微阴涩而长者，为欲愈。

“太阴中风”，并不是有某种叫作“风邪”的东西侵犯了人体的太阴部位或干扰了太阴的气化过程，而是人体在感受到外界的温度、湿度等环境变化后，身体未能很好地适应，引发了太阴气化过程中明显的气机紊乱。太阴的气机运动为外出，气化的主要内容为化湿，其整体状态为容纳、转化，五行属土。具体而言，就是饮食摄入后，经过吸收、转化，形成人体可用的精微，敷布周身。太阴中风，就是人体伤于寒、湿等外感因素后，这个太阴的气化过程受到干扰，不能顺利完成，表现为以四肢烦疼为主的一类病证。上一条提纲证是伤寒后以腹满、吐利、腹痛等为主证，主要体现在内在的胃肠，病位在内，可以称之为“太阴中寒”。本条主证为四肢烦疼，这里的“烦”是描述疼的特点和程度，与174、175条风湿证所讲的“疼烦”相似，指的是四肢的肌肉有明显的疼痛感，能明显影响到患者的情绪。这是因为脾主肌肉、主四肢，脾胃的运化不利，水湿内阻，外又有寒湿来侵，人体在肌肉的层面发生了寒湿阻滞、气津不畅的病理变化。伤于寒而未侵及内在的脾胃，只对外周的肌肉造成了郁滞，气机未被凝滞于内而现寒象，只被弥散地郁于四肢而呈风象，故谓之“太阴中风”。

“脉阳微阴涩而长者”，阳微，是指关以上的寸部脉搏势微，是阳气郁阻，不足以外达于四末的表现。阴涩，是指关以下的尺部脉行不畅，是湿阻气滞于内在的肌肉层面的表现。“而长”是指在这种阳微阴涩的脉象基础上，整体的脉象变长。这就提示在这种寒湿困阻的状态下，阳气并没有完全地被困，而是已经能够在整体上宣畅出来了。通过机体自身的自愈机制，阳气已经能够自行抗争舒展，则必然会进一步化开寒湿，趋向痊愈，故知“为欲愈”。

二七五、太阴病，欲解时，从亥至丑上。

太阴病的欲解时是在亥、子、丑这三个时辰内。这是夜半阳气入里、行于阴分的时间。里虚寒的太阴病得到入里阳气的温煦与疏通，故有欲解之机。古人用的时辰概念都是指当地的真太阳时。在当地太阳最高的时候就是正中午时，与此对应的夜中，即是子时正中。所以任何地区的亥子丑时，都是深夜万民皆卧的时段。胃家实的阳明病有腹胀满时，会“胃不和则卧不安”，而太阴病的腹胀满反而是夜卧则安，就是因为人天相应，夜深时人体的阳气也回藏深入。

其实，很多脾虚的人食后腹胀，吃完饭就犯困、吃完饭就想躺着，也是这个“欲解时”的道理。夜半时人的睡眠最深，阳气入内也最充分，是天地之气所赐的固定的欲解时。食后腹胀困倦的小睡，则是人体为自救而临时发动的“欲解时”。时虽不同，其欲解之机却是相同的，都是使阳气入内，以解除内在的不足。由此我们可以看出，睡眠时就是太阴病欲解时。也就是说，睡眠就能促进太阴病的欲解，睡眠和缓解太阴病可以是同一个过程。

那么，治疗太阴病，促进太阴病的欲解，是不是也可以促进睡眠呢？答案是当然可以！太阴虚寒的病人在经过散寒、温补等对证治疗后，都会出现一个阶段总想睡觉或睡眠变沉。有的病人会因此而治愈了素有的失眠。我们再看一下《灵枢·营卫生会》关于卫气循行与睡眠的讲解：“卫气行于阴二十五度，行于阳二十五度，分为昼夜，故气至阳而起，至阴而止……故太阴主内，太阳主外，各行二十五度，分为昼夜。……夜半而大会，万民皆卧，命曰合阴，平旦阴尽而阳受气，如是无已，与天地同纪”。卫气平旦行于阳，日入则行于阴，行于阳则起（醒），入于阴则止（睡），夜半而万民皆卧，与天地同纪。这个天人相应的寤寐机制，就是卫气在人体的出入机制。显然，睡眠的问题并不只是脏腑的功能失调，更是一个天人合一的问题。临床中经常能遇到这样的病人，总感觉身体沉重、倦怠乏力，一天到晚总想睡觉，也能睡得着，但睡后并不解乏。早晨刚睡醒也没有精神，睁开眼睛就感觉累，只愿意躺着，醒了也不愿意动，还觉得没睡够，甚至感到起床的力气都不足，要再躺好久才懒洋洋地起来。这样的嗜睡困乏提示患者已全天候地处于太阴病的“欲解”状态，说明机体在持续地发出要解除太阴病的信号，可见太阴气化不利的状态已经太深重、太顽固了。这种表现后世的中医习惯称之为“清阳不升”，其内在的机制是脾失健运，不能有效生成与运化水液，因而形成了整体的水湿弥漫。这类水湿困阻的惫乏嗜睡证，与67条中气受损水饮内生，又被误汗把水气激发到外周经腠的苓桂术甘汤证在整体上的局面相类似，所以用苓桂术甘汤或以此方为主再辅以健脾温中、升清降浊的药物，通常都有理想的疗效。

二七六、太阴病，脉浮者，可发汗，宜桂枝汤。

伤寒之后，病人出现了腹满、呕吐、下利、腹痛等太阴病的症状，如果其脉还能浮起来，说明其整体还处于一个太阴中风的状态，阳气还有能力布散到周身以自救。这种情况适宜用桂枝汤补中益气、调和营卫，使一身内外之腠理得营卫温养，即可得微汗而愈。

二七七、自利不渴者，属太阴，以其脏有寒故也。当温之，宜服四逆辈。

如果伤寒后病人表现为自下利而不渴，也可以判断其病属太阴。这是因为其内在的阳气不足，阴寒内生，不足以运化水湿的缘故。应当以温法治之，适宜选用四逆汤这类的温中散寒、固守中气的方剂。

太阴的生理过程主要是脾主运化，把内在生成的营卫津液敷布、充养到外周。内在的阳气不足以运化水液，气不足则内寒，水液不化则生湿，所以太阴病的病性主要是寒湿，与阳明病的燥热正好相反。二者都有腹满证，但阳明病的腹满属实，腹满时不吐不利，甚至需要急下，得下则证减；而太阴病的腹满属虚，自吐自利，且越吐利越伤中阳虚寒越重，从而腹满也越重。阳明病口渴，太阴病不渴，二者的主要特征症状也正好相反。

正常情况下脾胃共同完成对饮食水谷的消化与吸收，此气化过程中燥湿相济，升降相因，阳明与太阴为此过程的两个方面。病变时二者不相协调，则表现为：实则阳明，虚则太阴；热则阳明，寒则太阴；燥气有余，湿气不足，是为阳明病；湿气有余，燥气不足，则为太阴病。太阴与阳明如此密切相关，其病变也一定会互相影响。如阳明不合，热耗于外，太阴得不到应有的阳气回入，则可继发太阴病。人在盛夏时易患腹泻在根本上讲也是这个原因。如太阴不开，水津不能上济阳明，也可以出现阳明失其通降之病。191条“阳明病，若中寒者，不能食，小便不利，手足濈然汗出，此欲作固瘕，必大便初鞕后溏。所以然者，以胃中冷，水谷不别故也”说的就是这种情况。本条的“自利”，其病机就是这种“胃中冷水谷不别”的表现。“不渴”是因为内有水湿且没有达到津不上承的程度，虽自利但尚未导致体内津液的匮乏。

阳明病的便秘与太阴病的自利，都是病情发展到了极端状态时的典型症状。如上所述，太阴与阳明是一个共同的生理过程，此过程出现病变时，在没有达到极端的状态时，往往不会表现为要么一派燥热之象、要么一派寒湿之象那么典型的病证，这就需要我们在整体状态下来辨识病人的病证属性。例如，上述“大便初鞕后溏”的阳明中寒证，患者在表述时可能会强调自己便秘，且大便不畅也很容易引起胃经郁热，因而有舌苔黄厚腻，口臭，或面起痤疮，甚至是大便数日一行这些胃热的表现。这种情况下其舌苔虽黄厚腻，但其舌体一般都是淡暗或青暗而胖大，或有齿痕。有痤疮者，面色也多是偏暗或萎黄，多伴有下眼睑青暗，毫无面色“缘缘正赤”的热象。还有一点最为关键的是，这种便秘不论是几日一行，都只是开头干。大便的初始部分可能非常干燥难下，但后面的就不那么干硬了，甚至到后面都不能成形，只是成堆状。多数情况下，尽管后面的大便不硬、甚至不成形，但排便仍不通畅，自觉黏滞不爽，排不干净，擦的时候也总是擦不干净、擦了还有。这种情况还可以表现为多日不大便，但排便的当天会便二三次或更多，第一次大便可能都是干燥或成形的，但后面的大多是黏湿或溏稀的。这种初硬后溏的便秘其本质是太阴湿困，所以治疗原则与本条治太阴自利者相同，也是“宜服四逆辈”。以温中法扶助中焦的阳气，恢复其正常的运化功能。不过太阴病的“自利”服温药后则大便转干；阳明中寒的“固瘕”在服温药后多见放屁增多，如果是动物蛋白摄入过多者，其矢气的臭味会特别重，有的病人反映臭到连自己都无法忍受。一般在矢气频作后一日或多日大便才渐渐增多、变得通畅，或时干时稀一段时间，最后才恢复正常。在治疗的一段时间内其大便的臭味也是更加明显，还多伴有大便颜色变黑或变绿。这种虚实夹杂的便秘在当前极为常见，如果不能辨清其阴阳属性，虽然用清热、攻下法或可暂时取效，但病情会反复发作，久服则乏效，且病情加重。

二七八、伤寒脉浮而缓，手足自温者，系在太阴。太阴当发身黄，若小便自利者，不能发黄。至七八日，虽暴烦下利日十余行，必自止，以脾家实，腐秽当去故也。

本条的前一段在阳明篇187条出现过，此处再现，显然不是错简导致的文字重复，而是在讨论一个相同的问题。“伤寒脉浮而缓，手足自温者，系在太阴”。从太阴病的角度看，就是一个太阴中风证。这个状态下如果湿无出路，郁热内蕴，就可能发黄；如阳气能化，小便通利，湿有去路，则不能发黄。这个阳化湿除的自愈过程维持了七八日，如果大便硬、便秘，就说明自愈的度没有达到最佳，阳气相对太过，津液相对不足，整体就转变成了阳明病的状态。如果自愈的程度恰好，在阳气来复到最佳的程度时，就会化开内在的湿邪，表现为痛快的腹泻。也就是“脾家实，腐秽当去”的表现。“虽暴烦下利日十余行，必自止”说的是在阳气来复，蓄积到了足以化开湿邪的那个临界状态时，会有突发的、一过性的恶心或心烦感受，随着下利腐秽的开始，那个感觉就自止了。这种下利不一定都是一天十余次，只是典型的、反应明显的情况才会这样。这种下利时也有可能在便前会有不同程度的腹痛，但泻后痛止，并且病人会明确地感到排便后非常痛快，腹中舒服，整体上也有神清气爽的感觉。虽然一天腹泻了很多次，但并没有明显的乏力、疲惫感。这种下利不要去干涉，尤其不要为了止泻而用收敛固涩类的止泻药，随着体内湿浊排泄的完成，下利会自然停止的。

在临床中对于一些中焦虚寒又兼有湿浊、积滞的病人，在用温热药为主的治疗过程中，经常会出现这种“脾家实，腐秽当去”的反应，但很少有一天十余次的。方中没有用攻下的药，但病人服药后会有明显大便的次数或量增多，或质地变稀，并且都是排便后感觉很舒服、痛快。往往也会在这种排便增多的反应出现时还伴随着想睡觉或睡眠变沉，明显是一系列的“太阴欲解”反应。

二七九、本太阳病，医反下之，因而腹满时痛者，属太阴也，桂枝加芍药汤主之；大实痛者，桂枝加大黄汤主之。

本条讲述了一种以病位来定性的太阴病。

本来是太阳病，病位在表，被误用了下法后，气机内陷。“因而腹满时痛”就是说因为这种误下而出现了以腹满、时而腹痛为主证的病情。病位由外周之表变为腹部之里，这种情况也属于太阴病。腹满时痛是太阴的提纲证，气血郁滞的部位为最内部的肠、肠系膜区域，所以这种病情属于太阴。腹满是由于误下后整体的气机下陷而郁滞于腹部，时而作痛是因为腹部的营卫之气郁滞较甚导致了血分也发生了不同程度的瘀阻。因为这个状态是由误下导致的一过性气机内陷所引发的，所以可用桂枝汤补中益气，把内陷的营卫之气从原路再散发到肌表。又因为已经出现了血分的瘀滞，所以加倍芍药的用量，取其“治邪气腹痛，除血痹……益气”的功效以疏解郁滞的营气，助全方完成营卫外行之功。“大实痛者”，是说在上述桂枝加芍药汤证的基础上，腹痛的程度非常严重，且发作时伴有明显的拒按、腹部拘急、阵发的绞痛等实证之象。这提示内在的气血郁滞程度更重，所以再加大黄以“下瘀血，血闭”。把局部的瘀血攻除之后，才有利于整体的气血敷布于周身。这里需要注意的是，尽管此时的腹痛为“大实痛”，但整体的气机状态仍然是下陷、郁结在内而有外出之势，治疗仍需用桂枝汤为基础向外布散营卫，所以病性仍为太阴病而不是阳明病。这种“大实痛”仍然是在前诉的“腹满时痛”背景下发生的，也就是腹满的基础上间歇性地发作剧痛或绞痛，而不是持续腹痛。用桂枝加大黄汤治疗后可能会出现某种程度的腹泻，但全方在“以水七升，煮取三升”的煎法下并没有明显的泻下作用，其在整体上仍然是一首以辛温为主的方剂。

在临床中最常见到的此类腹痛是发生在以脐为中心的下腹部，结合解剖学我们就会知道，这个部位以肠系膜的血液循环最为丰富，则本证的血瘀状态肯定涉及了肠系膜的血液循环。气机郁陷还必然伴随着津液的郁滞，所以本证的“腹满时痛”是脐腹部为主的下腹区域内气、血、水的整体郁积状态的表现。而芍药正是解除这种状态的首选药物。临床中有很多经常由外感引发的间歇性腹痛的儿童被诊断为“肠系膜淋巴结炎”，这类患者几乎都有多次外感发热后接受输液治疗的病史。这种在外感发热时有低于体温的液体直接进入大循环的事件，都会引发营卫之气的被动内陷，在一定程度上与“太阳病医反下之”产生了相同的影响，所以其后继发的阵发性腹痛、肠系膜淋巴结肿大，在很大程度上也都是由腹内气、血、水的郁积状态所导致。对于此类儿童以桂枝加芍药汤为主，随证加入槟榔、苍术、砂仁、射干等恢复中焦运化的药物大多会有比较明显的疗效。病证重时处以汤剂可以很快见效；痛势已轻，发作不频繁时处方制成水丸服用，往往会有更稳定的疗效。

二八零、太阴为病，脉弱，其人续自便利，设当行大黄、芍药者，宜减之。以其人胃气弱，易动故也。

本条为承接上条，补充说明太阴病需用大黄等祛邪药时的注意事项。

“太阴为病，脉弱”，提示病人的脾胃虚弱状态比较明显。“其人续自便利”，是指在这个脾胃虚弱的状态下病人通常都会排出比较溏稀的大便，且比较通利，没有明显的黏滞不畅。这是脾胃虚寒的表现。假设这种情况下患者又发生了腹内的气血郁滞，出现腹满时痛等症状表现。这种情况本来是可以用大黄、芍药来解除血痹的，但相对于上一条因误下而产生的一过性腹满时痛所用的方药，此类素体中虚的人要减小大黄、芍药的用量。因为病人素来脾胃气虚，不耐攻破，如果仍照上条的用量比例，患者会因为“胃气弱，易动”而更加重其平素的便溏，甚至出现明显的腹泻。并且也容易像“自利益甚”的机制一样，因为用药过重，泻利加重，还会在整体上更加损伤患者的正气，这样也就无法达到消除血痹的目的了。所以，用药治病时不是药在“治病”，而是药物调整了人体的气血，帮助机体的气血达到应有的“阴阳自和”状态而自愈。所有的病，都是病人自身失常了才会发生，不是某病因就必然引发某病；同理，所有的病，也都是病人的自愈机制发生了作用，病人自己好的。有效的治疗不过是给病人提供了正确的帮助。由此可知，在疾病医学模式下，定向地用药物的某种药理来直接纠正某种病理的所谓治疗，即便能够很好地达到其预期目的（在忽略了整体的情况下这是很不容易达到的），同时也必然存在着某些已知或未知的“副作用”，因为在人体这个精密的整体中，不可能动一处而余处不动、牵一发而不动全身。

总　结

273～275 条为太阴病概论，276～277 论太阴病证治。治太阴之常法，外周营卫失充，宜桂枝汤；内在营卫失守，宜四逆辈。桂枝汤又名阳旦，服之能化生营卫、解肌煦表，如体内有旭日之初生，实为温补缓散之剂。四逆辈温中回阳，以复生化之机也。278 条论太阴病中阳来复时的自愈反应。最后两条示营气内郁之太阴病。外为阳，内为阴，太阳病反用下法，使最外之营卫郁陷于最内，故转属太阴也。

辨少阴病脉证并治

原文（281~325）

二八一、少阴之为病，脉微细，但欲寐也。

伤寒之后，病人反应为典型的少阴病状态，就会出现脉微细，总是想睡觉但却睡不着的脉证表现。

因为少阴篇中有多条“脉微”的原文，再结合少阴病的内涵，可知此提纲脉证中的“微”字是描述的脉象，而不是作为副词来描述后面的“细”。也就是，典型的少脉病脉为既微又细。脉微，是力量与势态极弱，提示阳气不足以鼓动。脉细是脉形脉体细窄，提示血少不足以充盈。“但欲寐”在字面上的意思是总想睡觉。但一个人总想睡觉是个什么状态呢？一定是他虽然想睡但睡不着，否则想睡时就能睡着，那就不用总想了。总是想睡而能睡着，那一般称为嗜睡、多眠，而不叫“但欲寐”。比如前面讲过的太阴病欲解状态的病人，可能也会在主诉时描述为“总想睡觉”，但是因为生活节奏、工作需要等原因，虽然想睡也不一定有机会睡。一有机会，他是能睡着的。这种太阴欲解的状态其实是嗜睡、多眠，病人往往还会描述说睡不够、想继续睡。在仲景时代的广大民众，一般不会因为环境、工作等原因导致没有机会睡觉。所以这里所说的“但欲寐”，就是病人呈现出来的精神萎靡、想睡却睡不着的状态。这是气血不足、精神皆衰的整体状态的外在表现。这种综合的脉证作为少阴病的提纲，可以提示我们，少阴病的内在实质是阴阳气血俱不足，精气神皆衰惫。此类的患者在感受外邪时，因为自身的调节机能严重不足，无力表现出外感病的基本病证，往往会因为外感的诱因直接引发机体自身调节系统的紊乱甚至是崩溃，所以少阴篇会有很多危重证的内容。

二八二、少阴病，欲吐不吐，心烦，但欲寐，五六日自利而渴者，属少阴也，虚故引水自救；若小便色白者，少阴病形悉具，小便白者，以下焦虚有寒，不能制水，故令色白也。

前提是少阴病，就是首先表明了患者的整体状态为阴阳气血俱不足。“欲吐不吐，心烦，但欲寐”就是想吐但吐不出来，恶心，想睡也睡不着，没精打采的状态，这是胃失和降的表现，虽有呕恶，但并没有明显的“呕逆”之势，整体上显得虚衰无力，这是因为内在并没有太多的阳气被郁遏，只是因为伤寒等因素刺激阳气不能固守、潜藏，才有这样的表现。此时身体会发动睡眠以收回阳气、养精安神。但机体的自愈机能减退，调节无力，封藏失职，所以虽然想睡，但却睡不着。这种状态持续了五六日后，出现“自利而渴”，说明没有有效睡眠的休养，本来不足的阳气还被继续消耗，以至于阳气不足以运化水液，故出现自利。“而渴”是强调原有阴血不足，下利后津液又亏，整体处于一种明显的气血俱虚，不足维系一身气化的状态，所以说“属少阴”。机体的濡养不足，就会自发地出现口渴的感觉以提醒心神发起饮水自救的指令，所以说“虚故引水自救”。这种情况下“小便色白”，就是小便清澈透明，而没有尿黄、浑浊等情况。提示患者没有阳郁化热，而是处于一种虚寒的状态，如《素问·至真要大论》所说：“诸转反戾，水液浑浊，皆属于热。诸病水液，澄澈清冷，皆属于寒。”这种既有阴津不足的症状，又有典型的内在虚寒表现，就明确地显示出病人处于阴阳俱虚的少阴病状态，故曰“少阴病形悉具”。“小便白者，以下焦虚有寒，不能制水，故令色白也。”是所谓的“自注句”，在康平本中为小字注，补充说明小便清澈为下焦虚寒的表现。

二八三、病人脉阴阳俱紧，反汗出者，亡阳也，此属少阴，法当咽痛，而复吐利。

“病人脉阴阳俱紧”，没有讲是什么病，脉阴阳俱紧就是寸尺脉皆紧。无论是什么病，伤寒后脉见阴阳俱紧都提示周身之气已被寒邪收引。如此则腠理闭阻，法当无汗。而反汗出，说明患者的阳气不足以固摄，在外出抗邪的过程中还没解除寒邪外束时就已无力固摄，亡失于外了。这种汗出亡阳的状态在整体上属于正气不足，自愈机能衰退，故属少阴。

“法当咽痛，而复吐利”是补充说明这种亡阳证继续发展时可见的症状表现。伤寒脉紧，提示阳气尚在抗争。如果阳气已无抗争，则会直接表现为脉沉微等无力外争之象。外有收引，内有抗拒，才能使受寒层面的腠理呈现出绷紧的状态，体现在脉上即是相应层面上的紧象。本条的脉象，应当是偏于沉紧，而不会如太阳伤寒一样达到浮紧的水平。不足之阳抗争于内，反见汗出之证时，就说明阳气已脱，无力固守在原有的层面继续抗争。阳气由内守坚拒到亡脱于外要有一个由内出外的过程，咽部为诸阴经汇集之处，内在的阳气不是正常地循行至此，而是脱散无制、郁积于此处时，咽部就会出现不通而痛的反应，一般会表现为干痛，剧者可痛如刀割。此时如能正确诊断，急救回阳，阳回则痛止，病情也会得到整体的控制与改善。如任其发展，阳气进一步外脱，则会中阳失守，上吐下泻。

本条动态地描述了一个亡阳证的发生发展过程：伤寒脉紧→反汗出→先咽痛→再吐利。我们能够辨识出这个过程，知犯何逆，就不用等到诸证俱足时才知道发生了亡阳，在反汗出、咽痛的阶段就可知其阳气已经散失，法当急救回阳。

亡阳证的表现并非仅此一种，本篇后面还有多条相关的描述。清末医家郑钦安在其广泛的实践基础上，于《医理真传》一书中对此证候表现又有诸多补充：咽痛只是虚阳外越比较常见的表现之一，除此之外还有眼睛痛、耳朵热、自觉目中有五彩光，等等。我曾经治疗过一例此证的病人，是一位老太太。她自己会摸脉、会用家传的熬膏药治病。她来诊时是因为一段时间以来她眼睛发热，腹中觉凉，咽喉凉，并且能感觉到里面越凉眼睛就越热，她摸到自己有散脉，认为自己活不长了，经别人介绍来找我。当时对我说自己知道活不久了，让我帮她活到女儿生小孩就行，那时距其女儿的预产期大约还有三个月。她的病证特点几乎完全符合郑钦安在“阳虚门”中所讲的亡阳变化过程，我首诊就开了潜阳丹，附子用60克。服后效果很好，复诊几次后病情逐渐平稳，她自己也摸不到散脉了，又说再调调帮她活过过年。过了年后她就不再提这个期限问题了，多年后她还能为别人熬膏药治淋巴结核。对于这种渐进的亡阳证，如果能及早认出，对证治疗，就不必等到阳已脱散、循环衰竭时再用四逆汤回阳救逆了。

这里有一点要注意，就是附子的用量和煎煮时间问题。附子是亡阳时必用的、无可替代的对证良药。附子有毒，久煎可减缓其毒性，所以中药学或药典上都规定附子要先煎或久煎。善用附子的“火神派”医家也强调附子要久煎。但《伤寒论》中的四逆汤用生附子，且不先煎。这里是否有矛盾呢？答案是不矛盾，这还是“知犯何逆，随证治之”的具体体现。如《医理真传》治阳虚门诸方及后世医家取用大量附子，久煎2小时以上时，治的是阳气虚而有亡失之势的渐进型亡阳证，附子久煎使药性下沉，配合诸药，使阳气潜藏，则阳回而证解。《伤寒论》中用四逆汤主治的亡阳证，是一过性的急发之证，是阳气已脱，外周循环已经衰竭，用生附子且煎煮时间不久，取其辛热峻猛，温通经脉，振奋、重启业已衰竭的外周循环，使内外之气得以接续，然后再由大量的甘草缓住气机，使整体的气血循行趋向常态，则阳气得续，生机可回。

中医所说的亡阳危证，因阳气亡失，阴阳气不相顺接，其发生时周身气血的内外循行即无法维系。故此证的状态基本上涵盖了现代医学所说的循环衰竭，而典型的亡阳证表现，也正是休克初、中期的表现。是否用生附子急救回阳，取决于是否有周围循环衰竭的发生。在阳虚气化无力而需用附子时，若未发生周围循环衰竭，宜炮附子温阳，随患者的症状与胃气状态选择用量，寒甚、体壮、胃气强者宜大量，反之宜小量。若已发生外周循环衰竭，则宜用生附子急救回阳，病势越急，煎煮时间相对越短。

附：周围循环衰竭

周围循环衰竭也叫末梢循环衰竭、休克。是指各种原因引起的有效循环血量减少而导致的血压下降、心、脑、肾脏等重要器官血液灌注不足、代谢产物在组织内淤积从而导致代谢性酸中毒甚至弥散性血管内凝血等极其严重的情况。周围循环衰竭属于危重症，必须明确病因，并积极抢救、治疗。

简言之，休克就是机体对有效循环血量减少的反应，是组织灌流不足引起的代谢和细胞受损的病理过程。其临床表现可分为三期：

1. 休克早期：在原发症状体征为主的情况下出现轻度兴奋征象，如意识尚清，但烦躁焦虑，精神紧张，面色、皮肤苍白，口唇甲床轻度发绀，心率加快，呼吸频率增加，出冷汗，脉搏细速，血压可骤降，也可略降，甚至正常或稍高，脉压缩小，尿量减少。

2. 休克中期：患者烦躁，意识不清，呼吸表浅，四肢温度下降，心音低钝，脉细数而弱，血压进行性降低，可低于50mmHg或测不到，脉压小于

20mmHg，皮肤湿冷发花，尿少或无尿。

3. 休克晚期：表现为弥散性血管内凝血（DIC）和多器官功能衰竭，如急性呼吸功能衰竭、急性心功能衰竭、急性肾衰竭等。DIC表现：顽固性低血压，皮肤发绀或广泛出血，甲床微循环淤血，血管活性药物疗效不佳，常与器官衰竭并存。

二八四、少阴病，咳而下利，谵语者，被火气劫故也；小便必难，以强责少阴汗也。

少阴病，阴阳气血俱不足。这种情况下一般不会以咳为主证。咳嗽出现于少阴病这本身就是一个相对异常的表现，所以首先提出以提起注意。“而下利”，是强调下利为主证，病人的整体仍处于一个阴阳俱虚的下利证状态。谵语在《伤寒论》的体系中，是火热上扰、阳明不降的特征表现。现在病人体虚，且有下利主证，出现谵语绝对是一个反常的现象。结合当时的医疗背景，就可以推断这是“被火气劫故也”，也就是病人经历了火法治疗后才出现谵语和咳。少阴病状态本来就是阴阳气血俱不足，用火法后火热上扰于肺则咳，上扰于心则谵语。这种情况下还很可能会伴发小便难，因为火法还会蒸迫津液以作汗。少阴病为内在的阴阳不足，不可以用汗法。用火法“强责少阴”以发汗，既伤津液，更乱阳气，气津代谢严重受损，故小便难。

二八五、少阴病，脉细沉数，病为在里，不可发汗。

少阴病，脉沉，即提示病位在里，为阳气不足以外出。脉细数，提示阴血不足，内生虚热。所以不可用动员阳气与津液外出的发汗法来治疗。

这个道理很简单，为什么原文中反复强调呢？

这里已经明确地告知了病属少阴，我们看起来当然会觉得很清晰。而在临床中，面对一个伤寒的病人，我们会不会一听到病人受凉了，出现了头痛、身痛，或发热或未发热的情况马上就想到要发汗治疗呢？这种经验性的判断很容易在大众及医生群体中发生。所以仲景在每一个需要注意的场景下都会明确强调“观其脉证，知犯何逆”，只有在“见病知源”后才能确定治则治法。我们学习仲景的原文，不能只满足于知道了、理解了，而需要有会于心，形成稳固的观念。这样看，本条在当时的指导意义就在于，学者于临床中见到了一个伤于寒的病人，只要其脉沉细数，首先要考虑这是不是属于少阴病，是否可以发汗。而不是三日以内发汗而已、三日以上可下而已，若汗、若下不解，则温针，等等。对于当前的我们来讲，这个层面的意义也是很明确的，那就是见到伤于寒的病人后，不要上来就讲怎么治，必须是先要观其脉证，知犯何逆。知何法可用，何法当忌。总之，要目有全人，不可见病治病。

二八六、少阴病，脉微，不可发汗，亡阳故也。阳已虚，尺脉弱涩者，复不可下之。

本条承接上文，继续强调少阴病不可用汗下之法。

脉微提示阳气已微，所以不可发汗。因为发汗会耗散阳气，进一步亡失阳气。“阳已虚，尺脉弱涩者”，是说在这个脉微的同时，尺脉还有弱、涩之象。尺主内，弱涩是阴血不足以通行流畅之象，内在的阴血不足，所以不可用下法再伤阴津。

二八七、少阴病，脉紧，至七八日，自下利，脉暴微，手足反温，脉紧反去者，为欲解也，虽烦下利，必自愈。

少阴病脉紧，提示虽有阳气不足又被寒邪收引，但机体的阳气尚有一定的抗争能力。如果阳气已无抗争之力，则会直接表现为脉沉微等无力之象。外有收引，内有抗拒，才能使脉呈紧象。这种阳气尚能抗争的少阴病，在持续了七八天后，出现自下利，大致有两种可能：一种是阳气耗尽，无力抗争，中焦大虚，无力固摄而下利；一种是经过七日来复的自愈调整，阳气渐盛，化除阴寒，体内的阴寒湿浊等邪气通过泻利排出体外。本条下利后“脉暴微，手足反温，脉紧反去”，说明内在的寒邪收引已经解除，阳气已能出行到四末。那么，其脉象的突然变微只是原本的抗争之势忽然消失的一过性反应，而不是阳气衰微的表现。所以可以判断“为欲解也”。此时“虽烦下利，必自愈”和278条“脾家实，腐秽当去”的道理一样，都是阳气来复、化除阴邪的排病反应。

这也提示我们不要为了消除症状而去“对症处理”，不要干扰病人的自愈反应。只需嘱咐患者注意休息，合理饮食，避风寒，调情志，不使其更受干扰，这种排病反应很快就会自然结束。在治疗过程中，如有可能会出现类似的反应，也要提前告知病人，嘱咐其不必惊恐。这类的下利也有泻后感觉痛快、舒服的特点，只要提前告知可能会有这类的反应、感觉出现，反应发生后患者感到舒服自然会安心地待其自复。如果是儿童患者，家长往往会有某种程度的焦虑，见到任何症状都可能会惶恐不安，所以要详细地交代清楚。

二八八、少阴病，下利，若利自止，恶寒而踡卧，手足温者，可治。

少阴病状态，如果以下利为主证，一般是因为内在的阳气虚，不足以运化水谷且不能够固摄下焦。这种情况下，随着病情的发展，如果下利自止，虽然患者有明显的畏寒、蜷缩而卧等一派阳气不足之象，但其手足尚温，说明阳气尚能达于四末，内外的气血还能够循环交通，如此则阳虚虽甚，尚可救治。

这里还需要注意一下原文的用词问题，我们现行的术语中，有“恶寒”与“畏寒”两个概念，分别对应的典型的外感寒证与内在之虚寒。在仲景书中，没有“畏寒”这个概念，原文中的“恶寒”具有这两个概念的内涵。根据整体的病情，本条之“恶寒”是畏寒的意思。

为什么行文至此忽然论及“可治”与否这个生死攸关的问题呢？我们动用想象力还原一下本条病证的实际画面：在汉朝那个历史上的寒冷时代，普通大众居住的茅屋在寒冬之时总是会透进冷风，伐薪烧炭要有足够的劳力才能完成，普通的人家一般也不会有条件一直燃烧着木炭来取暖。在这种环境下，一个阴阳俱虚的少阴病患者以下利为主的病情已延续了一段时间。后来终于泻利停止了，但病人严重地怕冷，而居住环境中又没有足够的温暖，他只能蜷缩在床上，看不到一丝的活力。如果是在故事片中，这个画面中的主人公是不是会有生命危险呢？结合本篇后面的条文就会知道，这种病人处于一种生命机能衰竭的状态，如果恶寒蜷缩、手足逆冷，或下利止而脉不出，病人可能很快就要进入周围循环衰竭的危重状态。如果不能得到及时、正确的抢救，患者就会很快死亡。而这时如果病人手足尚温，说明周围循环尚未衰竭，故知其可治。在古代，没有静脉给药的急救方式，一但发生周围循环衰竭，只有在有限的时间内通过艾灸、口服给药等方法恢复外周循环，病人才能得救。错过这个时机，灸之脉也不出、服药已不能循环到外周，患者就“病属不治”了。这类在仲景时代的“不治”之证，以现代医学的急救技术，只要能够及时获得治疗，有很多还是可治的。

二八九、少阴病，恶寒而踡，时自烦，欲去衣被者，可治。

少阴病，恶寒蜷卧，是阳气严重不足，不能温煦周身的表现。这种状态下，随着病情的发展，在没有外因的干预下，患者开始出现阵发性的心烦、感觉烦热，想把原来覆体保暖的衣被去除掉。这种情况一般会有两种可能：一是此前只是伤寒引起的一过性的少阴病状态，现阳气来复而欲解；二是患者素体阳虚，出现了阴盛格阳的真寒假热证。无论是哪种情况，在当时的治疗条件下都是可治的。因为只要有热能浮出，就说明患者还有阳气在活动，外周的循环还没完全衰竭，只要能守住内在的阳气、顺接内外的气血出入，使气机得复，即可保持住生命的机能。

二九零、少阴中风，脉阳微阴浮者，为欲愈。

三阴三阳病都有中风与中寒之分。以整体的病象而言，中寒就是伤寒后人体气机失常状态相对稳定，脉证表现符合寒邪致病的收引、闭藏之象；中风则是指伤寒后整体气机失常的状态不稳，病证表现范围广泛、易于变化，符合风邪致病的“善行数变”之象。相对而言，中风为正气受制较轻，有能力抗争而表现多端；中寒则是正气受制较重，被约束为某种相对稳定的状态。

少阴中风，就是较轻程度的少阴病。是“伤寒一日，太阳受之”之后正气虽然不足以抗争成为太阳病，但尚有抗争之象，表现发热、脉紧等证，不过脉已无力浮起，虽有发热，脉却是沉的。这种情况下“脉阳微阴浮”，就是寸脉沉微而尺脉由沉转浮。寸主外，尺主内。寸脉沉微是少阴病的固有脉象，为阳气无力达表之象。尺脉浮，提示内在的阳气来复，已恢复到能够浮起的程度。少阴病本为阳气无力外出，现已恢复了外出之势，故知其为“欲愈”。

这里需要注意的是，只有在“少阴中风”这个前提下，脉见阳微阴浮才是欲愈之象。因为这种情况下阳气本有外出抗邪之势，只是力量太弱，不足以出为太阳。待其正气渐旺，蓄势已足，则尺脉由沉转浮，说明机体已经进入了由阴出阳的向愈态势，故此时的尺脉虽浮，按之不空。如果不是少阴中风的状态，而是一个少阴中寒、亡阳或者内伤劳损已久的状态，寸脉沉微而忽然出现尺脉浮起，按之豁大中空，这就不是欲愈之象，而是欲脱的危象了。

二九一、少阴病，欲解时，从子至寅上。

子时一阳始生，生而未出；丑时鸡鸣，是天地间阳气已出，鸡能感受到阳气之出而鸣；寅时阳气已出于地上，木气初生而未壮。从子时到寅时的时段内，正是天地间阳气由阴出阳的状态，人亦应之。少阴病的基本状态为阴不出阳，所以感天气由阴初出于阳之势而欲解。

二九二、少阴病，吐利，手足不逆冷，反发热者，不死。脉不至者，灸少阴七壮。

少阴病以吐利为主证时，吐泻之后，中气大伤，难以有效地运化水谷生成营卫津液。吐泻时亡失的大量津液不能及时补足，则机体会在体内通过间接的机制析出血管内的水分，最终导致有效的循环血量减少而引发低血容量性休克，也就是末梢循环的衰竭，这时必见的症状就是手足逆冷。如果少阴病吐利后手足不逆冷，虽然整体上阳气不足，但却出现发热的症状，这说明津液的亡失并没有超过极限，机体没有发生严重的周围循环衰竭，还没有形成亡阳的死证。这种情况下如果在寸口部摸不到脉搏跳动，主要是阳气大虚，无力外出，可以灸肾经的太溪穴七壮，温通经脉，使阳气能外出于四末，先恢复气血的内外循环。

汉以前的古籍中有以某经之名指代该经“原穴”的表达方式。本条的“灸少阴”其目的是使阳气通行到肢体的末梢，恢复外周的循环。足部为身体的最远端，故应选择足部的经穴。太溪为肾经的原穴和输穴，该穴位深处又有太溪脉，也就是胫后动脉经过，而分行至足底内外。用灸法温通此处，即可恢复足部的气血通畅。故知此处的灸少阴当为灸太溪穴。虽然古人的医疗实践不是用现代的循环理论来指导的，但古人知道气血的循行是“阴阳相贯，如环无端”的，如《素问·调经论》所言：“夫阴与阳，皆有俞会，阳注于阴，阴满之外，阴阳匀平，以充其形，九候若一，命曰平人。”大意是：人体内部与外部的气血，都有传输会通之处，因而外部的气血能流注到内部，内部的气血能充满到外部，内外的气血流注均衡，以保持充盈于全身，在九个部位诊得的脉都很一致，这样才叫正常无病的人。《内经》时代的医家不从毛细血管等具体结构的角度来认识血液循环，在他们的观念中，气血都是循环的，且气血的正常循环是人体一切生理功能基本保障，一如《金匮要略》所言：“若五脏元真通畅，人即安和”。而循环的基础就是营卫之气与津液的充足，所以扶阳气、存津液，是整体救治人体功能失常的基本要求。扶阳气的内涵，一是使阳气充足，二是使阳气运行通畅。阳气的运行通畅，又离不开津液的承载，所以亡阳脱证的发生，必然是阳气与津液俱不足的少阴病状态。

二九三、少阴病，八九日，一身手足尽热，以热在膀胱，必便血也。

少阴病八九日，已过了七日来复的自愈周期。这时患者出现一身手足尽热的症状，是阳气不能潜藏的表现，说明患者此前阴血不足，阳气来复相对太过。“以热在膀胱，必便血也”是说相对太过的阳气停蓄在下焦，扰动阴血，则有可能出现尿血的症状。这里的“膀胱”指的是膀胱所在的下焦部位，而不完全是现代解剖学上的含义。

二九四、少阴病，但厥无汗，而强发之，必动其血。未知从何道出，或从口鼻，或从目出者，是名下厥上竭，为难治。

少阴病只表现为手足厥冷，并没有出冷汗，这是阳虽虚而无外脱之势，本属易治。如果医生不识此为阴证，见伤寒无汗，就用汗法。发之不出，则强力再发。受此重创，病人虽能守持阳气不散、津液未亡，但辛热发散之药必然会扰动气血，则有可能会导致出血的症状。不同的病人可能会表现不同，有的会从口鼻而出、有的会从眼目而出，总之都是从上部孔窍溢出。误汗后引发了这类出血，加剧了少阴病阴阳气血俱虚的程度，且更加扰乱了整体的气机状态，使周身气血处于脱散之势，这种状态可称之为“下厥上竭”，就是气血脱散衰竭，上下部的阴阳气不能顺接而厥冷。此时温下则恐更动上脱之气血，敛上则恐下虚无力运化。病机复杂，兼顾而治需极为精当才能取效而无过患，稍有不慎，则有可能更加动荡此欲脱之气机，故“为难治”。

二九五、少阴病，恶寒，身踡而利，手足逆冷者，不治。

这是典型的亡阳危证。少阴病畏寒严重、身体蜷缩，是阳气大衰，不能温煦的表现，这时患者整体上处于一种虚衰的状态。“而利”是强调下利为主证，一派寒象，虚衰不振的基础上再有下利未止，则阳气与津液一直还在流失之中。如果到了“手足逆冷”的程度，也就是四肢凉过肘膝，说明末梢循环衰竭已经发生。在那个时候，这就是“不治”之证了。

二九六、少阴病，吐利，躁烦，四逆者，死。

少阴病，上吐下泻，阳气与津液大量亡失。若出现躁烦，四肢逆冷的表现，提示已经发生了危证程度的亡阳证。这里的“躁烦”指的是以无意识的肢体躁动，呈现为烦躁不安的表现，这是进入了休克中期的意识不清状态。这在当时，普通的民众病危至此，是很难有机会被救治的，所以书中一再讲述，告诫学者病危至此，需识得此属死证。如无确切的救治手段，切不可妄加用药。

二九七、少阴病，下利止而头眩，时时自冒者，死。

少阴病下利，这是那个时代导致病人亡阳最常见的病证。下利止而出现头眩，就是头晕目眩，患者有头目不清、眼前发黑、站立不稳等头脑失控的感觉。同时还有“时时自冒”，就是持续地感觉头部像被帽子压迫、裹紧一样不清爽。这种状态下的下利止并不是病人的下利自愈了，而是下利到无物可泻，自然不出现下利了。这也是津液极度亡失而形成的亡阳危证，是阳气欲从上而脱的一种类型。

二九八、少阴病，四逆，恶寒而身踡，脉不至，不烦而躁者，死。

这是典型的周围循环衰竭表现，“不烦而躁”强调了患者的意识障碍表现，这是阳亡将尽，心神欲散的死证。

二九九、少阴病，六七日，息高者，死。

一呼一吸叫作“息”。息高，就是整个呼吸都浮在上面，即呼吸表浅。休克中期即有呼吸表浅的表现，休克晚期病人进入急性呼吸衰竭时，此为主要的外在表现。呼吸表浅在临床中可见于多种病情，不一定都是危证。但在少阴病六七日之后未见阳气来复之象，反而出现了“息高”，这就是病人进入濒死状态的危证表现了，也就是民间所谓的“倒气”。

三零零、少阴病，脉微细沉，但欲卧，汗出，不烦，自欲吐。至五六日自利，复烦躁，不得卧寐者，死。

少阴病，脉微细沉，是气血不足以鼓动、充盈脉道之象。“但欲卧”不是但欲寐，不是在强调精神状态，而是强调病人自觉乏力特甚，总想躺着的身体状态，这是患者阳气衰惫，无力支持的表现。这种状态下而有汗出，是亡阳之象。“不烦，自欲吐”是不觉恶心却自发地想呕吐，这是中阳无力固摄，气机欲从上脱的表现。这个状态又持续了五六天，患者出现自下利，继而出现烦躁、不得卧寐，这是阳气脱散、阴阳离决之象，是机体进入休克早期的表现。故警示曰“死”。

三零一、少阴病，始得之，反发热，脉沉者，麻黄细辛附子汤主之。

少阴病的基本状态为气血不足，所以在伤寒之后一般都无力抵抗到郁而化热的程度。但在少阴病的初始阶段，机体的正气未大衰，也有可能会抗争到发热程度，只是没有能力抗邪于表而使脉浮。这种阳气水平下的发热、脉沉之证，可以用麻黄细辛附子汤主治。

具体到临床实践中，我们见到伤寒后虽发热而脉沉的病人，就要结合其整体状态辨识是否属于少阴病，考虑是否当用此方。因为伤寒之后出现了表证所见的发热恶寒，但脉并不浮，这就提示机体没有能力调动气血津液达到体表去散寒。所以，此证虽有发热，但热势不高，也不会持续太久。这是因为此时阳气不足，虽能做一定程度的抗争，但无力抗争太久，如任其发展，待其消耗得更虚之后，就不能继续抗争发热，终会演变为某种少阴寒化证。可见，这种发热不过是少阴寒证的前驱表现，其一开始就是一个少阴病的状态，所以称其为“少阴病，始得之”。这种状态下发热不是少阴病的常规表现，故谓之“反发热”。脉沉，是此证的关键。此证必然伴有恶寒，理当如此，故原文无需强调。

麻黄附子细辛汤方

麻黄二两（去节） 细辛二两 附子一枚（炮，去皮，破八片）

右三味，以水一斗，先煮麻黄，减二升，去上沫，内诸药，煮取三升，去滓，温服一升，日三服。

此证始得，阳气尚有驱邪出表之势，故用麻黄解表。伤寒已中少阴，故用细辛通散由内到外之寒。炮附子温阳散寒，振奋少阴之阳气，助二药散寒解表。本方温阳散寒，有发汗解表之功。但服后不强调温覆、啜粥等助汗之法，提示本证无需必得其遍身微汗方可得解，但服此方，使阳气宣散，腠理得疏。任凭机体自愈能力加以调整，再观其脉证，随证治之。不可“强责少阴汗”是治疗少阴病时必须遵守的原则，临床中此类患者往往也并无出汗的反应，只是服后顿觉恶寒减轻，继而发热渐退。

我曾治疗一例老妇，明确是外出受寒诱因引发低热，恶寒明显，背部尤甚，其脉不浮。她和我很熟，上午受寒发烧，马上就通知我来看。我了解其平素阳虚，见此脉证即开与小量的麻黄细辛附子汤。她服完药就说后背不觉得冷了，肩膀还有一点点怕冷。当天一剂服完即热退，后续也没有其他的变化。由此可知，这种所谓“阳虚外感”的少阴病之发热，阳郁势轻，但得温散之助，使阳气得通，即可获愈。病在三阳，阳气足而气津郁滞势重，才需要遍身微汗方可解除寒邪收引的状态。

三零二、少阴病，得之二三日，麻黄附子甘草汤微发汗。以二三日无证，故微发汗也。

本条在《金匮玉函经》中记载为：

少阴病，得之二三日，麻黄附子甘草汤微发汗。以二三日无里证，故微发汗。

在康平本中记载为：

少阴病，得之二三日，麻黄附子甘草汤，微发汗。（注：以二三日无证，故微发汗也）

这是承接上一条的病证继续讲述。上一条为“少阴病始得之”，也就是伤寒一日，没有太阳受之，而是直接少阴受之。本条为“少阴病得之二三日”，也就是伤寒引发的少阴病已经历了二三日，仍然是初始得之时的“反发热，脉沉”之脉证，并没有出现里证。这说明虽少阴病二三日，阳气仍有抗邪外出、郁积作热的能力。但毕竟少阴病状态为阳气不足，经此二三日的抗邪，阳气有损，不可再用麻黄细辛附子汤温阳散寒以解表，恐其发散太过，汗出亡阳，所以要改用麻黄甘草附子汤微发其汗。与上条一样，本方也不强调取汗。故此“微发汗”也是只取微汗之势以散寒通阳，无需必出其汗。

麻黄甘草附子汤方

麻黄二两（去节） 甘草二两（炙） 附子一枚（炮，去皮）

右三味，以水七升，先煮麻黄一两沸，去上沫，内诸药，煮取三升，去滓，温服一升，日三服。

麻黄解表，附子温阳助少阴之气化，甘草和中，缓和辛温发散之势，且使阳气守中勿失。全方辛甘温可助阳解表，其发散之势较缓，但取其温通阳气之功，不取其必得汗出之效。如病人服后有微汗出而无阳衰之象，也是正常的愈病反应。

三零三、少阴病，得之二三日以上，心中烦，不得卧，黄连阿胶汤主之。

本条讲述了一种典型的少阴病热化证。

少阴病的基本状态为阴阳气血俱不足，如果是精气、阴血不足为主的体质，在伤寒后阳气外倾抗邪，若寒邪不甚，不足以形成少阴寒化乃至亡阳诸证，则阳气外倾散除寒邪后，很快就会演化为阴血不足以敛阳的状态，出现阳气由内向外郁而化热的表现，这就是少阴热化证。

本条少阴病，得之二三日以上，出现了“心中烦”，也就是最常规意义上的心烦，“不得卧”是补充说明心烦的状态和程度，即烦到坐卧不宁，辗转反侧的程度。这是阳气由内部郁而化火，上扰心神的表现。烦到这个程度当然会严重影响睡眠，所以此类患者往往会有失眠的主诉。但原文中的“不得卧”并不是“不得眠”的意思，“不得眠”是病人想睡但睡不着，“不得卧”是因为心烦而无法安卧，病人根本就没睡意，故知本条的主证就是心烦。此类病人往往都是以失眠为主诉来就诊，但在其主诉过程中，一定会有很多讲述自己心烦的内容。观其状态，也有明显焦躁不安的表现，比如目光外露、说话急躁、痛苦面容、表情夸张。其在强调失眠时往往还会一再地强调：“大夫你想想办法，只要能让我睡着觉就行！”这还是一种烦躁的表现。

在少阴病的基础上出现此证，其根本原因为精血不足。这种精血不足、阳气郁而化热、上扰心神的状态要用黄连阿胶汤来主治。

黄连阿胶汤方

黄连四两　黄芩二两　芍药二两　鸡子黄二枚　阿胶三两

右五味，以水六升，先煮三物，取二升，去滓，内胶烊尽，小冷，内鸡子黄，搅令相得，温服七合，日三服。

首列黄连，用量最大，可知其为主药，用以清心火。黄芩清肺热，助上焦气血下降，配合黄连清降上焦郁火。芍药和营气、疏利血脉，配合芩连解除扰及血分之热。阿胶、鸡蛋黄都是动物源的药物，即所谓“血肉有情”之品，比植物类药物更善于补益精血。阿胶为黄牛或驴的皮所制，皮属肺、属金，性能收敛，故善于止血。在本方中用于敛肺养阴，防护肺金不受郁火克犯，以助肺气肃降。肺气能降，心火才能得安。鸡子黄为鸡卵中的精华，有良好的补益精血功效，本方用之以治本。卵属水，合于肾气。入药时不可加热变性，保持其本有的属水之性，如此服用则有收纳心火之功，可帮助机体恢复心肾相交的机能。

本方的煎煮法有点复杂，需严格遵守，方可取效。“以水六升，先煮三物，取二升，去滓”，即先煮黄连、黄芩、芍药，滤出药液。“内胶烊尽”即把阿胶融化在所得的药液中。阿胶非常难融，现在药房中一般都是打成细粉，则很容易融化。如果是成块的阿胶，可先融化开，然后兑入药液之中。“小冷，内鸡子黄，搅令相得”，是把阿胶化入药液后，待其降温到不能烫熟鸡蛋的程度再把鸡蛋黄放入其中搅拌均匀。这样才算煎制好的汤药，一日内分三次服完。一般情况下45℃时常见种类的蛋白质开始凝固，所以打入蛋黄时以药液不超过45℃为宜，也就是刚刚觉得烫手的程度。在后面服药加热的时候也要注意，最好是隔水加热，到了可以服用的温度就取出，不可以把蛋黄加热到变成蛋花的程度。

三零四、少阴病，得之一二日，口中和，其背恶寒者，当灸之，附子汤主之。

三零五、少阴病，身体痛，手足寒，骨节痛，脉沉者，附子汤主之。

这两条附子汤证呈现了典型少阴寒化证特点，合在一起看会更有利于理解。

“口中和”，就是口中正常。味觉正常、食纳正常，没有口干，也没有口泛清水，等等，总之，口中并无异常。无异常为何还要特别地提出来呢？《灵枢·脉度》言：“五脏常内阅于上七窍也……心气通于舌，心和则舌能知五味矣……脾气通于口，脾和则口能知五谷矣……五脏不和，则七窍不通。”可见，用一个“口中和”的特点就可以告诉我们，病人的心脾等内脏及脾胃的运化功能都是正常的。少阴病时本为阴阳气血俱虚，但初得之一二日时，口中和，说明内在的气化尚未受影响。此时只明显地表现为背恶寒时，只是伤寒后外周皮肉层面的腠理被收引、凝滞。可以用灸法温通经脉，也可以用附子汤温阳散寒、补气生津。只要帮助机体解除寒凝、恢复外周营卫津液的通行，病证即可解除。

当少阴病表现为“身体痛，手足寒，骨节痛，脉沉”时，整体的状态也是在阴阳气血俱虚的基础上，只有皮肉层面的腠理被寒邪闭阻，所以可用附子汤来主治。

身体痛与骨节痛同时列举，说明其疼痛部位是不同的。骨节痛就是关节痛，身体痛所指的主要是肌肉痛。合起来看，也就是四肢、躯干等周身的外在结构到处都痛。这种疼痛的部位与麻黄汤证的“身疼腰痛骨节疼痛”相同，都是由寒邪收引，腠理凝滞导致的营卫津液不得畅通。其不同在于，麻黄汤证的病人营卫充足，能奋起抗争，鼓动气血而现浮脉；附子汤证的病人营卫不足，抗争无力，不足以鼓动气血充斥于外，故脉沉。这是外感于寒后人体因自身的正气水平而呈现出来的两种不同的反应。诱因皆是寒邪袭表，阳气充足、反应太过则为太阳病；阳气不足，反应无力则为少阴病。手足寒，脉沉，都是阳气不足，无力外出达表的反应，故用温补而散寒的附子汤主治。

附子汤方

附子二枚（破八片，去皮） 茯苓三两 人参二两 白术四两 芍药三两

右五味，以水八升，煮取三升，去滓，温服一升，日三服。

方中附子、白术用量皆重，如174条方后注所言："附子术并走皮内逐水气"。二药配伍，最能解除皮肉内的寒湿凝滞。茯苓利水，助术附散寒除湿。芍药和营气、利血脉而止痛。人参益气生津，配合诸药恢复周身的气血津液正常运行。

三零六、少阴病，下利便脓血者，桃花汤主之。

三零七、少阴病，二三日至四五日腹痛，小便不利，下利不止，便脓血者，桃花汤主之。

桃花汤证的主证很明确，就是"下利便脓血"，也就是便次增多、不成形的大便中混有脓状物质及血液，或便出物完全是混有血液的黏冻状物。从疾病医学的角度而言，这只是一个症状，并不是一种独立的疾病。这个症状可见于痢疾、溃疡性结肠炎等多种疾病中。显然这些不同的疾病不可能都用桃花汤来治疗，即便只"下利便脓血"这一种症状在临床中也不是都可以用桃花汤来治疗的。这就凸显出了一个"抓主证"与"整体辨证"的问题：只有在少阴病状态下的下利便脓血，才是桃花汤证。所谓的"方证对应"一定要在辨识病人整体状态的基础上才能行得通。

少阴病的基本状态是阴阳都不足。病人在伤寒之后或者平时就总是处于"但欲寐"的精神萎靡状态，诊其脉整体上属"微细"类的脉势脉形皆不足之象，那么他就是一个少阴病状态。在这个状态下出现的下利便脓血证，就要考虑用桃花汤来主治，307条说的就是这种情况。伤寒后病人呈现少阴病状态，

此状态下发展了二三日至四五日后出现了“腹痛，小便不利，下利不止，便脓血”的病证。少阴病的腹痛、小便不利，说明内在的阳气不足，下焦津液气化已不利。但这并不是主证。主证是下利不止，也就是便意持续，泻利频繁。泻出物为“脓血便”，这里的脓并不是现代医学概念中的脓液，而是统指便出的粘冻状物。下焦阳虚，气化不利的状态下出现此证，可知其有阳虚不能固摄之机。阳虚不摄而表现为下利不止、便脓血，说明是肠壁层面上发生了血失固摄之证。所以方中以固涩益气的赤石脂为主药。

桃花汤方

赤石脂一斤（一半全用，一半筛末） 干姜一两 粳米一升

上三味，以水七升，煮米令熟，去滓，温服七合，内赤石脂末方寸匕，日三服。若一服愈，余勿服。

赤石脂为硅酸盐类矿物多水高岭石族多水高岭石，主含含水硅酸铝，主要产于岩石的风化壳和黏土层中，挖出后选择红色滑腻如脂的块状体，拣去杂石、泥土等杂质。本品为块状集合体，呈不规则的块状。粉红色、红色至紫红色，或有红白相间的花纹。质软，易碎，断面平滑，有的具蜡样光泽，吸水性强，用舌舔之粘舌。具泥土气，味淡，嚼之无沙粒感。以色红，光滑细腻，易碎，舌舔之黏性强者为佳。《本经》谓其“味甘，平。主治黄疸、泄利、肠澼脓血”，《名医别录》谓其“味甘、酸、辛，大温，无毒。主养心气，明目，益精，治腹痛，泄澼，下痢赤白。”具有良好的涩肠，止血，生肌敛疮功效。入药时一半细末冲服，取其涩肠止血、止泻、保护肠黏膜的作用。另一半入煎剂，取其收敛固涩并益精气的作用。粳米能促进石脂的药力煎出，且助其收敛、保护肠黏膜。干姜“温中止血”，解除阳虚内寒的阻滞，使肠壁得到温养，血络归于正常。

三零八、少阴病，下利便脓血者，可刺。

这是承接前两条的讲述，补充说明本证亦可用针刺来治疗。针刺的基本原理是引动阳气、调平气血。所以能用刺法的病证本身就应是气血不虚或虽虚而不甚。《灵枢·终始》篇说如果病人为“少气者，脉口、人迎俱少而不称尺寸”就不能用针、灸这样明显引动气机的疗法，只能用甘药缓缓补之。据此可知本条可刺的少阴病患者其阴阳气血虽虚不甚，这种情况下，可以用针刺法疏通肠

部的气血，使病位之“元真通畅，人即安和”。具体的针刺方案未给出，也应该要观其脉证，知犯何逆，才能确定出具体的操作内容。

三零九、少阴病，吐利，手足逆冷，烦躁欲死者，吴茱萸汤主之。

本条的文字描述与296条“少阴病，吐利躁烦，四逆者死”很相似。296条的“躁烦”描述的是亡阳后气散、神去的意识昏蒙状态，是濒死之象。本条的“烦躁欲死”是冲脉被寒凝，冲气上逆，吐利交作而导致患者气息逆乱、心绪难安的状态。具体解析请参阅243条下的讲解内容。

三一零、少阴病下利，咽痛，胸满，心烦，猪肤汤主之。

本条讲述了一种少阴热化的下利证治。

“咽痛，胸满，心烦”并见，是气郁化热、上扰心胸的表现。少阴病状态的下利与此郁热上扰诸证并见，提示此下利也是郁滞之气迫扰而致。《灵枢·经脉》言：“肾足少阴之脉……是主肾所生病者，口热舌干，咽肿，上气，嗌干及痛，烦心，心痛，黄疸，肠澼。”大意是足少阴肾经所能主治的、与肾的气化失常相关的疾病，包括了咽肿、上气、嗌干及痛、烦心、肠澼，等等。显然本条的病证都包含在肾经的“所生病”之内。在少阴病阴阳气血俱虚的前提下出现了这一系列郁热上扰的肾经主病，说明病人是以阴血不足为主，阳气相对偏盛，在伤寒等诱因刺激下，引发了偏盛的阳气郁滞化热，扰及肾经。肾经“其直者，从肾上贯肝膈，入肺中，循喉咙，挟舌本；其支者，从肺出络心，注胸中”，由内郁生的虚热，循肾经上扰心胸则为咽痛，胸满，心烦；郁迫于下焦，则可致肠澼下利。这种情况可用猪肤汤来主治。

猪肤汤方

猪肤一斤

上一味，以水一斗，煮取五升，去滓，加白蜜一升，白粉五合熬香，和令相得，温分六服。

肤，作为身体部位的名词，在古代有皮和肉两种内含。如《说文》“籀文作胪”，《玉篇》“皮也”，《广韵》“皮肤”，《释名》“肤，布也，布在表也”，所指的都是皮肤；《仪礼·聘礼》“肤鲜鱼鲜腊”所指的是“豕肉”。皮肤为其最基本而普遍应用的含义。所以，本方用的猪肤，就是猪皮。具体来说，是刮净毛，剔除了皮下的肥肉的猪皮。皮下的肥肉在《金匮要略》中称为“猪膏”。煎服方法为：猪肤一斤，以水一斗，煮取五升，去滓，就是只取用这五升猪皮汤，加白蜜一升融化其中，再用白米粉五合用干锅炒香，加入其中搅匀。这一料成品一日内分六次温热服完。本方的组成都是常用的食品，就是一个食疗方。一天分六次温服，与吃饭的时间均匀地间隔开来服用即可。

猪皮中含有大量的胶原蛋白，在熬制的过程中可转化成明胶，明胶具有网状空间结构，能结合许多水，增强细胞生理代谢。所以猪皮具有很强的养阴功效。猪在五行属水，皮肤属金，故猪皮熬汁服用能够帮助人体加强金生水的机制，正适合于本条郁热扰及心胸、大肠的火克金证。白蜜益气养阴，助猪肤润肺以助金生水。白粉炒香，可振奋脾阳以助运化，而无伤阴之弊。全方滋补阴液，使虚火不生；同时使肺金得助，不受火克，则诸证自消。

三一一、少阴病，二三日，咽痛者，可与甘草汤，不差，与桔梗汤。

少阴病二三日，只出现了咽痛的表现。说明只有轻度的虚火郁结于上。如此可用一味甘草煮汤来治疗。

《本经》言甘草“主治五脏六腑寒热邪气，坚筋骨，长肌肉”，所谓五脏六腑寒热邪气，就是指脏腑间的气血分布不均、循行不畅时出现的阳气所郁之处则化热，阳气未到之处则生寒。气血不均、寒热内生则筋骨肌肉失养，不能很好地维系其应有的柔和解利之性而变得僵直、弛缓同见，这种状态又会加重气血的不畅，进一步加重脏腑组织间的寒热邪气内生。甘草味甘能缓，服后使人气机缓和，因而使筋肉柔和，有利于气血畅行其间而濡养之。所以甘草有平调寒热、坚筋骨、长肌肉之功。本证为轻度的阴阳气血不足状态下，因伤寒等诱因刺激后阳气郁结于上而不能畅行，故于咽部不通而痛。咽部主要由柔软的黏膜组成，为诸经汇集之地，除了足太阳膀胱经，所有的经络都直接或通过其经别经过咽部。只咽部痛而无其他伴证，可知全身并没有发生火热上扰、虚阳上越等严重的气血失常病变。故只用甘草平调寒热之效，使气机舒缓，虚火不再上冲郁结，则气血自然平复，归于正常。如果这种轻度的虚火郁结证只服用甘草不能得到有效缓解，说明郁结的程度相对较重，只靠自身的舒缓不能舒解开。就要用桔梗汤，也就是甘草汤内加入半量的桔梗。桔梗味苦，《本经》谓其能“主治胸胁痛如刀刺，腹满肠鸣幽幽，惊恐悸气”，

《名医别录》谓其“主利五脏……治喉咽痛”。该药能通利五脏间的气机，尤其长于开散上焦的气结，所以擅治“胸胁痛如刀刺”。加用桔梗把咽部的郁结打开即可止咽痛，郁结散开后甘草就可以发挥其平调寒热作用，平息此轻度的虚火上炎。

三一二、少阴病，咽中伤，生疮，不能语言，声不出者，苦酒汤主之。

本条讲述了咽部受外伤后发生溃疡的治法。

咽部黏膜丰富，黏膜的自愈速度很快，一般情况下程度较轻的单纯外伤，很快就能够自愈。少阴病时患者的自愈能力下降，咽中受伤后短期未能自愈，就会继发局部的溃疡。这种情况下肯定是有咽痛的。本条中只特别强调了“不能语言，声不出者”，说明局部的炎性反应较重，声带也发生了水肿。这种情况可用苦酒汤来主治。

苦酒汤方

半夏（洗，破如枣核）十四枚　鸡子一枚（去黄，内上苦酒，着鸡子壳中）

右二味，内半夏，着苦酒中，以鸡子壳置刀环中，安上火，令三沸，去滓，少少含咽之，不差，更作三剂。

把十四枚生半夏洗去外层的黏膜，破成枣核大。用一枚鸡蛋，把蛋黄去掉，留下蛋清在蛋壳中，再加入适量的苦酒，就是当时用粮食酿的一种类似食醋而微有苦味的饮品。把打碎的生半夏放入这个装有蛋清和苦酒的壳中。再把这个壳放在火上加热到看到液面刚刚有沸腾的程度即可，滤出蛋壳中的液体，每次用少少的量含咽，也就是含在咽部，待其自然咽下，一天内服完。如果一天未愈，可以服三天。

生半夏有毒，其毒性就是刺激黏膜。对口腔、喉头、消化道黏膜均可引起强烈刺激。服少量可使口舌麻木，多量则烧痛肿胀、不能发声、流涎、呕吐、全身麻木、呼吸迟缓而不整、痉挛、呼吸困难，乃至麻痹而死。曾有报道4例误食生半夏0.1～0.2克、1.4克、1.8克、2.4克而引起中毒者，症状表现主要为口腔及咽喉部黏膜的烧灼感和麻辣味，胃部不适、恶心及胸前压迫感。4例中除1例因误食量甚少而自愈外，其余3例均经服生姜而痊愈。有人因好奇嚼服一粒鲜半夏，当场唇舌就明显肿起来。可见其刺激作用是强烈且迅速的。人煎剂时水煎沸腾40分钟以上可有效消除半夏的毒性。

本方用生半夏煮三沸即滤出，其刺激性成分的煎出率极低，主要是取其轻度刺激黏膜的作用，对溃疡处起到散结、活血的作用。苦酒为粮食所酿，《名医别录》谓其能“消痈肿，散水气，杀邪毒”，能改善局部的循环、促进疮面吸收。鸡蛋清性微寒，有润肺利咽，清热解毒的作用。局部敷蛋清，有止痛、消炎、防止化脓的作用；对已开始化脓的也有控制炎症扩展、促使炎症局限化的作用。少量含咽的服法可使药液尽量接触疮面，保护黏膜，促进愈合。

三一三、少阴病，咽中痛，半夏散及汤主之。

本条与311条都是在少阴病的状态下只见咽痛主证，但描述有异，用方不同，故知其内在病机亦有不同。

311条主证描述为“咽痛”，本条描述为“咽中痛”。从字面上理解，“咽中”比“咽”的范围局限，部位偏内。这就提示本条的咽痛部位更深、痛处局限。相对而言，甘草汤证的咽痛痛处广泛、甚至弥漫整个咽部。甘草汤证为虚火上扰所致，火性宣散，故痛势弥散。与之相对，本条痛处局限，有寒凝之象。处方亦选用辛味且善于开结的半夏、桂枝，故知本证为阴阳俱虚的少阴病状态下阳气相对偏虚，伤寒后阳气欲出散邪而无力，被凝滞在咽中的经脉中，不通而作痛。此时可用半夏散及汤来主治。

半夏散及汤方

半夏（洗） 桂枝（去皮） 甘草（炙）

上三味，等分，各别捣筛已，合治之，白饮和服方寸匕，日三服。若不能服散者，以水一升，煎七沸，内散两方寸匕，更煮三沸，下火，令小冷，少少咽之。半夏有毒，不当散服。

半夏辛平，《本经》谓其“主治伤寒寒热，心下坚，下气，喉咽肿痛，头眩胸胀，咳逆”，可见其善于消散壅滞在上之结。桂枝辛温，《本经》谓其“主治上气咳逆、结气，喉痹吐吸”，可知其能温散在上的寒邪凝滞。二药合用，少量散服或轻煎三沸而少少含咽，都是取其辛开散结之气打开咽中的寒凝。合用甘草，可在寒气凝结打开后发挥其平调寒热的功效，使气机得平，咽痛自消。

三一四、少阴病，下利，白通汤主之。

三一五、少阴病，下利，脉微者，与白通汤。利不止，厥逆无脉，干呕烦者，白通加猪胆汁汤主之。服汤，脉暴出者死，微续者生。

314条所述甚简，只是提示了有一种少阴病的下利需用白通汤主治。315条内容详细，讲述了该证辨治过程中所需注意的各项要点。

少阴病下利脉微，这是发生了周围循环衰竭。白通汤是治疗因下利亡阳失津而引发的周围循环衰竭的首选方剂，在少阴病下利证中见到脉微，即可与服之。

白通汤方

葱白四茎　干姜一两　附子一枚（生，去皮，破八片）

上三味，以水三升，煮取一升，去滓，分温再服。

葱白辛温，窜通力极强而迅猛，可鼓动阳气迅速通达于外。附子温经散寒，振奋元阳，助气血循行免于衰竭。干姜温中散寒，鼓舞中气。全方一派温热辛散，务使阳气达于外周以维系气血的出入循行。如能达到此效，则有阳气来复之机，下利亦可渐止。如服白通汤后“利不止”，由原来的脉微转变成了“厥逆无脉”，并且伴见“干呕，烦”，这就提示外周的衰竭已甚，阳气欲从上而脱。“干呕，烦”所描述的是呕逆之势甚急，气息难安。这与五苓散证的“水入则吐”相类似，是津液亡失过度，体内发生了水-电解质代谢紊乱，机体已不能运化水或饮入的汤药，所以服药后才有这样的反应。这时就要用白通加猪胆汁汤来救治。

白通加猪胆汁汤方

葱白四茎　干姜一两　附子一枚（生，去皮，破八片）　人尿五合　猪胆汁一合

上五味，以水三升，煮取一升，去滓，内胆汁、人尿，和令相得，分温再服。若无胆，亦可用。

白通加猪胆汁汤就是在白通汤的基础上再加入人尿五合，猪胆汁一合。白通汤仍是取其迅速达阳于外、恢复外周循环之效。加入药汁半量的人尿，是通过补充等渗液来改善水-电解质紊乱，促进吸收以缓解不足的外周循环血量。

猪胆汁能改善下利后的肠道内消化环境，有助于恢复中焦的运化功能，但仓促之间未必可得，有则用之，无则亦可。

“服汤，脉暴出者死，微续者生”是讲服药后的可能转归。如服用白通加猪胆汁汤后患者的寸口脉突然盛大，这是阳气暴脱，阴阳离绝之象，顷刻之间就会死亡。如果服药物寸口脉微微相续，是阳气渐复、津液渐充之象，说明救治取效，生机已回。

三一六、少阴病，二三日不已，至四五日，腹痛，小便不利，四肢沉重疼痛，自下利者，此为有水气。其人或咳，或小便利，或下利，或呕者，真武汤主之。

伤寒后，病人呈现为少阴病状态，二三日未得缓解，到了四五日间，出现腹痛、小便不利的主证，还伴有四肢沉重疼痛、自下利等表现。腹痛、自下利，为内在的阳气不足，无力运化水谷；小便不利为阳不化津；四肢沉重疼痛，是内生的寒湿泛溢于肌肉、腠理所致。此时患者整体上是一派阳虚水泛之象，故曰“此为有水气”。水气内生，通常会表现多端，水气泛溢，停蓄在哪里，哪个部位就会出现相应的症状表现。如水气犯肺，阻滞了肺气的宣发，则作咳；水气泛溢他处，而没有以停蓄下焦为主，也可以小便通利；水气太甚，中焦无力运化，则会以下利为主证；水气停蓄胃中，阻滞胃气和降，则作呕。真武汤为化除少阴内生水气之基础方，如果某种或然证表现突出，已形成了当前的主证，则需在真武汤的基础上加减化裁，使方药切中病机、病位，方可取得理想的效果。如原文方后注云：

> 若咳者，加五味子半升，细辛一两，干姜一两；
> 若小便利者，去茯苓；
> 若下利者，去芍药，加干姜二两；
> 若呕者，去附子，加生姜，足前为半斤。

干姜温中散寒化饮，细辛散寒宣肺，五味子敛辛温药力入肺，三药配伍是治疗寒饮犯肺咳嗽的基本组合；若小便利，为内在的水饮不甚，无碍气化，以水气停蓄于肢体肌肉为主，则可去茯苓，只用术附共入皮下逐水；若下利甚，则去芍药之动胃气，加干姜温中；若呕甚，为水气停蓄偏上，去附子，加大生姜用量以散胃家寒水。其证与桂枝去桂加茯苓白术汤相似，故其组成亦相近，只是此证寒水更甚，故不用大枣而重用生姜。

三一七、少阴病，下利清谷，里寒外热，手足厥逆，脉微欲绝，身反不恶寒，其人面色赤。或腹痛，或干呕，或咽痛，或利止脉不出者。通脉四逆汤主之。

本条讲述了亡阳危证中真寒假热证的辨治要点。

少阴病，下利清谷，手足厥逆，脉微欲绝，这是亡阳证进入周围循环衰竭状态的典型表现。此时“身反不恶寒，其人面色赤”，是虚阳外越，欲脱于上的表现。在临床中，此类患者不但有面红、不恶寒，还常见有发热、恶热之证。虽有热象，其手足绝无相应的温度，且患者虽有热象，必不喜冷食，而喜热饮。此种热象乃是营卫津液大亏，虚阳外越所致，其本质仍是阳虚不摄，阴寒内盛，故曰“里寒外热”。无论是“真热”还是“假热”，只要有热象，就说明病人尚有阳气可用。故此时虽用附子、干姜振奋阳气，鼓舞气化，但不用葱白之迅猛发散以复脉，而用炙甘草固守中焦以救脱；不用白通汤放手一搏，而用通脉四逆汤力挽狂澜。

“或腹痛，或干呕，或咽痛，或利止脉不出”，这些或然证都是寒凝于内，虚阳上脱的表现。可在主方的基础上加减化裁，以使“病皆与方相应者，乃服之”。

通脉四逆汤方

甘草二两（炙） 附子大者一枚（生用，去皮，破八片） 干姜三两（强人可四两）

右三味，以水三升，煮取一升二合，去滓，分温再服。

其脉即出者愈。面色赤者，加葱九茎；腹中痛者，去葱，加芍药二两；呕者，加生姜二两；咽痛者，去芍药加桔梗一两；利止脉不出者，去桔梗，加人参二两。病皆与方相应者，乃服之。

本方与四逆汤组成相同，唯干姜、附子用量增大，并且方中还强调“强人”也就是体质壮盛的人干姜还可以再加量。这种用药细节提示此“真寒假热”证一般会发生于体质相对壮盛的人，如身材高、体重大、胃口好、平素体力劳动较多的人群。这种人虽然得了少阴病以至于进入衰竭状态，其平素的体质优势可使自身的调节机能还能在一定程度上维系可用，所以只要得到药物的正确帮助，就可以发挥出其应有的救治功能。如果是平素体弱，自愈能力欠佳者，其患有少阴危证之时，一是很难表现为此类寒热真假的重证，而是更容易表现为白通汤证的危绝之境；二是即便进入危重状态，因其调整机能有限，也不会是用药量大效果更好，往往还需要小量用药，缓缓救治，机体才能接受利用（下附李翰卿医案二例可供参考）。据此原理，再看本方的方后注，也提示本证虽危，而患者的调节机能仍在，故可于急救中增减用药，以调和气血。

“其脉即出者愈”，此为服原方后“脉微欲绝”之势缓解，出现和缓的脉搏，这说明周围循环已经恢复，故愈。

“面色赤者，加葱九茎”，面赤为阳浮于上，整体上则更失通达于四末之势。加葱与白通汤之意同，取其辛窜之力助附子启动末梢的气血循行。

“腹中痛者，去葱，加芍药二两”，此种腹痛为腹内血脉不通，故不用葱之辛散，而用芍药除血痹、和血脉，以利原方通脉回阳。

“呕者，加生姜二两”，此为中寒凝阻，胃气上逆，故加生姜降逆止呕。

“咽痛者，去芍药加桔梗一两”，此为里寒格热于外，于咽部郁结较甚。不用入里破阴结的芍药，而用上行开阳结的桔梗。

“利止脉不出者，去桔梗，加人参二两”，利虽止而脉不出，说明不是下利得愈，而是津液大亏，无物可下。如此必然导致周围循环的衰竭，故不可用引气机上行的桔梗，而加入人参益气生津。

“病皆与方相应者，乃服之”，此为总结之说，强调方药切中病机，服之乃可起效。

附：李翰卿医案

1. 患者李某，因患二尖瓣狭窄症，于某综合医院实施二尖瓣分离术后，不久便发生严重心力衰竭。虽经抢救脱险，但心衰仍不时发生，半年后转入山西省中国医学研究所附院。

某医以生地15克，麦冬15克，天花粉15克，五味子15克，人参15克，当归9克，茯苓15克治之。服后约20多分钟，心悸气短加剧，咳喘不足一息，腹满浮肿更甚。乃急邀李翰卿会诊，予真武汤加减治之。

处方：附子0.3克，白芍0.6克，茯苓0.3克，人参0.3克，白术0.3克，杏仁0.3克。

服药25分钟后，心悸、气短、咳喘即减轻，1小时后排尿1次，腹胀浮肿亦减，并平卧睡眠数小时。至次日晨，已可以自行翻身。遂照原方继服。3日后，1年来不能走路的患者竟能下床行走二十余步。全方药量总共不过2克多一点，如此小量，竟能起沉疴于顷刻，医患均不明，遂求教其理。

李翰卿曰："此患阴阳大衰，又兼水肿，乃阳虚至极也，虚不受补，补阳则阴不支，补阴则阳易败，用药稍有不慎即会使病情加重。故治之宜小剂耳，取《内经》'少火生气，壮火食气'之意也。"

2. 朱某，女，咳喘三十多年，自去年8月复发以来至今不止，曾用中西药不效。弟子先用真武汤加人参、杏仁、厚朴、麻黄亦无功。先生云："素患痰饮，阳气虚亏，久病及肾，水饮上犯，肺失肃降，治宜温心肾、化寒饮之真武汤。然本证脉见细数，阴不恋阳，非但用真武汤所能效，宜加益气养阴之人参，苦温降气之杏仁、厚朴，去辛散之生姜。用本方何以不效？在于麻黄之一药耳。麻黄虽宣肺平喘，但其性升浮，肾虚不能纳气者，尤当所禁，故宜去之为妥。"问曰："加人参仅为益气养阴乎？"曰："非仅如此。加人参与附子、白术、茯苓、芍药相配，名附子汤。主治少阴病，身体痛，手足寒，骨节痛，正与本证相合。若加黄芪则无此功。"

处方：人参4.5克，茯苓4.5克，白术6克，厚朴4.5克，杏仁4.5克，附子3克，白芍7.5克。

药进一剂，诸症悉减。又进2剂，咳喘减去七八，饮食大增，四肢微温，身痛亦减。弟子见其用量太小，欲求速效，改用：人参10克，茯苓30克，白术12克，厚朴10克，杏仁10克，附子12克，白芍12克。三剂后，不仅咳喘如初，而且出现心烦、口渴、心悸等症。乃再求师训。先生云："阴阳俱微，补阳则伤阴，益阴则伤阳，故宜小量助正气除水邪，候其正复而自安。"众乃叹服，续服十剂而喘定。

三一八、少阴病，四逆，其人或咳，或悸，或小便不利，或腹中痛，或泄利下重者，四逆散主之。

少阴病阴阳气血俱不足，在病情发展过程中，很容易因一方过于不足，而使另一方相对偏盛，从而显现为某种程度的寒化或热化证。如上述诸方证，都有明显的偏寒或偏热之象。本条的四逆散证，是一种没有明显的寒热偏颇，而在气血相对不足的水平上发生的气机郁滞状态。三焦为气化之场所、诸经通行之处，所以这种整体的气机郁滞可波及三焦的各个区域而表现出多种不同的症状。

“四逆”为气机郁遏于三焦不能畅达于四末。“四逆”的字面含义为四肢逆冷，即患者自己有明确的手足凉的感觉，医生也能摸到其手足明显发凉，甚至凉到腕踝之上。仲景所在的时代处于历史上的寒冷周期，普通民众的居处环境中一般也没有很好的保暖措施，因而此证如发生在秋冬初春之间，大多会表现为四肢逆冷。但本证并非阳虚特甚，不是所有的患者都必然表现为四肢逆冷。在当前的临床中，此证大多达不到“逆冷”的程度，只表现为一定程度的手足凉。或者患者主诉手凉明显，但医者摸之仅仅是稍觉发凉。

“或咳”为气郁犯肺。本证的咳嗽不同于小青龙汤证的咳嗽声重或频咳不止，而是多呈阵发性，或时轻时重，多与情绪诱因有关。

“或悸”为营卫郁滞，不能畅行养心。本证之悸一般都呈阵发性，也是明显的与情绪相关。

“或小便不利”，是气机郁而陷下，扰乱膀胱气化。这种情况下的小便不利不会如少阴虚寒证中可见的尿等待、排尿无力、尿不净；也不是五苓散证那样尿少或无尿。气机郁陷，扰及膀胱而导致的小便不利最突出的特点是尿意频、尿不畅。如郁久化火，还会表现为尿频、尿急、尿痛、尿不尽、尿有灼热感，发为后世所谓的“淋证”，包括了现代医学所说的“尿路刺激征”。尿频与持续的尿不净感是气郁下焦而至小便不利的主要特征。这种病情在表现严重的时候是局部的气郁化火，用清热利尿通淋类的方药治疗会有很好的效果。在尿路刺激征不太明显，但仍以尿频、不畅为主证时，很多是这种低水平的气机郁陷所致。这种情况用清热的方法只能在短期内起到有限的效果，继服则无效甚至会变生他证，用四逆散为主的柴胡剂疏达气机往往会取到较好的疗效。我曾接治一位老年女性，主诉为尿频数月，夜尿尤多，轻的时候每夜七八次，就诊时已每夜小便十七八次多日，无法安睡。同时伴有阴痒、外阴白斑等。用以四逆散加养阴血、升气机之药，药后即明显减轻，复诊时只夜尿两三次，余证皆减。在上方基础上稍做调整后再服药1周，外阴白斑也明显减轻。

“或腹中痛”，是腹部的气血郁滞，无力出行。在仲景书中，此类腹痛大多是加芍药舒解血脉的痹阻以疏通腹部的营气。但在本方证中，腹痛时不加芍药而加炮附子一枚，这也提示了本证有阳气不足的基础状态。

"或泄利下重"，是气机郁陷，迫扰大肠。本证描述为"泄利"，而不说"便利"或"自利"，强调的是下利窘迫、有急欲倾泄之势。"下重"是指虽然下利势急，但便出不畅，有便不尽感，不大便时亦有肛门坠重的感觉。

总观本条的描述，只有一个"四逆"的主证，其他全是"或然证"。再看这些"或然证"，咳、悸为上焦心肺的特征症状；腹中痛为中焦的特征症状；二便不利为下焦的特征症状。这就明显地提示了本证属三焦气机不利，原文只是例举有代表性的症状以示病机，教导学者"见病知源"，故知四逆散为疏通三焦气血之基础方。临床中三焦郁滞的病机可以有太多的症状表现，我们只要辨识出证属波及三焦整体、气血相对不足的郁滞状态，都可以在四逆散的基础上随证加减。

四逆散方

甘草（炙） 枳实（破，水渍炙干） 柴胡 芍药

右四味，各十分，捣筛，白饮和，服方寸匕，日三服。

咳者，加五味子、干姜各五分，并主下利。悸者，加桂枝五分。小便不利者，加茯苓五分。腹中痛者，加附子一枚，炮令坼。泄利下重者，先以水五升，煮薤白三升，煮取三升，去滓，以散三方寸匕，内汤中，煮取一升半，分温再服。

柴胡，《本经》谓其"主治心腹肠胃中结气……推陈致新"；《名医别录》谓其"主除伤寒，心下烦热，诸痰热结实，胸中邪逆，五脏间游气"。"心腹肠胃中结气"指的是胸腹肠胃间结聚不畅之气；"胸中邪逆，五脏间游气"即胸腹腔内所有脏器之间的不顺、游离之气。二者所说的都是整个三焦范围内的郁滞不畅之气。故知柴胡善于疏理三焦之气。

枳实，《本经》谓其"主治大风在皮肤中如麻豆苦痒，除寒热热结，止利。长肌肉，利五脏，益气，轻身"；《名医别录》谓其"主除胸胁淡癖，逐停水，破结实，消胀满、心下急、痞痛、逆气……"。"除寒热热结"即是"除胸胁淡癖，逐停水，破结实"，说明本品善于消除气津郁结导致的停水、结实，使气血通畅，所以能"消胀满、心下急、痞痛、逆气"，气津得畅，能温养周身，故有"长肌肉，利五脏，益气，轻身"之功。可见枳实善于治疗气滞且有水液停聚在小范围内而形成的"结实"状态。故能治"大风在皮肤中如麻豆"，《金匮要略》中也以枳实配白术主治"心下坚大如盘，边如旋盘，水饮所作"之证。

芍药，《本经》谓其“主治邪气腹痛，除血痹，破坚积寒热疝瘕，止痛，利小便，益气”;《名医别录》谓其“主通顺血脉，缓中，散恶血，逐贼血，去水气……”。可见芍药善于治通顺血脉、去水气、益血中之气。

枳实、芍药《本经》皆言其能“益气”，以其能破水结、除血痹，使营卫之气得以畅达周身故也。可见，柴、枳、芍三药合用，能疏理三焦之气郁，疏通水、血之停滞。再配以甘草平调寒热，可助三焦气机复常。方中诸药等量，做散剂小量内服，取其药力均衡、清轻善行之效。

临床中此方常做汤剂加减，也多有疗效。但原方的剂型有其内在的原理，对于较为典型的此类患者，用散剂在诸多方面都更切合病情。例如有一位女学生，以常年手凉为主诉，余无明显不适。其自觉手凉明显，但摸之只是稍凉。曾以此证就医，治疗无效。给她服四逆散1克，当天即觉手凉缓解，以散剂续服一段时间而愈。另有一例老妇，主诉极多，常年不适，情绪不稳，突出的症状集中在胁腹窜痛、胀痛。服药多年，有效者少。时有微效，不能维持。服药稍多，常变生他证。给她开四逆散、当归芍药散合服，均用散剂，每次1克日三服。服药后即觉症减，服一个月后感觉整体好转很多。自诉从来吃药都没有这个效果好，吃着还方便。之后时而来诊，皆开此二种散剂，每次断断续续服几个月，几年内状态渐趋稳定，自觉好转很多。此类整体郁滞的病人气血不盛，一般都无需重剂，用药稍重就容易变生他证。小量散服，稍利气机，可启动其自愈之机，而无过量偏颇之弊。并且此类病人往往都是郁滞时久，非三五数剂可收全功。散剂方便携带、服用，利于坚持治疗。

针对不同的或然证，方后注中给出相应的加味，提示此方的应用，可以并且通常需要随证加减。

“咳者，加五味子、干姜各五分，并主下利。”咳为肺气被扰。五味子酸收可助肺之肃降，干姜辛散可助肺气宣发。四逆散疏解郁气之上扰，二药助肺恢复宣降，肺气复常则咳证自止。下痢为气机郁陷大肠，此方使气郁得解，不扰大肠，且肺气通利亦可恢复大肠气机，故可治此类之下利。

“悸者，加桂枝五分。”原本低下水平的气血郁滞状态，就存在着心失所养的情况。此时如果郁气扰心，即可发为心悸。桂枝温养心气，且助四逆散解郁升阳，引气血养心。故加桂枝即可止悸。

“小便不利者，加茯苓五分。”三焦气郁，水道失利，即可导致水液停蓄而现小便不利。四逆散解郁恢复三焦气化，加茯苓通利停蓄之水，气化通畅则小便自利。若此证日久，气郁化热，则患者可表现为“淋证”。此时如患者整体上无明显热象，不可妄用清热利尿之品再伤气津，只需遵此法恢复三焦气化，其郁热之象自可解除。《灵枢·邪气脏腑病形》记载的“三焦病者，腹气满，小腹尤坚，不得小便，窘急，溢则水，留即为胀”就包括了这种情况。《范中林六经辨证医案》中有两例此证之医案，堪称经典，转载于下以供参考。

1. 肖某某，女，36岁。四川广汉县某小学教员。

【病史】小便不畅已十余年，重则尿黄窘迫，欲解不出。尿道灼痛，淋漓不尽。经多方检查治疗，疗效不显。1960年8月来诊。

【诊治】每昼夜小便数十次，量极少，有时仅数滴，涩痛，腰及小腹亦觉疼痛；下阴糜烂，白带多；四肢不温；舌尖边红，苔白滑。此为少阴阳郁，气机不利。法宜宣通气机，化阴通腑。以四逆散加味主之。

处方：柴胡24克　白芍24克　枳实24克　甘草9克　桔梗30克　茯苓30克　四剂

另以自制九成丹涂下阴患部。

服后，小便通利，诸证悉解。下阴糜烂已好转。再以少量丹药涂于患处，半月后获愈。

【分析】《伤寒论》云：“少阴病，四逆，其人或咳，或悸，或小便不利，或腹中痛……四逆散主之。”本例之小便不利，四肢不温，并腹中痛，为邪入少阴，阳为阴郁。少阴为三阴之枢，邪气滞于中，清浊不分。加之患者久病不愈，郁积而气机阻滞日甚。投四逆散举下陷之阳邪，疏不宣之气机。以柴胡启达阳气，兼解郁滞；芍药养真阴，调解肝脾，俾土木和而气机流畅；柴枳同用，一升一降，清浊分行。

仲景原方注：小便不利加茯苓。恐其力缓，仅渗湿不足以畅气机。肺为水之上源，行呼吸，主一身之气，喜清肃，取下行为顺。今外邪固束，则水道难于通调，故重用桔梗，辛开苦降；茯苓利水，与桔梗之开提相合，亦为一升一降。水邪消，诸证自平矣。

【按语】《素问·灵兰秘典论》曰："膀胱者，州都之官，津液藏焉，气化则能出矣。"可见小水虽由膀胱所司，若无气机之转化，焉能排出而为溺？故小便之病变，与肾、肝、脾、肺、三焦之气化，关系密切。在临证中，对各种原因之小便失利或不禁，往往以相关脏腑经络全面考虑。范老认为，凡尿频、尿急，欲出不尽，或闭塞不通，排尿涩痛；小腹、两胁、腰部或胀或痛或酸；上述诸证，不必悉具，皆可以四逆散辨证加减论治。

2. 王某某，女，67岁。山东省荣城县居民。

【病史】患者十多年来，经常小便频急，重则淋沥涩痛，点滴不尽。曾多次验小便，均属正常。先后服大量抗菌素和利尿药，并以补肾气、除湿热等法论治，时好时坏。近来病情加重，转来求诊。

【诊治】1978年12月5日。近一月来，约隔半小时解小便一次，量极少，一昼夜排尿总量仅三百多毫升，色黄如浓茶。小便灼热，欲解不尽；四肢不温，少腹胀满疼痛，日夜不宁。舌质淡红稍暗，苔白滑。此为邪入少阴，阳郁不伸，水气不化。法宜宣通气机，化阴通腑。以四逆散加味主之。

处方：柴胡10克　白芍10克　枳实10克　甘草3克　桔梗15克　茯苓20克　四剂

服后小便通利，病遂获愈。

1979年5月15日随访：其女告之，病愈后，已回山东原籍。最近来信，病未复发。

【按语】肖、王二例少阴证淋病，病因、病情和病程大体相似。仅因王例年逾花甲、证状较轻，故药量稍减。均投四逆散加茯苓、桔梗为治。皆一诊而愈。

"腹中痛者，加附子一枚，炮令坼。"腹中痛是因为腹中的气血郁滞不畅。这种情况在仲景书中一般都要用芍药来解除。本方不加芍药而加附子，不是因为方中已有芍药，而是因为本证为阳气不足基础上发生的气血郁滞。如不能振奋阳气，只是一味地加重芍药，不但不能通利血脉，还有可能会因为"胃气弱，易动"而更伤中气。炮附子功能温补通散，用于这种阳气在腹部深处的郁滞加重，可以增强四逆散的疏解力量。

“泄利下重者，先以水五升，煮薤白三升，煮取三升，去滓，以散三方寸匕，内汤中，煮取一升半，分温再服。”

泄利下重是气机郁陷大肠的表现。薤白有通阳散结、行气导滞的功效，《名医别录》谓其能“温中，散结”，《金匮要略》中用其治疗“喘息咳唾，胸背痛，短气，寸口脉沉而迟，关上小紧数”“心痛彻背”的胸痹证。四逆散加入薤白可使陷下的阳气升达畅行，气不下迫，则泄利下重自止。

“先以水五升煮薤白三升，煮取三升，去滓，以散三方寸匕内汤中”，这里明显薤白的用量太大。按照“薤白三升”这个用量，如果是鲜薤白，用五升水还勉强可以煮出浓浓的汤，如果是干薤白，这五升水就吸干了，不可能煮取三升。但鲜薤白不可能随时得到，所以这个记载是不符合实际的。《金匮玉函经》中此处的记载是“薤白三茎”，以理校之，此说当从。也就是先用三棵薤白煮汤，以此汤送服四逆散。

《中国百年百名中医临床家丛书·胡希恕》中记载了一例胡老自己服用此方加味的经历，能很好地体现本方的主治特点：

> “诊余，胡老谈及自己的老师一事。上中学时，胡老曾患遗精病，王祥徵老师开了瓜蒌薤白加四逆散、山栀，服一剂即愈。”

原方中主治的“泄利下重”为气机郁陷迫扰大肠，以四逆散加薤白升达气机则愈。如果下陷的气机迫扰精关，就会出现遗精，故亦可用此方升达气机，胡老的案例病机即是如此。但其年轻之时气血不虚，三焦郁滞则有化热，郁热上扰下犯，必有心肾不交之证。故加栀子清心而不滞气机；加瓜蒌宽胸利气，配合诸药使气机升而能降。全方推动整体的气机升降，故可一剂而愈。

此方后注中随三焦病位不同而给出的原方加味，给我们示范了“随证治之”的经方用法。很多学者强调用经方不要加减，这是针对不得经方之旨而凭己意妄做加减的一种说法。事实上，仲景书中凡能通治一大类气机状态的主方如桂枝汤、小柴胡、小青龙、真武汤、四逆散等，在原文中都有提纲挈领的加减方案。温病学家根据当时的疾病特点，对白虎汤、承气汤也补充了诸多的加减应用，皆能有验于临床，这才是深得仲景“见病知源”之旨而能灵活结合实际的有效学习。不能结合实践而只凭意气过度地“神话”经方、盲目地强调“原方原量”，很容易把经典学成教条，这就偏离中医学最基本的“三因制宜”原则了。

三一九、少阴病，下利六七日，咳而呕，渴，心烦不得眠者，猪苓汤主之。

少阴病的状态下，下利了六七日还没有阳气来复的自愈表现，而是出现了“咳而呕、渴、心烦不得眠”等证，说明随着下利的消耗，病情向少阴热化的方向转变。伤阴而生的虚热可以扰动肺这个“娇脏”作咳，却无力冲犯于胃而作呕。《伤寒论》中其他条文所记载的“呕”证，要么是实邪阻滞、胃失和降，要么是虚阳外越、中气破散，未有虚火上扰而能致呕的记载。故知本条言“而呕”是强调另有致呕之因。以方测证，可知是病人素有水饮内停，这也是下利的原因所在。下利更伤气津后虽然整体已经化热，但素来的水饮内阻并不会因下利而得以化除。故治疗时需化除内饮，同时顾护阴津，如此方可恢复气津的生成与运化，治愈此种少阴病证。猪苓汤育阴利水、敛降气机，正合本证之需，故为主治之方。具体解析可参见223条下的讲解内容。

三二零、少阴病，得之二三日，口燥咽干者，急下之，宜大承气汤。

少阴病得之二三日即表现出明显的口燥咽干，说明伤阴之势甚急。如诊得内有燥结，会持续地化热伤津，就要尽快排除它，宜用大承气汤峻攻其燥热，以救快速伤阴之势。后世医家对于此类病证多用增液承气汤救治，浙江省中医药研究所编著的《范文甫专辑》中记载多例此类验案，可参考阅读。

三二一、少阴病，自利清水，色纯青，心下必痛，口干燥者，急下之，宜大承气汤。

“少阴病，自利清水，色纯青”描述的是发病为少阴病状态，自发腹泻，泻出的都是水样便，且颜色为纯然的绿色或黑绿色。“心下必痛”，用“必”这个连词来引出“痛”，而不是直叙为“心下痛”，其语意为“见到这种性状的腹泻，则知病人很可能会伴有心下痛的症状”，“心下痛”即胃脘部的疼痛。这就是说，有一种胃脘部疼痛的病证会特征性地出现青绿色稀便，所以才会一见到这种便利就推断其“心下必痛”。可见，心下痛是此证的关键所在。不通则痛，故知这种心下痛的病机是内在发生了某种性质的结滞不通。此时又有明显的“口干燥”症状，提示这种结滞不通的病证还严重地妨碍了机体化生津液的功能，以致迅速出现了伤阴化燥的症状。所以要急下之，宜选用大承气汤这种峻攻之剂，快速解除内在的结滞以免更伤阴津。

三二二、少阴病六七日，腹胀不大便者，急下之，宜大承气汤。

少阴病六七日，有明显的腹胀症状，且不大便，这是机体不能七日来复而欲愈，反而发生了严重的中焦阻滞。这种情况需快速解除内在的阻滞，以恢复机体化生营卫津液的机制。如果是阳明病，患者没有处于整体的气血阴阳俱虚状态，还可以“下不厌迟”，待机体自身欲解时而助之。但在少阴病阴阳俱虚之时，机体的自愈机能已衰，又有此因虚致实之证，不解除实邪之阻，机体更无自愈之机。故需急下存阴、恢复胃气，使气机通畅后再考虑进一步的随证调养。

三二三、少阴病，脉沉者，急温之，宜四逆汤。

少阴病的整体状态是阴阳俱虚，伤寒后病人呈现为少阴病状态，脉沉，就提示其阳气不足以外出抗邪，首先就要考虑温阳散寒。宜用四逆汤之类的振奋阳气、固守中焦之剂。

本条是继上面几条需急下存阴的少阴病证之后，又着重提出少阴病的基本治则，以作为总结提示。其宗旨在于强调对于整体虚衰的少阴病状态，见到脉沉即需考虑急救温阳，而不是说只要见到沉脉就要用四逆汤。

三二四、少阴病，饮食入口则吐，心中温温欲吐，复不能吐。始得之，手足寒，脉弦迟者，此胸中实，不可下也，当吐之；若膈上有寒饮，干呕者，不可吐也。当温之，宜四逆汤。

伤寒后病人整体呈现为少阴病状态，同时出现了饮食入口则吐，不饮食时也是总感觉想吐，但却吐不出来。刚开始出现此证时，患者手足寒，脉弦迟。这样就可以判断，虽然整体上属于少阴病，但这种食入即吐的病证是因为胸中有实邪，实邪当去，可用攻法。其病位高，不可用下法，应当用吐法急治其标。

如果是因为中气虚，运化无力而导致的吐，一般是朝食暮吐、暮食朝吐。食入当即吐出，是机体尚有能力及时抗拒无法运化之物的一种保护性反应。进食就吐，不进食时，也总是想吐，提示病人上焦有相对有形的实邪阻滞气机，所以身体一直在发动着排邪的努力。“温温欲吐”提示实邪的位置偏上。“复不能吐”说明机体的自愈机能无力排出外邪，故需要医药帮助。如果是少阴病虚衰太甚，伤寒后一般会呈现脉沉微细等虚性的脉象。本证在初得之时，虽手足寒，但脉现弦迟，提示虽然气血推动无力，但尚有一定的抗争能力。所以可随机体的欲吐之势，用吐法助之驱邪外出。

“若膈上有寒饮，干呕者”，是假设了另一种胸中有寒饮的病情，以示鉴别。如果同样是少阴病患者，其膈上有寒饮，也就是阳虚不足以温煦、气化水液，寒饮内生而凝滞上焦气机。这种情况有时会以干呕为主要表现，与前面的“温温欲吐”病情很相似。但这种干呕是上焦寒凝，阳气欲散寒通阳而未能，引发的整体的气机不降有表现，并不是机体主动发动的涌吐排邪反应，所以其上涌之势不甚，也不会有“食入则吐”的反应。此证的本质是中阳不足、寒饮内生，所以一定要鉴别清楚，不可再用吐法更伤中阳。而要急用四逆汤类的温中散寒之剂，扶助阳气，恢复中焦运化，解除发病之源。

三二五、少阴病，下利，脉微涩，呕而汗出，必数更衣，反少者，当温其上，灸之。

少阴病下利，脉稍有涩象，提示体内津液已有所不足。这种情况下如果患者还有呕而汗出，说明整体上已有阴不敛阳、阳气外脱之势。这种阳气外脱的状态一般同时会有便次增多甚至是下利不止，但此时排便的次数反而减少，这就说明整体上并没有达到虚阳外越的程度，呕而汗出只是上焦的阳气不固，所以在下利更伤阴阳的时候出现固摄无权之象。这时治疗的重点要温固上焦阳气，可用灸法。例如灸百会穴就有良好的温阳固脱之效。

总　结

281～291条为少阴病概论，前两条示少阴为病，总属阴阳俱虚、体用不足，283～286条论少阴病治禁，示虚而误治，可亡阳伤阴，287～291条论少阴病可愈之机。292～300条辨少阴病危重证，301、302条辨少阴病轻证，303条辨少阴热化证，304～309条辨少阴寒化证，310～313条辨少阴咽痛证，314～319条辨少阴下利证，320～322条辨少阴急下证，323～325条论少阴病温法提要。

辨厥阴病脉证并治厥利呕哕附

原文（326~381）

三二六、厥阴之为病，消渴，气上撞心，心中疼热，饥而不欲食，食则吐蛔。下之利不止。

本条在康平本中的记载为：

> 厥阴之为病，气上撞心［消渴］，心中疼热，饥而不欲食，食则吐［吐蛔］，下之利不止。

《千金翼方》的记载为：

> 厥阴之为病，消渴，气上撞，心中疼热，饥而不欲食，甚者则欲吐蛔。下之不肯止。

“消渴”在古籍中作为一个症状时，指的是患者有非常明显的口渴，并且口渴不随饮水缓解。这种特点突出的症状在厥阴病状态中并不是必见的，也不常见，并且这个症状也不能突出体现厥阴病的病机特点。在厥阴病的提纲条文中首列这个症状，不符合全书的基本体例。在康平本中“消渴”是附在“气上撞心”旁边的注文，貌似以“消渴”来解释“气上撞心”，其意不明，存疑。

“气上撞心，心中疼热”是指病人自觉有气上冲胸口、胃脘区域，在受冲的区域内有明显的疼痛和热感。这种症状在临床中常见于胃中嘈杂、反酸的病人。患者可能会以胃痛、反酸为主诉来就诊，但在描述症状时大多会强调到胃中或“心口窝”那里往上冲、往上反、顶得慌、感觉里面热辣或灼热，往往都会伴有不定时发作的某种程度的疼痛，这个症状最能体现厥阴病的病机特点。

厥阴的生理过程在大的趋势上也是由阴出阳，是体内化生出的气血津液由内向外出行的初始阶段。气为津血之帅，所以这个过程是由阳气主导的。阳气中的卫气不循经脉，化生出来就迅速外行，优先分布到四肢、头面和体表。如《灵枢·邪客》所说："卫气者，出其悍气之慓疾，而先行于四末、分肉、皮肤之间而不休者也。"这个过程直达最外，主要由津液的配合共同完成。所以作为由内出外初始阶段的厥阴气化一般不体现在卫气与津液的方面。阳气中的营气行于深部，其主要功能为化生血液，由内而外地奉养周身。所以由于伤寒等因素导致了气血出行不畅的厥阴病，多体现在营气和血分的层面。

据《灵枢·营气》《灵枢·脉度》等篇的记载，营气就是经脉中循行的气，且只能行于经脉之中。《素问·六节藏象论》说："脾胃大肠小肠三焦膀胱者，仓廪之本，营之居也。"指出以脾胃为主的整个腹部，是人体的大仓库，是营气的大本营。再结合《素问·痹论》所说："荣者，水谷之精气也，和调于五脏，洒陈于六腑，乃能入于脉也。故循脉上下，贯五脏，络六腑也。"我们就可以看出，营气在以十四经为主渠道的运行过程中，在腹部分布的比例是极大的。据《灵枢·经脉》的记载，十四经在体内的循行部分都通过腹部。这样看，在整体的营气循行网络中，腹部就像一个水利循环网中的大水库，对四肢、九窍等外部的循环起着支持和调控作用。这种分布可以保证优先为五脏六腑提供充足的营气、化生血液，在脏腑的供应得以满足后，才充于经脉，推动血行，发挥其"营阴阳、濡筋骨、利关节"的功能。

如果伤寒等诱因约束、阻滞了腹部的经脉，内部的气血出行不畅，就会引发厥阴病，表现为不同性状的气血出行不畅之证。如果病人气血不衰，伤寒后腹部的经脉凝滞，在其气机郁而求伸、抗争欲出的过程中，就会表现出郁遏于下、冲击于上的病证。"气上撞心"就是一种典型的表现。"心中疼热"是上冲之气仍未得畅，郁而化热的表现。"饥而不欲食"也是这种郁气上冲的结果。胃家自身无病，能正常运化传导，故于腹内空时而觉饥。但郁遏的气机上冲犯胃，使胃气不能和降，故病人会在主观上感觉"不欲食"。"食则吐蛔"，患者消化道内有蛔虫时才有可能出现，在过去卫生环境较差时，患有蛔虫病的人很多，呕吐严重时会吐出蛔虫在临床上也是比较常见的。但毕竟不是每个病人体内都有蛔虫，所以此句描述的病情本质就是"食则吐"，这显然也是强烈的气机上逆所致。这只是最能体现厥阴病气机特征的一组典型表现，是气血不亏、反应有力的一种情况。

前述一系列强烈的气机上冲表现提示正气足且郁滞之势重，正确的治法应该是疏解气机，使气血和畅。如果见腹内郁滞之象明显而试图用下法攻逐之，则原本郁遏已甚的气机被攻下剂牵引向下，就会转而向下郁迫，从而表现为下利不止。病人体内可下之物有限，不可能真的如字面意义上那样不停地一直泻下。所以这里的“下之利不止”或“下之不肯止”，是指下后患者出现的便意频频、里急后重，机体总是处于一种气机下迫、欲作泻下的趋势。在整体上处于气机郁陷，升达不畅的状态，这就是厥阴病的基本状态。

气机内郁，不能畅达四末，就会出现手足厥冷的表现；气机内郁而上冲下迫，则会出现呕、哕和下利。所以厥阴病非常容易出现这几种症状。厥阴篇也是围绕着这几种主证来展开的。篇名下有“厥利呕哕附”几个字，说明在讨论厥阴病的这几种主证时，有时会把不属于厥阴病而有此类主证的病情附在后面讲述，以资鉴别。

三二七、厥阴中风，脉微浮为欲愈，不浮为未愈。

厥阴中风就是厥阴病状态下气机郁滞之势不重，气血虽出行不畅，但尚有一定的出行程度。这种情况下脉象已轻微地浮起，说明气机已能出行于外，所以为欲愈。如果脉无浮象，说明气机仍郁遏于内，则为未愈。

三二八、厥阴病，欲解时，从丑至卯上。

丑寅卯，丑属土，寅卯属木，这三个时辰是天时中从阳气初升到完全升发畅达的时段。厥阴病为阳气初升到完全畅达的过程不利，应此天时之助，即有欲解之势。

三二九、厥阴病，渴欲饮水者，少少与之愈。

一般情况下，无论什么病，患者渴欲饮水时都应该少少与饮之。但在五苓散证、白通汤证等津液亡失极甚的情况下，就不可以单纯地给予清水，而要配合相应的方药同服才能启动向愈之机。厥阴病时气郁于内，如果出现了明显的渴欲饮水，往往是阳气郁而化热、津液相对不足之象，体内并未发生严重的津液亡失和气化不利。这时只要少少饮水，助气机畅达，即可助身体自愈。需要注意的是无论口渴到什么程度，一定要“少少”与饮，如暴饮则可能更阻气机，变生他证。

三三零、诸四逆厥者，不可下之，虚家亦然。

无论是什么病，但凡患者有明显的手脚冰凉、四肢厥冷表现，就不能用下法。无论是中阳虚衰的四逆汤证，还是三焦阳郁的四逆散证，用下法都会损胃气、伤津液，更不利于气血畅达于外。平素体质虚弱的“虚家”通常也有手足不温的表现，同理，也不可用下法妄攻。

三三一、伤寒先厥后发热而利者，必自止，见厥复利。

伤寒后阳气被收引、郁遏，人体为了维持自身的恒温，必然会及时发动阳气以解除寒凝。在阳气足以维系这个自救反应时，稍遇寒凝，机体就会通过恶寒的感觉唤起阳气的抗争，不会被冻到手足发凉时才开始发动正气抗邪。如果伤寒后先出现了手足厥冷，就说明机体的阳气外出不利，不能及时出行抗邪。先厥之后又出现发热，说明阳气尚足，故知此前的先厥主要是因为出行不畅所致。“而利”是强调这种伤寒后先厥后热的病人有明显的下利主证。因其阳气尚足，在机体已能发热以散寒时，其下利就有可能会自止。这提示此下利不是阳虚不固所致，而是阳郁内扰的表现。现在阳气已达于外而作热，则内扰必减，故可自止。“见厥复利”是说这种病情发展过程中，如果患者又出现了手足厥冷的表现，说明阳气又不能畅行温通于外了，则无论是因为亡阳还是因为阳气又郁陷于内，都有可能再次出现下利的表现。

三三二、伤寒始发热六日，厥反九日而利。凡厥利者，当不能食。今反能食者，恐为除中，食以索饼，不发热者，知胃气尚在，必愈，恐暴热来出而复去也。后三日脉之，其热续在者，期之旦日夜半愈。所以然者，本发热六日，厥反九日，复发热三日，并前六日，亦为九日，与厥相应。故期之旦日夜半愈。后三日脉之而脉数，其热不罢者，此为热气有余，必发痈脓也。

伤于寒后，先发热了六天而未愈，接下来又出现手足厥冷的情况持续了九天，并且伴有明显的下利主证。连续九天的下利亡阳伤津，很容易发展为亡阳的危证。这种情况下凡是四肢厥冷与下利并见，一般都是中阳大虚，患者会表现为没有胃口、不想吃饭。但本条讲述的病情是厥利九日后患者反而能食、表现得很有胃口，这就需要特别注意是不是发生了“除中”，也就是中气暴脱，这是即将死亡之前病人反而忽然想要吃东西的回光返照现象。对此要先给他吃面条类易于消化的软食稍作试探，以鉴别是否为除中。古人把面制的食品统称为饼，索饼就是条索状的面食，也就是面条。患者吃完面条后没有发热，说明其能食不是阳气暴脱，而是确实还有胃气，这样就可以判断其很可能会随着胃气的恢复而自愈。先给他吃面条等易于消化的食物，就是担心他别是中阳将脱，如果吃了难消化的食物后阳气出而不能回，一热之后再凉下来，病人就会死掉了。

行文至此，并未说明病人又出现了热象，但接下来却说“后三日脉之，其热续在者”，与最后一句中的“后三日脉之而脉数，其热不罢者”对照而看，就可知这是病人在第九日食欲好转、进食面条后，接下来的三天医生一直在复诊观察，见其持续有发热、脉数的表现。这样就可以“期之旦日夜半愈”，也就是预先判断其可能在持续发热的第三天的半夜时自愈。“所以然者，本发热六日，厥反九日，复发热三日，并前六日，亦为九日，与厥相应。故期之旦日夜半愈。”之所以能够自愈，是因为发病以来发热与厥冷的天数相同，说明其内在尚有充足的阳气以发动自愈的调整，所以在调整到相对平衡的时候应该能够自愈。这也说明其厥冷主要不是因为阳虚，而是因为阳气出行为用的过程有碍，这正是厥阴病的基本状态。

“后三日脉之而脉数，其热不罢者，此为热气有余，必发痈脓也。”是说到了可能自愈的时节并没有发生自愈，患者还继续发热，这就说明患者是“热气有余”，也就是出行不畅的阳气郁而化热。在病证发展到现阶段时，已呈现为由内到外的阳热有余状态。在这种状态下，有余之热很容易灼伤血分，发为痈脓。也就是邪热壅滞于局部，使局部的组织充血、水肿，继而发生破溃、化脓。这也提示了厥阴病容易伤及血分。

三三三、伤寒脉迟，六七日，而反与黄芩汤彻其热。脉迟为寒，今与黄芩汤复除其热，腹中应冷，当不能食，今反能食，此名除中。必死。

本条接续上条，补充说明了一种除中的情况。

伤寒后，脉迟的状态持续了六七日也没有改善，但外在出现了某种程度的发热表现。医生没有结合脉象来做整体的辨证，见到热象就用黄芩汤这种寒性的方剂想要撤除其热。在仲景时代，普通的民众伤寒后出现脉迟，基本上是阳气虚衰、鼓动无力的表现。这种情况下出现的发热正是317条所讲的“里寒外热”，还是可以救治的。但医家不识此证，反而用黄芩汤来消除其浮越的热象，服药后寒伤中阳，病人应会有腹中发冷、毫无食欲、不能饮食的表现。如果这种情况下反而出现了想吃东西，还很能吃，就是发生中阳脱散的“除中”危证，很可能会导致患者的死亡。

三三四、伤寒先厥后发热，下利必自止，而反汗出，咽中痛者，其喉为痹。发热无汗，而利必自止，若不止，必便脓血，便脓血者，其喉不痹。

伤寒之后先厥后发热，说明病人有阳气可供发热，只是一开始出行有碍，未能及时抗争于外。这种情况下如果有下利，也会随着阳气得以畅行而自止。如果发热、利止后，病情没有向愈，反而出现了汗出、咽中痛的症状，说明病人在整体上进入了332条所讲的“热气有余，必发痈脓”状态。有余之热郁蒸于上，则为汗出、咽中痛；郁热结聚于咽喉，则发为喉痹，也就是喉部充血、水肿，此证甚危，一旦喉头水肿闭阻气管，可导致患者窒息而亡。故此证初现，即当急泄其热，并配合井穴放血等法，以消其喉痹。

“发热无汗，而利必自止”是说这种伤寒先厥后发热的情况下，如果发热时无汗，其伴发的下利也会自止。因为只要郁遏之阳气得以宣散，不向内迫扰，则下利自然会停止。“若不止，必便脓血”是说阳气得宣而发热后还没有达到完全的自愈，病人处于“热气有余，必发痈脓”状态的另一种表现。就是有余之热太甚，宣散之热不足以解除其郁迫向下之势，故下利不止。热扰血分，则可发为便脓血证。“便脓血者，其喉不痹”是说这种厥阴病的内生郁热不足以像三阳之热一样遍及周身，而是只能郁结于内在的某个局部。如果郁陷于下，就无力郁蒸向上，所以便脓血者，就不会再出现喉痹之证。

三三五、伤寒一二日至四五日，厥者必发热，前热者后必厥，厥深者热亦深，厥微者热亦微。厥应下之而反发汗者，必口伤烂赤。

一般情况下，伤寒一二日至四五日内，先表现为厥者，很可能后面会出现发热。先出现发热者，后面也有可能再出现厥证。只要进入了阳郁于内、循行不畅的厥阴病状态，出现了厥与热交替出现的病情，则厥与热的程度往往是成正比的。厥的程度重则发热的程度也重；厥证越轻则发热也越轻。在此类病证中，如果证属阳气郁陷于内宜用下法配合治疗以清解郁热，而反用发汗之法来治疗，就会使郁热转而蕴蒸于上，出现口腔溃疡等上部的“热气有余，必发痈脓”症状。

这里需要注意一个问题，就是古文是没有标点的，所以学者读书的第一步就是要学会“句读”。如果“句读之不知”，这书就没法读了。我们现在常见的简体重排格式，大多是已经加了标点的。这些标点的加注只是编辑整理者个人的理解，并不一定真正符合古籍原意。例如本条原文，大多数的简化版本都在“厥应下之”后面断开，这样就容易被理解为“厥应下之”是一句有独立含义的话，甚至被理解为就是在讲厥证的治疗原则。但通看本句的上下文，都是在讲厥阴病厥热互见诸证的发病特点，还没有进入专门的治疗主题探讨。并且在厥阴篇前几条的“小概论”内容中，第330条已经明确提出了“诸四逆厥者，不可下之”的基本原则，所以“厥应下之”不可能作为一种独立意义的治疗原则，出现在病证特点的讨论内容之中。如果不把此句独立开，则全句即为“厥应下之而反发汗者，必口伤烂赤”这就是一个完整的“者…也式”判断句，还是在讲述病证的特征，与上下文更相符合。可见，此处的“厥应下之”其义为“厥应下之者”，也就是“应下之厥”。因为主题是在讨论厥证，所以要把“厥”字放在前面，这是古文的基本表达习惯。又因为其主旨是要说明误治后的病证变化特点，所以把假设的误治方式“而反发汗”提到“者”字之前。这样，全句的意思就是：应当用下法的厥证而反被用了发汗法，就很容易出现口腔内的溃疡。

既然是“诸四逆厥者，不可下之”，怎么还会有“应下之厥”呢？这就涉及对“下”的理解了。就像发汗的内涵不只是辛温发散一样，下法的内涵也不只是攻逐通里。对于外在虽表现为四肢厥冷，而其整体病机属于阳热偏盛的病情，只要选用寒凉清解的治法平息内热，使整体的气机下行就属于广义上的“下法”。如第350条“伤寒脉滑而厥者，里有热，白虎汤主之”就是属此类。这种里有热而外现厥冷的病情不是疾病的一般规律，而是病情发展过程中的特别现象。而“诸四逆厥者，不可下之”是针对一般规律提出的基本原则，所以二者并不矛盾。

在临床中的病证表现，总是有一般也有特殊，所以在实际的治疗中必然是有常规也有变通。所谓的一般与特殊、常规与变通，都是我们头脑的认知习惯所做的人为规定，语言文字也是头脑思维的表达方式，所以从医学、医生的角度，在认知、表述时要分清常变，不可混淆，这样才能在临床中结合实际、有矩可循，而不至于自以为是、曲解病情。从实际的病证、病人的角度而言，其病情呈现都是必然如此的、纯然的真实，我们医生需要做的是完全地接受、正确地解读、尽量完整地了解病人的情况，以“观其脉证，知犯何逆，随证治之”，不可以脱离具体的病情只就文字描述而谈“必当如何”的所谓治则。

三三六、伤寒病，厥五日，热亦五日，设六日当复厥，不厥者，自愈。厥终不过五日，以热五日，故知自愈。

“伤寒病，厥五日，热亦五日”这是病情在自然发展过程中达到了一个暂时的平衡。332条讲过，这种热与厥相应的情况有可能会自愈。“设六日当复厥”，是指看起来病人有正气不足之象，假设其不能自愈，第六日可能又会复发为厥。如果没有复发，就会自愈。因为厥与热的时日相等，之后就不再表现出明显的厥与热，说明机体的阳气已没有明显的郁遏，气血通畅，故可自愈。

三三七、凡厥者，阴阳气不相顺接，便为厥。厥者，手足逆冷者是也。

这是对厥证做了一个病机上的总结。

所有的厥证，都是因为“阴阳气不相顺接”才会发生。阴阳气不相顺接，就是机体内部与外部的气血不能充分地交接循环。因为厥阴病为气血郁遏于内，外行不利，所以厥证是其最为常见的表现之一。“厥者，手足逆冷者是也”是补充说明厥证的症状特点，就是手足明显地发凉，甚至会凉过肘膝。

三三八、伤寒，脉微而厥，至七八日，肤冷，其人躁无暂安时者，此为脏厥，非为蛔厥也。蛔厥者其人当吐蛔。令病者静而复时烦，此为脏寒。蛔上入膈，故烦，须臾复止，得食而呕，又烦者，蛔闻食臭出，其人当自吐蛔。蛔厥者，乌梅丸主之。又主久利。

“令病者静而复时烦”在《金匮玉函经》中为“今病者静而复时烦”，当从。

康平本中本条记载为：

> 伤寒，脉微而厥，至七八日，肤冷，其人躁，无暂安时者［此为脏厥］，非为蛔厥也。（注：蛔厥者，其人当吐蛔）。令病者静而复时烦［此为脏寒］，（注：蛔上入膈，故烦）须臾复止，得食而呕，又烦［烦者，蛔闻食臭出］，其人当自吐蛔。蛔厥者，乌梅丸主之。（注：又主久利）

伤寒后脉微，以四肢厥冷为主要表现。这种状态经历了七八天后周身的皮肤都明显的发凉，也就是病人的体温明显下降，同时表现出躁动不安，这显然是已经进入了循环衰竭的危象。这是由内脏虚衰导致的厥证，而不是蛔厥。

“蛔厥者其人当吐蛔”，是说蛔厥的患者一般会有吐蛔的病史。“今病者静而复时烦”，是指当前所见的病人平素很安静，但会不定时地感到恶心。这里的“烦”字指的是胃中难受的“恶心”感。这是由于肠中的蛔虫向上扰动所致。

“须臾复止，得食而呕，又烦”，是指这种恶心一般都不是持续的，而会随时停止。但进食之后就会干呕，又觉得恶心。这都是蛔虫上扰的表现，说明病人的肠道中已经停聚了很多蛔虫。这种情况下随着反复的干呕，病人应该会有吐出蛔虫的表现。由肠道蛔虫引发的厥证，可以用乌梅丸来主治。乌梅丸不仅能治疗蛔厥，还能治疗厥阴病状态下出现的反复发作、日久不愈的泻利。

蛔虫一般寄生于人体小肠的中下段，喜碱厌酸。当其寄居环境变化时，可上窜入胃十二指肠，或钻入胆道口诱发胆绞痛，并可诱发急性胰腺炎。虫体阻塞胆道及带入胆道的肠道细菌可致严重感染。虫体在肠道内窜行或结聚成团可引起肠内的感染或肠梗阻。这些情况都有可能出现蛔厥的表现。当蛔虫受到生活环境改变的激惹时，其活动性增强，活动范围增大，并表现出喜钻孔的习性。本条中“此为脏寒，蛔上入其膈，故烦”说的就是这种情况。蛔虫病自古以来就是发病率很高的人类寄生虫病，中华人民共和国成立后，随着公共卫生事业的发展和人们健康意识的加强，在城市生活的居民中寄生虫病越来越少，在农村寄生虫感染的发病率也在不断下降，我们在临床中已很少有机会接触到蛔厥的病人。

蛔厥的发生，一方面是因为“脏寒”，即腹内有寒；一方面是因为蛔虫上扰，使气机郁结于中焦而上犯。这与提纲证所提示的寒邪内侵、气机郁遏于下而上冲的状态一致。乌梅丸酸、辛、苦味并用，具有良好的疏解、升达厥阴气机功效，不仅是治疗蛔厥的特效方，还是治疗此气机状态的基本方。所以在临床中仍是治疗久利等厥阴病状态的常用方剂。

乌梅丸方

乌梅三百枚　细辛六两　干姜十两　黄连一斤　当归四两　附子六两（炮）　蜀椒四两（去汗）　桂枝六两（去皮）　人参六两　黄檗六两

右十味，异捣筛，合治之，以苦酒渍乌梅一宿，去核，蒸之五斗米下，饭熟，捣成泥，和药令相得，内臼中，与蜜，杵二千下，丸如梧桐子大，先食饮服十丸，日三服，稍加至二十丸。禁生冷、滑物、臭食等。

方中细辛、干姜、附子、蜀椒大辛大热，散侵入阴分之寒。黄连、黄柏大苦大寒，清上冲下迫之郁热。乌梅味酸，敛诸辛、苦之药深入于腹内寒热不调之处。桂枝、当归益气和血，辛温升散，助气血从阴出阳。用作丸剂，“丸者缓也”。凡病，如新感伤寒，燥屎内结等病机单纯者，宜药专力猛，用汤剂快速荡涤；如虚实并见、寒热错杂等病机复杂者，难以急攻而速愈，多宜缓缓调和。方后注中“蒸之五斗米下”不合实际，五斗米以重量计当在10公斤以上，蒸熟为饭甚多，而全方药量只在2公斤左右，不成比例。《金匮玉函经》及康平本中此处均作“蒸之五升米下”，当从。

三三九、伤寒，热少厥微，指头寒，嘿嘿不欲食，烦躁数日，小便利，色白者，此热除也，欲得食，其病为愈。若厥而呕，胸胁烦满者，其后必便血。

伤寒后病人显现的热象很轻，厥证的程度也很轻微，只是指尖凉，没有食欲，烦躁。这是轻度的阳气郁遏于内、化热上扰的表现。这种情况持续了几天后患者小便通畅、无色透明，说明内在的郁热已经解除。病人的食欲恢复，也说明内在的气机已恢复通畅，故知其病已自愈。如果病情的发展趋向是从原来的“指头寒，嘿嘿不欲食，烦躁”转变为“厥而呕，胸胁烦满”，就是手足凉加重，呕逆之势明显，整个胸胁部都满闷到很难受的程度。这明显是内在的阳郁化热更加严重了，所以很有可能会迫血妄行，导致消化道出血而出现便血。

三四零、病者手足厥冷，言我不结胸，小腹满，按之痛者，此冷结在膀胱关元也。

这是承接上条，讲述了一种类似证的鉴别。

同样是手足厥冷，但病人“言我不结胸”，就是明确地自诉说我没有胸胁部的不适感。这提示此时的手足厥冷可能不是阳气郁滞所致。病人又有“小腹满，按之痛”的症状，“此冷结在膀胱关元也”是直接给出结论：这种厥证就是由于寒凝在下焦小腹部，是单纯的寒证表现。

本条的内容如果出现在少阴篇，就是一个简单的病证陈述。而出现在厥阴篇的此处，强调病者“我不结胸”的主诉，这明显是针对前述各种厥热并见证提出的鉴别。提醒学者厥证不一定都有阳郁化热之象。“厥者必发热，前热者后必厥，厥深者热亦深，厥微者热亦微”的病变规律只在阳气充足、受寒后有能力抗争的患者才会出现。如果是阳气不足的患者，在伤寒后就会出现厥多热少、甚至厥而无热的病情。

三四一、伤寒发热四日，厥反三日，复热四日，厥少热多，其病当愈。四日至七日，热不除者，其后必便脓血。

伤寒发热四日后，出现了四肢发凉的厥证，厥证出现三日后又转变为四肢不凉的发热，并且维持了四日或更多。在这种能够表现为厥热往来的病证中，厥少热多，说明受寒相对较轻，阳气足以抗争，所以“其病当愈”。如果发热连续四日到七日都不止，其后患者很可能会出现便脓血的情况。因为这种厥热往复的病情是寒邪侵及腹部引发的内部阳气郁遏，所以阳郁化热太过时会扰及肠道内的血络，患者就有可能会出现肠黏膜脱落与肠壁出血混杂排出体外的“便脓血”。

三四二、伤寒厥四日，热反三日，复厥五日，其病为进，寒多热少，阳气退，故为进也。

本条的表现与上条相反，是伤寒后先厥。四天后转为发热，只热了三天又转为厥，且厥五日。这是寒凝甚而阳气抗争不足的表现，故知“其病为进”，即病情加重。“寒多热少，阳气退，故为进也”是补充解释，正气退，故病进。

三四三、伤寒六七日，脉微，手足厥冷，烦躁，灸厥阴，厥不还者，死。

伤寒后，经历了六七日的自愈努力还没有好转的迹象，而出现了“脉微，手足厥冷，烦躁”的外周循环衰竭危象，这时除少阴篇所讲的急救之法，还可以“灸厥阴”，即灸足厥阴肝经的原穴“太冲穴”以温通远端的经脉。“厥不还者，死”，是说用了上述的急救方法后手足一点也没有转温，说明末梢的循环没有恢复，故为衰竭欲死之证。

三四四、伤寒发热，下利，厥逆，躁不得卧者，死。

伤寒后发热，有明显的下利，在病情发展过程中出现了四肢厥逆、躁扰不宁、不能安卧的症状，这是循环衰竭、意识模糊的表现。说明病人已经进入了亡阳失神的阶段，为死证。

三四五、伤寒发热，下利至甚，厥不止者，死。

本条的主证与上条相同，只是没有“躁不得卧”的失神表现。

“下利至甚，厥不止”，强调的是一种动态发展的病情。伤寒而能发热，可能是“里寒外热”的亡阳证，也可能是其他可出现此证的病情。无论是哪种情况，只要患者下利极甚，未能及时缓解，都会因为快速、大量地亡失津液而导致周围循环衰竭而发展为亡阳的死证。“厥不止”是指在下利至甚的病程中，手足的温度一直呈进行性下降，手脚越来越凉。这是进入周围循环衰竭的特征表现。下利甚时若见此证，不必等到失神之象出现，就要知道此为死证，要马上启动急救措施。

三四六、伤寒六七日，不利，便发热而利，其人汗出不止者，死。有阴无阳故也。

《金匮玉函经》中本条为：

> 伤寒六七日，不便利，忽发热而利，其人汗出不止者，死。有阴无阳故也。

伤寒六七日，经历了一个自愈的周期。病情不但没好，反而由原来的不下利变为明显的发热而利，并且伴有汗出不止，这是阳气脱散的死证。“有阴无阳故也”意思是病人的整体状态是有出无入，只有外散之势，而无固摄之力，故为阴阳离绝的死证。

三四七、伤寒五六日，不结胸，腹濡，脉虚，复厥者，不可下，此为亡血，下之死。

伤寒五六日，病人没有胸胁区域的不适，腹部也是松软的，没有腹满、按之痛等证，说明体内没有发生气机郁滞。这种情况下病人脉虚，并出现了四肢厥冷的主证。这就提示病人此前曾有失血的病史，其血液不足，外周的循环也无法维系，故有厥证。不可见其没有外在的气机郁滞表现，就认为是阳气郁结于内、“厥深者热亦深”的可下之厥。因为大量的失血同时也伴随着精气的亡失，气血大虚已到了脉虚肢厥的程度，再用下法耗阳气、伤津液、败胃气，就会导致患者迅速出现循环衰竭，阴阳离绝而死。

三四八、发热而厥七日，下利者，为难治。

身体发热而手足厥冷，为阳郁不达四末之象。七日后不但没有明显的缓解，反而又出现了下利，为郁滞的阳气向内迫扰。这说明患者的自愈能力差，内在的病机更趋复杂，故为难治。说“难治”而不说“死、不治”，是提示学者此证可治，但不可轻慢视之。要详审病人的气机所欲，切不可但见病证即冒然温之、清之……

三四九、伤寒，脉促，手足厥逆，可灸之。

此处的“脉促”，与第34条“脉促者，表未解也”、140条“太阳病下之，其脉促不结胸者，此为欲解也”等处的“脉促”同义，是脉有急促、外达之象，是阳气受阻而有抗争之势的表现。这种状态下的“手足厥逆”当是寒邪约束所致，阳气虽欲外出散邪而尚未能出，故可以用灸法温经散寒，助阳气出行，使阴阳气得以顺接，则厥自愈。

三五零、伤寒，脉滑而厥者，里有热，白虎汤主之。

《千金翼方》中本条为：

> 伤寒，脉滑而厥者，其表有热，白虎汤主之。

伤寒后出现了明显的四肢厥冷，如果脉见沉、涩、弱、弦、微等阴性的脉象，说明是内在的气血不足、无以畅达于外温煦四末。此时见到滑脉，说明气血充足，且能畅达于外。如此而见厥证，当为阳极生阴、热极生寒之证。此时虽然四肢厥冷，头面躯干必有大热之象，也就是《千金翼方》版中的“其表有热”。如此则需以白虎汤清解里热。如果只见肢厥而整体毫无热象，则不是白虎汤证。例如第166条“病如桂枝证，头不痛，项不强，寸脉微浮，胸中痞硬，气上冲喉咽不得息者，此为胸有寒也。当吐之”的瓜蒂散证也会出现明显的手足凉且脉有滑象，如果死执文字，见到此证有脉滑而厥就认为是“里有热”而用白虎汤，其危害可想而知矣！所以必须要脉证合参，确定其内有大热，方可用白虎汤。

这里有一个需要注意的问题，就是本条不属于335条所讲的“厥深者热亦深”，因为从该条的原文和其上下文来看，其所讲的“厥”与“热”都是在讲症状表现，而不是在讲病机。所以，“厥深”与“热深”指的是肢厥与发热症状交替出现时其程度及持续时间成正比。而本条并没有肢厥与发热交替出现，只是在肢厥的时候脉是滑的，再以方测证，可知此时身体是发热的。身有大热而脉滑，是一派热盛之象。此时见四肢厥冷，当是里热亢盛、热极生寒，是将高热痉厥的前兆。其病机为阳亢而不是阳郁。阳热亢盛者可用寒凉药为主，治以广义上的清法、下法平息阳热；阳郁者则不可以重用寒凉，而要用透发之剂，疏利气机。故知此证不属于厥阴病，而是附在厥阴篇的类似证。

三五一、手足厥寒，脉细欲绝者，当归四逆汤主之。

本条讲述了血虚寒凝型厥阴病的脉证并治。

同样是手足明显发凉的症状，前面的条文用“四逆”“厥逆”或“手足逆冷”等带有“逆”字的描述时，所指的是手足凉的范围大，能凉到肘膝。本条说“手足厥寒”强调的是手足凉很明显，但范围不大，一般都不超过腕踝。前面的诸四逆证，手足凉不一定是其主诉，其往往会以下利、发热为主诉而就医，手足厥逆的情况要医生特别用心留意。而本方证中手足厥寒不但是其主证，往往也是患者的主诉，也就是病人会因为其手足寒凉而来就诊，明确地向医生描述其手脚有多凉、有多难受。当然此方证患者也会有痛经、头痛甚至是急性阑尾炎等诸多不同的主诉，但无论主诉如何，手足明显觉凉都是其突出的症状特征。“脉细欲绝”就是脉细得几乎要摸不到一样。这里的“欲绝”不是强调脉势、脉力，而是强调脉管摸起来异常细，这是血少不足以充盈脉道的表现。如此脉证，可用当归四逆汤主治。

当归四逆汤方

当归三两　桂枝三两（去皮）　芍药三两　细辛三两　大枣二十五个　通草二两　甘草二两（炙）

右七味，以水八升，煮取三升，去滓，温服一升，日三服。

当归，《本经》谓其“味甘温无毒。主治……妇人漏下绝子诸恶疮疡。”《名医别录》谓其“味辛，大温，无毒。主温中，止痛，除客血内寒……补五脏，生肌肉。”本品功擅补血，又能行血，号称“血中之圣药”，本方用之以养血温经通脉。桂枝、芍药、甘草是桂枝汤的基础构成，用以补中益气，配合当归补足营卫气血且助其外达。大枣重用25枚“安中养脾，助十二经，平胃气，通九窍，补少气少津液、身中不足”以资气血生化之源。通草，《本经》谓其能“通利九窍血脉关节”，本方用以通利血脉。细辛温经散寒。诸药合用，有养血温经，恢复血脉通利之功效。凡血虚寒凝，见此脉证者，皆可用此方以改善、恢复整体的气血循行。

三五二、若其人内有久寒者，宜当归四逆加吴茱萸生姜汤。

本条承接上文补充说明了平素内有久寒的人出现如上脉证时的不同治法。即患者的主证还是手足厥寒，脉细欲绝，但结合病史、病人的整体状态，判断其为“内有久寒”的体质因素时，就要在当归四逆汤的基础上再加入生姜和吴茱萸，并且在煎药时加入清酒。以增强全方的散寒通脉功效。

当归四逆加吴茱萸生姜汤方

当归三两　桂枝三两（去皮）　芍药三两　细辛三两　大枣二十五个　通草二两　甘草二两（炙）　生姜（切）半斤　吴茱萸二升

上九味，以水六升，清酒六升和，煮取五升，去滓，分温五服。

生姜“温中……逐风湿痹”，吴茱萸“温中……除湿，血痹”，二药重用，加入上方，可解除其久寒之凝涩，助全方发挥养血通脉之功。

本条的关键是：如何判断“其人内有久寒”。

总的原则当然是四诊合参，整体把握。既然涉及“久”，就一定要结合患者的现病史、既往史。如果患者既往有严重或持续的受寒经历或常食生冷食物，平素就具足虚寒的表现，如手足不温、腹中冷、面色晦暗、皮肤枯等，基本上就可以判断为“内有久寒”。前面吴茱萸汤证的讲解中已经说过，吴茱萸能温通冲脉之寒凝。冲脉为五脏六腑之海、为十二经之海。如果病人内有久寒，一定会发生某种程度的寒凝冲脉。所以我们还可以反过来看，只要认出其有寒凝冲脉的表现，就可以判断其为“内有久寒”。如冲脉上环口唇、下温足胫，如果一个整体呈现寒象的病人，其环唇晦暗明显，或小腿及足凉甚、胫骨部的皮肤干枯甲错，也可以判断其内寒已久，侵及冲脉。据此还可以得知，此脉证的患者如果脚凉甚于手凉，即为内有久寒；如手凉甚于足凉，且没有明显的内有寒凝表现，则不为久寒，无需加吴茱萸、生姜。

对于本条的理解，还有一点需要注意，即本方主治的是一个整体的阴寒内盛、血虚寒凝状态，而不是只能治疗原文讲述的这两项脉证。临床中只要病人见到手足厥寒、脉细欲绝的脉证，在整体上又可以判断其属内有久寒，无论还伴见其他什么病证表现，都可以考虑选用本方治疗。这也是中医学整体观念、治病求本的基本体现。学苑出版社出版的《朱木通经方医案：中医临床廿五年》中记载了多例本方的验案，很好地体现了这个特征。摘录三例，以资参考。

附：朱木通医案

1. 慢性盲肠炎

年龄性别：男，24~25 岁，体质营养普通。

发病情形：某日突然右腹部疼痛，经医院诊断为盲肠炎，经多方医治仍无少差。

脉象及症候：脉细而微，盲肠部疝痛，头眩、体倦、腰酸腹胀、四肢不温、大便溏。

用药：当归四逆加吴茱生姜

结果：一帖见效，五剂全治。

2. 盲肠炎并发腹膜炎

年龄性别：男，22 岁，身材瘦长。

皮肤干燥瘀黑，看似痨病型。发病时正值盛夏，患者虽日夜覆重衿，手足依然逆冷。

发病情形：新婚未久即患盲肠炎，经二三西医注射、服药、冷罨三管齐下凡十余日，不但无少差，反而并发腹膜炎，其家人又畏忌开刀手术。肿瘤由右腹部漫延至全下腹。

脉象及症候：脉细而迟弱，不发热但恶寒，舌赤滑，口内和，嗜热饮，大便软，尿多。

用药：除去冷罨法，投以当归四逆加吴茱生姜。

结果：一帖疼痛即止手足复温，连续一星期，盲肠炎尽愈，身体亦较病前为强。

3. 急性盲肠炎

年龄性别：女，78岁，强健老农妇，年事虽高，体力尤强于子孙辈，平素无特病。

发病情形：某日突觉右腹部急痛，初尚隐忍冀差，翌日疼痛更烈，同时右足不可伸直，腰骨酸痛。就近延医注射，断为急性盲肠炎，非开刀有生命之虑。

脉象及症候：体力相当康健，血色亦佳，盲肠部隆肿如覆杯而灼热，似有并发腹膜炎之势，呕气频催、腰背酸痛、微恶寒、自汗、小便淋沥、尿意频数，四五日来不大便，口舌干燥而嗜冷，虽组织结实腹皮厚，但手足不温，脉微细。

用药：当归四逆加吴茱生姜

结果：一帖大便快通，诸症愈大半，续服五剂全治。

盲肠炎，即阑尾炎。冷罨，即冷敷法。阑尾炎发作明显时，在当前几乎普遍认为手术是首选治疗。但对于上述素体血虚内寒的患者，手术的疗效未必理想，术后发生肠粘连的概率也很高。如此类医案所示，如中药治疗恰当将有很好的疗效。此三例都是阑尾炎病人，但不要误认为此方是治疗阑尾炎的专方，关键在于病人都有手足不温、脉细的整体状态。案三中的强健老妇，虽无“内有久寒”之证，但发病后整体呈气血郁滞于内，外出不畅的厥阴病状态，而现手足不温，脉微细，并且有“微恶寒，自汗”的营卫达表不足之证，故可以本方强力温通经脉，助气血从阴出阳。如此则病灶处的气血郁遏亦得以疏解，故有一剂而“诸症愈大半”之效。

三五三、大汗出，热不去，内拘急，四肢疼，又下利厥逆而恶寒者，四逆汤主之。

病人大汗出而热不退，说明不是外热。同时又有腹内拘挛不舒，四肢疼，说明阳热与津液外散的同时腹内与四肢已失其温养。在这个状态下又出现了下利、厥逆，说明中阳更伤，末梢循环已有衰象。“而恶寒”是强调病情发展至此，患者畏寒明显。这显然是亡阳了，所以用四逆汤主之。

三五四、大汗，若大下利而厥冷者，四逆汤主之。

病人大汗出的病情未解时如果又出现了严重的下利，且有明显的四肢厥冷。这是津液亡失、中阳失守的亡阳证。需用四逆汤回阳救逆。

三五五、病人手足厥冷，脉乍紧者，邪结在胸中；心下满而烦，饥不能食者，病在胸中；当须吐之，宜瓜蒂散。

病人手足厥冷，一般都是气血不能畅达于四末的表现。但脉象一阵紧一阵缓和，提示气血没有一直被郁滞，只有间歇地被阻滞的时候才呈现出紧象。这说明气血不是整体的不足或不畅，而是在循行过程中受到了某种阴寒性质的阻滞因素影响，所以才会脉紧。营卫之气都是“从太阴出”，即一身的气机都是由胸中的“气海”发出。有邪气阻滞在这里，就会导致手足厥冷，故曰“邪结在胸中”。此时患者还伴有心下胃脘部满闷，且有明显的恶心，以至于虽觉脘腹中空但就是不能进食，这都是胸中有实邪阻滞的表现。因病邪在上焦，可随其恶心上泛之势而用吐法，宜瓜蒂散。此证的辨识宜应参照第166条：病如桂枝证，头不痛，项不强，寸脉微浮，胸中痞硬，气上冲喉咽不得息者，此为胸有寒也。当吐之。宜瓜蒂散。《金匮要略》：宿食在上脘，当吐之，宜瓜蒂散。

三五六、伤寒厥而心下悸，宜先治水，当服茯苓甘草汤，却治其厥。不尔，水渍入胃，必作利也。

伤寒后有手足厥冷的表现，同时还有明显的心悸主证，这是内有水饮所致，应当先用茯苓甘草汤治水饮。

伤寒后出现的能够阻滞阳气达于四末且引起心悸的病理因素，最常见的就是胃家不能运化的水饮。病人平素脾胃虚寒，就会存在一定程度的水湿内生。伤寒后需要启动阳气外出抗邪时，内在的阳气相对不足，不能运化水湿，所以会有一过性的水饮内生加重。外出的阳气相对不足，就会表现出手足不温。此时问题的关键是中焦的阳气不足，水饮内生又会加重这个问题使营卫化生不足。所以这时的治疗重点不是调动气血去达外四末，而是要温化内生的水饮，恢复中焦的气化。这个问题解决好了，肢厥还没有改善，才可以再重点去治厥。否则治疗失序，先调动阳气往外出，则内在的虚寒状态加重，水饮会从心下侵及整个胃家，从而发生虚寒下利。这种短时内形成的、小范围的水饮中阻，可用茯苓甘草汤来主治。

茯苓甘草汤方

茯苓二两　桂枝二两（去皮）　生姜三两（切）　甘草一两（炙）

右四味，以水四升，煮取二升，去滓，分温三服。

全方用量偏小，生姜相对重用以温中化饮，茯苓、桂枝通阳化气利水，共同祛除寒饮，温通阳气。甘草固守中气。

三五七、伤寒六七日，大下后，寸脉沉而迟，手足厥逆，下部脉不至，喉咽不利，唾脓血，泄利不止者，为难治。麻黄升麻汤主之。

伤寒六七日，经过一个自愈周期也没有大的变化，内在肯定有正气来复、趋向欲解之势。此时“大下”之，无论中阳受损程度如何，总会重挫机体自愈调整中的阳气外出抗邪之势。大下之后寸脉沉而迟、手足厥逆，这是下法导致了气机内陷，阳气不能外达的表现。“下部脉不至”，指的是足部的脉摸不到，包括趺阳脉与太溪脉。有观点认为这里的“下部脉”是指寸口脉的尺部，但《伤寒论》中凡是需要同时强调寸部和尺部时都有阴阳来指代，如“阳浮而阴弱”“阴阳俱紧”“阴阳俱浮”，如果单独强调尺部，就直接说尺，如“尺中迟者，不可发汗”“尺中脉微，此里虚”“阳已虚尺脉弱涩者”等。并没有用“下部”来指尺部的旁证。并且从行文的习惯上讲，如果是同在手部的脉，不应该讲完了寸脉，加入一个症状后，再讲尺脉。如果下部脉指的是足部的脉，不但“下部”毫无歧义，在讲完手部脉特征后，接着讲此状态下有“手足厥逆”，再接着讲足部脉的特征，这也符合正常的表达习惯。

大下之后，气机内陷，阳气不能正常循行达于四末，则手足部的血脉缺少推动，故有“沉而迟”“不至”之脉象。阳气陷郁于内，必有求伸之势，不能外达，则必上冲下迫，故有“喉咽不利，唾脓血，泄利不止”等证。据334条所述，如果是机体自发的阳气来复太过而内郁不畅，上犯咽喉唾脓血则不下迫，下迫于肠便脓血则不上犯。如此则只要宣畅其气，加以定向地纠正气机，就可以调平其气而向愈。但本证是大下之后重挫气机，阳气受挫重则反弹亦重，故上冲与下迫同时发生。此时整体上应升散气机以救其内陷之郁，但用升散则易加重其上冲之郁热，若清其上冲之热，又恐更郁其内陷之气机，大法宜兼顾而治，但升散与清解之间殊难把握，故曰“难治”。因其难治，所以麻黄升麻汤之组方用药与前述诸方有着明显的不同，以至于很多人认为这不是仲景方。

麻黄升麻汤方

麻黄二两半（去节） 升麻一两一分 当归一两一分 知母 黄芩 萎蕤各十八铢 石膏（碎，绵裹） 白术 干姜 芍药 天门冬（去心） 桂枝 茯苓 甘草（炙）各六铢

右十四味，以水一斗，先煮麻黄一两沸，去上沫，内诸药，煮取三升，去滓，分温三服，相去如炊三斗米顷，令尽，汗出愈。

此方用药复杂，用量相差很大，可以先从用量的不同来分析。

六铢为一分，四分为一两。麻黄二两半，合六十铢；升麻、当归各一两一分，合三十铢；知母、黄芩、萎蕤各十八铢；天冬、芍药、石膏、茯苓、桂枝、白术、甘草、干姜各六铢。全方中四个用量等级的比例是10:5:3:1。

麻黄十份，用量独大。因为本证属大下陷阳，故治法当须升提阳气以复其平。如喻嘉言所谓："寸脉沉而迟，明是阳去入阴之故，非阳气衰微可拟，故虽手足厥逆、下部脉不至、泄利不止，其不得为纯阴无阳可知。况咽喉不利、唾脓血，又阳邪搏阴上逆之征验，所以仲景特于阴中提出其阳，得汗出而错杂之邪尽解也。"重用麻黄，取其浮散向外之势以"提阳"，为君药。

升麻五份，《本经》谓其"甘、平。主解百毒……"；《名医别录》谓其"苦，微寒，无毒，主……风肿诸毒，喉痛，口疮"；《金匮要略》中治阴毒阳毒皆以其为主药，证则皆有"咽喉痛"，可知此处升麻之用在解毒、治喉咽不利唾脓血。针对主要的兼证，为臣药。当归主"诸恶疮疡""温中止痛，除客血内塞"，亦用至五份，因血分已伤，取其和血之用，同升麻共治咽喉之疮疡，亦为臣药。

知母"苦、寒，主……热中，除邪气"。黄芩"苦，平，主诸热……恶疮疽蚀"；萎蕤"主中风暴热，不能动摇，跌筋结肉，诸不足"。此三味寒以治热，性皆沉降，可平复上冲之热，使其不散发上炎为患。既与升麻、当归共治邪热内灼之喉咽不利唾脓血，又能兼顾其灼伤阴血的"诸不足"之势，共为佐药。苦寒以撤热，若药简量大，可攻专力显，但其沉降之性亦显，不利"提阳出阴"。故上三味各用三份的比例，多用药味、小制其量，使其各各稍显沉降，终不能汇成一股大力而防碍君药之发越"提阳"。

余下诸药亦循此法，更是小制其量。天冬"强骨髓"，芍药"益气"；干

姜、石膏升降太阴阳明；苓、桂、术、草疏利四肢腠理。这些药只用一份的比例，轻轻推转内在的气机，帮助机体在气机修复的过程中不被过度地拉偏。

“相去如炊三斗米顷，令尽”，是说在用柴火煮熟三斗米的时间内服完汤药。因为古代没有钟表，所以用日常的生活经验来判断时长。古人所用的炊具与柴火基本相同，做多少饭用多少时间是大众层面上都可以掌握的基本常识。这应该是比“半日许令三服尽”更频繁的服法，旨在一鼓作气提出气机。“汗出愈”是说明服药后的有效反应，得汗出，则是气津已能达表，下陷之势解除，故愈。一般情况下，普通人家不会“炊三斗”这么多米，故怀疑此处有错衍。《金匮玉函经》中此处为“分温三服，一饮间，当出汗愈”，《千金翼方》中为“一炊间，当汗出愈”，可参。

三五八、伤寒四五日，腹中痛，若转气下趣少腹者，此欲自利也。

伤寒后腹中痛，如果感觉有气向小腹部窜，这是马上就要腹泻的反应。如果曾经历过这样的症状，就会知道此描述非常准确。这种情况发生时，一般也会伴有明显的便意，患者自己也知道这是马上要拉肚子的反应。如果只看字面意义，本条就是在描述一个单纯的临床现象。但写在本篇，就可以提示我们，这种伤寒四五日后发生的腹中痛、转气下趋而出现的自利属于厥阴病。

太阴病的下利一般是腹满明显，时而腹痛。与“腹中痛”相比，“时腹自痛”的疼痛范围大，是满腹觉痛。而“腹中痛”有强调腹中某处疼痛明显的内涵。少阴病的下利则多为阳虚不摄，表现为溏薄滑泻，一般不会有“转气下趣”的过程。腹痛范围局限且有转气下趋，提示腹内有气机郁滞，不能升发，这正是厥阴病的基本状态。

三五九、伤寒，本自寒下，医复吐下之，寒格，更逆吐下，若食入口即吐，干姜黄芩黄连人参汤主之。

《金匮玉函经》为：

> 伤寒，本自寒下，医复吐之，寒格，更逆吐下，食入即出者，干姜黄芩黄连人参汤主之。

《千金翼方》为：

> 伤寒，本自寒下，医复吐之而寒格，更逆吐，食入即出，干姜

黄芩黄连人参汤主之。

本条文字多有歧义，后世学者对于“寒下”“寒格”的内涵多有争议。可以明确的是，患者经历过吐法治疗，且吐后未愈，当前最突出的病情是“食入即出”“入口即吐”。本证之方药精简，我们可以先以方测证，明确病机，再试图还原方证描述，以利临床中辨识。

干姜黄芩黄连人参汤方

干姜　黄连　黄芩　人参各三两

右四味，以水六升，煮取二升，去滓，分温再服。

全方以干姜为首，有强调温中之意。条文中两次出现“寒”字，也提示发病过程中有寒的因素。黄连、黄芩皆用三两，则清热之力甚大，可知此证的重点不在于寒，从寒热的角度来看，证属上热下寒，且上热更重。从气机运动的角度来看，病人经历了吐法后，又出现食入即出之证，这是胃气上逆极甚的表现。芩、连味苦降气，正合此气机上逆之证。用量较重，是因为气逆之势重。吐下耗气伤津，故加人参益气生津。诸药合用，辛开苦降，用以平复此一过性的气机失常。

前面76条下已讨论过，仲景书中的“下”字可指治法，而不用作症状。故“伤寒，本自寒下”的意思是伤寒后，患者自行服用了寒性的泻下药。“医复吐下之”在另两个版本中都是“医复吐之”，从常识上讲，当时的医生就算再没有辨证观念，一般也不会同时使用吐法和下法，所以怀疑是病人认为自己体内有某种病邪，自行用了下法后无效，再去求医，医生也认为内有实邪，见下法无效就用吐法。经历了这样的治疗后，患者出现了“寒格”的病理过程。“寒格”词义不明，很多注家解释为上热被下寒格拒，这在病机上看似乎成立。但用了吐法后如何会引起“内寒”向上格拒呢？如果是用下法引起的，内寒而用下法怎么会引发这么强烈的上逆之势呢？如果是阳气暴脱而上逆又怎么可以用大量的黄连、黄芩呢？从全句的行文来看，更像是在平叙发病的过程与表现，最后给出治法。这样看，“寒格”有可能是指吐法导致了其服用的“寒下”药物“格拒”在胃中，并加重了吐法对上消化道的刺激，所以会出现后面“更逆，吐”的表现。

“更逆吐下”在《千金翼方》中的记载为“更逆吐”，这两种表述的意义差别很大。如果是“更逆吐下”，说的应该是治法；如果是“更逆吐”则是在讲症状，并且“更逆吐，食入即出”刚好可以作为“寒格”的自注句，补充说明“寒格”的表现。如果是“更逆吐下”，则上下文的语意为：医生用了吐法（或吐下并用）之后，病人出现了“寒格”，面对这种新出现的病情，医生更加大逆不道地给与了吐法和下法。且不说这种水平的误治是不是那时常见的情况，只看原文的方药，如果是经历了这种一再的吐下，病人会出现强烈的胃气上逆反应吗？机体还会需要三两的黄连、黄芩吗？可见，从医理和文理上看，都是《千金翼方》的记载更为通顺。

“若食入口即吐”，是说这一系列的经历后，最终病人出现了饮食入口马上就吐出来的强烈反应。这就要用干姜黄芩黄连人参汤来主治。“食入即吐”而不是“食已即吐”，是病人已经无法进食，不是吃到了胃里再吐出来，而是一进嘴就往外反。这是一种刺激性的反应，所以治疗时要尽快消除刺激，和降胃气。干姜辛温消除“寒下”药物的格拒，黄连、黄芩苦降，平息吐法引发的刺激性的吐逆，人参益胃生津。全方用六升水煮取二升，煎煮时间相对偏长，使药味厚重下趋。分二次服完，提示胃内的刺激平息，胃气得降，即为治愈，不必久服、多服。这同时也提示了，如果此方服一剂后病证未减，即应及时调整，不可原方再服。

三六零、下利，有微热而渴，脉弱者，今自愈。

本条的字面意思是：下利的病人出现了微热，并且有明显的口渴，其脉弱，就可以知道其已经处于自愈的状态了。

下利，在仲景书中包括了所有的大便不成形、便次增多的病情。从汉代到当代，下利都是临床中常见、多发的病症。下利的表现有多种，病机更是多有不同，不可能所有的下利在“有微热而渴，脉弱”的情况下，都是进入了自愈的状态。例如在284条“少阴病，咳而下利，谵语者，被火气劫故也；小便必难，以强责少阴汗也”，310条“少阴病，下利，咽痛胸满心烦，猪肤汤主之”，319条“少阴病，下利六七日，咳而呕渴，心烦不得眠者，猪苓汤主之”等情况下，都有可能伴见“有微热而渴，脉弱”，但都还谈不上“今自愈”。那么，本条的下利为何见如此脉证时就知其为自愈呢？这是怎样的一种下利呢？

在提纲证的解析中我们已经讨论了厥阴篇主要的症状为厥、利、呕、哕。前面用了诸多的内容讲述厥证，到本条才开始正式讲述下利的病证，所以，本条的下利应该是厥阴病的下利。在厥阴篇来讲述的内容当然是厥阴病，这本来是最简单的逻辑。但明清以来注家渐多，见解纷呈，到最后整个“学术界”对厥阴病已经没有一个相对统一的概念了，所以民国时期的伤寒大家陆渊雷先生认为厥阴篇是“杂凑成篇”，也就是说厥阴病没有其独立的内涵。赞同这种观点的学者不少，也有很多学者明确表示不赞同此说，但其解说厥阴篇的具体条文，还是分为几类病证或病机，再用一些“两阴交尽”“阴阳转换”等貌似和“厥阴”有关的抽象概念把这些分类内容撮合在一起。这样的解释仍然没有一个一以贯之的厥阴病内涵，正是陆氏所说的“杂凑”之意。

对全篇的内容没有一以贯之的理解、对三阴三阳的分类方法也提不出一以贯之的内在逻辑，是诠释《伤寒论》时最大的问题所在。找不到经典的内在逻辑，就得不到经典的思路方法。把原著打散开，重新组合，分出所谓的某某证，苓桂术甘汤证就是脾阳虚、真武汤证就是肾阳虚、芍药甘草汤证就是阴虚、甘草干姜汤证就是阳虚、芍药甘草附子汤证就是阴阳两虚……这是仲景的思路吗？这就是“六经辨证”吗？了解了这些就能掌握《伤寒论》的辨治体系吗？

再回到本条文，从我们对厥阴病的基本内涵——气血出行不利的角度来看，此下利为气机郁陷于内所致，故为厥阴病下利。此种下利患者见身有微热，则说明阳气已能出行达表。“而渴”是强调有明显的口渴，这是下利后津液不足的表现。以口渴为明显的主证，说明下利没有导致以阳气不足为主的阴寒证。“脉弱”，是下利后中气不足的表现，同时也说明内在已无明显的气机郁滞。如此，则气机郁陷的厥阴病状态已解，故曰“自愈”。当前只是阳气已复，津液稍亏，以法治之即可。

三六一、下利，脉数，有微热，汗出，今自愈；设复紧，为未解。

与上条一样，这还是讲的厥阴病下利。脉数，有微热，汗出，说明气已达表，由阴出阳，故自愈。如果没有痊愈，脉象又紧，说明阳气又被郁滞，故为未解。

三六二、下利，手足厥冷，无脉者，灸之不温，若脉不还，反微喘者，死；少阴负趺阳者为顺也。

下利，手足厥冷，寸口脉已摸不到，这是末梢循环已衰。用灸法后手足也不转温，脉搏还是不出，反而见到小幅度的喘促，这是周围循环衰竭时出现的表浅呼吸，为死证。“少阴负趺阳者为顺也”是以足部的脉象提示预后。如果此类病人诊得其足部的趺阳脉大于太溪脉，说明周围循环尚在，且胃气不衰，故为顺证，预后尚好。反之，如果趺阳脉衰而太溪脉大，是胃气已衰而肾气暴出之象，则为逆证。

三六三、下利，寸脉反浮数，尺中自涩者，必清脓血。

下利时气机下陷，相应的上部脉应该有不足之象，但此时寸脉反而浮数，这在厥阴病的下利中，是气机升达的自愈之象。气机虽已得升，但同时尺脉中有涩象，说明内在的阴血不足，则复起之阳气可能会相对太过、扰及阴血，就有可能会出现便脓血的情况。

三六四、下利清谷，不可攻表，汗出必胀满。

下利时大便中有不消化的食物，这要么是脾胃虚寒、中阳衰微，要么是气郁迫扰、便势太急。这两种情况都要先恢复中焦的气化，而不可死执于“先治表后治里”的原则。因为中焦是气机斡转之地、气血生化之源，中焦病甚，当先治里。在少阴篇讲述的下利清谷一般应是中阳衰微型的，如果发汗则亡阳。在本篇讲述的下利清谷是厥阴病状态下的气郁迫扰型，应当治以从内升提、透发，而不可直接攻表、广泛地散发气机。如果发汗，使内郁之气在内部散发无制，而不能畅行于外，就可能会导致脘腹胀满。

三六五、下利，脉沉弦者，下重也；脉大者，为未止；脉微弱数者，为欲自止，虽发热，不死。

厥阴病状态中的下利，如果脉象沉弦，说明内部的气机郁滞很重，病人一定会有肛门坠重的感觉；如果脉大，说明郁住的气很多，这时下利是不会停止的；如果脉象稍微变弱且数，说明气郁之势已减，且有外出之势，所以下利也快要自然停止了。这种情况虽然是阴证见到了发热，貌似反常，但其实质是由阴转阳的向愈表现，并不是阴盛格阳的死证。

三六六、下利，脉沉而迟，其人面少赤，身有微热，下利清谷者，必郁冒汗出而解，病人必微厥。所以然者，其面戴阳，下虚故也。

“下利，脉沉而迟”，提示内在的阳气不足。厥阴病的下利虽然阳气不足，但并不是纯然的阳虚不固，仍是阳气被郁，不过是低水平的郁滞状态。这个状态下病人如果表现出面色有点红、身上有点发热，且下利的大便有完谷不化的情况，说明其阳气虽能郁而得伸、出行于外，但毕竟太虚，无力运化水谷。所以这个阳气水平的自愈不会如“有微热汗出，今自愈”这样顺利，而是要“郁冒汗出”后才能利止，并且这个过程中病人也会有手足稍凉的表现。郁冒是一种“如物蒙罩其首”的感觉，是气血不足、头目失养的表现。阳气不足的病人在发动自愈时，机体努力动员所有可用的阳气去升达气机，所以会一过性地出现头目、手足这些最远端的部位气血不足，故有郁冒、微厥的表现。“所以然者，其面戴阳，下虚故也”就是追加解释这个过程。“其面戴阳”就是“面少赤”，一般情况下阳气来复，郁阳得伸时不会直接表现为面红，而此证阳气刚刚有外出之势时就表现为轻度的面红，这其实是下焦的元阳不足，不能摄持阳气和缓从容地外达的表现。虽然有阳虚不摄，但毕竟得“汗出而解”，故知此非亡阳，而是自愈。

三六七、下利，脉数而渴者，今自愈。设不差，必清脓血，以有热故也。

厥阴病的下利，见脉数而渴，为阳气已相对偏盛，津液相对不足，此状态下阳气郁遏易解，故有自愈之机。如果至此状态未能自愈，下利仍不止，说明阳气虽已偏盛，但气机尚未调顺，这就很有可能会便脓血。因为偏盛的阳气仍不能出，会郁陷下焦，化热动血。

三六八、下利后脉绝，手足厥冷，晬时脉还，手足温者生，脉不还者死。

下利后脉摸不到了，手足厥冷。无论是什么性质的下利，这都是进入了周围循环衰竭的状态。如果是少阴病的下利，至此即是死证，倘若救治及时还有部分生还的可能。如果是厥阴病的下利，则其内在尚有被郁之气，虽然下利耗伤气津发生了一过性的阴阳气不能顺接，但是如果“晬时”，也就是一昼夜之内患者手足又温热起来，说明其内在的阳气尚能来复，即有生机；如果一昼夜后脉仍不出，说明内在的阳气不足以来复，也就演变为少阴病的亡阳死证了。

三六九、伤寒下利，日十余行，脉反实者，死。

伤寒后下利，一天泻十多次，无论是什么病，气津大伤，脉应见虚象。如果反而出现了大、浮、数、动、滑等类似阳脉，且硬而搏指类似实脉的脉象，这是阳气暴脱的“真脏脉”，为死证。

三七零、下利清谷，里寒外热，汗出而厥者，通脉四逆汤主之。

任何下利，到此地步，皆是循环衰竭的亡阳重证。若此时尚能有“外热”之象，表明尚有阳气可回，当用通脉四逆汤主之。具体解析可参见317条。

三七一、热利下重者，白头翁汤主之。

下利时肛门有灼热感、下坠感、里急后重感，可用白头翁汤主治。

这是气机郁陷于下，迫扰大肠的典型表现。阳气相对不足，郁滞不畅，陷而下扰的四逆散证，也可以出现类似的症状，但一般不会有明显的灼热感，下重的程度也不重，一般只是表现为便意频频。本证为阳热有余，郁陷在下，相关的表现都是一派热象，如肛门灼热、大便黏腻臭秽、小便黄赤、舌根部苔黄厚腻等，热盛必动血，所以还很容易会伴有便脓血。临床中可多见于痢疾或肠炎等病。

白头翁汤方

白头翁二两　黄连　黄檗　秦皮各三两

右四味，以水七升煮取二升，去滓，温服一升；不愈，更服一升。

黄连，《本经》谓其“主治热气，目痛眦伤泣出，明目，肠澼腹痛下利”；黄柏，《本经》谓其“主五脏肠胃中结热，黄疸，肠痔，止泄痢”，二者皆苦寒清热止利。乌梅丸中用黄连、黄柏，不用黄芩，本方也是如此，这是清厥阴病之热的用药特点。黄连走中，善于清上、中二焦偏内之热；黄柏入内，善于清下焦之热。连、柏同用，贯通上下，清厥阴被郁、化生于内而上冲下迫之火。黄芩善清上焦偏外之火，虽苦寒而有通行之功，故多用于少阳之方。

白头翁为毛茛科植物白头翁的干燥根。其植株为多年生草本，高10～40厘米，全株密被白色长柔毛。主根较肥大。叶从根出，丛生，叶柄长，基部较宽或成鞘状，三出复叶，小叶再分裂。花先叶开放，单一，顶生，紫色，瓣状。干燥的根呈圆柱形至圆锥形，稍扭曲，根头顶端丛生白色毛茸及除去茎叶的痕迹，以根头部有白色毛茸者为佳。

从五行属性的角度看，凡物多毛，为木气偏盛、生发势旺之象。凡植物先开花而后长叶，为其气轻灵、火气迅发、亲和天气之象。花属火，故多色红。花现异色，即是其火气主令时亦禀有相应颜色的五行之气。白头翁密被柔毛而花先开放，主根肥大而复叶丛生，是禀地气厚而性擅升达、亲和天气。其花色暗紫，为红、蓝、黑之兼色，为火气宣散时木、水之气皆随之而出之象。花呈此象，从根直生，可知其根能启地中水木之气迅达于天。白头翁以根入药，头顶密毛，具足升发气象，正合厥阴病之气陷于下，地气不升之证。《本经》谓其“味苦温无毒。主治温疟狂易，寒热，癥瘕积聚，瘿气，逐血止痛，疗金创”，其主治多为结聚不通之证，可见其有宣通升散之功。本方以此命名，可知其为主药。其味苦趋下能入病所，其气轻能启郁陷之气上升。与连、柏合用，使清热而不凝气机，升散而不助阳化热。

秦皮为木犀科植物苦枥白蜡树的树皮。植株为落叶乔木，高10米左右。树皮灰褐色，较平滑；芽短阔，密被褐色绒毛。单数羽状复叶，对生。干燥的枝皮呈卷筒状或槽状，径1.5～3厘米，厚约3毫米。表面灰褐色或灰黑色，往往相杂不匀。内面黄白色或棕色，有光泽。质硬，易折断，断面黄白色，纤维性。无臭，味苦。水浸液黄碧色，并有蓝色荧光。《本经》谓其“味苦，微寒。主治风寒湿痹，洗洗寒气，除热，目中青翳白膜。久服头不白，轻身”。苦寒除热且能治风寒湿痹，可知其善于通行，善利头目可知其善于上升。苦寒而上行，正宜治邪热内陷之厥阴病。

三七二、下利，腹胀满，身体疼痛者，先温其里，乃攻其表。温里，宜四逆汤；攻表，宜桂枝汤。

“下利，腹胀满，身体疼痛”，此为表里同病。

“先温其里，乃攻其表。温里，宜四逆汤；攻表，宜桂枝汤。”是提示下利有急当救里之证，而不是见此证皆需先温其里。宜用之方，提示治疗的大法、方向。具体用何主之，需观其脉证，知犯何逆方可定夺。需用四逆汤之腹满，当为“脏寒生满病”的太阴病，中寒极盛，腹满为主证。中焦已无力气化，故需先治。腹内有寒，气机不畅，称之厥阴病亦可。

三七三、下利，欲饮水者，以有热故也，白头翁汤主之。

下利时气津俱伤，若阳气不足、趋向于寒化则多不口渴；阳气偏盛、津伤明显，则多有口渴。本证下利时伴有明显的口渴欲饮，说明体内有热。有热而下利不解，是热陷于下不能升达，故需白头翁汤主之。

三七四、下利，谵语者，有燥屎也，宜小承气汤。

谵语是“胃家实”而邪热上冲之象。一般情况下，下利应是气机向下，不能上扰于心。此时谵语与下利同见，说明邪热之势甚重，下利不是主证，不足以使气机下趋。

结合整体的脉证，可以判断这种病证是有燥屎生于肠内。虽有燥屎结块而未至闭塞，粪水能从其旁流出，则可表现为下利。这就是后世医家所谓的“热结旁流”。此时肠中尚有水液，故不用芒硝之咸，宜用小承气汤通腑泄热、推下燥屎。

三七五、下利后，更烦，按之心下濡者，为虚烦也，宜栀子豉汤。

下利后又出现明显的恶心、心下胃脘部不适，按压这个部位也没有痞硬、拘挛等紧张感，说明这里没有痰、水、宿食等实邪结滞，只是下利后“胃中空虚，客气动膈”的虚烦证，宜用栀子豉汤清利郁热，恢复中焦气机。

三七六、呕家，有痈脓者，不可治呕，脓尽自愈。

呕家，就是经常发作呕恶、呕吐等胃气上逆的病人。这种病人如果体内有痈脓，就不可只是为了止呕而止呕。要先治其痈脓，脓尽了呕也会自愈。

痈，指肿痛、溃疡类的疾病；脓，不仅是指现代医学所说的破损的组织被感染后而形成的脓液，还包括了所有体内产生的黏液态的病理产物，例如痰、脱落的肠黏膜等。仲景书中没有“痰”这个字，不同性状的痰被称为“浊唾”“脓”等，如《金匮要略》所说：“咳而胸满，振寒脉数，咽干不渴，时出浊唾腥臭，久久吐脓如米粥者，为肺痈。”所以“有痈脓者”包括了体内有液态病理产物的一大类病情。呕家出现这种病情，其呕往往是机体排出病理产物的过程中出现的伴随状态，所以不可对抗性地去消除其呕，以免破坏机体的排病反应。经过自愈或治疗，体内之“脓”消除了，其呕逆之势自然会停止。

三七七、呕而脉弱，小便复利，身有微热，见厥者难治。四逆汤主之。

呕为气机向上，脉弱为阳气不足，这种状态下一般会因为下焦的阳气不足而表现为小便不利。但此时反而小便通利，身有微热，并且伴见手足厥冷，这说明小便通利与微热是阳虚不能固摄所导致。故需四逆汤回阳救逆。

三七八、干呕，吐涎沫，头痛者，吴茱萸汤主之。

这是冲脉的上部被寒邪凝滞后机体发动的驱寒反应，故需吴茱萸汤温通冲脉。具体解析参见243条。

三七九、呕而发热者，小柴胡汤主之。

太阳病篇149条谓"呕而发热者，柴胡汤证具"与此同义。呕为气机郁而上冲，"而发热"是有明显的发热主证。郁滞之气上逆且能够发热，是阳气有余、壅滞上焦的少阳证。当前的整体病机是上焦不通，胃气不降，故宜小柴胡汤主之。

三八零、伤寒，大吐大下之，极虚，复极汗者，其人外气怫郁，复与之水，以发其汗，因得哕。所以然者，胃中寒冷故也。

伤寒经历了大吐、大下的误治之后，整体已经极虚。又被医生加以极重的发汗法，其人表气必然大虚，稍有温度变化就难以适应，从而出现外层肌表的气机怫郁。这种情况下如果再让其多喝热水来发汗，患者就会出现呃逆频发的胃气衰败之证。之所以会如此，是因为前面的一系列"治疗"重伤中阳，导致了胃气大虚，阴寒内生。

哕，即呃逆，是膈肌痉挛的表现，这是一种生理上常见的现象，可由多种刺激所引起。膈膜为胸腹腔的交界，为三焦气机上下通行的必经之处。如果胃气虚衰，中焦无力斡转气机，诸经之气通过膈膜时失其正常的和顺之序，则会引发呃逆。这种呃逆大多表现为幅度小、声音低沉、持续时间较长。如不能恢复中气、得到有效的治疗，有的人可持续数月至数年反复发作。如果是见于中阳骤脱的亡阳证，也可能很快就不治而亡。

三八一、伤寒，哕而腹满，视其前后，知何部不利，利之则愈。

伤寒后出现呃逆，且有明显的腹满主证，这是中下焦气机不畅，上扰于膈的表现。这种状态下要首先关注其二便的情况，如果有大小便不通利，知犯何逆，恢复中下焦的气机，使二便通利，则呃逆自愈。

总　结

326～330条为厥阴病概论。厥阴病的基本病机为营卫之气郁于胸膈之下而出行不利。326条若误下，则郁遏之气得见出路，即利下不止；327条脉浮为阳气得出，故向愈；328条丑至卯时天阳畅达，人亦应之故欲愈。329条提示阳气未畅，水多难化。330条为厥证治禁。阳气郁陷，升达为要，故忌下法，虚家亦阳气难以畅达，故不可下。

331～357条辨厥证。331、332条论厥热胜复，伤寒后先厥而后热，是阳先不能抗邪而后能来复；先热后厥是阳先能抗邪而后继不足。总归为阳气虽不足以自愈，但尚能且蓄且伸，是阳气郁而升发不畅之证，故属厥阴。333条示有厥热胜复之象，则未至死证，若莫判寒热真假，亦有误治致死之虞。

334～342条论营卫之气不衰之证。334条为阳气来复太过，郁而化热，则或上犯，或下迫。335条“厥应下之”之说与330条治禁相悖，故知此句当与“而反发汗者”连读，为强调“应下之厥反用汗法”之过。330条为常法通例，335条为变法特例，不可断章取义、以变为常也。336～342条为厥热之势或均等或相仿，故病情或自愈或进退。343～349条论营卫不足之证。阳气不足以来复，则有死证；脉促为阳气尚有抗争之势，故可用灸法温通以助之。350～357条论各种阳气升发宣畅不利之厥证，以作类证之辨。358～375条辨下利，376～381条辨呕与哕。

辨霍乱病脉证并治

原文（382~391）

三八二、问曰：病有霍乱者何？答曰：呕吐而利，此名霍乱。

问：霍乱这种病是什么样子？

答：以上吐下泻为主要表现的病证，都可以叫作霍乱。

本篇不像三阴三阳篇那样以一类大的病理过程、气化状态来分篇，而是与《金匮要略》一样，以相对独立的疾病来展开论述。这似乎可以提示我们，在《伤寒杂病论》没有散佚之前，就是这样三阴三阳各成一篇、诸多杂病随类分篇。也就是说，现在我们见到的《伤寒论》与《金匮要略》只是在内容上比原著有所不足，在编排形式上并没有刻意的人为改动，这也是古人传抄书籍时的基本原则。所以，按某种形式重新编排原文、改动条文的位置，对于学习和研究仲景原著，是一件很有风险的事。

《灵枢·五乱》："黄帝曰：经脉十二者，别为五行，分为四时，何失而乱？何得而治？岐伯曰：五行有序，四时有分，相顺则治，相逆则乱……营卫相随，阴阳已和，清浊不相干，如是则顺之而治……清气在阴，浊气在阳，营气顺脉，卫气逆行。清浊相干，乱于胸中，是谓大悗。故气……乱于肠胃，则为霍乱。"

《灵枢·经脉》："足太阴之别，名曰公孙。去本节之后一寸，别走阳明；其别者，入络肠胃。厥气上逆则霍乱，实则肠中切痛，虚则鼓胀。"

《素问·气交变大论》："岁土不及，风乃大行……民病飧泄霍乱，体重腹痛。"

《素问·六元正纪大论》："太阴所至为中满霍乱吐下。"

结合本条的内容和《内经》中的相关论述可知，古籍中所讲的霍乱就是营卫之气不能和于四时五行，气机逆乱于肠胃，表现为以上吐下泻为主，并伴有腹胀或腹痛的一类疾病。

三八三、问曰：病发热，头痛，身疼，恶寒，吐利者，此属何病？答曰。此名霍乱。霍乱自吐下又利止，复更发热也。

《金匮玉函经》：

> 问曰：病发热，头痛，身疼，恶寒，不复吐利，当属何病？答曰：当为霍乱。吐下利止，复更发热也。

《千金翼方》：

> 问曰：病者发热头痛，身体疼痛，恶寒而复吐利，当属何病？答曰：当为霍乱。霍乱吐下利止，复更发热也。

本条不同版本的记载差别较大。从语义上看，《金匮玉函经》最为通顺，与上一条的衔接度也最好。上条讲了霍乱的基本表现为呕吐而下利，本条就接着问“病发热，头痛，身疼，恶寒，不复吐利，当属何病？”“不复吐利”说明之前曾有吐利，也就是接着霍乱的讲述追问，那种曾经有过吐利主证的病人，当前只有“发热，头痛，身疼，恶寒”，而不再吐利了，这算是什么病呢？言下之意这还是不是霍乱病了呢？“答曰：当为霍乱。吐下利止，复更发热也。”意思是，这还应当是霍乱病。霍乱病是一种相对独立的疾病，呕吐、下利虽然停止了，病人还会再有发热的表现。“复”和“更”都是“再”的意思，同义连用是文言文中很常见的用法，如“宦官惧其毁己，皆共目之”（《张衡传》），“皆共”为同义连用。这里的“更”不是程度副词“更加、愈加”之意，所以“更发热”并不是发热更加严重的意思，因为古籍中所讲的霍乱病主要是指急性肠胃炎之类的疾病，这类疾病并没有吐泻停止后发热增高的规律表现。

《千金翼方》版的原文意思是：病人有“发热头痛，身体疼痛，恶寒”的症状，同时又有“吐利”，这算是什么病？与《金匮玉函经》的差别在于“吐利”的有无。这样提问语义也很通顺，但接下来的内容就有歧义了。“答曰：当为霍乱。霍乱吐下利止，复更发热也。”提问中没有问及吐利的停止与否，回答中为什么要说“吐下利止”呢？如果把这句看成是追加的解释，强调霍乱病吐利止后还会有发热，也能说得通。这两种记载中的“吐下利止”存在着一个断句的问题。因为霍乱的主证就是上吐下泻，不可能再选用吐法、下法去治疗，所以不可把“吐下”断开当治法解，只能是表示“吐、下利”这两个症状。

宋本的原文歧义最多。其提问内容与《千金翼方》同，意思是这些症状同时存在是个什么病。但回答为“此名霍乱”，这就不是承接上一条的继续提问，而是重新说明霍乱的定义了。如此病情也叫霍乱，这是没问题的。问题在于，接下来的话就语义难明了。“此名霍乱”已经回答完问题了，后面的一句是要说什么呢？如果说是追加补充霍乱的病证特点，“霍乱自吐下又利止”是怎样的一种病情呢？如果按前文考证，“下”不是症状，则“自吐下”的意思就是自行服用吐下药，这不但不符合常理，也不是回答此问所需的内容，显然是说不通的。如果说“下”就是指下利的症状，那么此句的意思就是“霍乱是自发的呕吐和下利，下利又自然停止”。这种情况在临床中可能会有，但肯定不是霍乱病的常见表现，更不是霍乱病的基本特点。那么，回答完“此名霍乱”之后说上这么一句有什么意义呢？显然本条记载有文字的错衍。

结合这三个版本的记载，可以基本确定的内容是：霍乱病以上吐下泻为主要表现，可伴有发热，头痛，身疼，恶寒。在吐下停止后，病人可能还会继续发热。这基本符合急性肠胃炎的表现。

附：急性肠胃炎

急性肠胃炎是胃肠黏膜的急性炎症，临床表现主要为恶心、呕吐、腹痛、腹泻、发热等。本病常见于夏秋季，其发生多由于饮食不当，暴饮暴食；或食入生冷腐馊、秽浊不洁的食品。急性胃肠炎引起的轻型腹泻，一般状况良好，每天大便在10次以下，为黄色或黄绿色，少量黏液或白色皂块，粪质不多，有时大便呈“蛋花汤样”。急性胃肠炎也可以引起较重的腹泻，每天大便数次至数十次。大量水样便，少量黏液，恶心呕吐，食欲低下，有时呕吐出咖啡样物。如出现低血钾，可有腹胀，有全身中毒症状；如不规则低热或高热，烦躁不安进而精神不振，意识朦胧，甚至昏迷。严重者可并发水电解质失调、肠穿孔、败血症。

三八四、伤寒，其脉微涩者，本是霍乱，今是伤寒。却四五日，至阴经上，转入阴必利，本呕下利者，不可治也。欲似大便，而反失气，仍不利者，此属阳明也，便必硬，十三日愈。所以然者，经尽故也。下利后，当便硬，硬则能食者愈。今反不能食，到后经中颇能食，复过一经能食，过之一日当愈，不愈者，不属阳明也。

本条讲述了霍乱初愈后复感伤寒的几种病情转归。

“伤寒，其脉微涩者，本是霍乱，今是伤寒”，这是直接交待病史，即病人伤寒后来就诊，其脉稍有涩象。询问病史可知，其人之前曾有霍乱的病史，现今是刚刚感受的伤寒。其脉微涩是吐泻后津液不足、脉行不畅的表现。

“却四五日，至阴经上，转入阴必利，本呕下利者，不可治也”，这是伤寒侵及阴分的一种转归。伤寒三日之后，没有发生三阳病的反应，到了后四五日，“三阴当受邪”，寒邪会深入侵及三阴。寒入阴分一般会导致下利。如果病人平素就有呕吐下利，在罹患霍乱之后，又被伤寒直中三阴，必然会更作下利而重伤中阳，在那个时代，这基本上就是不治之证了。

“欲似大便，而反失气，仍不利者，此属阳明也，便必硬，十三日愈。所以然者，经尽故也。”这是阳气来复，转属阳明的一种转归。在伤寒四五日后，病人感觉好像有大便，如厕后只是放屁，并没有大便，也不再下利。这说明其中气已经来复，大便能够成形了。不过因为吐泻后气津大伤，身体还要到阳气与津液都恢复正常水平后，才能恢复二便的通利。现阳气初复，津液尚亏，故身体会发动保护性的自我调整，出现“不更衣十日无所苦”的情况。这就是转属阳明了。一般要经过两个自愈周期，十三日后才能痊愈。

接下来的内容都是在补充解释前面两种转归的机理。“下利后当便硬，硬则能食者愈。”这是机体自愈的一般规律。下利后津液大伤，肠道内的糟粕也排出了很多，利止后一般都会在相对较长的时间内没有大便。但期间饮食是正常的，所以后来有大便时，大便都是偏干偏硬的。这种情况下如果食欲、饭量也恢复了正常，整体上就是自愈了。

“今反不能食”是说当前这种霍乱后伤寒又转属阳明的情况，也就是利止后大便硬，但是胃口却没有恢复。这是因为霍乱为病，吐泻极甚，耗伤胃家气津极重，机体不会在下利停止的短时间内就恢复到痊愈，而是需要更长的时间才能修复。

“到后经中”就是到了下一个自愈周期内，“颇能食”是胃口稍稍恢复，这是胃家已初步恢复的表现。“后过一经能食”是进入了再后一个自愈周期时胃口恢复正常，这是胃家已基本上完全恢复了，所以“过之一日当愈”。

“不愈者，不属阳明也”，如果在两个自愈周期内，也就是十三天内都没有自愈。说明当初的下利止而不大便，并不是进入了阳气来复而津液不足的阳明病状态。应该是有更加复杂的病情，而不只是整体层面上的阴阳失和了。

三八五、恶寒脉微而复利，利止亡血也，四逆加人参汤主之。

本条在《千金翼方》中与上一条为同一段，不是另起的一条。且其记载为：“恶寒，脉微而复利，利止必亡血，四逆加人参汤主之。”

康平本中此条为：

吐利恶寒，脉微而复利，[利止亡血也]，四逆加人参汤主之。

此为承接霍乱病的讨论，继续讲述霍乱病后的一种转归。即霍乱发生后，随着病情的发展，病人表现出明显的畏寒，脉微，下利曾经停止，此时再次发作。这是整体已经进入了亡阳的状态。因为霍乱吐泻太过，耗伤气津极重，且此时初见亡阳之势，可以不用药少力专的四逆汤急速回阳，而用稍稍缓和的四逆加人参汤，回阳与益气生津兼顾。从霍乱发病到此脉证出现，并不会必然有“亡血”的结果。所以“利止亡血也”可能是补充说明前面曾经的下利停止，并不是霍乱已止，而是霍乱甚重，导致中焦无法化生气血，内无可泻之物，所以出现暂时的利止。在这种津液大伤的情况下病人“复利”，是急需用人参益气生津的。

三八六、霍乱，头痛发热，身疼痛。热多欲饮水者，五苓散主之；寒多不用水者，理中丸主之。

“霍乱，头痛发热，身疼痛”就是严重的上吐下泻主证，伴随着头痛发热，浑身都疼。在这种病情的发展过程中，如果患者表现出的热象多，如发热明显、明显的口渴、面红、舌红、唇干等，可用五苓散主治；如果表现出的寒象多，如发热不重、面色晦暗、舌淡暗胖大、畏寒等，这时口不渴，给他水也不想喝，就要用理中丸主治。

霍乱病吐泻严重，重伤胃气且大量地亡失津液。如果在病情发展过程中，整体上处于以津液匮乏为主的状态时，就是体液的丢失引发了体内的水－电解质代谢紊乱，机体在向脱水的状态发展，这时患者会突出地表现出“欲饮水”，同时也会因为阳气偏盛而表现得热象偏多。这种情况在现代医学的临床治疗中，首要任务是补充等渗液纠正离子紊乱。在仲景的时代，就是用五苓散配合“多饮暖水”，其作用也是通过吞服五苓散，使药物中的离子进入体内，借助药物修复三焦气化的功能，使机体能够吸收多饮的暖水，从而改善津亏的状态。

如果病情在发展过程中，整体上处于以阳气不足为主的状态时，就是中阳大伤，阴寒内生，脾胃虚衰，无力运化水谷。这时患者会不欲饮水，且有较多的寒证表现。这种情况如果到了医院，根据检查结果，也是要补充体液并纠正离子紊乱，但有时按常规方案处置后并不一定能起到预期的效果。必须要恢复中焦的气化功能，对症治疗才能取得相应的效果。我的一位同学在某中医院儿科工作，有一个儿童因腹泻引发脱水入院，按常规处置输液后脱水状态无改善，他查房时发现患儿一边输液，一边从肛门渗出清水。开予七味白术散，患儿服药后肛门渗水即止，继续服药并输液，脱水很快改善。这是由于小儿阳气未衰，故以健脾升阳即愈。如果是成年人有类似病情，基本上要用理中汤为基础方来治疗。

理中丸方

人参　甘草（炙）　白术　干姜各三两

右四味，捣筛，蜜和为丸，如鸡子黄许大，以沸汤数合，和一丸，研碎，温服之。日三四，夜二服。腹中未热，益至三四丸。

然不及汤。汤法：以四物，依两数切，用水八升，煮取三升，去滓，温服一升，日三服。

若脐上筑者，肾气动也，去术加桂四两。吐多者，去术，加生姜三两。下多者，还用术。悸者，加茯苓二两。渴欲得水者，加术，足前成四两半。腹中痛者，加人参，足前成四两半。寒者，加干姜，足前成四两半。腹满者，去术，加附子一枚。服汤后，如食顷，饮热粥一升许，微自温，勿发揭衣被。

甘草、干姜温中固守；人参益气生津。白术，《名医别录》谓其“除心下急满及霍乱吐下不止，利腰脐间血，益津液，暖胃，消谷”，为助脾胃运化之要药。四药等量制成蜜丸。仲景书中的丸剂也是要煮后服用的，一次一丸，多次服用。药量不大，使胃气能受；持续服药，使药力持续。白天三四丸，天黑后再服二丸，如果患者还没有出现腹中热的感觉，天黑后也要吃到三四丸。也就是说，要以患者腹中有热感为度。如果想要取到这种效果，丸药的效果没有汤剂好，所以有条件的话，应选用汤剂治疗。这样看，本方治成丸剂主要是便于携带和随时取用。因为吐泻伤中，脾胃虚寒的病人在仲景时代应该是很常见的，但可能多数病人都不一定有条件随时能买到饮片作汤剂，所以理中丸应该是医生随身携带的常用药。

下面的随证加减是针对汤剂而言的。原文中只说了“理中丸主之”，而没有说“理中汤主之”，且制成药丸后就不能针对其组成进行加减了。所以，下面的加减内容，连同“然不及汤。汤法：以四物，依两数切，用水八升，煮取三升，去滓，温服一升，日三服。”这一段话，可能是原文自带的补充，也有可能是仲景的弟子或再晚的后人追加补充的。如果是原文的内容，此病证甚急，且丸药的功效“不及汤”，原方中似当说“理中汤主之”更为合理。故怀疑“然不及汤”后的内容为后人文字。

“若脐上筑者，肾气动也，去术加桂四两”是吐泻严重，阳气外脱太过，致使肾气封藏不固。去掉“益津液，暖胃”的白术，不使阳气偏守于中焦，加桂“补中益气”，快速补充阳气，使机体得助而无需发动肾气自救，则肾气自安。

“吐多者，去术，加生姜三两”是指呕吐多于下利，为胃中气机壅滞为甚，去术之补，加生姜降气和胃。

“下多者，还用术”，指的是下利多于呕吐。为中气虚，气机不升为主。故需用术“益津液，暖胃，消谷”之功恢复脾胃功能以止吐利。此处的“下”字应该是指下利症状。但考察《金匮要略》中所有的“下”字都没有作为症状的“下利”之义，也没有疑似义。现存的仲景书中，“下”字的如此用法仅此一例，且出现在此处的方后注中，“孤证不足为凭”，故不足以作为全书的通例。怀疑是后世的用词习惯在传抄或增补时留下的痕迹。

“悸者，加茯苓二两”，是中阳不足，水饮上犯，故加茯苓利水。

“渴欲得水者，加术，足前成四两半”，是吐泻伤津为重，加术以增强其“除心下急满及霍乱吐下不止……益津液”之功。

“腹中痛者，加人参，足前成四两半”，是吐泻气津耗伤皆重，腹中不荣，气血无以循行。急需加重人参以益气生津。此时腹中之脉空虚，不是“血痹”之痛，故不用芍药。

“寒者，加干姜，足前成四两半”，是吐泻伤气为重，气不足则为寒，故加干姜之温中。

“腹满者，去术，加附子一枚”，是内寒更甚，阳气已衰。故去白术之“益津液”，加附子振奋阳气，急救衰惫的中焦气化。

“服汤后，如食顷，饮热粥一升许，微自温，勿发揭衣被”，是服药后的注意事项。服药后过了大约吃一顿饭的时间，再喝一升左右的热粥，以资营卫生化之源，并且粥中的热量也可以支助胃气、促进药力释放而出现“腹中热”的功能效应。服后感觉身体有轻微的温热感时，一定不要减少原来穿着和覆盖的衣被等物，保持这种微温的感觉任其自然发展。这是服药和粥后中焦气机得复、营卫之气开始正常循行的表现。如稍受寒，使气机受扰，则初复的自愈之机很容易被破坏掉，所以服药后的摄护调养也是有效治疗中不可或缺的一个环节，不可不慎。

三八七、吐利止而身痛不休者，当消息和解其外，宜桂枝汤小和之。

霍乱病者上吐下泻停止后，有明显而持续的周身疼痛。这是中气大伤，不能化生营卫津液，周身营卫滞涩、气血不荣的表现。此时应资生、鼓舞营卫之气以温通濡养周身的腠理筋肉，即“消息和解其外”。宜取用补中益气、化生营卫的桂枝汤来缓缓地调和之。

三八八、吐利汗出，发热，恶寒，四肢拘急，手足厥冷者，四逆汤主之。

霍乱病者在吐利交作的时候又有汗出、发热、恶寒、四肢拘急、手足厥冷的表现，是机体进入了津伤亡阳的循环衰竭状态，应急用四逆汤回阳救逆。

三八九、既吐且利，小便复利而大汗出，下利清谷，内寒外热，脉微欲绝者，四逆汤主之。

这是霍乱病吐泻太过，导致了里寒外热的亡阳证。亡阳而现里寒外热当用通脉四逆汤，但由于吐泻较甚，胃气相对偏虚，故不用通脉四逆汤，而用四逆汤稍缓药力。

三九零、吐已，下断，汗出而厥，四肢拘急不解，脉微欲绝者，通脉四逆加猪胆汤主之。

“吐已，下断”，是指表面上看病人不吐不泻了，其实是因为胃肠内已经没有足够的东西可供吐泻了。此状态下汗出而厥，是阳气脱散之象。“四肢拘急不解”就是四肢拘挛紧急，也就是俗称的“抽筋”，这是营卫津液大亏、四肢筋肉失养的表现。同时脉微欲绝。这是阳气与津液亡失皆甚，周围循环衰竭的表现。故需通脉四逆加猪胆汤主治。

通脉四逆加猪胆汁汤方

甘草二两（炙） 干姜三两（强人可四两） 附子大者一枚 （生，去皮，破八片） 猪胆汁半合

右四味，以水三升，煮取一升二合，去滓，内猪胆汁，分温再服，其脉即来。无猪胆，以羊胆代之。

据病情及315条白通加猪胆汁汤意，此方当用人尿。未考证汉代时羊胆是否比猪胆易得，如羊胆也不可得，可以人尿代之。在当代的医疗环境下，遇此证宜先寻求常规的医疗急救。疗效欠佳或急救条件不具备时，仍可用古法救治。

三九一、吐利发汗，脉平，小烦者，以新虚不胜谷气故也。

《金匮玉函经》中此条列于“辨阴阳易差后劳复病形证治”篇中，其记载为：吐下发汗后，其人脉平，而小烦者，以新虚不胜谷气故也。

“吐下发汗后，其人脉平”，意为经过吐、下等常用的治疗方法后，病人的脉平，也就是气机正常了。病人脉已平，而有“小烦”，即轻微的恶心不适感。“以新虚不胜谷气故也”，是说由于吐泻后脾胃骤虚，受纳、腐熟功能不及，中焦气机尚不能正常运转。这就提示新病初愈后，需保胃气、助运化，不可多食或食用难以消化的食物，以免脾胃运化不及，营卫津液难复。

总　结

剧吐泻后，气津大伤。四逆加人参汤回阳生津；脱水而津亏为主者，以五苓散多饮暖水补津；伤气而中焦虚寒者，以理中丸温中补气。吐利止而身痛，是营卫不足以温通荣养，桂枝汤解外而小和之，取阳旦之温养，非为祛邪。故知着眼正气，“保胃气，存津液”，乃一贯之旨也。

辨阴阳易、差后、劳复病脉证并治

原文（392~398）

三九二、伤寒阴易之为病，其人身体重，少气，少腹里急，或引阴中拘挛，热上冲胸，头重不欲举，眼中生花，膝胫拘急者，烧裈散主之。

“阴阳易”是指一方有病一方无病的男女在性生活之后，无病的一方出现的明显病证。男方有病，性交后女方患病，叫作“阳易”；女方有病，男与之交而患病者，称为“阴易”。曾在“三申道人”的博客上看到一例怪病：某女，在野外水中沐浴后突发狂证，精神失常多年未愈。后有一男子强奸此女，之后该男发狂暴病而死，该女狂证自愈。这就是典型的“阴易”。

“伤寒阴易”，是指女性伤寒未愈之时，男与之交后出现的病证。用“之为病”的强调句式，强调此为“伤寒阴易”的典型表现。“其人身体重，少气”，是患者自觉周身沉重，有气无力，呼吸变浅，不能痛快、深长地呼吸。一次性交后临时出现的此种症状，应该不是精气匮乏的虚证，而是全身气机不畅的表现。“少腹里急，或引阴中拘挛，热上冲胸”，是指患者感觉小腹内拘急疼痛，有的还会出现阴茎向内挛缩甚至缩到体内，一般也会伴有疼痛，同时还感觉有热气从阴部向上冲到胸中。《素问·骨空论》云：“冲脉为病，逆气里急。”很显然病人此时的病证符合冲脉为病。冲脉为血海、为五脏六腑之海，“其上者，出于颃颡，渗诸阳，灌诸精”，一过性的冲脉受邪，不能向上灌渗精血，则会出现“头重不欲举，眼中生花”。《灵枢·动输》谓：“冲脉者，十二经之海也……其别者，邪入踝，出属跗上，入大指之间，注诸络，以温足胫。”冲脉能温足胫，则冲脉为病时，足胫失其温养，即可出现“膝胫拘急”之证。总观全部“伤寒阴易之为病”的表现，都是明显的冲脉为病。

这是因为冲脉、任脉、督脉同起于下焦“胞中”的区域，“一源三歧”，为先天能量的根源之处。性交时此根源之处气机鼓荡，经脉开张。如一方有病未愈，其“病气”，也就是病态下的气机状态，会通过双方“气场”的交融传递到对方的经脉中。本条“伤寒阴易”，为患有伤寒的女性的冲脉寒凝状态传递到了男方的冲脉，从而引发其冲气上逆、温养失司的系列表现。可用烧裈散主之。

烧裈散方

妇人中裈近隐处，取烧作灰。

右一味，水服方寸匕，日三服。小便即利，阴头微肿，此为愈矣。妇人病，取男子裈烧服。

中裈，即内裤。近隐处，指外阴区域。把与之性交的女性的内裤此区域剪下，烧作灰，温水送服。“小便即利”，说明原病证中有小便不利，这在阴中拘挛的情况下是必然伴发的。服后小便利、阴头微肿，就会病愈。

此类烧灰冲服的方法在《千金要方》中还很多见，这似乎是古代的“信息疗法”。其原理大约是取与“病气”同气相求之物烧灰内服，服后体内的“病气”便会与之相亲和，随其从小便利出。因“病气”从性交而得，故需烧中裈取其“同气相求”的信息。以当前主流的“有效成分”论来看，此方无有效成分。但古今皆有用此法治疗此证有效的医案记载，可知此非臆想，必有其取效之理。

三九三、大病差后，劳复者，枳实栀子豉汤主之。

《金匮玉函经》为：

> 大病差后，劳复者，枳实栀子豉汤主之。若有宿食者，加大黄如博棋子大五六枚。

大病得愈之后，因为劳累又复发了，这种情况要用枳实栀子豉汤来主治。

大病之后必耗正气，又因为劳累而复发，是正气更伤。这样明显存在的正气虚损，为什么不用补法呢？

大病差后劳复，正气虚损是一定存在的。但并不是有身体虚的情况就必须在第一时间使用补法。如果整体的气机失常，直接去补气很有可能会加重其失常之势。恢复当下机体的气化过程，使“五脏元真通畅”，才是治疗的关键所在。

“阳气者，烦劳则张”，劳复后本已虚损的气机必然更呈浮张之势，如果是阳气脱散，那就要用四逆汤来回阳救逆，这在前面已经反复地强调过了。而本证虽然阳气浮张，但只是病情反复，也就是机体又回到了原来疾病的气机失调状态。这说明不是亡阳，而是正气不足，烦劳之事调动阳气时，机体不能维系初愈后的正常状态。中焦是气机斡旋之地，营卫生化之源。阳气浮张时中气固守不及，必有虚热上扰、胃气不降之势。而胃气的和降是中焦气机和利、营卫化生的前提基础，所以当先用枳实栀子豉汤恢复胃气之和降。使胃气能和、营卫得生，则身体自然会发动自愈的调整。如仍有虚衰等证，才需要考虑进一步的调治。

从本条的主治用方可知，有时候见到“大病”后、“劳复”等病史及病人有正气不足之象就要补虚，貌似在“辨证论治”，但这只是脱离病人具体病机状态的片面的“辨证论治”，并不是切合当下病人主要矛盾的辨证。如不能正确判断病人当前整体状态失调中关键的“机要”所在，不能针对病人当前具体失调的气机状态而给予恰当的调整，虽然可以辨出病人存在这样或那样的“证候”或“证型”而针对其进行治疗，也不会取得理解的效果。因为把“辨证论治”僵化为静态的对治相关的“证候”或“证型”，还只是在治所谓的“证”，并不一定能切中病机针对动态发展过程中的“病人”。而经典提示我们的是要时刻辨识人体的正气犯了“何逆”，我们动态地“随”之而治，从而帮助其人从整体上恢复正常，这样才是在“治人”，在这个基础上，才能够谈得上具体的“治病”。

枳实栀子汤方

枳实三枚（炙） 栀子十四枚（擘） 豉一升（绵裹）

右三味，以清浆水七升空煮取四升，内枳实、栀子，煮取二升，下豉，更煮五六沸，去滓，温分再服，覆令微似汗。若有宿食者，加大黄如博棋子大五六枚。

栀子豉汤交通心肾、平息浮张的阳气，枳实“利五脏（《本经》）”、“安胃气（《名医别录》）”，共同恢复劳复后的中焦气化以保胃气。如内有食积，还需加入大黄"荡涤肠胃，推陈致新"。

此方要求用"清浆水"来煎煮，"七升空煮取四升"，就是把七升清浆水浓缩为四升，之后再煮二药到二升，最后下豆豉煮几沸。"浆水"是古代一种用煮熟的粟米浸泡数日自然发酵制成的微酸液体，现在中原的某些地区还有这种制作习惯，制成的浆水多用于做各种面食。这种发酵液有开胃助消化的功能。清浆水就是滤取浆水的澄清液。以此煮药也明显地提示了本方的主旨在于"保胃气"。

此方非解表剂，服后仍需"覆令微似汗"，可知此方调平内部气机时，外部的气机可随之而平，故有微汗之自愈征象。加盖衣被之"覆"是为了保护外层气机不再受扰，以利于自愈也。

三九四、伤寒差以后，更发热，小柴胡汤主之。脉浮者以汗解之；脉沉实者以下解之。

"伤寒差以后"是诸证已止、寒热已平、气机已和。之后又复发热，说明机体的自愈机能尚弱，不足以稳固气机。可能是有劳累、情绪、饮食等因素稍加干扰，就又导致了营卫滞涩、气郁化热。如果只有发热，没有其他的伴证，脉象也没有明显的偏浮偏沉，说明只是三焦气郁、壅滞于上，可用小柴胡汤通利上焦之阳郁。如果发热后脉浮，说明气机郁滞在表，当以汗解之；如果发热后脉见沉实，说明有阳热内郁，宜以下解之。

三九五、大病差后，从腰以下有水气者，牡蛎泽泻散主之。

牡蛎泽泻散方

牡蛎（熬） 泽泻 栝蒌根 蜀漆（暖水洗去腥） 葶苈子（熬） 商陆根（熬） 海藻各等分

右七味，异捣，下筛为散，更于臼中治之，白饮和服方寸匕。日三服，小便利，止后服。

"大病差后，从腰以下有水气"，是指大病初愈，脉证已基本平复，只剩下腰以下有明显的浮肿。这是下肢的腠理滞涩，气津不能畅行气化，停而为水的表现。可用牡蛎泽泻散主治。

牡蛎，《本经》谓其"主治伤寒寒热，温疟洒洒，惊恚怒气"，《名医别录》

谓其“主除留热在关节，荣卫虚热去来不定，烦满，止汗，心痛，气结”。此药是牡蛎的贝壳，凡贝壳类药物都有收敛潜镇，引阳入阴的功效。其能治疗惊恚怒气、留热在关节、荣卫虚热去来不定、烦满等证，都是平息上部相对有余的营卫之气，使之沉潜到下部而起到的效果。其味咸，有软坚之效，尤其善于引营卫之气入于结聚的腠理，使之疏解而消散，故能除“气结”。本证为大病瘥后一身气机已基本平复，唯余下部水肿，说明下部的腠理结聚阻滞，阳气不能沉入其间以化水，故用生牡蛎沉潜软坚之功，使阳气深入病位。“熬”是用热锅炒干，以去除牡蛎壳上的杂质，这个热度远远达不到“煅”的程度。并且其除荣卫虚热、气结等作用都是生牡蛎的功效，故需明确此方所用为生牡蛎而不是煅牡蛎。

泽泻为多年生沼泽植物泽泻的地下有块茎。植株生于沼泽边缘的浅水中，高50～100厘米。地下有块茎，球形，直径可达4.5厘米，外皮褐色，密生多数须根。叶从根生，叶片椭圆形至卵形，先端急尖或短尖，基部广楔形，圆形或稍心形，全缘，两面均光滑无毛。花茎由叶丛中生出，总花梗通常5～7个，轮生，集成大形的轮生状圆锥花序，花瓣3个，白色，花期6～8月。凡水生植物，水浸不坏，且获生机，故其有化水、用水之能。本品叶丛生、花小色白，块茎呈球形生在地下，须根密集，是禀天气厚而能亲地之象。其生水中，又善于吸水于地下而上达。可知此药功擅交通上下之气而行水，正合本证上下气交不利而水停之证。《本经》谓其“消水，养五脏，益气力”，《名医别录》谓其“补虚损五劳，除五脏痞满，起阴气，止泄精、消渴、淋沥，逐膀胱、三焦停水”，都是缘于其善于交通上下、通利三焦水道之功。

蜀漆，《本经》谓其主治“结聚邪气”；葶苈子，《本经》谓其“主癥瘕积聚结气……通利水道”；商陆，《本经》谓其“主水胀，疝瘕，痹”，《名医别录》谓其“疏五脏，散水气”；海藻，《本经》谓其“主瘿瘤气，颈下核，破散结气，痈肿癥瘕坚气，腹中上下鸣，下十二水肿”，《名医别录》谓其主治“皮间积聚暴㿉，留气，热结，利小便”。诸药皆能散结、利水，提示本证为腠理间有结聚阻滞。诸药配合牡蛎、泽泻，使上下气机通利，结聚消解、停水得行，则水肿自消。全方利水之力甚猛，且病人本有腠理结聚之证。故于大队散结利水药中佐以栝蒌根“补虚安中，续绝伤”，滋润腠理，使利水而津液不伤。

三九六、大病差后，喜唾，久不了了者，胸上有寒，当以丸药温之，宜理中丸。

大病愈后，口涎增多，吐出后很快又会产生，使得病人表现出明显频于正常的吐出唾液或清涎。这种情况持续日久不愈，说明是上焦有寒，不能固摄。如《金匮要略》所言“上焦有寒，其口多涎”。这种情况应当用药力缓和的丸药来温补上焦，宜理中丸。理中丸温补中焦，补土生金，中阳充足，则上寒自消。

三九七、伤寒解后，虚羸少气，气逆欲吐者，竹叶石膏汤主之。

竹叶石膏汤方

竹叶二把　石膏一斤　半夏半升（洗）　麦门冬一升（去心）　人参二两　甘草二两（炙）　粳米半升

右七味，以水一斗，煮取六升，去滓，内粳米，煮米熟，汤成去米，温服一升，日三服。

伤寒解后，病人虚馁疲乏，瘦弱明显，言语无力，呼吸短弱。这种状态下如果有明显的气机上逆、感觉想吐的症状，可用竹叶石膏汤主治。

竹叶首载于《名医别录》，谓其“主胸中痰热，咳逆上气”，虚羸之人，其整体气虚不固，生机衰惫。所以虽有气逆也不可只用刚猛重坠之药，以免重镇之势郁遏气机。竹叶为禾本科植物淡竹的叶，呈狭披针形，先端渐尖，基部钝形；叶面深绿色，无毛，背面色较淡，基部具微毛；质薄而较脆。本品展于枝末而尖端稍垂，有升极而降之象，且气弱，味淡，正可舒达虚馁之气机引其升极而降。石膏，《本经》谓其“主中风寒热，心下逆气”，最擅重镇肃降。与竹叶同用，能降上逆之气而不至镇遏气机。麦门冬，《本经》谓其“主治心腹结气，伤中伤饱，胃络脉绝，羸瘦短气”，《名医别录》谓其“强阴，益精，消谷调中，保神，定肺气，安五脏，令人肥健”，是滋阴补虚、治疗津液不足、虚羸少气之要药。本方中与人参同用，益气养阴，扶正固本。半夏“下气”，粳米“益气（《名医别录》）”和胃，甘草“坚筋骨，长肌肉，倍力”，诸药合用，共奏益气养阴、和胃降逆之效，为治疗热病愈后，气阴俱虚、气逆欲吐的高效专方。临床中凡有伤阴气逆之证，皆可酌情用之。

三九八、病人脉已解，而日暮微烦，以病新差，人强与谷，脾胃气尚弱，不能消谷，故令微烦，损谷则愈。

“病人脉已解”，就是整体的气机已经和顺、气血循行通畅。“而日暮微烦”，是日暮的时候会稍微有点恶心、胃中不适感。从全句内容来看，此处的“烦”应是恶心的感觉。日暮是“日晡所”中的一段时间，是天气敛降，人应之而胃家气降的时段，此时才有恶心说明是胃气和降稍有阻滞。结合问诊可知，这是病人初愈，家人爱护心切，在其不想吃东西时勉强给他吃，因其脾胃气尚弱，消化能力还没有恢复，吃得相对过多，胃气难消，所以才会有点恶心不适。这种情况不用服药等干预性治疗，只要把饭量减少一些自然就好了。

此为《伤寒论》最后一条，强调了一种治疗过程中极其常见的问题，就是病愈后切不可过食，仍需注意“保胃气”。这显然已经不是治疗的内容了，而是提醒我们医生要向病人及其家属交代清楚这类注意事项。如果不能注意药后及初愈后的饮食调摄，很可能会因此而导致病情反复难愈，或愈后复发。《素问·热论》就专门讨论过这个问题：

> “帝曰：热病已愈，时有所遗者，何也？岐伯曰：诸遗者，热甚而强食之，故有所遗也。若此者，皆病已衰，而热有所藏，因其谷气相薄，两热相合，故有所遗也。帝曰：善。治遗奈何？岐伯曰：视其虚实，调其逆从，可使必已矣。帝曰：病热当何禁之？岐伯曰：病热少愈，食肉则复，多食则遗，此其禁也。”

大意是：发热类的疾病已愈，也就是整体上热退脉和了，但时常会有遗留一点发热退不利索的情况，这是为什么呢？岐伯回答说：这些遗留余热的病人，大都是那些发病时热势较高，且病程中明明不大有胃口却勉强进食经历的人。这种情况是整体的病势已衰，但体内仍有一定程度的气机不畅、郁热内藏，这时因为饮食过多，中焦气机不畅，也会产生郁热。这两种郁热结合在一起，就会使该处的营卫稽留、郁热结滞。对于这种情况，通过脉证合参的诊断，知道其郁热是哪里的气血郁滞而来，通畅其经、调平其脉就可以治愈的。黄帝问曰：“发热类的疾病有什么禁忌呢？”岐伯说：“当病人热势稍衰的时候，吃肉类等浊气重、难消化的食物或者吃得过多，就会使病情反复或体内遗留郁热，这就是最需要禁忌的事项。”《内经》的此段论述与本条内涵相同，都是明确强调饮食调摄与治疗的密切关系。中医治疗很强调忌口，也是这个原因。

这种情况在当前的社会中尤其常见，我在门诊中经常遇到这类情况，尤以小儿多见，有发热咳嗽才好吃了两个鸡腿又复发的；有吃了一顿龙虾复发的；有发热退后咳嗽迁延不愈，得知其每日喝三包牛奶，嘱其停服牛奶后很快缓解的；有反复发热咳嗽，只要坚持在家吃饭、坚持忌口就病情平稳，一到幼儿园吃小饭桌就复发的；还有一去奶奶家就复发的……我在门诊中重复最多的内容就是有关忌口的问题。

这个“损谷则愈”现实意义非常大，因为人体自身的修复能力是最精确、最安全的，我们医者需要帮助机体创造自愈的条件，保持、促进其阴阳自和的自愈能力，而不是身体出现了什么问题都需要外在的因素去“有为”地干预、治疗。我在跟随邹德琛老先生学习期间，这种观念就在不知不觉中深入内心了。因为邹老不但很重视饮食、生活方式的调摄，用药时也是非常重视促进患者的自愈机能。他用药平淡，很少超过十二味，用量也很少超过常用量。针对我们对此的疑问，他曾经说：“之所以是常用药、常用量，就是因为常见的问题用这些药、这个量就可以治好了啊。”他每次最多只开五剂药，需要复诊多次的病人也是如此，一周内吃五天药停药二天，他对此的解释是“留二天时间让他自己恢复一下”。他这种模式的治疗效果很好，我在侍诊的近两年时间内，只记得有限的几例病人在复诊几次后效果仍不太明显，大多数都是不知不觉中病就好了。令人印象深刻的是他治疗一些顽固的小儿厌食，几乎都是在三五剂内患儿的食欲就明显恢复。我初去跟诊时，觉得毫无特色，看起来就是一些健脾药合上消食化积药，但时间久了，经常听患儿家长说病情多久、如何辗转治疗，他还是差不多的方子，最多有三四味药的变化，仍然是五剂之内明显改善，才觉得确实疗效很好。在很长的一段时间内我一直感觉邹老的疗效是很好，但是“水平很一般”，因为看他开方治病一点也没有看很多名老中医医案医论那样精彩。在我自己临床了多年以后，才越来越感觉邹老的水平很不一般。尤其是在我能通读、大略地看懂了《伤寒论》这些没有方子的条文后，才知道邹老是真正的在治人，他心里有真正的整体观，他的治疗过程就是经典中

“无代化，无违时，必养必和，待其来复”思想的自然呈现。这对于当时眼中只有病情、心中没有整体观念的我，是完全看不到的。

《伤寒论》最后两篇的最后一条，都强调了同样的问题。一再地告诉我们“新虚不胜谷气”和“损谷则愈”的道理。这种内容的编排，无论是偶然如此，还是有意为之，似乎都可以提示我们：治疗后的饮食调摄很重要，不可不知。因为这也是治愈过程中的重要部分，在促进人体阴阳自和的整体治疗中，服药、针灸等“治疗”只是有限的一部分内容，并不是治疗的全部。

总　结

阴阳易为冲脉受病气之扰，治以同气相求，引邪气从小便出。大病差而劳复，先与枳实栀豉和降胃气；脾胃弱而强食，勿用药而损谷则安。故知保胃气乃经典所示一贯之旨也。

大病瘥后，正气不足。水气在下，则以散剂速去其水，邪去则利于正复；虚寒在上则以丸剂缓缓补之，正气复则寒自消。伤寒解后，更发热而无津伤之证，则观其脉证，仍以三阳法度随证治之，故知经方之旨，在复正气之常而非以祛邪为务。伤寒解后，少气而虚羸，是形气皆不足，阴津亦有大伤，故以人参、麦冬、甘草、粳米益气生津“安五脏”，加以竹叶、石膏、半夏和降气机，即《辅行诀》所谓“大白虎汤”是也。